ANATOMIA DA IOGA

ANATOMIA DA IOGA

GUIA ILUSTRADO DE POSTURAS, MOVIMENTOS E TÉCNICAS DE RESPIRAÇÃO

Leslie Kaminoff
Amy Matthews

Ilustrações de
Sharon Ellis
Lydia Mann

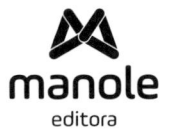

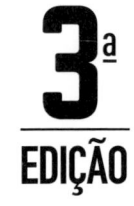

Título original em inglês: *Yoga Anatomy, 3rd edition*
Copyright © 2022, 2012, 2007 by The Breathe Trust. Todos os direitos reservados.
Publicado mediante acordo com a Human Kinetics.

Produção editorial: Retroflexo Serviços Editoriais

Tradução da 1ª edição: Isabel Zanella da Silva Saragoça

Tradução da 2ª edição: Patricia Fonseca Pereira
Graduação em Medicina pela Universidade Federal Fluminense (UFF)

Luis Dolhnikoff
Graduação em Medicina pela Faculdade de Medicina da Universidade de São Paulo (FMUSP)

Tradução das atualizações da 3ª edição: Fernando Gomes do Nascimento

Revisão de tradução e revisão de prova: Depto. editorial da Editora Manole
Projeto gráfico: Depto. editorial da Editora Manole
Diagramação: Elisabeth Miyuki Fucuda
Ilustrações do miolo: páginas 7, 16, 17, 18, 21, 23, 26, 33, 35, 36, 37, 42, 44, 59, 65, 76, 81, 93, 99, 101, 102, 106, 107, 112 e figuras de palito de asanas de Lydia Mann; todas as outras ilustrações são de Sharon Ellis
Adaptação da capa para a edição brasileira: Depto. de arte da Editora Manole
Ilustração da capa: Sharon Ellis

CIP-BRASIL. CATALOGAÇÃO NA PUBLICAÇÃO
SINDICATO NACIONAL DOS EDITORES DE LIVROS, RJ

K23a
3. ed.

Kaminoff, Leslie, 1958-
Anatomia da ioga : guia ilustrado de posturas, movimentos e técnicas de respiração / Leslie Kaminoff, Amy Matthews ; ilustração Sharon Ellis, Lydia Mann ; tradução Fernando Gomes do Nascimento, Patricia Fonseca Pereira, Luis Dolhnikoff. - 3. ed. - Santana de Parnaíba [SP] : Manole, 2023.

Tradução de: Yoga anatomy : your illustrated guide to postures, movements, and breathing techniques
ISBN 9786555768473

1. Hatha yoga. 2. Anatomia humana. I. Matthews, Amy. II. Ellis, Sharon. III. Mann, Lydia. IV. Nascimento, Fernando Gomes. V. Pereira, Patricia Fonseca. VI. Dolhnikoff, Luis. VII. Título.

CDD: 613.7046
22-79620
CDU: 233-852.5Y

Meri Gleice Rodrigues de Souza - Bibliotecária - CRB-7/6439

3ª edição brasileira – 2023

Direitos em língua portuguesa adquiridos pela:
Editora Manole Ltda.
Alameda América, 876
Tamboré – Santana de Parnaíba – SP – Brasil
CEP: 06543-315
Fone: (11) 4196-6000
www.manole.com.br l https://atendimento.manole.com.br/

Impresso no Brasil
Printed in Brazil

Ao meu professor de ioga, T.K.V. Desikachar, que já nos deixou, dedico este livro como agradecimento por sua constante insistência para que eu encontrasse minha própria verdade. Minha maior expectativa é que este trabalho faça jus à sua confiança em mim.

Ao meu professor de filosofia, Ron Pisaturo – as lições nunca terão fim.

Finalmente, para Glenn Marcus. É raro em nossas vidas que uma pessoa possa encontrar alguém para considerar como um verdadeiro amigo. E é ainda mais raro ter um mentor que exija amorosamente nada menos do que o nosso melhor absoluto. Encontrar tais dádivas em uma mesma pessoa é algo absolutamente milagroso. Glenn, você é realmente especial.

Leslie Kaminoff

Em agradecimento a todos os alunos e professores que me antecederam – especialmente Philip, um dos meus primeiros alunos, meu professor, e um amigo que já se foi. Sua curiosidade e grande vontade de explorar me inspiraram como professora naquela época em que eu dava meus primeiros passos neste caminho, e sua amizade ainda faz muita falta.

Amy Matthews

SUMÁRIO

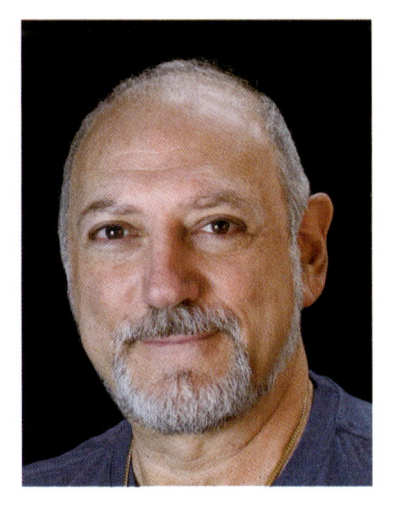

Leslie Kaminoff é um prestigiado educador de ioga, inspirado na tradição de T.K.V. Desikachar, uma das mais importantes autoridades mundiais na aplicação individualizada e centrada na respiração para o uso terapêutico da ioga. É o fundador do The Breathing Project, uma organização educacional sem fins lucrativos dedicada ao enriquecimento educacional das comunidades de ioga, movimento e incorporação em Nova York. Especialista de renome internacional, com mais de quatro décadas de experiência nos campos de ioga e anatomia da respiração, Kaminoff liderou *workshops* em muitas das principais associações, escolas e programas de treinamento de ioga em todo o mundo. Ele também produziu e ajudou na organização de conferências internacionais e participou ativamente do debate nos EUA sobre os padrões de certificação para professores e terapeutas de ioga.

Kaminoff é o fundador do altamente respeitado *blog* internacional de ioga *e-Sutra* e criador de riquíssimo conteúdo digital, inclusive dos cursos *on-line* de grande sucesso yogaanatomy.net. Leslie e sua parceira de trabalho e de vida, Lydia Mann, viajam e ensinam juntos; eles residem em Nova York e em Cape Cod, Massachusetts.

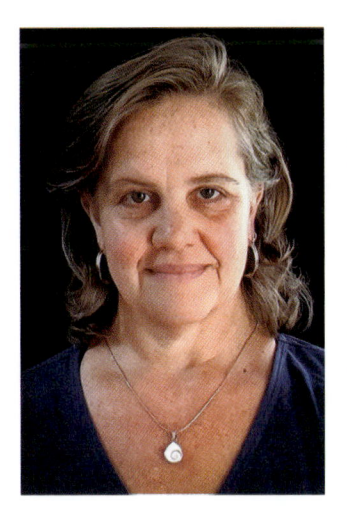

Amy Matthews ensina movimento em *workshops* e cursos nos Estados Unidos e internacionalmente desde 1994. Integrando anatomia experiencial, cinesiologia, embriologia e movimento evolutivo com investigações sobre pedagogia, filosofia educacional e práticas de movimento, Amy lecionou em programas de certificação somática e em uma variedade de ambientes universitários e de estúdio.

Ela é professora de *Body-Mind Centering* e educadora do movimento para o desenvolvimento infantil, analista de movimento certificada e terapeuta do movimento, além de professora de ioga. Amy é cofundadora do Babies Project com Sarah Barnaby, e, com Leslie Kaminoff, criou o programa de estudos avançados para o The Breathing Project.

Atualmente, Amy vive em Maine e na cidade de Nova York. Visite o site de Amy em www.movementpractices.com.

SOBRE AS ILUSTRADORAS

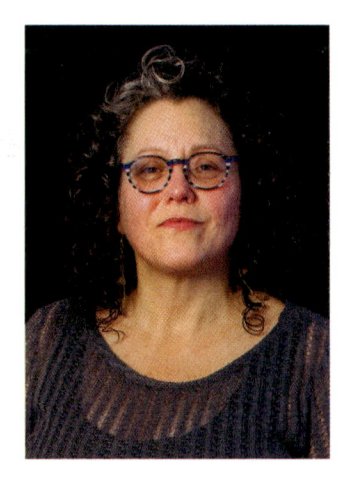

Lydia Mann, consultora visual e ilustradora desta terceira edição, é uma profissional polivalente: artista, *designer*, tecnóloga, produtora de eventos e ilustradora com particular interesse em anatomia humana, sempre em busca da harmonia no seu trabalho. Lydia estudou dissecação com Gil Hedley, Lauri Nemetz e Leslie Kaminoff, além de ter projetado o material de treinamento para o curso *on-line Fundamentals*, ministrado por Leslie e Amy. Lydia fotografou os modelos de ioga (ver foto na p. 117) e também criou a capa original do livro. Ela está muito emocionada por ter tido a oportunidade de contribuir com ilustrações para esta última edição.

Sharon Ellis atua como ilustradora médica e detém os direitos autorais das ilustrações anatômicas criadas em colaboração com Amy Matthews e Leslie Kaminoff para a primeira e segunda edições do *Anatomia da ioga*. Para dúvidas sobre uso licenciado, entre em contato com Sharon pelo e-mail ellismed@aol.com.

PREFÁCIO

Uma década inteira após a conclusão dos trabalhos em nossa edição anterior, estou muito satisfeito por escrever o prefácio para uma nova terceira edição de nosso livro *Anatomia da ioga*. Neste último ano de colaboração com minha querida amiga Amy Matthews e com minha parceira de vida e de trabalho, Lydia Mann, vivenciamos todos uma extraordinária reviravolta e novos desafios. Como aconteceu com tantas pessoas afetadas pela pandemia mundial de Covid-19, fomos afastados de forma compulsória de nossos locais de trabalho, relacionamentos e rotinas habituais. Longe de proporcionar um retiro tranquilo e isolado para a nossa escrita, esse período nos apresentou seus próprios desafios, singulares e sem precedentes – todos superados pelo nosso pequeno grupo com todo o apoio e compreensão da equipe da Human Kinetics.

Desde seu lançamento inicial, em 2007, o *Anatomia da ioga* não foi apenas adotado como texto-padrão para a formação de professores de ioga; o livro passou a ser também um ponto de referência para as carreiras de seus criadores. Até 2020, em um clima de quase contínua quarentena, Amy e eu estávamos viajando para ministrar *workshops* e programas de treinamento para estudantes de todo o mundo que nos identificam, sobretudo, como autores desta obra, que já conta com mais de um milhão de cópias impressas nas suas duas edições, além de ter sido traduzida para 26 idiomas.

As lições aprendidas e o crescimento que vivenciamos como professores tornaram-se evidentes ao retornarmos às palavras escritas há 10 anos. Descobrimos que, agora, seria importante dizê-las de maneira diferente. É por isso que esta edição incorpora um tom diferente de suas versões precedentes. Vasculhamos cuidadosamente o texto e substituímos as ocorrências de "dele" ou "dela" por formulações neutras. Também substituímos muitas ocorrências da palavra "o" pelas palavras "nosso" e "nossa" ou "você" e "seu", como em "*seu* diafragma" em vez de "*o* diafragma". Essas são apenas algumas das facetas do nosso objetivo de criar um texto que desperte um espírito de investigação no leitor e no praticante, em lugar de propor declarações definitivas ou prescritivas sobre anatomia de forma abstrata, como se todos nós tivéssemos corpos idênticos. Dentro dessa linha, inserimos quadros de "Atenção" nos quais nossa perspectiva pode entrar em conflito com suposições anatômicas falhas ou com instruções de ensino questionáveis.

Além disso, ampliamos e esclarecemos parte do conteúdo filosófico do livro na introdução e nos capítulos subsequentes, além de acrescentar um novo Capítulo 1, escrito em coautoria: A anatomia como história. Os Capítulos 2 e 3, respectivamente, sobre os sistemas esquelético e muscular, foram atualizados e agora se juntam a um novo Capítulo 4: Sistema nervoso, no qual Amy oferece um resumo habilmente matizado de algumas das principais estruturas e das funções mais relevantes para a ioga.

Também expandimos significativamente a abrangência dos Capítulos 5 e 6, respectivamente, sobre coluna vertebral e respiração. Isso nos permitiu incluir mais material sobre anatomia e as lesões do disco intervertebral e sobre as dores nas costas e as emoções, além de uma seção conclusiva sobre respiração, na qual abordamos alguns aspectos da anatomia esotérica e metafórica. Também mudamos os capítulos sobre a coluna vertebral e a respiração do início para a parte final da primeira parte do livro – uma ideia de Amy à qual, inicialmente, opus resistência, mas que agora tem minha total concordância, por melhor servir ao desenvolvimento do material.

Ao longo do tempo, novas e belíssimas ilustrações foram produzidas por Lydia, que tem sido parte essencial da equipe do *Anatomia da ioga* desde a concepção do projeto, há 15 anos. Essa grande profissional foi a fotógrafa do projeto, autora da capa original, *designer* de informações e, em geral, "autora organizadora". Atualmente, Lydia é a ilustradora oficial do projeto, e todas as novas ilustrações da terceira edição são trabalho de sua autoria, inclusive as charmosas figuras de palitos que acompanham cada asana.

Estamos confiantes de que esta nova edição do *Anatomia da ioga* continuará sendo um recurso valioso para diletantes e professores de ioga e todas as outras formas de mobilidade saudável. Esperamos que você goste de usá-lo, tanto quanto gostamos de produzi-lo. É muito importante que você continue a nos informar sobre suas experiências ao usar o nosso livro. E, se por acaso voltarmos a rever este material daqui a 10 anos, é nossa obrigação expressar a evolução em nossas perspectivas.

Leslie Kaminoff
Cape Cod, Massachusetts

AGRADECIMENTOS

Este tem sido um projeto de verdadeira colaboração, que nunca teria se concretizado sem o apoio contínuo inestimável de uma equipe talentosa e dedicada. Lydia Mann, uma grande parceira na vida, no trabalho e no amor, é uma *designer* e artista habilidosa, e também uma amiga que me guiou por todas as fases do projeto: organização, definição e edição da estrutura do livro. Tirou a maior parte das fotografias (inclusive a minha foto de autor) e criou a capa do livro, além da produção das novas ilustrações desta terceira edição. Sem essa parceria e habilidade, o livro ainda estaria pairando em algum lugar entre minha cabeça e meu disco rígido.

Minha brilhante colega e colaboradora, Amy Matthews, foi responsável pela análise detalhada e inovadora dos asanas que formam a espinha dorsal do livro e pela autoria ou coautoria de partes significativas dos capítulos que conduzem à seção sobre análise dos asanas. Meu trabalho com Amy continua sendo o relacionamento profissional mais rico e gratificante que já tive.

Contei também com a ajuda inestimável da equipe editorial, de produção e de *marketing* da Human Kinetics, composta por colaboradores excelentes. Valorizo profundamente o profissionalismo e a flexibilidade sempre presentes enquanto lutávamos para reunir as inúmeras partes móveis que compuseram esta edição, e que nos permitiram atender de maneira razoável os nossos prazos.

Quero também expressar uma profunda dívida de gratidão à minha família pela produção original do *Anatomia da ioga*: Uma Elizabeth McNeill e meus filhos Alex, Jai e Shaun. Sua paciência, compreensão e amor me conduziram pelo longo processo original de três anos de conceber, escrever e editar este livro. Seu sacrifício – das inúmeras horas que de outra forma teriam sido passadas comigo – tornou possível a realização deste trabalho. Também gostaria de agradecer aos meus pais, por apoiar minha carreira e interesses não convencionais durante as últimas cinco décadas. Permitir que o filho encontre o próprio caminho na vida talvez seja o melhor presente que os pais possam dar.

Pelo conhecimento, inspiração e orientação ao longo de todo o caminho, agradeço a Swami Vishnu Devananda, Lynda Huey, Leroy Perry Jr., Larry Payne, Craig Nelson, Gary Kraftsow, Yan Dhyansky, William LeSassier, David Gorman, Bonnie Bainbridge Cohen, Len Easter e Gil Hedley. Também agradeço aos meus alunos e clientes, os atuais e os antigos, por serem meus professores mais consistentes e desafiadores.

Agradeço imensamente a todos que serviram de modelo para nossas imagens: Amy Matthews, Alana Kornfeld, Janet Aschkenasy, Mariko Hirakawa (nossa modelo para as edições norte-americanas), Steve Rooney (que também nos cedeu seu estúdio no International Center of Photography para uma grande sessão de fotos), Eden Kellner, Elizabeth Luckett, Derek Newman, Carl Horowitz, Jason Brown, Jyothi Larson, Nadiya Nottingham, Richard Freeman, Arjuna, Eddie Stern, Shaun Kaminoff, Uma McNeill e Lydia Mann. Agradeço também a Krishnamacharya Yoga Mandiram por autorizar o uso de fotografias emblemáticas de Sri T. Krishnamacharya como referência para as ilustrações de Mahamudra e Mulabandhasana.

Apoio inestimável a este projeto também foi concedido por Jen Harris, Edya Kalev, Leandro Villaro, Rudi Bach, Jenna O'Brien e todos os professores, funcionários, alunos e colaboradores do The Breathing Project.

Leslie Kaminoff

Inicio, mais uma vez, agradecendo ao Leslie por seu espírito generoso. Desde 2003, quando me convidou para participar do The Breathing Project, ele tem apoiado incondicionalmente minha abordagem de ensino e recomendado minhas aulas e *workshops* aos seus alunos. Em nossos longos anos de trabalho conjunto na produção da programação para o The Breathing Project e para criar, revisar e, desta vez, conceber de novo este livro, Leslie e eu tivemos inúmeras conversas sobre movimento, ensino, anatomia, ioga e filosofia – conversas essas que me ajudaram a aperfeiçoar e refinar as coisas que quero dizer e como quero dizê-las.

Agradeço à minha família por ser a educadora que sou hoje. Meus pais me encorajaram a questionar, formular minhas ideias e fazer minhas próprias pesquisas. Eles também foram meus exemplos de generosidade, respeito e integridade de maneiras que têm sido fundamentais para muitos dos meus valores pessoais.

Agradeço a todos os professores que estimularam minha curiosidade e paixão por entender as coisas. Diane Wood foi a mais inspiradora das professoras no ensino médio. A professora Diane equilibrava o pensamento crítico rigoroso e reflexivo com calor humano, humor e humanidade, de uma maneira que eu aspirava para a minha própria prática de ensino. Minha orientadora na faculdade, a falecida Karen J. Warren, encaminhou-me na busca da investigação sobre contexto, valores e filosofia ecofeminista que continua a moldar meu trabalho até hoje. Agradeço também a Alison West, Irene Dowd, Gil Hedley e Bonnie Bainbridge Cohen, todos professores muito importantes nos meus últimos 20 anos. São profissionais que me inspiraram a explorar com rigor, a questionar minhas suposições e a expandir minhas ideias.

A primeira e a segunda edições deste livro não teriam acontecido sem um círculo incrível de pessoas especiais: meus queridos amigos Michelle e Aynsley; Karen, cuja parceria e apoio incondicional foram essenciais na composição da primeira edição; nossa turma de verão de *Body-Mind Centering* (BMC), Wendy, Kidney, Elizabeth, Michal e Tarina; aos alunos do BMC que me receberam tão bem como professora na Califórnia, especialmente Moonshadow, Raven-Light, Sarah, Michael, Rosemary e Jesse; Chloe Chung Misner, por me lembrar de seguir aquilo no que acredito; e, em Nova York, os funcionários e alunos do The Breathing Project.

Nos anos que se seguiram à publicação da segunda edição, tive a oportunidade de crescer como professora em colaboração com colegas incríveis. Agradeço muito a Thomas, Mary Lou, Friederike, Jens, Walburga, Gloria e todos os professores e alunos do BMC com quem compartilhei salas de aula e conversas.

Sarah Barnaby é uma amiga querida e colega de valor inestimável, além de colaboradora e cocriadora. O que nós criamos no Babies Project, e o trabalho que estamos fazendo para ajudar bebês e seus cuidadores, é uma das coisas de que mais me orgulho em minha vida. Obrigada pelas inspiradoras "tocas de coelho", pelas conversas críticas e pelos coquetéis.

E um profundo agradecimento a você, Paul, por tudo que me proporcionou. Você tem todo o meu coração.

Amy Matthews

INTRODUÇÃO

Este é um livro sobre asanas da ioga – práticas posturais, de movimento e respiração – abordadas através das lentes da anatomia, da cinesiologia e da fisiologia, que são os estudos da estrutura, mecânica e função dos nossos corpos humanos. Este também é um livro coescrito por duas pessoas que realizaram, ao longo de suas vidas, um estudo profundo das filosofias oriental e ocidental, juntamente com uma exploração da estrutura, do movimento e da consciência humana.

Estes dois campos – ioga e anatomia – contêm um número potencialmente infinito de detalhes macro e microscópicos, todos com fascínio ilimitado e potencial utilidade, dependendo dos interesses pertinentes. Nossa intenção é apresentar os detalhes da anatomia de maior importância para as pessoas envolvidas na ioga, sejam alunos ou professores. Ao escrever o *Anatomia da ioga*, nosso cuidado foi sempre encontrar um equilíbrio entre a apresentação de informações simples o suficiente para que possam ser aproveitadas, mas detalhadas o suficiente para serem informativas. Esse princípio orientou todas as escolhas do que retratamos no texto e nas ilustrações destas páginas.

OS AUTORES

Nós (Amy e Leslie) somos amigos e colegas de profissão há quase 20 anos e, nesse período, desenvolvemos um processo de trabalho dinâmico em que nossas habilidades, interesses e experiências se complementam, mas também se contrastam. A perspectiva deste livro está centrada em muitos princípios fundamentais sobre os quais concordamos profundamente, e as seções do *Anatomia da ioga* escritas em coautoria (esta introdução e os Capítulos 1 e 7) refletem esses valores. Onde nossos interesses e especialidades divergem, optamos por assumir a autoria de capítulos específicos. Os Capítulos 2, 3 e 4 – ossos, músculos e sistema nervoso – foram escritos por Amy. Os Capítulos 5 e 6 – coluna vertebral e respiração – foram escritos por Leslie. Na seção de análise dos asanas, nossa colaboração se deu no método inicial utilizado na análise das posturas. A análise detalhada das ações articulares e musculares foi tarefa de Amy, com base em seu treinamento como analista de movimento diplomada e como professora de *Body-Mind Centering*, além de sua capacidade integral como *nerd* da anatomia. As perguntas sobre respiração para cada postura são também fruto da experiência profissional de Leslie, com base em seus anos de estudo e ensino inspirados na tradição da ioga terapêutica centrada na respiração, adquirida de seu principal professor, T.K.V. Desikachar.

PRINCÍPIOS FUNDAMENTAIS

A filosofia da ioga propõe que cada um de nós encontre algo profundo dentro de si – o verdadeiro eu. Com frequência, o objetivo dessa busca é definido em termos místicos, sugerindo que nosso verdadeiro eu existe em algum plano não material. Historicamente, essa perspectiva fez com que o corpo e a alma – o material e o espiritual – ficassem em desacordo entre si, tendo retratado nosso corpo físico como a obstrução à liberação, e não o veículo para essa meta.

Neste livro, sugerimos uma posição diferente: uma maneira de nos realizarmos plenamente é viajar com nossos corpos físicos – e dentro deles –, sem desvalorizá-los ou transcendê-los.

Essa perspectiva não só nos ajuda a compreender melhor nossa anatomia como também nos permite experimentar diretamente uma realidade que pode dar origem aos conceitos essenciais da ioga. Concluímos que é possível descobrir os princípios mais profundos da ioga com uma apreciação sutil e aprofundada do modo como nosso organismo humano opera. De nossa perspectiva, o sujeito e o objeto da ioga é o eu, e o eu é um atributo indivisível de nosso corpo físico.

PRÁTICA, DISCERNIMENTO E ENTREGA

Alguns dos ensinamentos mais antigos que herdamos foram desenvolvidos ao longo dos séculos por meio da observação da vida em todas as suas formas e expressões. A observação do movimento e do comportamento dos seres humanos possibilitou a definição de prática da ioga (kriya yoga) classicamente formulada por Patañjali e atualizada por Reinhold Niebuhr em sua famosa oração da serenidade:[1] "Podemos encontrar o discernimento (swadhyaya) para distinguirmos as coisas que podemos mudar (tapas) daquelas que não podemos mudar (ishvara pranidhana)?".

Para nós, como autores, essa dúvida forneceu uma motivação fundamental para o estudo da anatomia no contexto da ioga e também modelou profundamente cada uma de nossas abordagens pedagógicas. A começar por nossas primeiras tentativas de praticar e ensinar asanas, emergiram muitas questões relacionadas. Por que algumas posturas físicas são relativamente fáceis e outras tão difíceis? Por que algumas pessoas se complicam com posturas que achamos fáceis ou vice-versa? Por outro lado, por que alguns de nossos desafios são facilmente superáveis, enquanto outros parecem ser tão persistentes? Quanta energia devemos dedicar ao trabalho com nossa própria resistência? Até que ponto devemos trabalhar antes de nos rendermos a algo que provavelmente não irá mudar?

Tanto o trabalho (tapas) como a entrega (ishvara pranidhana) exigem esforço porque a entrega em si é um ato de vontade. Essas perguntas fundamentais e persistentes geram respostas que – como nossos corpos – parecem mudar a cada dia, e é exatamente por isso que nunca devemos parar de perguntar.

BEM-VINDO AO NOSSO LABORATÓRIO

O contexto que a ioga propicia para o estudo da anatomia tem origem na exploração da maneira como nossa força vital se expressa por meio dos movimentos do corpo, da respiração e da mente. A antiga linguagem simbólica da ioga surgiu de experimentações feitas por milhões de pessoas em sua procura ao longo de milhares de anos, mas não houve registro dos procedimentos então utilizados na linguagem da anatomia ocidental.

Em nosso livro não tentamos traduzir a linguagem metafórica de prana, chakras, nadis e assim por diante em seus correlatos anatômicos, mas oferecemos ao leitor um passeio pelo laboratório comum que todos compartilhamos – nossos corpos humanos. Em vez de oferecer um manual para a prática de determinado sistema de ioga, esperamos proporcionar uma base sólida para os princípios da prática física comuns a todos os sistemas de ioga.

Começamos nossa exploração do laboratório de nossos corpos nos capítulos sobre os sistemas esquelético, muscular e nervoso. Uma apreciação dos fundamentos desses sistemas e dos termos empregados para descrevê-los estabelecerá uma base sólida para integrar o material mais complexo que lhe é oferecido na seção de análise de asanas. Nessa seção, honramos a perspectiva iogue da interconexão dinâmica, oferecendo informações e propondo perguntas

---

1 Karl Paul Reinhold Niebuhr (1892-1971), teólogo norte-americano: "Concede-nos a serenidade de espírito para aceitar aquilo que não pode ser mudado, coragem para mudar aquilo que pode ser mudado, e sabedoria para distinguir uma coisa da outra".

sobre o alinhamento, a respiração e a autoconsciência, que podem ajudá-lo em seu processo de autoexploração. Dessa forma evitamos uma análise das posturas, que apenas conduziria a uma listagem prescritiva e restritiva de seus efeitos ou benefícios.

Como a prática da ioga enfatiza a inter-relação desses elementos, prestamos atenção especial à respiração e à coluna vertebral, dedicando capítulos distintos para cada um desses tópicos. Ao longo da nossa trajetória, ocorrerá certa quantidade de "rompimento de mitos", pois questionamos muitos equívocos sobre conceitos de asana, segurança da coluna vertebral e respiração. Você deve procurar esse material nos quadros de "Atenção", bem como nas barras laterais que destacam essas informações.

TUDO AQUILO DE QUE PRECISAMOS JÁ ESTÁ PRESENTE

Os antigos iogues acreditavam que, na verdade, somos dotados de três corpos: o físico, o astral e o causal. A partir dessa perspectiva, a anatomia da ioga é o estudo das correntes sutis de energia que fluem entre as camadas, ou invólucros, desses três corpos. A proposta deste livro não é apoiar nem refutar essa teoria; simplesmente oferecemos a perspectiva de que, se você está lendo este livro, é porque tem um corpo e uma mente que, neste momento, estão inspirando e expirando dentro de um campo gravitacional. Portanto, você está convidado a vislumbrar a prática da ioga como um processo que lhe permitirá pensar com mais clareza, respirar com menos esforço e se movimentar de maneira mais eficiente. Na verdade, este é um possível ponto de partida e definição da prática da ioga: a integração de mente, respiração e corpo.

Outro antigo princípio nos diz que a principal tarefa da prática da ioga é a remoção de obstáculos que impedem o funcionamento natural do nosso organismo. Isso soa bastante simples, mas vai contra um sentimento comum de que nossos problemas derivam de algo que está ausente. O que a ioga pode nos ensinar é que tudo que é essencial para nossa saúde e felicidade já está presente em nosso organismo. Nós precisamos apenas identificar e resolver alguns dos obstáculos que impedem essas forças naturais de atuarem, "como um fazendeiro que corta uma barragem para permitir que a água flua para o campo onde ela é necessária".[2] Essa é uma boa notícia para qualquer pessoa, independentemente da idade, enfermidade ou inflexibilidade; se houver respiração e mente, então pode existir ioga.

Nesse contexto, a prática de asanas torna-se uma exploração sistemática de remoção dos obstáculos a forças mais profundas de autossustentação da respiração e da postura. Nossos hábitos posturais e respiratórios operam principalmente no nível inconsciente, a menos que seja introduzida uma mudança intencional (tapas) no organismo por uma prática como a ioga. É por esse motivo que muitas vezes nos referimos à ioga como uma experiência de estresse controlado.

Em vez de encararmos a prática de asanas como uma forma de impor ordem ao organismo humano, nós encorajamos você a usar as posturas como uma forma de descobrir a harmonia intrínseca já presente. Isso não significa que ignoramos as questões de alinhamento, posicionamento e sequenciamento; simplesmente acreditamos que a obtenção de um alinhamento adequado é um meio para um fim maior, não um fim em si mesmo. Nós não vivemos para fazer ioga; fazemos ioga para que possamos viver – viver mais facilmente, com mais alegria e harmonia.

---

2 Do *Yoga Sutra* de Patañjali, Capítulo 4, sutra 3, em *O coração da ioga*, de T.K.V. Desikachar.

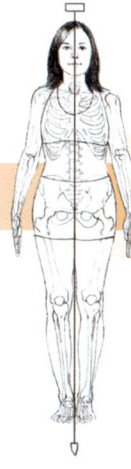

A ANATOMIA COMO HISTÓRIA

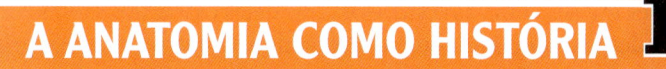

Os estudos da ioga e da anatomia ocidental são campos profundos e ricos que oferecem modos de organizar a compreensão de nós mesmos e de como nos movimentamos, pensamos, sentimos e vivenciamos o mundo. Esses estudos nos oferecem maneiras de nos envolvermos em questões sobre a natureza da vida, o que representa ser humano, como teve início a nossa existência e qual pode ser o seu propósito.

Neste livro, vamos mergulhar nas maneiras como ocorre o encontro desses dois estudos: que informações podemos coletar, que perguntas emergem e que novas perspectivas são possíveis ao aplicarmos as informações anatômicas ocidentais à ioga? Nos primeiros seis capítulos, exploraremos detalhadamente os conceitos que podem ajudar nas suas pesquisas, conforme você estuda os capítulos referentes à análise dos asanas.

No entanto, antes de nos aprofundarmos na matéria, é importante ter em mente que cada estudo – tanto da ioga como da anatomia – oferece uma perspectiva ou contexto específico, uma lente através da qual você pode olhar o mundo. Cada um desses estudos também proporciona uma espécie de mapa para que possamos organizar as nossas observações e nomear o que vemos. Os mapas oferecidos pelos estudos não são iguais; eles trazem em seu bojo a marca de culturas diferentes, também expressando valores diferentes.

Como autores, o trabalho aqui apresentado também reflete nossa história e valores, e o livro é oferecido aos leitores depois de passar pelas lentes do nosso contexto. Tanto Amy como eu (Leslie) estudamos filosofia ocidental e aprendemos a ioga ensinada por T.K.V. Desikachar. No meu caso, o trabalho na área da medicina esportiva e das terapias manuais definiu minhas perspectivas, assim como o trabalho de Amy no campo das práticas do movimento somático. É importante conhecer e perceber o contexto e as perspectivas de qualquer das abordagens feitas, para saber quais são os valores que estão moldando as matérias estudadas por nós – e também quais são os valores de nossos alunos. Dessa forma, podemos fazer escolhas que levem em consideração os pontos onde essas perspectivas se cruzam com nosso próprio contexto, valores e mapas do mundo.

Mais adiante neste capítulo, esboçaremos um contexto básico para os princípios tradicionais da anatomia e da cinesiologia. Mas primeiramente vamos esclarecer o que queremos dizer com *contexto* e *mapas*.

CONTEXTO

Quando vemos pessoas realizando asanas (ou caminhando na rua, ou jogando basquete, ou lavando pratos), há muitas coisas a serem observadas: o que elas estão vestindo, a forma de seus corpos, quais partes do corpo estão se movendo, a cor dos seus cabelos, pele, olhos, com que velocidade – se lenta, ou rápida – estão se movendo, e assim por diante.

Com base nessas primeiras observações, fazemos suposições, em muitos casos de forma automática e inconsciente, como gênero e idade, nível de condicionamento físico, classe econômica e nível educacional, até mesmo o humor e o estado emocional. Tanto nossas observações iniciais como as conclusões que delas extraímos são moldadas pelas lentes que utilizamos. Podemos supor que somos observadores neutros, mas nos primeiros momentos as coisas que percebemos são reflexo do que escolhemos ver.[1]

Se o que vemos é moldado pela lente através da qual observamos nosso mundo, então o que molda a nossa lente? É o nosso contexto. Começando ainda bebês, aprendemos a organizar o que vemos e sentimos de uma maneira que faça sentido para nós, elaborando as coisas que são ensinadas pelos nossos pais e demais cuidadores, as histórias que ouvimos e contamos a nós mesmos, bem como as nossas próprias experiências e as dos nossos pares.

Vivemos imersos nessa estrutura contextual pela nossa família, cultura, educação e por todas as mensagens sutis e explícitas que nos bombardeiam ao longo de nossa vida sobre o que é a verdade, em quem podemos confiar, o que esperar e onde encontrar valores. Não importa se optamos por adotar ou resistir a essas influências, de alguma forma elas se tornam a base para nossas expectativas em relação a nós mesmos e às outras pessoas. Esse contexto se torna uma moldura para a história que contamos sobre como funciona o mundo, tanto como indivíduos quanto como comunidades culturais.

O MAPA NÃO É O TERRITÓRIO

Alfred Korzybski, um dos fundadores do campo da semântica geral, usou a frase "*o mapa não é o território*" para articular a noção de que a descrição de determinado objeto não é o mesmo que o objeto em si. Por necessidade, os mapas deixam de fora algumas coisas, para que outras possam ser claramente sinalizadas ou indicadas. (Supõe-se que, se cada detalhe de um território fosse registrado em um mapa, haveria muita informação para que pudéssemos fazer uma boa escolha. Também seria impossível fazer um mapa menor que o próprio território, pois o resultado não seria um mapa.)

É importante ter em mente que os campos da ioga e da anatomia contêm muitos mapas diferentes. Nenhuma dessas disciplinas apresenta uma única perspectiva unificada sobre o que é a verdade, o que é a investigação ou mesmo como a ioga ou a anatomia devem ser definidas.

Como autores, trabalhamos com base em nossas próprias experiências e perspectivas. Se houver diferença em relação à sua experiência/perspectiva, esperamos que você considere as ideias aqui oferecidas e perceba como elas se cruzam com as suas.

Mapas são úteis. Eles podem nos dizer onde estamos e como chegar aonde queremos ir. Mas a utilidade de um mapa está diretamente relacionada à relação entre o que ele nos revela e o que precisamos encontrar. De modos explícitos (e não tão explícitos), os mapas expressam um conjunto de valores. Um cartógrafo faz sua seleção para as coisas que serão mostradas em um mapa de modo a atender às necessidades e expectativas do público-alvo e também como uma forma de adequação ao contexto.

É importante a noção de que os mapas constituem uma expressão do contexto e de valores. Quando examinamos os mapas por nós utilizados em busca do autoentendimento e também de uma compreensão do mundo em que vivemos – os nossos constructos para explicar a natureza e a ciência, a cultura e a linguagem, os corpos e os relacionamentos, a filosofia e o aprendizado –, estamos visualizando expressões de nosso contexto e valores.

---

1 Na prática somática do *Body-Mind Centering*, usamos a expressão *foco motor pré-sensorial* para descrever a ação que reflete nossa predisposição a ver algo. Esse é considerado um processo tanto consciente como inconsciente e faz parte do modo como filtramos a enorme quantidade de *input* sensorial que nos bombardeia a cada momento.

Neste livro, lançamos mão dos estudos biológicos de anatomia e cinesiologia (e também um pouco de fisiologia) para discorrer sobre o estudo da ioga por meio dos asanas (posturas físicas). Acreditamos que tanto a anatomia quanto a ioga são estudos de profunda utilidade e que oferecem estruturas para que possamos investigar como experimentamos nossos corpos e nossa consciência. Essas estruturas proporcionam uma linguagem para nossas comunicações acerca dessas experiências, a fim de que possamos aprender com elas e ensiná-las a outras pessoas.

Existem limitações para os mapas fornecidos pela ioga e pela anatomia. É possível que as descrições e explicações aqui oferecidas não correspondam à sua experiência pessoal, ou talvez limitem sua visão das coisas de maneira pouco útil. Convidamos você a se envolver com este material no contexto de sua própria vida e experiências. Essas ideias podem fortalecer as descobertas originadas em seus estudos pessoais, ou podem questionar alguma coisa que você estudou previamente. Se sua experiência não se encaixar nestes mapas, valorize sua própria história, experiências e conhecimento. Faça seu próprio mapa.

DEFINIÇÃO DOS TERMOS NESTE MAPA

Usando o mapa da anatomia, começaremos pelo delineamento da organização subjacente a essa perspectiva e pela definição dos termos básicos.

Biologia (literalmente, a ciência da vida) é o campo de estudo que engloba anatomia, cinesiologia, fisiologia e embriologia. Em todo mundo, há milhares de anos pesquisadores vêm investigando as ciências naturais, embora o nome biologia só tenha surgido ao final do século XVIII na Europa. As coisas estudadas atualmente em biologia foram moldadas pela Idade da Razão na Europa Ocidental e se fundamentam na teoria predominante na época, segundo a qual poderíamos compreender o corpo reduzindo-o às suas menores partes, que trabalham em conjunto como se fossem uma máquina. O vocabulário é baseado nas línguas grega e latina, tendo sido desenvolvido quando os biólogos tendiam a nomear partes do corpo homenageando aqueles que as haviam descoberto.

A biologia tem vários ramos, como veremos a seguir:

- *Anatomia* é o estudo da estrutura dos organismos e de suas partes. Uma parte importante deste campo é criar nomenclaturas para estruturas macroscópicas (i.e., observáveis a olho nu) e microscópicas pertencentes ao corpo humano.

- *Cinesiologia* é o estudo de como o movimento acontece em nosso sistema musculoesquelético; envolve a ação dos músculos e a amplitude de movimento nas articulações.

- *Fisiologia* é o estudo das funções de um organismo e de suas partes. Sem exceção, a contração dos músculos, a comunicação dos nervos e a densificação dos ossos são consideradas funções fisiológicas, assim como o metabolismo, o crescimento e a locomoção de células e tecidos, órgãos e sistemas.

> As partes que merecem ser nomeadas e o modo como são diferenciadas constituem uma questão mais complexa, que envolve valores, perspectivas e contextos. No todo orgânico de um organismo vivo não há partes separadas, e a palavra *anatomia* tem origem nos termos grego e latino para "cortar". Não importa se estamos falando de um bisturi ou de uma ideia que divide duas coisas, o princípio subjacente é o de que a anatomia é uma história contada com a ajuda de um instrumento cortante, sendo a expressão de uma visão de mundo.

- *Embriologia* é o estudo do desenvolvimento *in utero* de um organismo humano desde a sua concepção até as primeiras 8 a 10 semanas de desenvolvimento.

CÉLULAS, TECIDOS, ÓRGÃOS E SISTEMAS

Uma teoria fundamental da biologia é a de que a *célula* é a unidade básica da vida e que todos os seres vivos são compostos de uma ou mais células. As células com a mesma forma e função básicas trabalham juntas como *tecidos*; grupos de diferentes tipos de tecidos que trabalham em conjunto para desempenhar uma função específica são chamados órgãos. Cada órgão tem mais de uma função no corpo, sendo potencialmente parte de mais de um sistema corporal.

Os *sistemas do corpo* são coleções de órgãos e tecidos conceitualmente agrupados para o desempenho de funções específicas no corpo. Alguns sistemas são descritos por sua função: digestório, respiratório, excretor, imunológico, circulatório. Outros sistemas são descritos mais em decorrência de seus tecidos ou órgãos: esquelético, conjuntivo, muscular, nervoso, endócrino, cardiovascular.

Os sistemas do corpo não são agrupamentos distintos de órgãos: cada órgão desempenha seu papel em mais de um sistema do corpo, e todos os sistemas do corpo são interdependentes e inter-regulados, às vezes de maneiras surpreendentes.

MOVIMENTO

Todos os sistemas do nosso corpo estão envolvidos em cada movimento que fazemos. Sem a participação ativa dos sistemas nervoso, circulatório, endócrino, respiratório, digestório e imunológico, dos tecidos conjuntivos, dos fluidos, esquelético, ligamentar e muscular (para citar apenas alguns), não seríamos capazes de gerar os movimentos respiratórios nem de levantar os braços acima da cabeça e dobrá-los para a frente no uttanasana, muito menos de projetar o corpo através do espaço em um pino (parada de mão).

EQUILÍBRIO DINÂMICO DOS SISTEMAS DO CORPO

Devemos ter em mente que essa teoria que envolve células, tecidos, órgãos e sistemas do corpo é um mapa, um conceito que nos ajuda a organizar o nosso entendimento do funcionamento do corpo. As células, tecidos, órgãos e sistemas do corpo não funcionam de maneira tão estruturada ou hierárquica. Os sistemas do corpo, em particular, não são tão diferentes entre si como geralmente são apresentados dentro do constructo.

Qualquer parte do nosso corpo para a qual voltemos nossa atenção participa de mais de um sistema. Por exemplo, embora geralmente os ossos sejam considerados parte do sistema esquelético, também desempenham funções importantes em outros sistemas, como os sistemas circulatório, nervoso, imunológico e endócrino. Nossos ossos fazem parte dos sistemas circulatório e imunológico, porque os eritrócitos e leucócitos (i.e., glóbulos vermelhos e brancos) se formam na medula óssea. Os ossos também fazem parte do sistema nervoso graças ao papel desempenhado pelo cálcio no funcionamento dos neurônios; e também fazem parte do sistema endócrino por causa dos hormônios secretados pelos osteócitos (i.e., células ósseas), que desempenham funções no nosso metabolismo.

Também é verdade que nenhum desses sistemas pode funcionar isoladamente. Sem o sistema circulatório, por exemplo, os demais, como os sistemas respiratório, endócrino e digestório, não seriam capazes de distribuir o oxigênio, os hormônios e os nutrientes para as células do corpo. Sem o sistema nervoso seria impossível coordenar os músculos que mobilizam os membros ou modular a dilatação dos vasos sanguíneos para o suprimento dos ossos, cérebro, coração ou músculos com sangue suficiente. Todos os sistemas do corpo se sobrepõem e são interdependentes (Fig. 1.1).

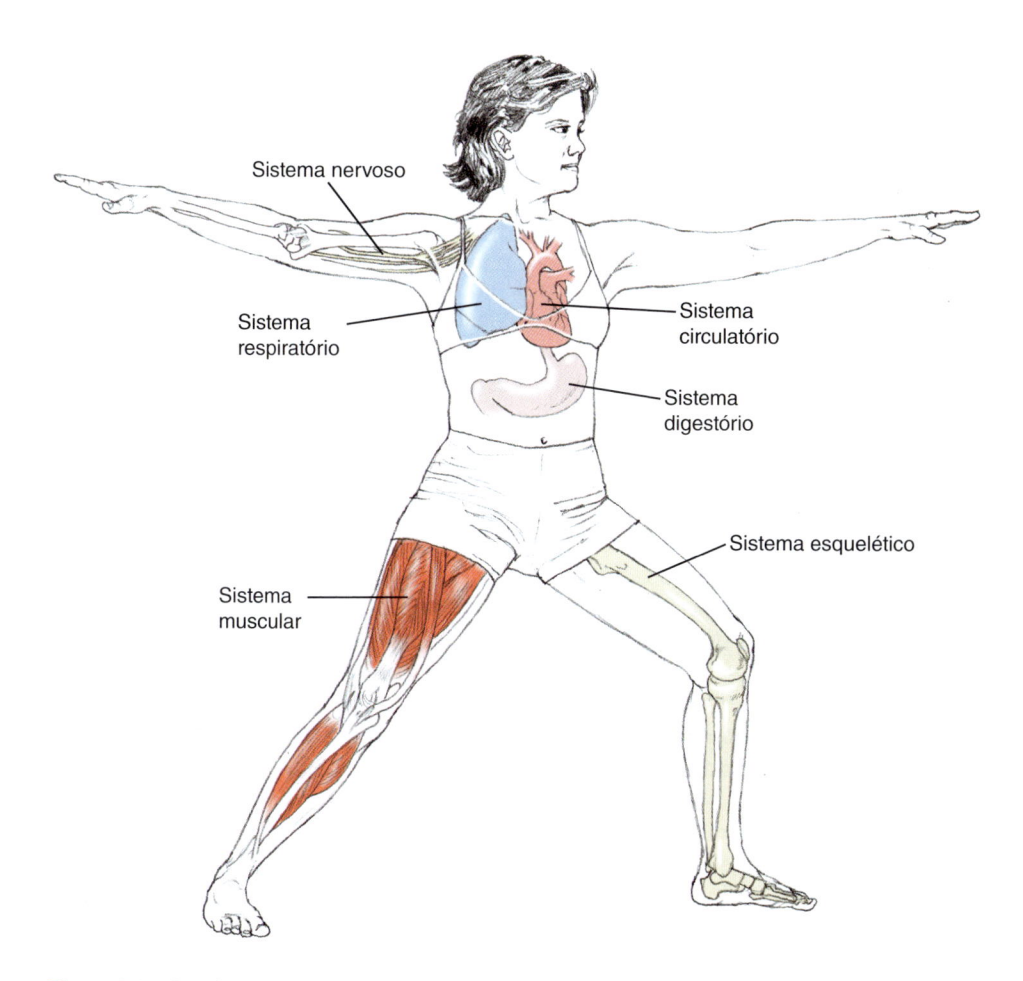

Figura 1.1 Os vários sistemas corporais: nervoso, digestório, respiratório, circulatório, esquelético e muscular.

No estudo dos movimentos, se nos concentramos em apenas dois ou três sistemas do corpo, corremos o risco de simplificar demais o incrível papel que cada sistema do corpo desempenha em nossas práticas motoras. Por outro lado, também podemos nos aprofundar em apenas alguns pontos focais e encontrar uma incrível complexidade, que enriquecerá nossa experiência com o todo. Para as finalidades deste livro, discutiremos com mais detalhes o funcionamento dos sistemas esquelético, muscular, respiratório e nervoso. Em seguida, nosso foco recairá na descrição do que pode acontecer nos sistemas esquelético e muscular para a realização dos asanas, sabendo que, independentemente do ponto de partida escolhido, chegaremos a um relacionamento com todos os outros sistemas e tecidos do corpo.

CONCEITO ÚTIL PARA UM SISTEMA MOTOR: SISTEMA NEUROMUSCULOESQUELÉTICO

Os sistemas esquelético, muscular, conjuntivo (ou fascial) e nervoso se caracterizam como sistemas corporais distintos. Como mencionado anteriormente, essa teoria anatômica que mapeia os sistemas corporais discretos evoluiu a partir de uma perspectiva cujo objetivo era buscar maneiras de retratar o funcionamento do corpo como se fosse uma máquina que pudesse ser reduzida às suas menores partes e, em seguida, reconstruída segundo uma hierarquia de complexidade e importância.

Atualmente sabemos que o nosso corpo não é uma máquina. Não fomos construídos, nós mesmos crescemos. E o que compreendemos em separado com relação às nossas partes deixa de fora funções essenciais que surgem das inter-relações entre nossas células, tecidos, órgãos e sistemas. Especialmente com base nas pesquisas em curso sobre as funções imunológicas do corpo, vem crescendo a ideia de que, em vez de nomear determinado grupo de órgãos como *sistema*, podemos considerar tais grupos como constelações de eventos diferentes (e mutáveis) que se reúnem em padrões adaptativos para responder às necessidades do momento. Então, em lugar de dizer *sistema endócrino*, podemos dizer *resposta endócrina* ou *função endócrina*.

Entretanto, o modelo de sistemas do corpo ainda persiste. Assim, propomos que você observe como os órgãos e tecidos de cada um desses sistemas se entrelaçam em um todo dinâmico, que pode ser chamado de nosso sistema de movimento (ou motor): um sistema neuromusculoesquelético (ou esqueletoneuromuscular, ou ainda musculoneuroesquelético). Embora possamos considerá-los individualmente, os músculos, as fáscias, os nervos e os ossos estão indissociavelmente entrelaçados, à medida que sobrepujamos nossas relações com a gravidade e o espaço, determinamos nossa postura ereta, podemos nos alimentar, manusear ferramentas, deslocar-nos pelo mundo e gerar mudanças.

A *porção esquelética* desse sistema se compõe de ossos, ligamentos e tecidos nas articulações (líquido sinovial, cartilagem hialina, discos e cunhas fibrocartilaginosos). A *porção muscular* se compõe de músculos e tendões que atravessam o espaço articular e se ligam aos ossos. A *porção neural* está constituída pelos nervos motores, que enviam mensagens sobre o movimento para nossos músculos, nervos sensitivos, que coletam informações e nos dão *feedback*, bem como células gliais e outras células nervosas, que processam e planejam o requintado sequenciamento e tempo de nossas ações musculares, além de registrar padrões de movimento para futura referência. Todos esses tecidos (nervos, músculos, tendões, ossos, ligamentos e articulações) se compõem de (ou estão envoltos por) camadas de tecido conjuntivo que fornecem conectividade e discernimento, comunicação e separação.

CONSIDERAÇÕES FINAIS

Nos próximos três capítulos, veremos o que mapeamos como sistema esquelético, sistema muscular e sistema nervoso e como esses sistemas trabalham em conjunto para criar os movimentos no corpo, a começar pelo sistema esquelético.[2]

Enquanto você lê este texto, lembre-se de continuar comparando essas ideias com o seu próprio mapa pessoal de experiências motoras. As ideias propostas por nós oferecem uma nova perspectiva? De alguma forma elas lembram algo que você já sabe? Como você concebe as coisas no contexto do seu próprio corpo?

---

2 Sabemos que estamos deixando de fora um capítulo sobre o tecido conjuntivo, como sistema distinto. Nesse tocante, alguns aspectos serão abordados em cada um dos outros três capítulos, e o leitor poderá consultar muitos artigos e livros disponíveis que enfocam especificamente a fáscia e outros tipos de tecido conjuntivo.

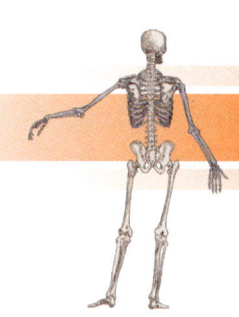
Nossos ossos são estruturas incríveis. Eles desempenham papéis essenciais em funções fisiológicas do corpo, por exemplo, sintetizando hormônios e sangue ou armazenando cálcio e metais pesados. Os ossos também são fortes o bastante para resistir a colapsos em decorrência das forças transmitidas através deles; são leves o bastante para que possamos movê-los pelo espaço; e resistentes o suficiente para se adaptar às tensões provenientes de todas as direções.

Os ligamentos também têm funções incríveis. Eles são flexíveis o bastante para que movimentos tridimensionais sejam executados nas articulações e fortes o suficiente para alinharem e orientarem uma tremenda quantidade de força de um osso para outro através do espaço articular.

Do ponto de vista do movimento, nossos ossos e ligamentos transmitem as forças de compressão e tração decorrentes da força da gravidade e das ações de nossos músculos. Isso permite que, na posição em pé, o peso de nossa cabeça seja transferido para o solo. Além disso, eles transferem a força gerada pelos músculos de nossas pernas para nossos braços, a fim de que possamos lançar uma bola, por exemplo.

Em nosso sistema esquelético, os movimentos ocorrem em muitos níveis. No nível celular, cada célula se quebra e forma, constantemente, a matriz óssea e as fibras dos ligamentos. No nível tecidual, cada osso e ligamento tem algum grau de capacidade de mudar de forma em resposta às forças que atravessam essas estruturas. No nível do sistema, os movimentos ocorrem onde existe uma relação entre dois ou mais ossos: nossas articulações.

ARTICULAÇÕES

No sistema esquelético, o termo *articulação* descreve o espaço onde as superfícies de dois ou mais ossos se relacionam e *se articulam* entre si. Uma articulação é mais uma ocorrência do que um local, no sentido de que ela depende de movimento e de mudança para existir. Se acontece algum movimento, por menor que seja, então existe uma articulação.

Em geral, as articulações são classificadas estruturalmente pelo tecido que conecta os dois ossos. Esse tecido pode ser cartilagem, tecido fibroso, líquido sinovial ou alguma combinação dos três. As articulações também podem ser classificadas de acordo com a função, baseando-se no grau de movimento possível, ou biomecanicamente, de acordo com o número de ossos envolvidos e com a complexidade da articulação.

Na análise de asana neste livro, nós descrevemos movimento nas articulações sinoviais, aquelas que apresentam o maior grau de mobilidade do corpo (muitas dessas articulações sinoviais são também, ao menos parcialmente, cartilaginosas ou fibrosas).

Articulações sinoviais

Iniciando pelo centro e movendo-se para fora, uma articulação sinovial é constituída pelos ossos que se articulam entre si, pelo líquido sinovial entre eles, pela membrana que produz o líquido sinovial e pelo tecido conjuntivo que circunda e protege a estrutura como um todo (Fig. 2.1).

Especificamente, as superfícies articulares nas extremidades dos nossos ossos são revestidas por uma camada de cartilagem hialina que fornece amortecimento e proteção. Essas camadas de cartilagem hialina são escorregadias e permitem que as extremidades dos ossos deslizem umas sobre as outras com pouca fricção.

Entre essas camadas de cartilagem hialina, o líquido sinovial age como lubrificante e facilita o deslizamento das superfícies articulares. O líquido sinovial também distribui força em grau leve para dentro da articulação, e atua como um lacre fluido entre as duas superfícies, assim como faz o óleo entre duas placas de vidro, mantendo-as unidas. O líquido sinovial é secretado por uma membrana sinovial (ou *sinóvia*) que está conectada a ambos os ossos. A presença dessa membrana sinovial define os limites do espaço articular: tudo o que está localizado fora da membrana sinovial está fora do espaço articular.

A membrana sinovial está envolvida por camadas de tecido conjuntivo que formam a nossa cápsula articular, oferecendo contenção para os movimentos possíveis criados pela mobilidade da cartilagem hialina e do líquido sinovial. Na parte imediatamente externa da cápsula articular existem fibras que se espessam e se organizam em faixas, os ligamentos colaterais. Esses ligamentos direcionam a força que passa através da articulação e mantêm o movimento correto. Acima de todos esses elementos localizam-se os músculos que atravessam a articulação.

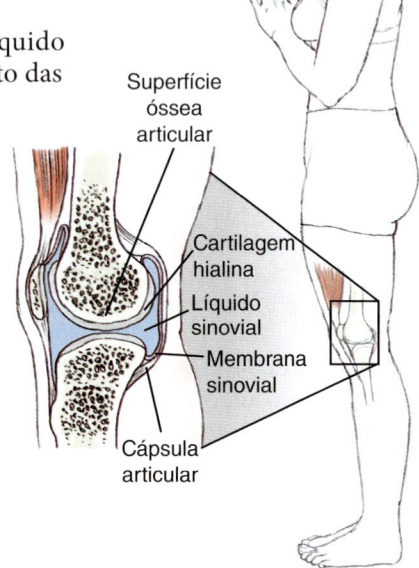

Figura 2.1 Todas as articulações sinoviais apresentam superfícies ósseas articulares, cartilagem hialina, líquido sinovial, uma membrana sinovial (sinóvia) e uma cápsula articular (o menisco não aparece na figura, mas faz parte da articulação do joelho).

Espaço articular em equilíbrio

Podemos lançar mão da ideia de *espaço articular equilibrado* para chamar a atenção para a qualidade do movimento que ocorre em uma articulação. (Esse conceito tem sua origem na prática somática chamada *Body-Mind Centering*.) Em uma articulação saudável e funcional, o espaço fluido entre dois ossos responde continuamente às forças que transitam através de nossos ossos e ligamentos até a articulação, adaptando-se e se ajustando a essas forças de modo a criar um estado dinâmico de equilíbrio. Nesse caso, equilíbrio não é equivalente a simetria, e a manutenção de um espaço articular equilibrado ao longo da amplitude de movimento não significa que nosso espaço articular esteja uniformemente distribuído a cada momento. Isso significa que uma articulação pode encontrar seu equilíbrio à medida que se articula e que pode ficar equilibrada em diversas posições ao longo de sua amplitude de movimento (ADM).

O espaço articular em equilíbrio é o resultado de um conjunto complexo de fatores, que inclui (mas não se limita a): os contornos das superfícies articulares dos ossos, a viscosidade do líquido sinovial, a elasticidade da cápsula articular e dos ligamentos ao redor da articulação e as diversas contrações dos músculos circundantes. Em sentido mais amplo, todos os fatores a seguir também contribuem para esse equilíbrio: a hidratação dos tecidos, a eficiência do sistema circulatório, a capacidade dos nervos sensitivos de captar movimento na articulação e dos nervos motores de responder a esse *feedback*, bem como a qualidade da atenção mental.

A camada de cartilagem hialina na extremidade de cada osso é capaz de absorver uma enorme quantidade de força e de distribuí-la pelas trabéculas, os "andaimes" que sustentam o peso do osso. Em seguida, essa força é transmitida através dos ossos e das articulações até que encontre uma superfície capaz de absorvê-la, como o solo, ou seja descarregada durante um movimento no espaço, como no lançamento de uma bola. Essa força também poderia ser recebida e transmitida para outra estrutura, ou dissipada em vão pelos tecidos moles.

Quando o espaço articular não apresenta equilíbrio durante toda a extensão do movimento e a força não é distribuída ao longo das superfícies articulares, há um desgaste da cartilagem hialina. Assim como em outros tecidos do corpo, a cartilagem hialina é constantemente submetida à remodelagem e pode reparar pequenos danos sem maiores consequências futuras. (Existem outros tecidos no corpo, como os músculos, que são capazes de se remodelar mais rapidamente do que a cartilagem hialina.) Se a falta de equilíbrio no espaço articular for consistente e contínua por um longo período de tempo, a cartilagem hialina não será capaz de se autorreparar, podendo tornar-se danificada ou desgastada. Se desgastada, ela pode levar à fricção das extremidades ósseas, o que, por sua vez, pode estimular o crescimento desigual dos ossos, causando mais fricção e pressão sobre eles. Esse ciclo de fricção e crescimento pode tornar-se bastante doloroso e é uma das causas da osteoartrite.

A falta de equilíbrio no espaço articular pode surgir por diversas razões. Algumas vezes (mas não tantas como poderíamos imaginar), pessoas simplesmente nascem com articulações sem alinhamento adequado. Mais frequentemente, o problema surge por causa de padrões ineficientes de movimento que podem levar ao desequilíbrio na cápsula articular e nos ligamentos, por pouca ou exagerada utilização dos músculos ao redor da articulação, ou por padrões habituais do sistema nervoso. Esses hábitos muitas vezes podem ser perpetuados por familiaridade e falta de percepção. Mesmo um exercício perfeitamente adequado pode ser perigoso se for realizado por muito tempo. Pode-se afirmar a mesma coisa com relação a ideias ou imagens, não importa quão apropriadas sejam, se elas excluem outras ideias.

Quando surgem desequilíbrios, nossas ideias sobre movimento são tão falhas como as ideias sobre ossos e ligamentos, nossos companheiros desde o nascimento. Por exemplo, puxar os ombros para trás a fim de abrir o tórax é uma instrução comum. Essa é uma instrução útil para pessoas que apresentam ombros caídos para a frente, sobre a caixa torácica. Se, entretanto, essa pessoa apresentar algum problema de coluna, puxar os ombros para trás pode aumentar o esforço do pescoço e da parte superior do dorso, sem levar em conta o problema subjacente na coluna. Pode ser também uma instrução eficaz por uma ou duas vezes, mas, se a pessoa continuar a puxar os ombros para trás por um longo período de tempo, eles ficarão tão para trás que levarão essa pessoa a perder o equilíbrio na direção oposta.

Ações articulares

Os termos convencionais utilizados para descrever os movimentos nas articulações, *ações articulares*, descrevem movimentos relativamente simples, os quais em geral são planos, bidimensionais e ocorrem em um único plano. Nada em seu corpo é plano ou reto ou menos do que tridimensional, incluindo as superfícies articulares de seus ossos. Tendo em vista que essas superfícies articulares sempre têm volume e contorno, o movimento nas suas articulações é sempre tridimensional.

O perigo de usar uma linguagem bidimensional na descrição do movimento em nossas articulações é que simplificamos nosso conceito com relação a quais movimentos são possíveis; e depois simplificamos também os movimentos executados. Com isso, talvez nos privemos de escolhas de movimento e abusemos das limitadas opções que acreditamos estarem disponíveis para nós.

Nenhum termo utilizado isoladamente para uma ação articular leva em conta o volume das possibilidades de movimento em cada articulação. É basicamente falacioso pensar que nossos corpos humanos funcionam como as estruturas construídas por nós. As articulações humanas são frequentemente comparadas a dispositivos usados na construção para criar juntas, por exemplo, uma dobradiça ou uma articulação do tipo "bola e soquete". Contudo, a mecânica de uma articulação humana não é comparável a uma junta entre peças de madeira, metal, cerâmica ou plástico, em parte pela natureza dos materiais.[1]

Por mais útil que seja comparar superficialmente a articulação do cotovelo a uma dobradiça, traçar esse paralelo limita nossas ideias de como o movimento ocorre na articulação. Uma vez que todas as superfícies articulares das nossas articulações são tridimensionais, cada articulação é capaz de realizar mais de uma ação articular, talvez até três ou quatro. Quantidades iguais de movimento não são possíveis em cada ação; porém, mesmo ao menor movimento, a articulação se move em todas as dimensões. Um movimento minúsculo pode ter repercussões imensas em duas ou três articulações ou em cinco a dez anos ao longo da vida.

Definições convencionais das ações articulares

Os termos básicos para descrever as ações articulares se aplicam à maioria das articulações do corpo. Vários termos têm significados específicos para articulações específicas, e alguns termos são utilizados em mais de uma articulação, porém têm significados diferentes para articulações diferentes.

Frequentemente, as definições anatômicas das ações articulares utilizam-se de planos para descrever o movimento. Um plano é uma superfície bidimensional, e os três planos básicos entrecruzam-se em ângulos retos entre si. Quando os planos estão orientados de modo a se entrecruzarem no centro do corpo, eles podem ser utilizados para descrever relações dentro do próprio corpo ("anterior" e "posterior" descrevem uma relação sagital das partes do corpo) ou dos movimentos ("flexão" e "extensão" descrevem o movimento sagital da coluna vertebral). O *plano vertical* (também chamado de plano coronal ou frontal) divide o corpo em parte da frente e parte de trás. O *plano horizontal* (também chamado de plano transverso) divide o corpo em parte de cima e parte de baixo. O *plano sagital* (também chamado de plano mediano) divide o corpo em lado direito e lado esquerdo.

Ações das articulações da coluna vertebral

Os termos a seguir descrevem movimentos presentes quando as articulações da coluna vertebral se movem e as vértebras se articulam entre si. Nessas ações da coluna vertebral, o formato real da coluna se altera, o que constitui uma ação diferente daquela realizada quando movemos a coluna no espaço (p. ex., pela articulação no quadril, que seria uma ação das pernas). Na linguagem corrente da ioga, a expressão *inclinação para a frente* é uma descrição não

---

1 Se você tiver interesse em ler mais sobre essas diferenças, Steven Vogel escreveu um livro fascinante chamado *Cats' Paws and Catapults: Mechanical Worlds of Nature and People* (W. W. Norton & Company, 1998).

anatômica das ações que se refere tanto ao movimento da coluna vertebral no espaço quanto à ação de flexão da articulação da coluna (ver Cap. 5).

Flexão – Movimento no plano sagital que leva as superfícies anteriores do corpo uma em direção à outra.

Extensão – Movimento no plano sagital que leva as superfícies anteriores do corpo uma para longe da outra.

Flexão lateral – Movimento no plano vertical ou coronal que inclina a coluna para um lado ou para o outro.

Rotação – Movimento no plano horizontal ou transverso ao redor do eixo vertical da coluna vertebral:

- No **rolamento**, todas as partes da coluna vertebral rodam na mesma direção.
- Na **torção**, uma parte da coluna vertebral roda em uma direção diferente da outra parte da coluna.

Extensão axial – Movimento ao longo do eixo vertical da coluna vertebral, alongando-a pela eliminação das curvaturas sagitais.

Circundução – Movimento realizado no espaço ao redor do eixo do corpo, que traça a forma de um cone. Não é a mesma coisa que rotação.

Ações das articulações dos membros

Esses termos descrevem as ações articulares que podem ocorrer nos membros superiores e inferiores, as quais incluem o cíngulo do membro superior (ou cintura escapular) e a pelve. Assim como na coluna vertebral, existe uma diferença entre mover uma articulação no espaço e realizar de fato o movimento na articulação, o que corresponde à ação articular (p. ex., quando você levanta todo o braço em direção ao teto, o cotovelo se move no espaço, mas não necessariamente realiza um movimento de articulação).

Ações em todos os membros

Quanto às ações articulares a seguir, os mesmos termos podem ser utilizados para descrever movimentos em várias articulações. Com base nas articulações utilizadas se define quais ossos estão envolvidos no movimento.

Flexão – Movimento no qual as superfícies anteriores do membro se movem uma em direção à outra; dependendo da posição da coluna vertebral, do quadril e dos ombros, isso pode ocorrer em qualquer plano. Em decorrência de uma espiral nos membros que ocorre quando somos embriões, as flexões das articulações do joelho, do tornozelo e do pé movem o que se considera as superfícies posteriores da perna uma em direção à outra.

Extensão – Movimento no qual as superfícies anteriores se movem uma para longe da outra; novamente, dependendo da posição da coluna vertebral, dos quadris e dos ombros, isso pode ocorrer em qualquer plano. Em virtude da espiral embrionária mencionada, as extensões das articulações do joelho, do tornozelo e do pé movem o que se considera as superfícies posteriores da perna uma para longe da outra.

Rotação – Movimento ao redor do eixo do membro; no quadril, ombros e pernas, pode ser ainda descrito como rotação medial (ou interna) e lateral (ou externa). A rotação recebe nomes especiais na mão, no pé e no antebraço (ver as próximas seções).

Abdução – Movimento do membro para longe do tronco ou da linha média do corpo; para a mão, o pé e a escápula, esse termo descreve uma ação mais específica (ver as próximas seções).

Adução – Movimento do membro em direção ao tronco ou à linha média do corpo; para a mão, o pé e a escápula, esse termo descreve uma ação mais específica (ver as próximas seções).

Circundução – Movimento realizado no espaço ao redor do eixo do membro, que traça a forma de um cone. Não é a mesma coisa que rotação.

Ações em membros específicos

Algumas partes dos membros podem realizar movimentos que não estão descritos nos termos gerais listados acima. Essas ações articulares envolvem termos que são utilizados para regiões específicas do corpo (como *pronação* e *supinação*, que ocorrem apenas nos pés e antebraços, ou *desvio radial*, que ocorre apenas nos punhos). Em algumas partes do corpo, uma ação articular geral refere-se a um movimento diferente daquele relacionado ao restante do membro (p. ex., nas mãos, abdução se refere ao movimento para longe do dedo médio, e não para longe da linha média do corpo).

Mão

Rotação – A rotação ao redor do eixo longo da mão é chamada de **eversão** quando levanta a borda externa da mão, e de **inversão** quando levanta a borda interna.

Abdução – Movimento dos dedos para longe do terceiro dedo.

Adução – Movimento dos dedos em direção ao terceiro dedo.

Desvio radial – Movimento dos dedos em direção à porção radial da mão (polegar).

Desvio ulnar – Movimento dos dedos em direção à porção ulnar da mão (dedo mínimo).

Oposição – Movimento do polegar e do dedo mínimo um em direção ao outro.

Punho

Dorsiflexão – Movimento que leva à redução do ângulo entre a superfície posterior da mão (superfície dorsal) e o antebraço (algumas vezes denominado flexão do punho, a partir de uma perspectiva embriológica representa a extensão do punho).

Flexão palmar – Movimento que leva à redução do ângulo entre a palma da mão (superfície palmar) e o antebraço (algumas vezes denominado extensão do punho, a partir de uma perspectiva embriológica representa a flexão do punho).

Desvio radial ou abdução – Movimento da mão em direção à face radial do antebraço (região do polegar).

Desvio ulnar ou adução – Movimento da mão em direção à face ulnar do antebraço (região do dedo mínimo).

Antebraço

Rotação – A rotação do rádio e da ulna com cruzamento de um osso sobre o outro é chamada de **pronação**, e a rotação do rádio e da ulna de modo que fiquem descruzados é chamada de **supinação** (algumas vezes a pronação é descrita como "palma para baixo" e a supinação como "palma para cima", porém a posição da palma não descreve essas ações de forma precisa por causa dos movimentos disponíveis na articulação do ombro e escápula).

Clavícula

Elevação – Movimento da extremidade distal (a mais afastada do centro do corpo) da clavícula para cima no plano vertical.

Abaixamento – Movimento da extremidade distal da clavícula para baixo no plano vertical.

Rotação superior – Rotação da clavícula ao redor do seu eixo longitudinal de maneira a rolar sua superfície superior para trás.

Rotação inferior – Rotação da clavícula ao redor do seu eixo longitudinal de maneira a rolar sua superfície superior para a frente.

Protração – Movimento da extremidade distal da clavícula para a frente, geralmente acompanhado de protração da escápula (deslizamento para a frente).

Retração – Movimento da extremidade distal da clavícula para trás, geralmente acompanhado de retração da escápula (deslizamento para trás).

Ombro (articulação glenoumeral)

Flexão – Movimento do braço para a frente no espaço em plano sagital.

Extensão – Movimento do braço para trás no espaço em plano sagital.

Abdução – Movimento do braço partindo da lateral do tronco e abrindo para o lado e para longe do corpo.

Adução – Movimento do braço partindo da posição de abdução em direção à lateral do corpo.

Abdução horizontal – Movimento do braço partindo de uma posição de flexão na frente do corpo para se abrir para a lateral e para longe do corpo.

Adução horizontal – Movimento do braço partindo da posição de abdução na lateral do copo para a posição de flexão na frente do corpo.

Protração – Movimento que desliza a cabeça do úmero para a frente no plano sagital.

Retração – Movimento que desliza a cabeça do úmero para trás no plano sagital.

Escápula

Elevação – Deslizamento da escápula para cima no plano vertical.

Abaixamento – Deslizamento da escápula para baixo no plano vertical.

Rotação superior ou lateral – Rotação da escápula no plano vertical, de maneira que a cavidade glenoidal se volta para cima e o ângulo inferior se move lateralmente para fora.

Rotação inferior ou medial – Rotação da escápula no plano vertical, de maneira que a cavidade glenoidal se volta para baixo e o ângulo inferior se move medialmente em direção à coluna vertebral.

Abdução ou protração – Movimento no plano horizontal para longe da coluna vertebral, o qual acaba trazendo a escápula em direção à região anterior do corpo.

Adução ou retração – Movimento no plano horizontal em direção à coluna vertebral, o qual acaba trazendo as escápulas uma em direção à outra no dorso.

Pé

Rotação – A rotação ao redor do eixo longo do pé é chamada de **eversão** quando levanta a borda externa do pé, e de **inversão** quando levanta a borda interna do pé.

Abdução – Movimento da porção anterior do pé em direção à margem lateral (lado do dedinho) do pé sem mover o calcanhar; movimento dos dedos dos pés para longe do segundo dedo.

Adução – Movimento da porção anterior do pé em direção à margem medial (lado do dedão) do pé sem mover o calcanhar; movimento dos dedos dos pés em direção ao segundo dedo.

Pronação e supinação – No pé, às vezes a **pronação** é considerada a mesma coisa que **eversão**, e outras vezes uma combinação de **eversão** e **abdução**. No pé, a **supinação** é algumas vezes usada como sinônimo de **inversão**, e em outras como uma combinação de inversão e **adução**.

Tornozelo

Flexão plantar – Movimento que reduz o ângulo entre a sola do pé (superfície plantar) e a face posterior da perna; aponta para o pé (comumente chamado extensão do tornozelo, a partir de uma perspectiva embriológica representa a flexão do tornozelo).

Dorsiflexão – Movimento que reduz o ângulo entre a superfície dorsal do pé e a perna (comumente chamado flexão do tornozelo, a partir de uma perspectiva embriológica representa a extensão do tornozelo).

Pelve

Nutação – Movimento do sacro realizado separadamente dos ossos da pelve, fazendo com que a porção superior do sacro se volte para a frente, e a porção inferior (próxima ao cóccix), para trás. Esse é um movimento na articulação sacroilíaca (SI) entre o sacro e o osso do quadril ou inominado, e não um movimento de toda a pelve (o que seria uma inclinação anterior ou posterior da pelve causada pela ação conjunta nas articulações do quadril ou na região lombar da coluna vertebral).

Contranutação – Movimento do sacro fazendo com que sua porção superior se volte para trás e sua porção inferior (próxima ao cóccix) para a frente. Esse é um movimento da articulação SI entre o sacro e o osso do quadril ou inominado, não é um movimento de toda a pelve (o que seria uma inclinação anterior ou posterior da pelve causada pela ação das articulações do quadril ou da região lombar da coluna vertebral).

Amplitude de movimento nas articulações

A quantidade de movimento disponível em uma articulação recebe o nome de *amplitude de movimento* (ou ADM) de uma articulação. Essa ADM é o produto da forma dos ossos, do tônus dos ligamentos que os conectam e do envolvimento dos músculos que cruzam a articulação. (Envolvimento muscular é um produto de intenções, hábitos e padrões em nosso sistema nervoso.) Qualquer que seja a articulação considerada, o que estiver acontecendo no resto das nossas articulações, tanto nas próximas quanto nas mais distantes, afetará a ADM de qualquer articulação.

Os aspectos essenciais sobre a amplitude de movimento são listados a seguir:

- As diferentes articulações em seu corpo têm diferentes amplitudes de movimento.
- Uma única articulação pode ter quantidades diferentes de movimento em diferentes planos de movimento (p. ex., mais flexão e extensão do que adução e abdução). Uma única articulação também pode ter diferentes quantidades de movimento em determinado plano de movimento (p. ex., mais flexão do que extensão).
- Nem sempre é mais vantajoso ter mais movimento em determinada articulação. Existem articulações nas quais é apropriado ter uma ADM pequena. O trabalho objetivando aumentar essa ADM pode dificultar a manutenção do equilíbrio no espaço articular, resultando em maiores chances de causar danos à sua articulação.
- As articulações com maior ADM não são mais importantes. O fato de uma articulação ter mais alcance em mais direções não significa que suas funções no movimento sejam mais significativas em comparação com outra articulação que tenha apenas alguns graus de movimento. Por exemplo, a articulação do quadril não é mais importante do que a articulação sacroilíaca; apenas podemos perceber e analisar seus movimentos com mais facilidade.
- A amplitude de movimento em uma articulação pode variar muito de pessoa para pessoa e ainda assim ser funcional e saudável. (Novamente, mais ADM não é melhor ou mais importante no campo do movimento funcional e expressivo.)

Cada movimento que fazemos, inclusive entrar e sair do asana, é o produto de muitas articulações que funcionam juntas. O conhecimento da ADM em determinada articulação não nos diz quais movimentos gerais são possíveis. Pode ser que uma pessoa tenha mais rotação na articulação do ombro, enquanto outra exibe mais rotação na articulação radioulnar, e que essas duas pessoas sejam capazes de girar as mãos atendendo às suas necessidades.

Portanto, a obtenção de um espaço articular equilibrado para melhorar a saúde das nossas articulações é algo mais do que saber o que está acontecendo em uma articulação considerada isoladamente. Esse objetivo envolve prestar atenção nas outras articulações e também em como o movimento percorre todo o nosso corpo.

CAMINHOS DO PESO E DA FORÇA

Quando nos movemos, sempre há envolvimento de mais de uma articulação. Assim que iniciamos determinado movimento, ele se desloca para as articulações nas outras extremidades de nossos ossos em movimento e para os ossos e articulações próximos e daí em diante – por toda a trajetória em nossa coluna vertebral e por todo o caminho para nossa periferia. (Mesmo que você esteja passivo e outra pessoa esteja executando o movimento por você, ainda assim esse movimento irá percorrer seus tecidos.)

Uma das funções dos ossos e ligamentos é transferir forças compressivas ao longo do corpo. Se observarmos como essas forças se deslocam, podemos criar um mapa de movimentos com três caminhos básicos:[2] um caminho que conecta o crânio e as nádegas através da coluna vertebral; um segundo caminho que conecta os dedos à coluna através do braço, escápula e costelas; e, finalmente, um caminho que conecta os dedos dos pés à coluna através da perna e da pelve. Vamos examinar os ossos em cada um desses caminhos:

- *Da cabeça às nádegas:* dos côndilos occipitais do crânio às facetas superiores do atlas (C1) (através das articulações atlanto-occipitais), às facetas do áxis (C2) (através das

---

2 Esses caminhos do peso e da força através dos ossos, ligamentos e articulações são extraídos (na forma apresentada) dos princípios do *Body-Mind Centering* e dos Fundamentos de Bartenieff.

articulações atlantoaxiais), ao corpo do áxis, através dos corpos de suas vértebras de C2 a L5 e seus discos intervertebrais (através das articulações intervertebrais), ao seu platô sacral (através da articulação intervertebral entre o disco de L5 e o topo do sacro), através do corpo do sacro até o ápice e através da articulação sacrococcígea até o cóccix (osso da cauda) (Fig. 2.2).

- *Dos dedos à coluna vertebral:* dos ossos dos dedos e da mão ao rádio e à ulna (através das articulações dos dedos, mão e punho), ao úmero (através da articulação do cotovelo), à cavidade glenoidal da escápula (via articulação glenoumeral), ao longo do osso da escápula através da borda lateral para o ângulo inferior, para a borda medial e para a espinha da escápula, para a clavícula (através da articulação acromioclavicular), para o esterno (através da articulação esternoclavicular), até as costelas (através das articulações esternocostais), aos corpos das vértebras na coluna (através das articulações costocorpóreas) e ao longo da trajetória da coluna vertebral (Fig. 2.3).
- *Dos dedos dos pés à coluna vertebral:* dos ossos dos dedos dos pés e do pé à tíbia e à fíbula (através das articulações dos dedos dos pés, pé e tornozelo), ao fêmur (através da articulação do joelho), ao acetábulo da metade pélvica (através da articulação do quadril), através do osso da metade pélvica para as asas do sacro (através da articulação sacroilíaca), passando para o corpo do sacro e para a via espinal (Fig. 2.4).

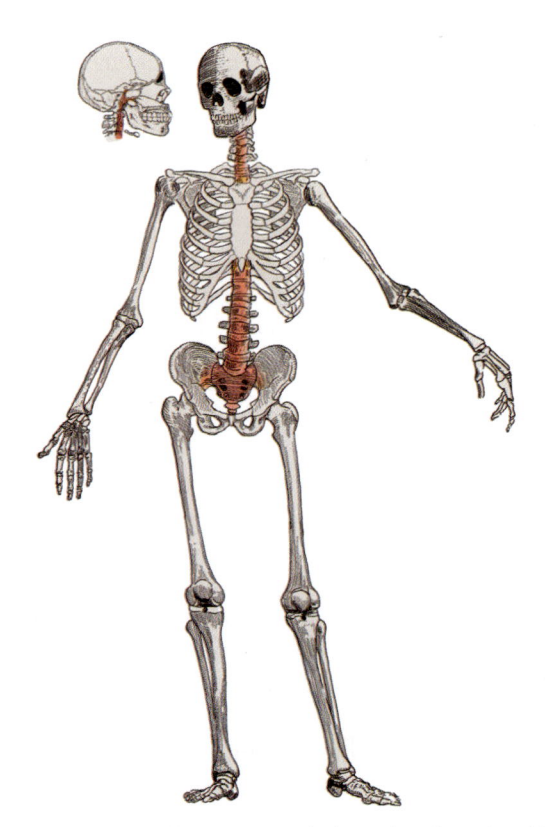

Figura 2.2   O caminho do peso e da força da cabeça às nádegas.

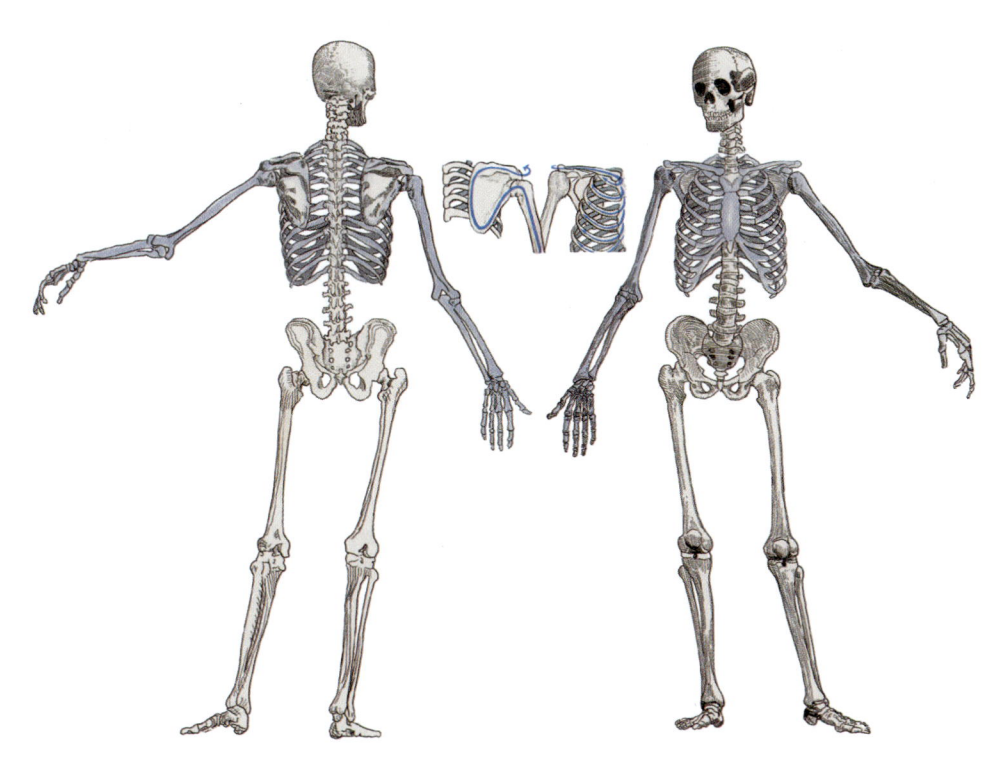

Figura 2.3   O caminho do peso e da força dos dedos das mãos à coluna vertebral.

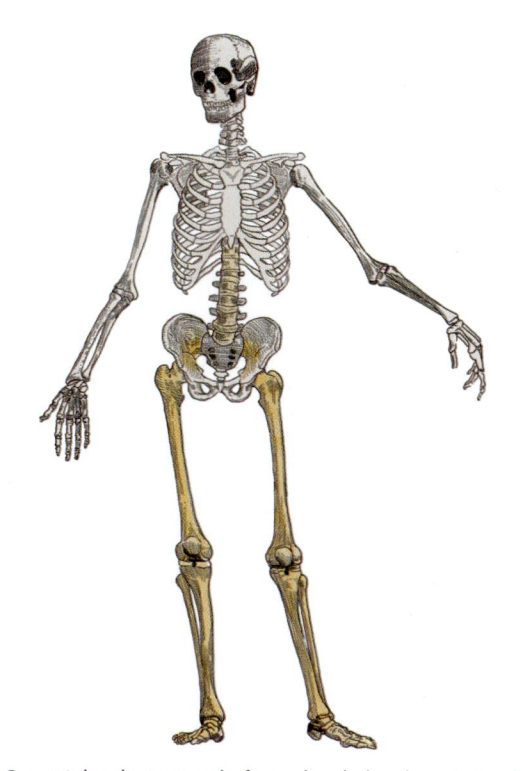

Figura 2.4   O caminho do peso e da força dos dedos dos pés à coluna vertebral.

Esses caminhos (Fig. 2.5) são diretos e bastante simples, embora não necessariamente retos, e a força pode transitar ao longo dessas estruturas em ambas as direções (dos dedos para a coluna ou da coluna para os dedos). Podemos usar apenas parte de um caminho; também podemos conectá-los, com o objetivo de encontrar o caminho dos dedos das mãos até os dedos dos pés, ou da cabeça aos pés, por exemplo.

Todos esses caminhos do peso usam diversas articulações, e uma função importante de seus ligamentos é transmitir forças através dessas articulações, nas mais variadas posições. Isso nos permite ter um claro caminho do peso em nossa coluna vertebral ou em um dos membros quando ele não está perpendicular à gravidade ou em uma posição fixa; e podemos restabelecer continuamente um caminho claro do peso enquanto nos movemos.

PRINCÍPIOS DE FUNCIONAMENTO DE OSSOS E LIGAMENTOS

Os princípios do *espaço articular equilibrado* e dos *caminhos do peso* podem funcionar em conjunto para dar embasamento às seguintes ideias sobre o movimento em nosso sistema esquelético:

Movimentos funcionais e expressivos percorrem seu corpo. Qualquer desses movimentos pode ser grande o suficiente para ser facilmente percebido, ou pode ser pequeno e imperceptível. Pode ocorrer bloqueio dos caminhos para o movimento por excesso de trabalho ou por padrões de retenção, ou ainda pode ocorrer sua dispersão por falta de clareza ou pela presença de muitas opções (como acontece em articulações excessivamente mobilizadas). O cultivo de caminhos claros do peso e da força poderá ajudar na manutenção de um espaço articular equilibrado; o cultivo de um espaço articular equilibrado poderá ajudar na manutenção de caminhos claros do peso.

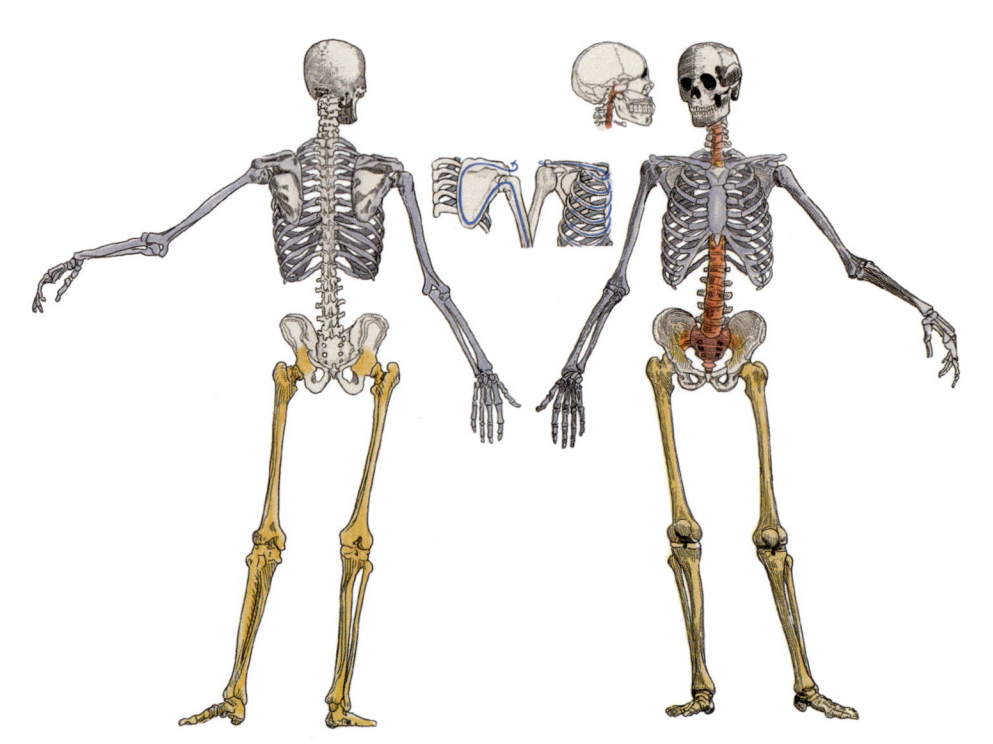

Figura 2.5   Todos os caminhos que se intersectam.

A estabilidade em uma articulação é proveniente da conectividade, não da fixação. A inibição de todos os movimentos em determinada articulação (i. e., sua fixação) não equivale à criação de estabilidade na articulação. Tendo em vista que a função das nossas articulações é criar movimento, uma articulação estável é aquela que tem uma relação clara entre os ossos articulados e que conta com uma quantidade apropriada de movimento (seja em que grau for). Se uma articulação estiver excessivamente mobilizada, será importante explorar e ajustar o modo como o movimento está sendo distribuído por todo o caminho do peso.

Um pouco de movimento em muitos lugares pode nos ajudar a encontrar um espaço articular equilibrado. Se uma articulação não estiver se movendo tanto quanto poderia, isso pode fazer com que ocorra excessiva mobilização em outra articulação próxima para que o movimento percorra o caminho. A observação do movimento através de todas as articulações em uma trajetória do peso pode nos ajudar a avaliar onde devemos estimular mais movimento e onde é preciso limitar a quantidade de movimento. Essas observações também podem nos ajudar a identificar os efeitos cumulativos dos muitos pequenos movimentos que ocorrem nos gestos gerais de nossos membros e coluna.

CONSIDERAÇÕES FINAIS

Não importa se você está se sentindo flexível ou enrijecido; este mapa de seus ossos, articulações e ligamentos pode oferecer uma perspectiva diferente com relação à sua experiência de movimento. Em vez de trabalhar mais ou "ir além", o que aconteceria se você se concentrasse em como seria ter um espaço articular equilibrado e caminhos claros para o peso e para a força? Propomos que o sucesso na realização de um asana (ou de qualquer movimento) deveria ser mensurado pela experiência da pessoa como um todo, e não na amplitude de movimento de uma única articulação. Observe seu padrão de movimento: onde há mais e onde há menos movimento? Onde o movimento se desloca com facilidade e onde parece complicado? Se algum movimento é problemático, ele está atendendo a todo o padrão ou está gerando congestionamento? Se há um local que se move com grande facilidade, esse lugar ainda está relacionado aos seus ossos e às articulações ao redor?

O que resultaria em equilíbrio?

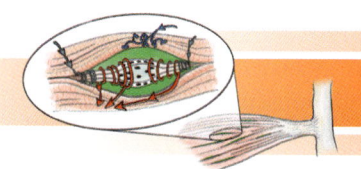

SISTEMA MUSCULAR **3**

Se a função do sistema esquelético é transferir peso e força pelos ligamentos através dos ossos em qualquer organização permitida pelas articulações, então a função do sistema muscular é mover os ossos corretamente, possibilitando que eles realizem seu trabalho. Os músculos criam o movimento, as articulações o possibilitam e o tecido conjuntivo o transmite de um tecido para o outro. Os ossos absorvem e transmitem movimento, e os nervos coordenam e organizam toda essa bela coreografia.

Os músculos trabalham juntos de maneiras complexas. Não existe um músculo certo para qualquer ação conjunta; na verdade, diversos músculos podem participar de determinado movimento. São muitas as maneiras de realizar adequadamente o movimento, e a melhor combinação de músculos para uma pessoa pode não ser adequada para outra.

Em vez de criar um mapa de músculos individuais operando separadamente, vamos considerar os músculos trabalhando juntos como uma matriz de escolhas de movimentos possíveis que afetam cada articulação do corpo. Neste mapa de conexões, os músculos não trabalham de forma isolada, e um músculo nunca trabalha sem o apoio e a modulação dos outros. Cada um apresenta um efeito sobre o outro, estando ele próximo ou afastado.

ANATOMIA BÁSICA DO MÚSCULO

O que em geral acreditamos ser um músculo em movimento é, na verdade, um órgão constituído por pelo menos quatro tecidos diferentes: tecido muscular, tecido conjuntivo, nervos e vasos sanguíneos (Fig. 3.1). O tecido muscular propriamente dito tem a capacidade de se contrair e gerar movimento. O tecido conjuntivo transmite a força dessa contração à estrutura a que o músculo esteja conectado, como ossos, órgãos ou pele. Os nervos indicam aos músculos quando dispa-

Frequentemente o ensino sobre os músculos lança mão de um modelo bastante simples, do tipo "este músculo executa esta ação", mas os músculos desempenham muitas funções em muitas ações. Para perceber quão interconectados estão os seus músculos, faça esta experiência: deite-se de costas. Abra confortavelmente os braços ao lado do corpo, com as palmas das mãos voltadas para cima. Suas pernas podem estar flexionadas ou estendidas. Acomode-se nessa posição. Em seguida, iniciando com movimentos muito pequenos, comece a mexer os dedos das mãos.

Você consegue perceber como os músculos dos seus antebraços são ativados à medida que mexe os dedos? E os músculos dos braços? E os dos ombros e da região superior das costas? Você consegue sentir os músculos ao redor da coluna vertebral responderem ao movimento dos seus dedos? E os músculos da mandíbula? Você consegue acompanhar o movimento até os seus pés?

Se você tem a sensação de que o movimento não vai a lugar nenhum, tente perceber onde ele para. Você está contraindo alguma coisa em seus músculos sem necessidade? O que você pode fazer para liberá-los de forma que o movimento possa transitar com facilidade pelo corpo?

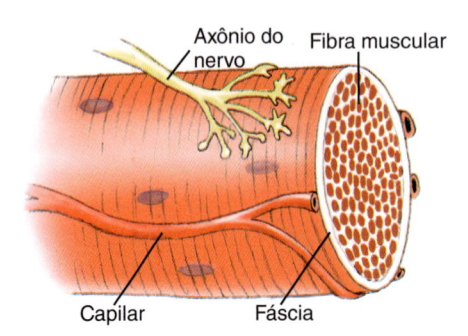

Figura 3.1 Os músculos são compostos por vários tecidos que trabalham em conjunto: fibras musculares, nervos, capilares (vasos sanguíneos) e fáscia (tecido conjuntivo).

rar, por quanto tempo e em qual intensidade, e os vasos sanguíneos fornecem os suprimentos necessários para que o tecido muscular permaneça ativo.

Os músculos estão divididos em três tipos básicos: esquelético, cardíaco e liso. O músculo esquelético apresenta-se, em geral, preso aos ossos e gera movimento nas articulações. Tem bandas alternadas de fibras claras e escuras que dão ao tecido um aspecto estriado. O músculo esquelético é controlado pela porção somática do sistema nervoso, o que torna muitas de suas funções voluntárias, ou controladas de forma consciente. O músculo cardíaco localiza-se no coração e o músculo liso nos vasos sanguíneos, vias aéreas e órgãos viscerais. O músculo cardíaco também é estriado, porém é estimulado pelo sistema nervoso autônomo e pelos hormônios do sistema endócrino. O músculo liso não é estriado e, assim como o músculo cardíaco, é estimulado pelo sistema nervoso autônomo e pelo sistema endócrino.

O tecido muscular esquelético que vemos a olho nu é constituído por feixes de fascículos. Os fascículos são constituídos por feixes de fibras musculares que são as próprias células musculares. Dentro das células musculares existem feixes de miofibrilas (ou miofilamentos; ver Fig. 3.2). Cada um dos feixes de miofibrilas, de células musculares e de fascículos é envolvido por uma camada de tecido conjuntivo, e todas essas camadas se juntam nas extremidades dos músculos para criar os tendões e outros tecidos que conectam os músculos aos ossos (Fig. 3.3).

Figura 3.2 O ventre muscular é constituído de feixes de fascículos que são constituídos por feixes de fibras (células musculares) que contêm feixes de miofibrilas.

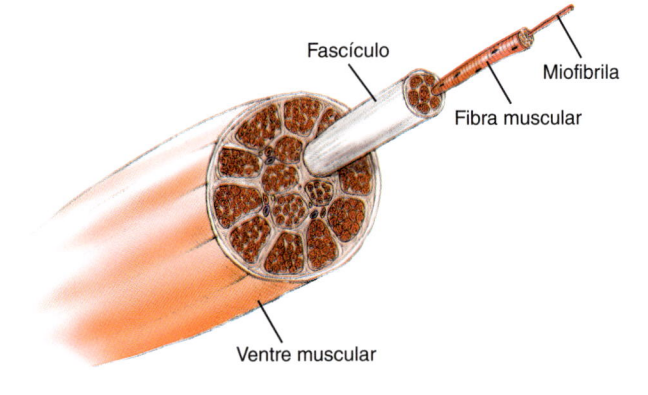

Figura 3.3 As fibras de tecido conjuntivo (brancas) passam através do músculo (vermelho). Em cada extremidade do músculo, o tecido conjuntivo se junta para criar os tendões, os quais se conectam aos ossos.

As miofibrilas são constituídas por filamentos espessos e delgados que se dispõem um ao lado do outro e se sobrepõem; elas estão divididas em unidades chamadas *sarcômeros*. Esses filamentos espessos e delgados são tiras torcidas de moléculas que geram as contrações.

CONTRAÇÕES MUSCULARES

Uma célula muscular estriada é recrutada quando um sinal de um nervo motor lhe causa uma série de reações químicas. Isso faz com que as moléculas dos filamentos espessos e delgados criem e liberem ligações entre eles, que se ajustam e criam um movimento de deslizamento, o qual aumenta a sua sobreposição, aproximando as duas extremidades do sarcômero (Fig. 3.4). Ao ocorrer encurtamento de todos os sarcômeros em uma miofibrila, toda a miofibrila encurta e a fibra muscular desliza mais curta. À medida que um número cada vez maior de fibras musculares se contrai, o músculo todo pode encurtar, deslizando os pontos de fixação nas duas extremidades do músculo, um em direção ao outro.

O encurtamento do músculo todo ou não depende de fatores externos, especialmente da quantidade de resistência presente. Se apenas alguns filamentos deslizam juntos dentro das células, eles podem não gerar força suficiente para superar o peso de qualquer estrutura à qual o músculo esteja fixado, como o peso do braço ou da cabeça. O peso de uma parte do corpo é o produto da resistência gerada pela gravidade, que é a fonte fundamental de resistência de tudo no planeta. Superamos essa força toda vez que elevamos o braço, quando nos levantamos, rolamos ou respiramos. A resistência adicional também se origina de outras fontes, como do peso de algo que carregamos, da contração muscular em oposição ou mesmo de um estado emocional (p. ex., agitação, raiva e esforço para não chorar muitas vezes causam resistência, enquanto alívio, felicidade ou distração reduzem a resistência).

Os músculos não se contraem de forma "tudo ou nada". Não é necessário que todas as fibras se contraiam ao mesmo tempo, o que significa que o músculo pode gerar uma quantidade de

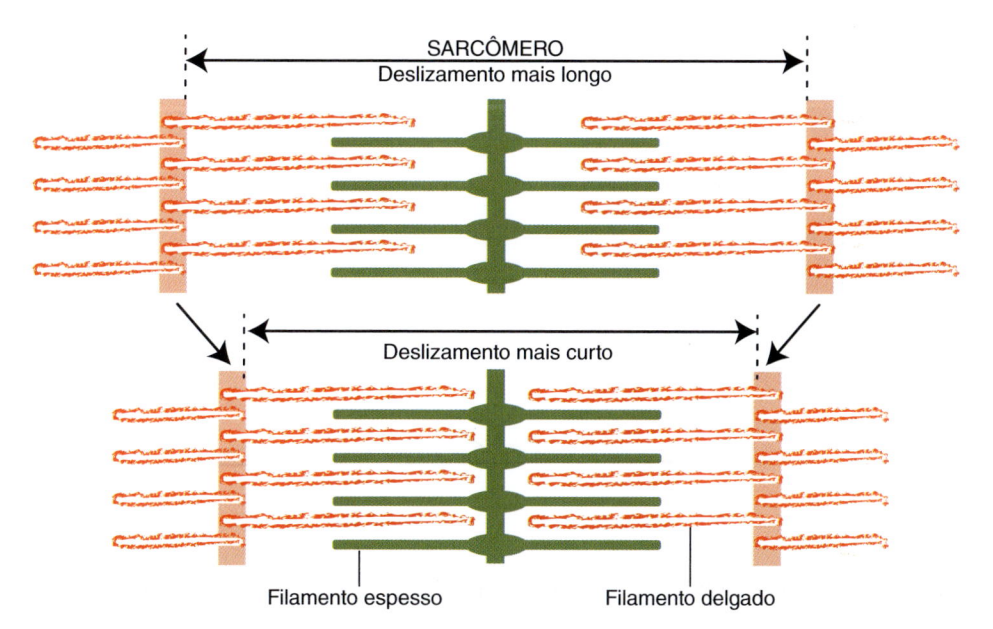

Figura 3.4 O encurtamento de uma miofibrila ocorre porque os filamentos espessos e delgados deslizam uns sobre os outros para aproximar as duas extremidades do sarcômero, uma em direção à outra.

força precisamente graduada, coordenada pelo diálogo entre o sistema nervoso e os músculos. Como eles trabalham dessa forma modulada, nem sempre ficam encurtados, mesmo que as fibras estejam em contração ativa. Na verdade, um músculo pode estar ativo e alongando quando a força externa é maior do que a que o músculo está exercendo.

As palavras *concêntrica*, *excêntrica* e *isométrica* são utilizadas para descrever ações musculares (Fig. 3.5). Esses termos, na verdade, descrevem os efeitos da relação entre o músculo e a resistência encontrada por ele.

Na *contração concêntrica*, as fibras musculares contraem-se e produzem *mais* força do que a resistência presente, de modo que as extremidades do músculo deslizem uma em direção à outra e o músculo se encurte.

Na *contração excêntrica*, as fibras musculares contraem-se e produzem *menos* força do que a resistência presente, de modo que as extremidades do músculo se afastem e o músculo se alongue. O músculo apresenta atividade à medida que se alonga, então isso não é a mesma coisa que relaxar o músculo.

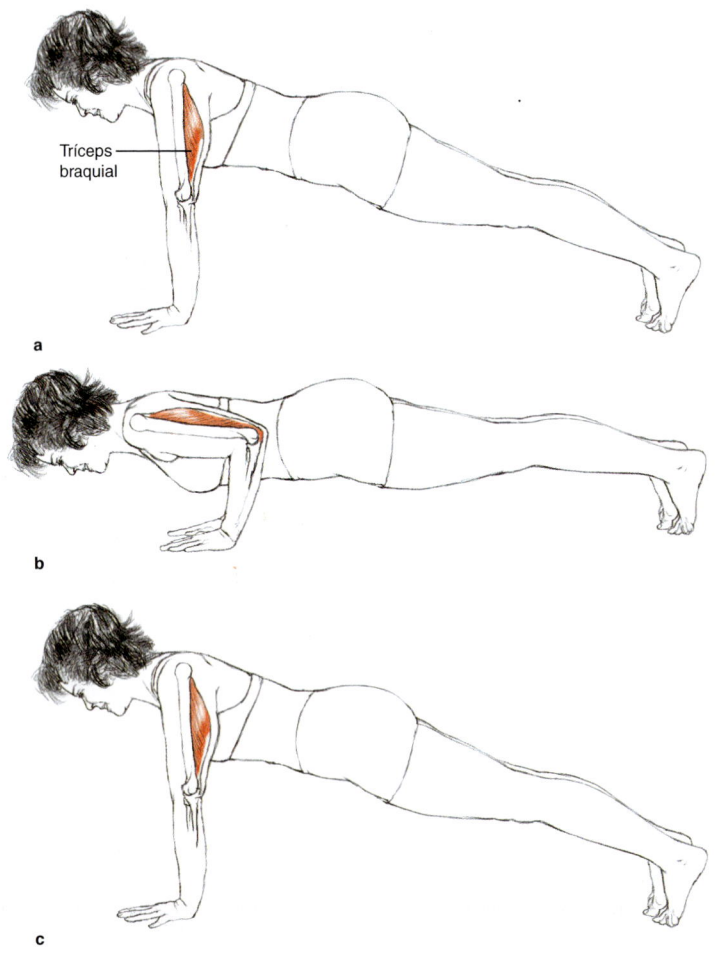

Figura 3.5 Exemplos de contrações isométrica, excêntrica e concêntrica do tríceps braquial: mover-se da postura da prancha para chatturanga (*a* para *b*) é excêntrica; retornar da postura chatturanga para a da prancha (*b* para *c*) é concêntrica; e manter a postura da prancha (*a* e *c*) ou chatturanga (*b*) é isométrica.

Na *contração isométrica*, as fibras musculares contraem-se e produzem a *mesma* quantidade de força da resistência presente, de forma que as extremidades do músculo nem se afastam nem se aproximam, e o comprimento do músculo não se altera. As contrações isométricas podem ser ainda mais distinguidas: existe uma diferença entre a intenção de se manter firme contra uma resistência externa que tenta mover seu corpo e a própria intenção de se mover, mas sem conseguir superar a resistência ao movimento. Existe ainda uma diferença na experiência entre manter uma contração isométrica após uma contração concêntrica e manter uma contração isométrica após uma contração excêntrica.

> Os músculos, na realidade, não se flexionam nem se estendem; esses termos descrevem ações articulares. Mais precisamente, os músculos utilizam as contrações para realizar todas as ações articulares, inclusive as de flexão e extensão.

SENSAÇÃO MUSCULAR: *FEEDBACK*, FLEXIBILIDADE E ALONGAMENTO

Nossos corpos têm modos altamente especializados e adaptativos de perceber o que está acontecendo nos músculos estriados por meio de órgãos proprioceptivos,[1] conhecidos por *fusos*. Esses fusos são cápsulas de tecido conjuntivo embutidas nas fibras extrafusais dos músculos (a célula muscular já analisada) e se conectam às fibras de tecido conjuntivo que percorrem os músculos até os tendões (Fig. 3.6).

No interior da cápsula do fuso existem diminutas fibras musculares chamadas *fibras intrafusais* que se conectam pelas extremidades da cápsula. Essas fibras intrafusais estão organizadas de modo que as áreas terminais se situam no local onde ocorre a contração; a área central não se contrai. Ao ocorrer a contração das fibras intrafusais, essas estruturas tracionam a área central e suas fixações nas extremidades do fuso.

Quando as fibras extrafusais se contraem, elas criam movimento em uma articulação (potencialmente) *e* tracionam a cápsula do fuso, que, por sua vez, traciona as fibras intrafusais. Isso significa que a porção central da fibra intrafusal – a parte não contrátil – é afetada pelas contrações das fibras intrafusais e também das extrafusais.

A porção contrátil das fibras intrafusais, em cada extremidade da fibra, pode modular o efeito da contração extrafusal na parte central. Essas partes terminais podem absorver a tração das fibras extrafusais, de tal modo que o efeito na porção central não seja tão significativo, ou podem amplificar a tração, aumentando-a, o que, por sua vez, aumentará o efeito na porção central. As terminações nervosas sensitivas[2] de todo o seu músculo estão situadas no interior da cápsula do fuso, enroladas em torno da parte central da fibra intrafusal (Fig. 3.6). Esses neurônios sensitivos são sensíveis a mudanças de comprimento e alguns deles são sensíveis à velocidade dessa mudança. Através desses neurônios sensitivos, a quantidade de tração na porção central da fibra intrafusal é comunicada ao sistema nervoso central, sendo então interpretada como a percepção do comprimento do músculo. (Não há neurônios sensitivos conectados a fibras extrafusais.)

---

1 A *propriocepção* é mais tradicionalmente definida como nossa capacidade de sentir os movimentos que realizamos de forma voluntária. Por essa definição, as terminações nervosas sensitivas proprioceptivas se localizam nos músculos e tendões esqueléticos e também nos ligamentos que circundam as cápsulas articulares. Um órgão proprioceptivo é um grupo de tecidos – nesse caso, músculo, nervo e tecido conjuntivo – que em conjunto geram o *feedback* proprioceptivo.

2 Os neurônios sensitivos transportam instruções dos tecidos do corpo para o sistema nervoso central. É assim que sentimos as coisas. Os neurônios motores transportam instruções do sistema nervoso central de volta para os tecidos e, então, desencadeiam respostas. É assim que agimos. Consultar o Capítulo 4 para saber mais informações sobre esse conceito.

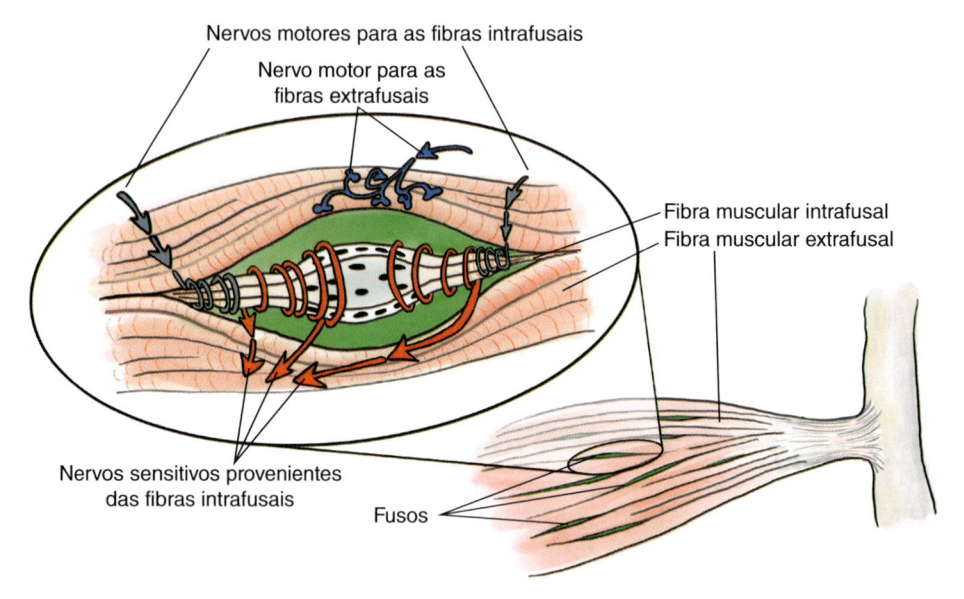

Figura 3.6   Fusos nas fibras extrafusais. Os fusos são (como o nome indica) fusiformes; são mais amplos no meio, estreitando-se na direção de suas extremidades. Detalhe: vista interna de um fuso: fibras intrafusais, neurônios sensitivos e motores, e as fibras extrafusais em torno da cápsula.

Há também diferentes tipos de neurônios motores envolvidos nesse processo: alguns atendem às fibras intrafusais, outros vão para as fibras extrafusais, e ainda há outros que atendem a essas duas estruturas. Esses neurônios motores podem agir independentemente uns dos outros; assim, as fibras intrafusais podem receber uma mensagem para contrair, enquanto as fibras extrafusais não recebem a mesma mensagem.

Tendo em vista que os neurônios motores das fibras intrafusais exercem um efeito sobre a quantidade de tração existente na porção central da fibra intrafusal, os neurônios influenciam o grau de sensação dos neurônios sensitivos envolvidos nessa porção central. Isso permite que a sensibilidade de nossos músculos seja adaptável; portanto, perceber a sensação de alongamento nos músculos dependerá de quais mensagens estão sendo enviadas pelo sistema nervoso central às fibras intrafusais. (Se não houver uma tração considerável na porção central da fibra intrafusal, não haverá sensação de alongamento.)

Muitos dos movimentos que fazemos em nossa vida cotidiana envolvem alongamento e encurtamento dos músculos sem que ocorra muita sensação perceptível; contudo, uma tremenda quantidade de comunicação e calibração está acontecendo além da nossa atenção consciente, de modo a coordenar todas essas atividades. Quando temos uma sensação de alongamento, em parte a razão disso é porque estamos pedindo a um músculo que se alongue mais do que o usual no padrão vigente em nosso sistema nervoso. É quando recebemos o *feedback* sensitivo (i.e., a sensação de alongamento) dos nossos fusos. (Outra sensação de alongamento não muscular pode ser proveniente das terminações nervosas sensitivas na fáscia e nos tendões.)

Os fusos ajudam a definir os comprimentos funcionais para os músculos e reagem quando um músculo é alongado além do normal. Uma das reações desencadeadas pelos fusos é uma contração das fibras extrafusais, ação que desfaz o alongamento que o fuso está sentindo. Essa contração das fibras extrafusais pode gerar mais tração no fuso, o que resultará em maior sensação de alongamento dos fusos. Portanto, a sensação de alongamento que sentimos em nossos músculos é um sinal de que o músculo está encurtando, para que possa retornar ao que foi determinado como a sua faixa funcional. O estado de prontidão (ou tônus de repouso) e o comprimento funcional dos nossos músculos estão sendo continuamente definidos e redefinidos pelo nosso sistema nervoso, em resposta ao que está acontecendo dentro e fora do nosso corpo.

Em geral, um músculo relaxado significa que não há contração voluntária ou intencional das fibras musculares. Entretanto, se um indivíduo se apresenta consciente (mesmo dormindo), existe sempre um nível subjacente de atividade automática nas fibras musculares para manter o tônus de repouso do músculo. Parte da função dos fusos consiste em ajudar os músculos a estarem prontos para o que se faça necessário, sem que fiquem excessivamente ativos nem desperdicem os recursos metabólicos. Esse tônus de repouso mantém os músculos prontos para responder e ajusta-se automaticamente para mudanças leves de peso e equilíbrio quando sentamos, levantamos e andamos.

Nas áreas de condicionamento físico e do treinamento de movimento, as palavras *alongar*, *relaxar* e *estender* são usadas de muitas maneiras diferentes. No contexto dos músculos, *alongar* e *relaxar* não são a mesma coisa. É importante compreender que um músculo pode alongar e estar ativo (uma contração excêntrica), pode alongar e estar relativamente inativo (um músculo relaxado) ou pode alongar e, gradualmente, passar de ativo para inativo ou vice-versa. Em qualquer uma dessas situações, o músculo se alonga porque uma força externa (como a força da gravidade ou a tração de outro músculo) atua com mais força do que o músculo que está sendo alongado. Alongar um músculo não significa, necessariamente, relaxá-lo.

Falácia da origem e inserção

Os locais nos quais os músculos se fixam aos ossos são, com frequência, classificados como *origem* e *inserção*. A origem é o ponto de fixação mais próximo ao tronco ou ao centro do corpo, e a inserção é o ponto de fixação mais distante do centro, mais próximo aos dedos das mãos, dedos dos pés, crânio ou cóccix. A ideia subjacente é a de que a origem é o ponto fixo e a inserção é o ponto que se move; entretanto, isso só é verdadeiro para alguns dos nossos movimentos. Quando movemos o tronco no espaço, invertemos os chamados pontos de origem e de inserção.

Essa classificação de pontos de fixação poderia pressupor que os músculos se desenvolvem de um ponto para o outro e que eles, de alguma forma, crescem a partir da origem em direção à inserção. No entanto, embriologicamente, isso não acontece. Em vez disso, aglomerados de futuras células musculares migram para a área do seu futuro lar e se organizam quando chegam lá. Não se trata de maneira nenhuma de um processo linear de ponto a ponto.

Também é importante diferenciar entre *estender* e *alongar*. Se *estender* implica uma qualidade de sensação específica no músculo, então não é sinônimo de *alongar*. É possível alongar um músculo sem ter a sensação de estender – na verdade, a maioria de nós faz isso o tempo todo. Ações como andar, falar ou pegar uma xícara envolvem alongar e encurtar os músculos, frequentemente sem qualquer sensação muscular em particular. *Alongamento* é a sensação que temos a partir de nossos fusos, quando essas estruturas estão também sinalizando aos nossos músculos extrafusais para que contraiam e encurtem o músculo. Se o nosso objetivo é aumentar o comprimento funcional de determinado músculo, a busca da sensação de alongamento pode ter o efeito oposto. Maior tração gera maior sensação – não necessariamente mais alongamento.

RELAÇÕES MUSCULARES: PARES, CAMADAS E CADEIAS

Nenhum músculo trabalha de forma isolada; todos os músculos da intrincada teia do seu sistema muscular relacionam-se constantemente para equilibrar, reforçar, modificar e modular um ao outro por meio da matriz do tecido conjuntivo.

As relações entre os músculos podem ser organizadas de várias formas. Recorrendo à abordagem da reeducação muscular utilizada nas práticas somáticas do *Body-Mind Centering* e nos Fundamentos de Bartenieff, podemos explorar como um músculo equilibra o outro em *pares* ao redor de uma única articulação, como as *camadas* de músculos têm efeitos diferentes à medida que mudam de profundas para superficiais ou como as *cadeias cinéticas* de músculo e tecido conjuntivo integram os membros e o tronco.

Pares agonistas-antagonistas

Um dos paradigmas comuns para organização dos músculos está nos pares musculares agonista-antagonista. Essa perspectiva é voltada para ações articulares específicas e para os músculos que produzem e modulam essas ações articulares.

O local inicial é uma articulação específica, a articulação-alvo e uma ação articular específica. Para cada ação articular, existem músculos que produzem o movimento e músculos que se opõem ao movimento. Os músculos que geram a ação articular são chamados de agonistas, ou motores primários, e os músculos que geram a ação articular oposta são chamados de antagonistas.[3] Quando um músculo do par atua, o outro recebe a mensagem para responder e modular. A relação é chamada de inervação recíproca ou inibição recíproca. Esses pares de músculos agonistas-antagonistas frequentemente têm relação direta com o sistema nervoso no nível da medula espinal, embora alguns sejam pareados por meio de padrões de movimentos repetidos, que são gravados em seu cérebro em vez da medula espinal.

Os papéis de agonista e antagonista são relativos; eles mudam conforme a mudança da articulação-alvo e da ação articular. Esses termos não descrevem uma qualidade absoluta inerente ao músculo propriamente dito, mas sim algo sobre sua relação com o outro músculo durante um momento específico em determinada articulação. Se o músculo é agonista ou antagonista, depende da articulação e da ação articular que estão em foco e de onde se encontra a principal resistência ao movimento (Fig. 3.7).

Às vezes, mesmo em um movimento simples, o antagonista da primeira parte do movimento transforma-se em agonista da segunda. Por exemplo, quando o braço está estendido para o lado, paralelo ao chão, e o cotovelo está flexionado de forma que a mão se move em direção ao ombro, na primeira parte do movimento (trazendo o antebraço na posição perpendicular ao chão), o tríceps braquial é um antagonista da ação do bíceps braquial. Na segunda parte (levar o antebraço da posição perpendicular até o ombro), o tríceps braquial torna-se o agonista, com atuação excêntrica.

Os músculos que suportam e modulam a ação dos agonistas e antagonistas são chamados de sinergistas. Os músculos sinergistas também atuam para minimizar o excesso de movimento em uma articulação ou parte do corpo para suportar o movimento em outra. Quando os sinergistas atuam dessa forma, também são chamados de fixadores. De modo alternativo, o termo *sinergista* é usado para descrever um grupo muscular inteiro que trabalha em conjunto para produzir uma ação. Os músculos sinergistas são essenciais para manter o espaço articular em equilíbrio e a articulação saudável.

---

3 O termo *agonista* tem origem na palavra grega que significa "contender" ou "concorrente". Antagonista vem da palavra grega para "oponente".

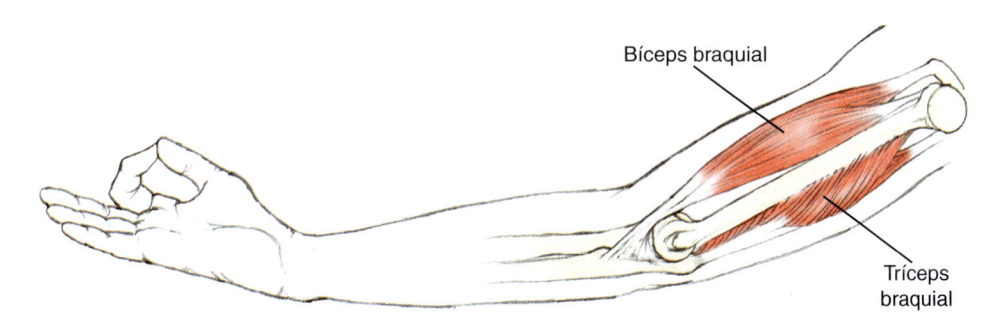

Figura 3.7 Quando a articulação-alvo é o cotovelo e a ação articular é flexão contra a gravidade, o bíceps braquial é o agonista e o tríceps braquial é o antagonista.

A organização dos músculos em pares agonistas-antagonistas é muito útil quando analisamos uma ação específica em uma única articulação-alvo. Para compreender como articulações diferentes se relacionam entre si, é importante examinarmos outros tipos de relações entre os músculos

Camadas de músculos monoarticulares e multiarticulares

Grupos musculares e músculos isolados possuem camadas. Nos membros, as camadas mais profundas encontram-se mais próximas aos ossos, e as camadas superficiais, mais próximas da pele. No tronco, entretanto, algumas das camadas mais profundas de músculo encontram-se em locais mais profundos do que os ossos e estão mais perto das cavidades e órgãos torácicos, abdominais ou pélvicos.

Músculos distintos podem cruzar diversas articulações. Alguns atravessam uma articulação e outros, duas; alguns músculos das mãos e dos pés cruzam 8 ou 9 articulações, e alguns da coluna vertebral cruzam de 12 a 15. O diafragma afeta mais de 100 articulações. Ele atravessa algumas delas diretamente e afeta outras por meio de conexões fasciais e esqueléticas.

Com poucas exceções, quanto mais profunda é a localização da camada de músculo ou tecido muscular, mais curta ela é.[4] As camadas mais curtas e profundas de músculo que cruzam uma articulação são chamadas de monoarticulares ou de *músculos de uma articulação*. Esses músculos de uma articulação executam ações específicas e oferecem apoio de maneira articulada e discriminando cada articulação. Eles são essenciais para a integridade e o alinhamento de articulações individuais.

À medida que as camadas musculares tornam-se cada vez mais superficiais, tornam-se mais longas e largas e cruzam um número maior de articulações. Se um músculo cruza mais de uma articulação, cada vez que ele atuar afetará diretamente essas articulações, assim como afetará de forma indireta todas as outras do corpo. Se cruzam duas ou mais articulações, esses músculos mais longos são chamados de *músculos multiarticulares*. Os músculos multiarticulares conectam todas as partes dos membros e integram os membros ao tronco. Eles nos permitem ajustar grandes mudanças de peso e movimento de todo o corpo através do espaço. No diafragma, coordenam mudanças de formato mais refinadas no tronco.

---

4 As exceções são as seguintes: o extensor curto dos dedos, em ambas as mãos e pés, que se situam acima do extensor longo dos dedos, e o psoas menor no tronco, que cursa ao longo da superfície do psoas maior. O psoas maior e o diafragma também são alguns dos músculos mais profundos do corpo, e ambos atravessam muitas articulações.

Todas as articulações têm músculos tanto monoarticulares como multiarticulares que as envolvem; e têm a capacidade de realizar movimento distinto e específico, e potencial para integrar-se ao fluxo de movimento que transita através de todo o corpo.

Quando nos esquecemos de que possuímos o potencial de mover de maneira articulada e com especificidade todas as articulações do corpo, corremos o risco de nunca conhecer as possibilidades de movimento que estão disponíveis. Quando utilizamos apenas os músculos maiores e mais superficiais, nosso trabalho torna-se muito mais difícil. Por outro lado, quando nos concentramos apenas nos músculos monoarticulares profundos, podemos nos esquecer de perceber o movimento como um todo. Todas as camadas são essenciais para o movimento articular saudável e eficiente.

Cadeias cinéticas dos músculos

Além de examinarmos os músculos específicos ao redor de uma única articulação ou as camadas de músculos desde as profundas até as superficiais, podemos também analisar de que forma os músculos trabalham em conjunto nas cadeias cinéticas. Neste caso, não avaliaremos os músculos individualmente, mas sim as formas como eles são interligados pelo tecido conjuntivo, formando longas cadeias de ação dinâmica.

Sempre que você utiliza um único músculo, afeta o resto do corpo por intermédio do tecido conjuntivo. Iniciando-se em qualquer parte do corpo, o movimento segue uma cadeia cinética que passa de um músculo para o outro por meio das relações diretas de tecido conjuntivo que une os músculos individuais e através das vias sensório-motoras do sistema nervoso, que dá sequência à estimulação dos músculos.

Nunca utilizamos apenas um músculo para realizar uma tarefa. Em um movimento eficiente e integrado, utilizamos um número suficiente de músculos de modo a adquirir força o bastante para a realização da tarefa sem gastar muita energia ou recrutar tantos músculos que estiverem no caminho. Quando nos tornamos conscientes da variedade de inter-relações entre nossos músculos, isso nos ajuda a melhor imaginar os modos como nossos músculos trabalham, e também mais formas de explorar o asana.

PRINCÍPIOS FUNDAMENTAIS DOS MÚSCULOS ESQUELÉTICOS

A seguir apresentamos as ideias básicas a respeito de como os músculos trabalham em associação com os ossos e nervos. A compreensão desses princípios pode ajudar a aumentar nossa consciência sobre a complexidade e sofisticação do sistema muscular. Essa compreensão pode também evitar a simplificação excessiva que limita as nossas escolhas de movimento.

Os ossos sustentam o peso; os músculos movem os ossos. Existe uma enorme diferença entre a forma como os músculos trabalham quando estão movendo os ossos para posições nas quais eles possam sustentar o peso e a forma como trabalham quando eles próprios tentam sustentar o peso. Quando os músculos assumem a função de sustentação do peso, trabalham excessivamente e tornam-se rígidos e imóveis. Se, em vez deles, os ossos sustentarem o peso, os músculos podem se manter em movimento constante e fazer pequenos ajustes continuamente para gerar movimento eficiente e repouso dinâmico ao longo de todo um caminho do peso.

> Existe também uma enorme diferença entre o peso que é transmitido livremente pelos ossos e o peso que se mantém suspenso passivamente sobre as articulações. Nesse caso, quando o peso fica suspenso em uma articulação (ao desistir intencionalmente de qualquer suporte muscular em torno da articulação), os ligamentos à sua volta precisam superar o peso, e este poderá não ser transmitido livremente de um osso para o outro.

Os músculos trabalham melhor quando conseguem calibrar o tônus. A definição básica da palavra *tônus* é "prontidão para responder". Um tecido que possui tônus alto necessita de estimulação menor antes da resposta solicitada porque o tecido está mais bem preparado para responder. Por outro lado, um tecido com tônus mais baixo necessita de estimulação maior antes que a resposta aconteça. Embora exista correlação, isso não é o mesmo que sensibilidade. Um tecido pode ser muito sensível e possuir tônus baixo. Ele pode registrar um estímulo em um nível muito bom, porém não reagir até que receba uma grande quantidade de estímulo. Por outro lado, um tecido pode ter tônus alto e baixa sensibilidade, quando ele está pronto para responder e não o faz porque não está captando nenhum estímulo.

Todos os tecidos precisam ser capazes de alterar o tônus em resposta às mudanças no ambiente, tanto interno como externo. O importante não é o estado absoluto do tônus, mas a capacidade de adaptação do tecido.

Se o tônus de um músculo ou grupo muscular é muito baixo, quando um músculo é solicitado a participar de uma tarefa, pode não estar prontamente disponível, e outros músculos devem compensar. Isso pode resultar em desequilíbrios no espaço articular, entorses de ligamentos e distensões musculares. Por outro lado, se um músculo ou grupo muscular apresenta tônus muito alto, o tecido muscular queima mais energia do que o necessário; é mais suscetível à sobrecarga e causa desequilíbrio no espaço articular, o que pode resultar em lesão.

Graças aos órgãos proprioceptivos (fusos) existentes nos músculos, estes são capazes de calibrar seu tônus em um grau bastante refinado. Isso significa que eles podem ser incrivelmente eficientes ao utilizar apenas o esforço necessário para realizar seu trabalho.

Os músculos calibram o tônus e cultivam a sensibilidade por meio da negociação da resistência. Uma das coisas que os fusos captam é o que acontece com os músculos quando encontram resistência. Esses fusos proprioceptivos, então, utilizam essa informação para definir o nível de tônus para os músculos, de forma que cada um deles possa enfrentar ou se igualar à resistência encontrada.

Os músculos estabelecem o tônus pelo encontro com resistências cada vez maiores. A resistência é uma fonte essencial de *feedback* para os proprioceptores e baseia-se na percepção da relação entre o tecido muscular e a fonte de resistência (em geral, a gravidade). Quando um músculo tem a oportunidade de interagir com muitos graus diferentes de resistência, aprende a se adaptar e a calibrar o nível do seu tônus.

Quando não existe resistência, as terminações nervosas nos músculos não recebem o *feedback* e os músculos são incapazes de utilizar os nervos para perceber alterações no tônus ou fazer ajustes delicados do tônus muscular.[5]

Músculos tracionam, não empurram. Na contração concêntrica, o poder de tração do músculo é maior do que a resistência. Na contração excêntrica, o poder de tração do músculo é menor do que a resistência. Na contração isométrica, o poder de tração do músculo é exatamente igual à resistência. Em todos esses casos, o músculo dispara, e as moléculas nas miofibrilas se reagrupam para a tração. O músculo nunca empurra ativamente as fibras de forma que elas fiquem afastadas – isso acontece porque a resistência é maior do que a força de tração gerada.

Então, como é que conseguimos empurrar algo? Qualquer movimento articular inclui uma parte que se alonga e outra que se encurta. Alguns músculos estão se alongando e outros se encurtando independentemente de a articulação estar em flexão, extensão ou rotação. Os

---

5 Nossos nervos não são a única via para obtenção de informações sobre o corpo. As células são capazes de se comunicar diretamente uma com as outras e através dos sistemas de fluidos do corpo; as sinalizações justácrina, parácrina e endócrina são exemplos disso.

músculos encurtados estão em contração concêntrica; os alongados estão em vários graus de relaxamento ou em contração excêntrica.

Flexibilidade e força são expressões da relação entre o sistema nervoso e os músculos. Uma definição clássica de flexibilidade é a capacidade do músculo de se alongar, e uma definição clássica de força é a capacidade do músculo de gerar força e velocidade. Tanto flexibilidade como força nos músculos dependem do sistema nervoso, assim como também dependem da capacidade das fibras musculares e do tecido conjuntivo de se adaptar à extensão.

Na grande maioria das situações, a flexibilidade não é determinada pelo comprimento físico propriamente dito do músculo ou das fibras musculares que o compõem. A extensão do músculo em repouso, seu tônus e o quanto ele vai se estender são o resultado da comunicação entre os fusos, o sistema nervoso central e as fibras extrafusais existentes no músculo. Essa comunicação gera padrões no sistema nervoso por meio de experiências anteriores relacionadas àquilo que é adequado, seguro e funcional.

A quantidade de força que um músculo tem depende mais de suas propriedades físicas, incluindo o seu número real de fibras musculares. A força muscular é também produto da maneira como o sistema nervoso recruta fibras e organiza os músculos adjacentes e cadeias cinéticas. Quando o sistema nervoso é ineficiente no recrutamento e organização dos músculos, ele diminui a força funcional de um músculo pela criação de uma situação na qual o músculo tem que se esforçar para superar a resistência de outros músculos do corpo. O aumento da flexibilidade e da força é um processo de reeducação do sistema nervoso por meio da atenção consciente e da prática, assim como se relaciona também ao alongamento e às repetições.

CONSIDERAÇÕES FINAIS

Os músculos envolvem articulações e recobrem os ossos em camadas espirais sofisticadas. Embriologicamente, os músculos seguem as vias fluidas a partir do centro do corpo até os membros. A tridimensionalidade das vias musculares permite que eles tenham efeitos sutis sobre os ossos que movem.

Em um paradigma tridimensional, está claro que, para cada indivíduo, os músculos se combinam em padrões únicos de alongamento e encurtamento dinâmicos, que produzem os movimentos do dia a dia, como andar e falar, abrir uma garrafa ou escovar os dentes. Aquilo que gera movimento integrado para uma pessoa não vai produzir o mesmo padrão que gera movimento integrado para outra pessoa.

O que acontece quando supomos que em determinada situação todas as pessoas utilizarão seus músculos da mesma forma? Que existe uma sequência "correta" de ações musculares para realizar um movimento? Que isso funciona para qualquer pessoa? E que forçar mais torna a pessoa mais forte?

Quando assumimos que podemos oferecer uma análise final e completa sobre as sequências únicas e complexas da ação muscular que são expressas nas escolhas de movimentos de cada indivíduo, nós podemos criar obstáculos e limitar as formas de surgimento de novas escolhas. Se, em vez disso, observarmos as possibilidades com a mente aberta, analisar o padrão de cada pessoa se tornará uma oportunidade para testemunhar a incrível variedade de maneiras pelas quais podemos executar com sucesso as mais simples ações.

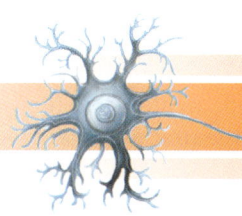

Um movimento simples, por exemplo, levantar os braços acima da cabeça simultaneamente a uma inspiração, constitui uma intrincada dança de músculos e ossos, órgãos e nervos. Esse movimento depende de uma complexa coordenação dos músculos esqueléticos para que os braços e o cíngulo do membro superior (cintura escapular) sejam mobilizados. Além disso, requer mudanças na circulação de modo a garantir que os músculos envolvidos recebam o aporte de sangue para mover os ossos; na calibração interna da frequência cardíaca e pressão arterial para que o sangue continue circulando nos braços erguidos; no alongamento ou encurtamento da respiração, de modo a combinar com o movimento executado. Esse movimento simples também depende de uma série de ajustes automáticos do equilíbrio em sua coluna vertebral, tornozelos e pés (ajustes que ocorrem em resposta a qualquer movimento).

Esses processos internos são interdependentes: a mudança de um processo afeta todos os demais. Há necessidade de uma incrível quantidade de comunicação, calibração e coordenação entre nossas células, tecidos, órgãos e sistemas do corpo, para que esses processos sejam mantidos em um relacionamento dinâmico entre si.

Também respondemos constantemente ao nosso ambiente externo: adaptamo-nos às mudanças de terreno e de temperatura, avaliando quando se mover em direção a algo e também quando fugir, em relação à nossa comunidade e cultura. Mudanças que ocorrem em nosso ambiente externo promovem mudanças em nosso ambiente interno, e estas últimas emprestam colorido às nossas respostas ao mundo ao redor.

A comunicação e a tomada de decisões são atividades essenciais para a sobrevivência dos organismos, independentemente de suas dimensões; mesmo uma bactéria (i.e., um organismo unicelular) ajusta seu comportamento em resposta às mudanças em seus ambientes interno e externo. À medida que as criaturas multicelulares evoluíram para que pudessem sobreviver e prosperar em uma enorme variedade de ambientes, também cresceram em complexidade os instrumentos para a nossa comunicação e para as nossas escolhas sobre como responder.

Desenvolvemos vários modos para a manutenção física da comunicação e da tomada de decisões em nosso corpo para que permaneçamos vivos e em constante estado de movimento, aprendizado e crescimento. Um desses modos é a rede de células que constituem o que chamamos de sistema nervoso: utilizamos esse sistema para perceber o que está no ambiente exterior e também o que está dentro de nós; para coordenar o que acontece no interior do nosso corpo e fazer escolhas sobre quais ações deveremos utilizar (às vezes de forma consciente, às vezes inconscientemente) como resposta. Neste capítulo, vamos ficar conhecendo como o sistema nervoso desempenha seu papel na comunicação e também os muitos mapas com que contamos para entendê-lo.

SISTEMA NERVOSO MAPEADO POR LOCALIZAÇÃO

São muitas as maneiras de mapear ideias sobre o modo de funcionamento do sistema nervoso. Um ponto de partida frequentemente utilizado consiste em organizar as coisas em função de sua localização:

- O *sistema nervoso central*, ou SNC, é formado pelas células (e por partes das células) do cérebro e da medula espinal.
- O *sistema nervoso periférico*, ou SNP, está composto de células e partes de células situadas fora do cérebro e da medula espinal. (Algumas células do sistema nervoso têm parte no SNC e parte no SNP.)
- O sistema nervoso entérico, ou SNE, é por vezes categorizado como um sistema per se e, às vezes, considerado parte do SNP. O SNE se compõe de células externas ao SNC e ao SNP. (Na p. 42 há mais informações sobre o SNE.)

Além de um mapa do sistema nervoso baseado na localização, há várias maneiras pelas quais tentaremos explicar *como* o sistema nervoso funciona. Para falar sobre isso, vamos começar com as células e como elas se comunicam.

A COMUNICAÇÃO COMEÇA NA CÉLULA

As células coletam informações relativas ao seu ambiente e, em seguida, comunicam-se entre si, com ações diretas de empurrar e tracionar umas às outras, ou enviando sinais na forma de moléculas também entre si. Esses sinais moleculares podem atravessar as membranas que estão em contato, ou ser veiculados pelo fluido existente imediatamente no entorno das células. No corpo humano, essa comunicação ocorre continuamente como uma espécie de conversa local das nossas células, tecidos e órgãos. A cicatrização das feridas, por exemplo, envolve grande quantidade de comunicação local em nossos tecidos, assim como o crescimento e as ações de manutenção que ocorrem no nosso dia a dia.

Nas primeiras semanas de nosso desenvolvimento como embriões, nossas células se comunicam umas com as outras diretamente e através do ambiente fluido contíguo que envolve as células iniciais. Nosso sistema nervoso não se desenvolve até várias semanas em nosso desenvolvimento embriológico. Tudo o que acontece antes do desenvolvimento do nosso sistema nervoso é influenciado pela comunicação entre nossas células e fluidos.

Por fim, nossos sistemas endócrino, imunológico e nervoso se desenvolvem e se somam à comunicação local que acontece nas células, fluidos e tecidos. Essa conversa local continua ao longo de nossas vidas.

Em nosso corpo ocorreu a evolução de grande variedade de modos de uso dos sinais moleculares criados pelas células para se comunicar por todo o organismo e coordenar as "conversas locais" em respostas sistêmicas. Essa comunicação e coordenação de respostas em todo o nosso corpo ocorre nos sistemas endócrino, nervoso e imunológico, que são profundamente interdependentes e podem ser considerados um sistema unificado para a manutenção da homeostase.[1]

Cada sistema se comunica de maneira diferente:

- No sistema endócrino, as células geram sinais moleculares que se deslocam pela corrente sanguínea de modo a transportar mensagens para todo o corpo.

---

1 *Homeostase* é o termo usado para descrever a variedade exata de condições necessárias em nosso ambiente interno para que possamos sobreviver. A adaptabilidade e a capacidade de resposta interdependentes de nossos sistemas endócrino, nervoso e imunológico colaboram com uma contínua comunicação celular em nossos tecidos e órgãos, com o objetivo de manter essa variedade. Isso nos permite sobreviver em ambientes externos variados.

- No sistema imunológico, as próprias células imunológicas (e as moléculas sinalizadoras criadas por essas células) se deslocam pelo corpo, comunicando-se com diferentes tecidos e órgãos.
- No sistema nervoso, as células se transformaram em redes que criam comunicações específicas e orientadas em grandes distâncias, bem como comunicações complexas em várias camadas em regiões centrais.

CÉLULAS NERVOSAS E SINAPSES

As células do sistema nervoso se dividem em duas categorias principais: neurônios e células gliais (ou neuróglia). Tanto as células gliais como os neurônios são essenciais para as tarefas especializadas do sistema nervoso: a transmissão de mensagens a longas distâncias e a criação de caminhos, circuitos e redes de comunicação que possibilitam a realização de atos complexos de processamento, avaliação, aprendizado e memória.

Os neurônios e as células gliais utilizam sinapses para se comunicarem entre si e com os demais tecidos do corpo, por exemplo, músculos e glândulas. Sinapse é uma relação intermembrana entre duas células; em geral existe um pequeno espaço entre as membranas, chamado espaço sináptico. Os sinais que estimulam ou inibem a atividade são transmitidos através da fenda sináptica por moléculas sinalizadoras denominadas neurotransmissores (Fig. 4.1).

As sinapses são descritas como estruturas plásticas; isso significa que seus sinais ficam fortalecidos ou enfraquecidos em resposta ao grau de seu uso. Essa plasticidade pode ocorrer rapidamente (milissegundos até minutos) ou pode se prolongar por períodos maiores (minutos até horas), gerando ciclos de *feedback* positivo e negativo capazes de estimular ou inibir os padrões de atividade.

A plasticidade de nossas sinapses desempenha papel essencial em nossa capacidade de aprender, mudar, adaptar--se e criar memórias. Também é fundamental compreender por que nossas respostas à mesma atividade podem mudar ao longo do tempo, e como as respostas podem variar entre indivíduos.

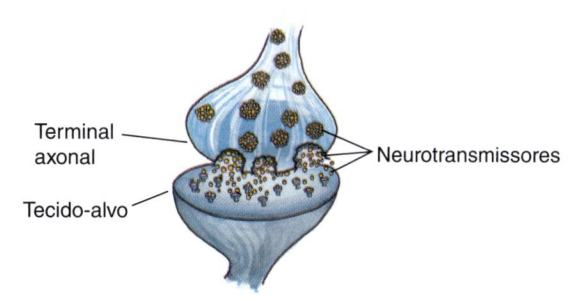

Figura 4.1 Uma sinapse ilustrando a extremidade de um axônio liberando moléculas sinalizadoras (chamadas neurotransmissores quando essas moléculas são liberadas por um neurônio ou célula glial) e seu tecido-alvo, que pode ser outro neurônio ou célula glial, músculo ou tecido glandular, ou ainda um espaço extracelular, como a corrente sanguínea.

Você já percebeu que fazer ioga pela manhã é diferente de fazer ioga à noite? Ou que o mesmo *asana* pode parecer diferente de um dia para o outro? Ou até que o mesmo movimento parece diferente quando segue um *asana* diferente? São muitas as razões para as diferenças que você percebe, e uma delas é a plasticidade das suas sinapses.

A plasticidade sináptica também significa que as coisas nas quais você está prestando atenção de forma consistente podem resultar em um sinal mais forte (e você as percebe com mais facilidade), ao passo que, para as coisas nas quais você não presta muita atenção, o sinal não será tão perceptível. Evidentemente, uma enorme quantidade de atividades sinápticas no seu SNC ocorre em resposta a coisas para as quais você não está (nem precisa estar) consciente. Portanto, determinado padrão sináptico pode ser fortalecido ou enfraquecido em resposta a muitos outros fatores, além de tão somente a sua atenção.

Células da glia

As células da glia formam um grupo de células que desempenham diversas funções no sistema nervoso: criam as sinapses e facilitam a comunicação, mantêm a homeostase, fornecem nutrientes e oxigênio aos neurônios e desempenham funções imunológicas para o cérebro e a medula espinal. (Estudos recentes revelaram que as células gliais exercem funções muito mais ativas em nosso sistema nervoso em relação ao que se pensava previamente.)

As células da glia (Fig. 4.2) são divididas em seis grupos:

1. *Astrócitos* são células em forma de estrela que se conectam entre si e com neurônios, vasos sanguíneos e membranas no cérebro e na medula espinal. Os astrócitos desempenham muitas funções na criação e modulação das redes de sinalização no SNC, por exemplo, estimulam a formação de sinapses, influenciam (estimulam e inibem) a atividade sináptica, fornecem nutrientes aos neurônios e regulam o fluxo sanguíneo no cérebro.

2. *Oligodendrócitos* são células que envolvem os neurônios no cérebro e na medula espinal (o SNC). Esse envoltório (chamado mielina) dá sustentação aos neurônios e facilita a propagação dos sinais neuronais por longas distâncias.

3. *Microgliócitos* (micróglia) monitoram de perto a atividade do cérebro e da medula espinal e promovem funções imunológicas, como a remoção de células mortas e danificadas; além disso, em caso de necessidade, desencadeiam respostas inflamatórias no SNC. Essas células estão intimamente ligadas aos leucócitos no SNP.

4. *Células ependimárias* são células do SNC que revestem as superfícies internas das cavidades no cérebro e no canal central da medula espinal, para a produção e regulação do líquido cerebrospinal. Essas células também desempenham outras funções.

5. Os *neurolemócitos* (células de Schwann) no sistema nervoso periférico (SNP) envolvem as partes longas (axônios) dos neurônios (de maneira semelhante ao que ocorre com os oligodendrócitos no SNC). Em alguns casos, esses invólucros formam bainhas de mielina que ajudam os sinais neuronais a viajarem com maior velocidade e de forma

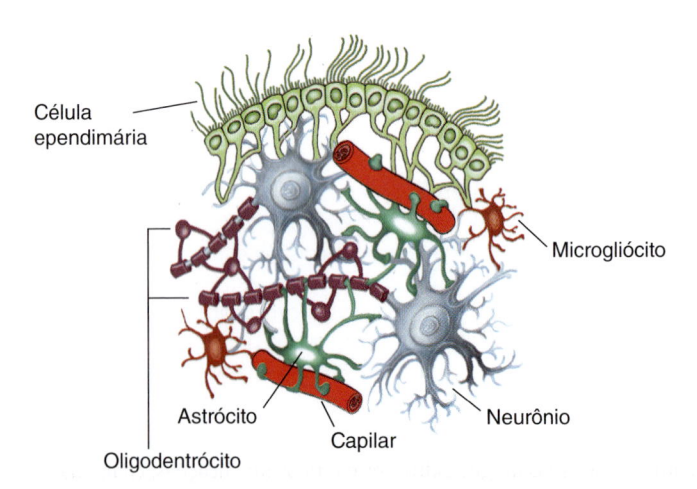

Célula ependimária
Microgliócito
Astrócito
Capilar
Neurônio
Oligodentrócito

Figura 4.2 No cérebro e na medula espinal encontramos as seguintes células: astrócitos, oligodendrócitos, microgliócitos, células ependimárias e neurônios. Ainda não há concordância com relação à proporção numérica entre células gliais e neurônios no sistema nervoso; alguns afirmam que há mais células gliais do que neurônios; outros, que os números são iguais.

eficiente e previsível. No SNP, os neurolemócitos também desempenham algum papel na cicatrização das lesões nervosas.

6. *Células satélites* também estão localizadas no SNP. Essas células revestem as superfícies dos corpos celulares dos neurônios nos gânglios (i.e., grupos de corpos celulares). As células satélites protegem e fornecem nutrientes aos neurônios e, além disso, desempenham papéis na modulação da comunicação que ocorre nos gânglios (como ocorre com os astrócitos no SNC).

Neurônios

Neurônios (Fig. 4.3) são células especializadas que enviam rapidamente mensagens por longas distâncias: um único neurônio pode ter uma sinapse localizada na medula espinal e outra sinapse no dedinho do pé. Neurônios também podem ter centenas ou milhares de sinapses com outros neurônios e células gliais nos gânglios[2] e nas redes neurais do SNC.

São três os tipos de neurônios:

1. Os *neurônios sensitivos* transportam mensagens sobre estímulos sensoriais de nossos tecidos e órgãos sensoriais para o cérebro e a medula espinal (SNC). Essas células também são conhecidas como *neurônios aferentes*, porque a mensagem está direcionada para o SNC.

2. Os *neurônios motores* transportam mensagens relacionadas às ações que devem ser realizadas. Essas mensagens se deslocam do cérebro e da medula espinal para os órgãos efetores (principalmente músculos e glândulas). Essas células também são chamadas de *neurônios eferentes*, porque a mensagem está se afastando do SNC.

3. Os *interneurônios* transportam mensagens entre neurônios; os interneurônios existem em maior número do que os neurônios sensitivos e motores, e todos os interneurônios se localizam no sistema nervoso central. Interneurônios e células gliais criam circuitos e redes neurais entre neurônios sensitivos, neurônios motores, outros interneurônios e outras células gliais, de modo a dar sustentação a processos complexos, como a memória e o aprendizado.

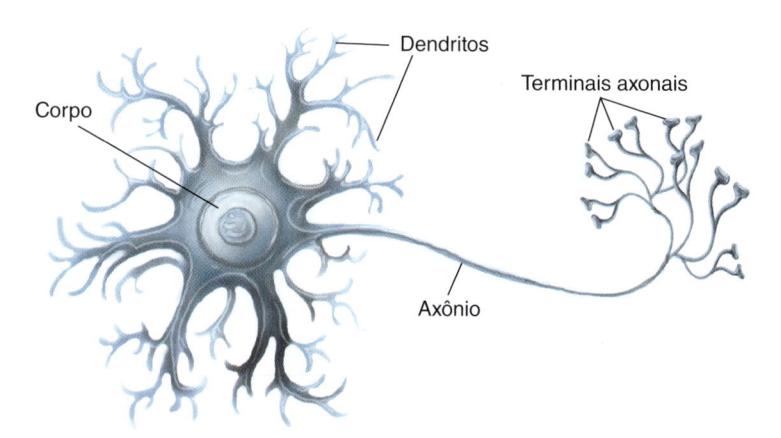

Dendritos

Terminais axonais

Corpo

Axônio

Figura 4.3 A palavra *neurônio* tem sua origem em palavras para tendão, cordão e fibra. Os neurônios se caracterizam visualmente por suas longas extrusões e muitas ramificações, chamadas de axônios e dendritos neuronais.

---

2 Gânglio é um local onde está agrupada uma coleção de neurônios e células gliais no sistema nervoso periférico. (Plexo é uma rede de gânglios interconectados.)

PERCEPÇÃO, PROCESSAMENTO E RESPOSTA MOTORA

Todas as células do sistema nervoso operam em conjunto para captar informações sensitivas, processá-las e gerar uma resposta motora. Cada resposta motora cria novas experiências de sensação, e isso promove mais processamentos e respostas. Esse ciclo é chamado de *alça sensório-motora* e ocorre de forma constante e contínua, de modo a fazer ajustes precisos e necessários à nossa sobrevivência, para que possamos nos adaptar, aprender e crescer ao longo da vida.[3]

> Graças à plasticidade de nossas sinapses, os ciclos contínuos e sobrepostos por meio de percepção (sensação), processamento e resposta motora em nosso sistema nervoso geram ciclos de *feedback* positivo e negativo que podem amplificar ou diminuir nossa capacidade de resposta aos estímulos.

Percepção

Neurônios sensitivos (e as células gliais associadas) captam informações sobre o que está ocorrendo no interior do nosso corpo e no ambiente externo, com origem nos muitos tecidos diferentes do corpo. Esse *input* sensitivo pode ser categorizado de várias maneiras. As duas categorias habitualmente descritas se fundamentam *no local* de origem do *input* sensitivo e *no tipo* de estímulo que constitui o *input* sensitivo.

De onde eles vêm

Exteroceptores[4] são neurônios sensitivos que são estimulados por estímulos com origem externa ao seu corpo. Esses neurônios podem ser:

- Fotorreceptores nos olhos.
- Mecanorreceptores nos ouvidos e no mecanismo vestibular.
- Quimiorreceptores no nariz e na boca.
- Termorreceptores na pele.
- Mecanorreceptores para o tato e pressão na pele.

Interoceptores são neurônios sensitivos estimulados por informações originárias no interior do corpo, especificamente dos tecidos não envolvidos no movimento voluntário. Os interoceptores podem ser mecanorreceptores, quimiorreceptores e termorreceptores em nossos órgãos viscerais e vasos sanguíneos.

Proprioceptores são neurônios sensitivos estimulados por estímulos gerados por nossos próprios movimentos voluntários ou potencialmente voluntários, por exemplo, os movimentos que podem ser realizados inconscientemente, como o equilíbrio. O *input* proprioceptivo tem sua origem nos mecanorreceptores situados nos músculos esqueléticos e tendões, bem como na cápsula articular e ligamentos colaterais.

Qual o tipo de estímulo

Os *mecanorreceptores* são estimulados por forças mecânicas, como pressão, movimento (deslocamento ou mudança de posição), vibração e tensão (por vezes conhecida como distensão ou estiramento). Os neurônios sensitivos possuem receptores para:

---

3 Os sistemas endócrino e imunológico também coletam informações em todo o corpo, e todos os três sistemas (endócrino, imunológico e nervoso) utilizam informações compartilhadas para processamento, planejamento e execução da resposta de cada sistema.
4 Charles Sherrington cunhou os termos *interocepção*, *exterocepção*, *propriocepção* e *nocicepção* em seu livro *The Integrative Action of the Nervous System*, publicado em 1906.

- Tato sutil e tato grosseiro (na pele).
- Pressão profunda (na pele, articulações e ossos).
- Tensão, distensão ou estiramento (nos músculos, tendões, órgãos viscerais, artérias, ligamentos e fáscia).
- Deslocamento (nas cápsulas articulares e nos ligamentos colaterais).
- Vibração (no ouvido e no mecanismo vestibular).

Os *termorreceptores* são estimulados por mudanças de temperatura e incluem neurônios sensitivos com receptores em nossa pele e vasos sanguíneos.

Os *quimiorreceptores* são estimulados por mudanças químicas, tanto externas ao nosso corpo como internas. São neurônios sensitivos com receptores para:

- Odor (no nariz).
- Sabor (na boca e no revestimento do intestino).
- Níveis de CO_2 (nas paredes dos vasos sanguíneos – na aorta e nas artérias carótidas).
- Hormônios (no tronco encefálico).

Os *fotorreceptores* são estimulados pela luz e incluem os receptores existentes nos olhos.

Os *nociceptores* (receptores de dor) são estimulados por estímulos intensos e potencialmente prejudiciais (dor), que podem ser induzidos por ação mecânica, química ou térmica. Foi proposto que esses neurônios sensitivos podem ser encontrados em muitos tecidos diferentes.[5]

> Atualmente, com frequência usa-se o termo *propriocepção* de maneira mais geral para significar nossa "percepção de nós mesmos". Quando usado dessa maneira, o termo envolve o *input* sensorial geralmente descrito como interocepção e exterocepção, porque todas essas sensações podem contribuir para nosso sentido de nós mesmos (*self*). O termo *interocepção* passou por uma mudança semelhante de significado e, em algumas áreas de estudo, é utilizado para significar muito mais do que simplesmente o *input* sensorial com origem no interior dos nossos corpos.

Processamento

Processamento é um termo geral para o que acontece nos gânglios e no SNC quando grupos de neurônios e células gliais se envolvem em múltiplas comunicações sobrepostas e interconectadas. O processamento que ocorre em nossos gânglios varia desde o monitoramento/transmissão básicos até a avaliação/respostas complexas (em escala menor em comparação com o que ocorre em nosso cérebro e medula espinal).

> O que não sabemos sobre como o cérebro funciona é muito mais do que sabemos. Uma estimativa é que entendemos cerca de 15% do que há para compreender sobre como o sistema nervoso faz o que faz.

No cérebro e na medula espinal, os estímulos sensitivos provenientes de qualquer tecido ou órgão em particular se juntam a todos os outros estímulos sensitivos que chegam ao SNC. Essas sensações se combinam com nossas experiências anteriores, expectativas, esperanças, sonhos e temores na participação das atividades de processamento: interpretar, ponderar, comparar, lembrar, avaliar, planejar, projetar e escolher. Todo esse conjunto se transforma no planejamento motor que conduz à ação e à resposta.

---

5 Há dúvidas significativas com relação a saber se os nociceptores são uma categoria própria de receptores, ou se a dor é um grau de sensação passível de ser registrado por muitos tipos de receptores sensitivos. A pesquisa sobre a dor constitui uma grande área de estudo, com ampla gama de propostas sobre o que é a dor, como a processamos e como podemos preveni-la.

Resposta motora

Os neurônios motores (e as células gliais associadas a essas células) avançam para os tecidos do nosso corpo conduzindo respostas (impulsos motores) geradas pelo processamento que ocorre em nosso cérebro, medula espinal ou gânglios. Com mais frequência esses impulsos motores são sinais que estimulam ou inibem as contrações musculares, ou estimulam ou inibem a secreção de moléculas sinalizadoras, como os hormônios ou neurotransmissores.[6]

Quase sempre o processamento dos interneurônios e das células gliais modula a relação entre a percepção e a resposta motora. No sistema nervoso há certos locais onde um neurônio motor é estimulado diretamente por um neurônio sensitivo, sobretudo nos arcos reflexos formados na medula espinal e em alguns gânglios entéricos. (Mesmo nos reflexos da medula espinal e nos gânglios entéricos, o SNC recebe informações sensoriais sobre o evento em questão, de modo que o que acontece venha a contribuir para o processamento geral das experiências.)

APRENDIZADO DO MOVIMENTO

Uma tremenda quantidade de nossa percepção, processamento e resposta acontece antes que estejamos cientes de sua ocorrência, não estando sob nosso controle consciente. Não controlamos diretamente a velocidade dos batimentos cardíacos, a atividade do sistema digestório ou a maneira como nossos rins regulam os níveis de fluidos. É possível influenciar tudo isso por meio de atividade física ou alimentação (o que comemos ou bebemos), mas o controle não é consciente.

Também há muitas coisas que podemos aprender e praticar conscientemente e que se tornarão hábitos: caminhar, falar, andar de bicicleta, dirigir um carro, equilibrar-se em um trem em movimento ou fazer um vinyasa depois de muitas repetições. Essas atividades funcionam com mais eficiência quando acontecem inconscientemente. Nossa capacidade de sentir, processar e responder sem prestar atenção é um aspecto importante da habilidade com nossos movimentos, sendo também essencial para nossa sobrevivência. Se tivéssemos que processar e planejar conscientemente cada etapa da respiração, da digestão ou mesmo das nossas caminhadas, não teríamos condições de fazer mais nada.

Nossos movimentos ocorrem como resultado das atividades de processamento do cérebro, medula espinal e gânglios. E esse processamento está sendo constantemente informado por *inputs* sensoriais, bem como nosso contexto: nossa história, esperanças, valores. Aprender um novo movimento (ou tentar mudar um padrão de movimento habitual) envolve todo o ciclo de percepção, processamento e resposta motora, que é diferente para cada um de nós, porque cada pessoa tem um contexto diferente.

Determinada pessoa pode processar um estímulo sensorial como algo seguro e reconfortante, enquanto outra pode considerá-lo alarmante e perigoso. Portanto, o mesmo estímulo pode resultar em respostas e estados emocionais muito diferentes. É possível aprender a mudar nossa interpretação de um estímulo, e grupos inteiros de pessoas podem aprender a ter a mesma resposta a alguma coisa. Contudo, é altamente problemático para um professor supor que todos os alunos na sala responderão da mesma forma a uma sugestão.

No sistema nervoso, percepção, processamento e resposta motora estão acontecendo de modo constante, sendo influenciados continuamente pelos acontecimentos à nossa volta e também pelo que está ocorrendo dentro de nós. Tendo em vista o grande número de fatores

---

6 Os neurônios motores não constituem a única maneira de estimular a secreção e as contrações musculares: a secreção também pode ser estimulada por sinais endócrinos e imunológicos, e geralmente a contração muscular no músculo liso é estimulada por impulsos nervosos; no entanto, a contração se propaga no interior do músculo por meio de comunicação intercelular.

em jogo, muitas coisas que acontecem não são controladas diretamente por nós, mas podemos influenciá-las de muitas maneiras, por meio do que praticamos como hábitos de movimento, pensamento e emoção, assim como a forma como nos nutrimos e equilibramos o descanso e a atividade.

SISTEMAS NERVOSOS SOMÁTICO, AUTÔNOMO E ENTÉRICO

Outro mapa do sistema nervoso se fundamenta nos tipos de resposta motora que ocorrem: quais tecidos estão envolvidos e quais são os resultados em nosso corpo. (Essa organização baseada nos resultados do sistema nervoso se sobrepõe ao mapa fundamentado na localização do SNC, SNP e SNE e ao mapa baseado em função determinado pela alça sensório-motora.)

O *sistema nervoso somático* (SNS) gera respostas em nosso sistema musculoesquelético, particularmente nos músculos estriados utilizados na mobilização, na respiração e na execução de ações no mundo. O SNS é o sistema utilizado para executar ações como colocar uma perna para trás ou abrir a boca, ou ainda projetar os braços para fora quando perdemos o equilíbrio.

O *sistema nervoso autônomo* (SNA) gera respostas no músculo liso dos órgãos viscerais, no músculo cardíaco, nos vasos sanguíneos,[7] no tecido adiposo e nas glândulas. O SNA aumenta ou diminui a atividade nas glândulas e órgãos em padrões denominados respostas simpáticas e respostas parassimpáticas, e a maioria das glândulas e órgãos recebe mensagens de neurônios motores simpáticos e parassimpáticos (Fig. 4.4).

As respostas simpáticas intensificam nosso estado de alerta e de prontidão para responder a eventos que acontecem no mundo exterior. O resultado é o aumento da frequência cardíaca e do fluxo sanguíneo direcionado para os músculos esqueléticos e cérebro, ou a redução da atividade no sistema digestório. Com frequência, as respostas simpáticas se caracterizam como uma resposta de todo o corpo do tipo luta ou fuga, mas essa é apenas uma expressão extrema da atividade simpática. Nas atividades cotidianas que não representam ameaça, as respostas simpáticas podem ser moduladas, discretas e localizadas.

As respostas parassimpáticas aceleram as atividades internas relacionadas à digestão, homeostase, crescimento e cura. Em decorrência disso, ocorre um aumento do peristaltismo, da atividade glandular e do fluxo sanguíneo para o sistema digestório, ou uma redução da frequência cardíaca. Frequentemente caracterizadas como relacionadas ao repouso e à digestão, nossas respostas parassimpáticas não constituem apenas a ausência de atividade, mas são também respostas motoras ativas e orientadas para o ambiente interno, não para o mundo exterior.[8]

Frequentemente essas respostas têm sido caracterizadas, de alguma forma, como antagônicas, como se nosso estado interno fosse *ou* simpático *ou* parassimpático. *Simpático* e *parassimpático* não se comportam no corpo como padrões de tudo ou nada, não se cancelando mutuamente. Na verdade, as respostas simpáticas e parassimpáticas funcionam de forma coordenada, promovendo modulação entre si para que ocorra um ajuste contínuo das condições em nosso ambiente interno, em resposta às diversas sensações originárias de dentro e de fora dos nossos corpos.

---

7 Tendo em vista que partes do sistema nervoso autônomo também afetam o fluxo sanguíneo direcionado os músculos esqueléticos, o músculo estriado também é afetado pelo sistema nervoso autônomo.

8 Entre os nervos motores parassimpáticos, o nervo vago também possui um componente sensitivo. O nervo vago avança por diversos tecidos do corpo, inclusive pulmões, coração, órgãos digestórios, laringe e mecanismo vocal, desempenhando um papel na geração de mudanças de tônus em todo o sistema, por exemplo, variabilidade da frequência cardíaca, respostas ao estresse e respostas de relaxamento.

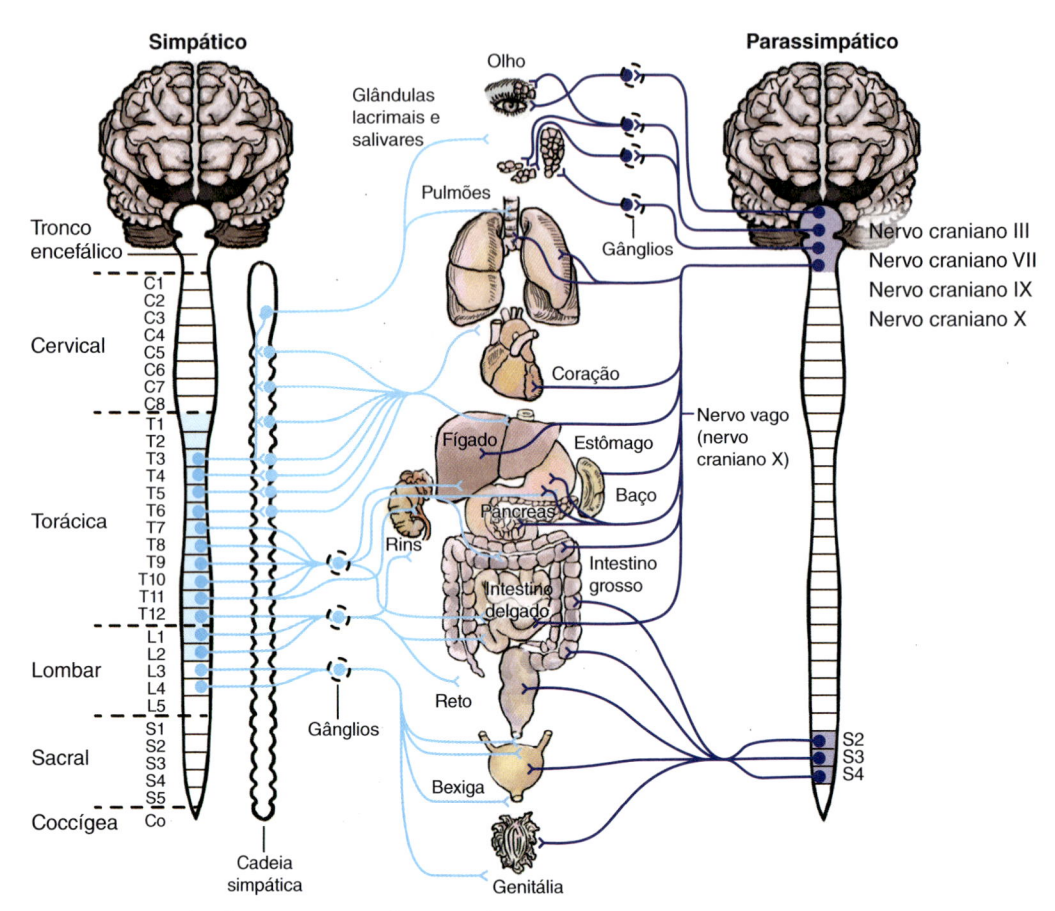

Figura 4.4 Tecidos do corpo que recebem impulsos motores simpáticos e parassimpáticos. Os impulsos simpáticos trafegam através de neurônios motores que emergem das porções cervical, torácica e lombar da medula espinal, e os impulsos parassimpáticos provêm dos neurônios motores que surgem do cérebro (nervos cranianos) e da porção sacral da medula espinal.

Alguns estudiosos chamam o *sistema nervoso entérico* (SNE) de nosso segundo cérebro, pois o SNE possui uma rede de gânglios entéricos nos quais neurônios sensitivos, células gliais e neurônios motores se comunicam e onde o *input* sensorial conduzirá ao processamento e às respostas motoras, mas sem trafegar pelo SNC. Especificamente, o SNE gera respostas nos músculos lisos, nas glândulas e nas células endócrinas do trato digestório, além de permitir que partes do sistema digestório funcionem sem que haja interação com o cérebro e a medula espinal.

Por vezes associado ao instinto e à intuição, o SNE detecta o que está acontecendo no intestino, então planeja e executa as respostas. Contudo, nosso sistema nervoso entérico não é algo totalmente à parte do nosso sistema nervoso central. O *input* sensorial que avança até os gânglios entéricos também vai para o cérebro e a medula espinal; enquanto isso, os impulsos motores se dirigem do cérebro e da medula espinal até os mesmos tecidos atendidos pelos impulsos motores entéricos. Não importa quais sensações tenhamos provenientes do sistema nervoso entérico, porque o SNE também se comunica com o SNC, tanto recebendo impulsos motores do SNC com base no que está acontecendo no resto do corpo como enviando informações de volta ao cérebro e à medula espinal. Nosso instinto e intuição, se os percebemos, são o produto da ação de todo o sistema nervoso.

Atenção: você depende do seu sistema nervoso simpático

Alguns professores de ioga talvez ensinem a seus alunos que determinado asana os ajudará a "fazer emergir o sistema nervoso parassimpático" ou "acalmar o sistema nervoso simpático". Essas colocações são problemáticas, pois não é possível que funcionemos na ausência da atividade do sistema nervoso simpático. As respostas simpáticas nos permitem prestar atenção ao professor, fazer movimentos conscientes, estar atentos ao que ocorre na sala de aula e perceber o nosso movimento. Tudo que tenha relação com o ato de prestar atenção terá o apoio de nossas respostas simpáticas. As respostas simpáticas e parassimpáticas podem coexistir: estar em estado de alerta quando em repouso, por exemplo, tem relação tanto com a atividade simpática como com a atividade parassimpática.

A ativação do sistema nervoso simpático não ocorre apenas nos momentos em que estamos estressados, ansiosos ou nervosos. O SNS é também necessário para que possamos vivenciar experiências de alegria, calma e tranquilidade.

E é impossível afirmar com certeza qual efeito determinado asana terá no estado interno da pessoa. Nossa experiência de estar calmo, ansioso ou entediado é um produto de todas as nossas percepções, processamentos e respostas motoras – e não apenas do sistema nervoso autônomo.

JUNTANDO OS MAPAS

São várias as maneiras de examinar o sistema nervoso:

- Pela localização: sistema nervoso central, sistema nervoso periférico ou sistema nervoso entérico.
- Pela função: percepção, processamento e resposta motora.
- Pelos resultados: somático, autônomo (inclusive simpático e parassimpático) ou entérico.

A Figura 4.5 ilustra os três mapas juntos, com setas indicativas dos possíveis caminhos de comunicação. Quando examinamos dessa maneira os mapas em camadas, podemos constatar que a maioria das sensações recebidas dos tecidos de todo o corpo se direciona para o cérebro e a medula espinal. Em certos casos, o *input* sensitivo de determinado tecido se conecta diretamente a uma resposta motora nesse tecido, porém é mais frequente que as sensações provenientes de muitas partes diferentes do corpo (orientadas tanto interna como externamente) contribuam para uma resposta motora. Por exemplo, a sensação de um órgão visceral (tecido autônomo) pode provocar resposta em um músculo esquelético. Ou a sensação proveniente dos ligamentos da cápsula articular (tecido somático) pode desempenhar algum papel em uma resposta parassimpática nas vísceras.

É possível adicionar nosso próprio contexto à complexidade da comunicação no sistema nervoso. Nossas experiências anteriores, emoções atuais e expectativas afetam a maneira como interpretamos nossas sensações, nosso processamento e nossos planos conscientes ou inconscientes para as respostas motoras. Tendo em vista que a nossa história e contexto individuais afetam as escolhas que fazemos, nossos hábitos de pensamento e de movimento são únicos para cada um de nós; e nossas respostas aos asanas ou outras experiências motoras (ou ambientais, ou situacionais) são específicas para cada um de nós, enquanto indivíduos.

ORGANIZAÇÃO DO SISTEMA NERVOSO

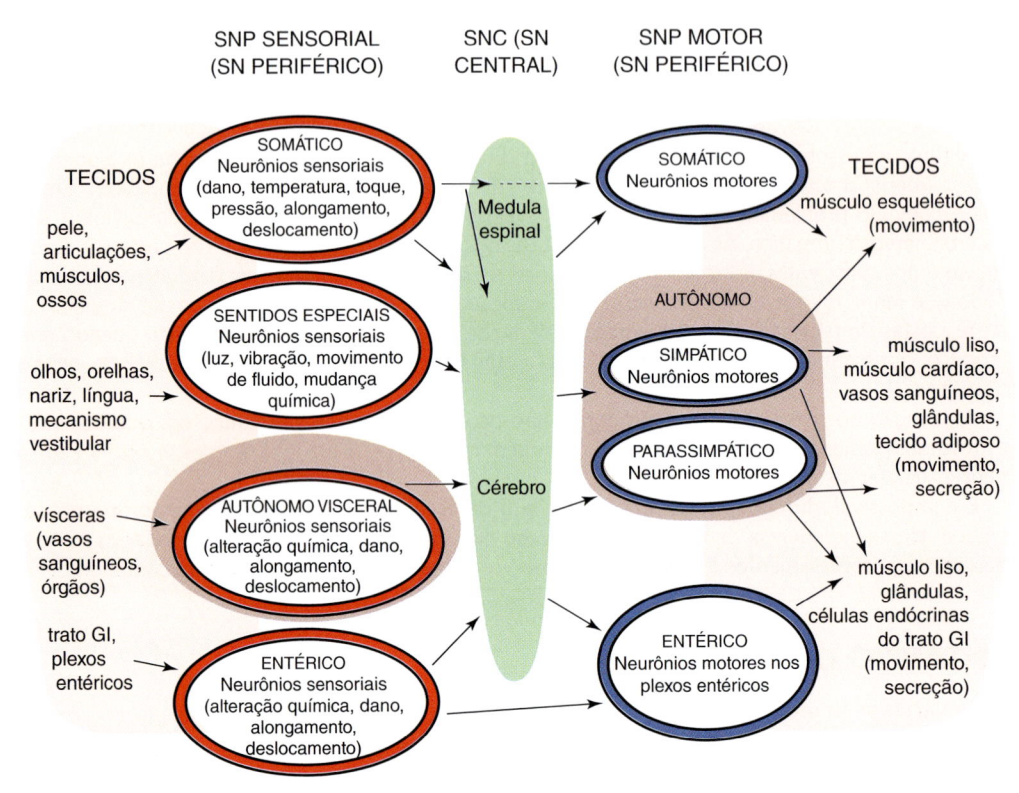

Figura 4.5 Mapas do sistema nervoso em camadas.
Esta imagem foi extraída da Nervous System Organization por Amy Matthews e Sarah Barnaby. Distribuída sob licença de Creative Commons Attribuition 4.0 Internacional License (http://creativecommons.org/licenses/by/4.0/).

MOVIMENTO

Nos capítulos anteriores, examinamos as funções desempenhadas pelos ossos e músculos no movimento: o sistema esquelético transmite forças através dos ossos e articulações por meio de diversas vias articuladas e diferenciadas, e o sistema muscular gera forças motoras meticulosamente calibradas e adaptativas. O sistema nervoso participa com os sistemas esquelético e muscular, recebendo *inputs* sensoriais provenientes de todo o corpo, interpretando e processando essas sensações, planejando respostas motoras e enviando mensagens coordenadas para todo o corpo a fim de executar esses movimentos. Conforme foi observado no capítulo sobre os músculos, esses movimentos sempre envolvem vários músculos que trabalham em conjunto, com o *feedback* proprioceptivo dos fusos ajustando o tônus de cada músculo ao padrão geral. O sistema nervoso é essencial para o planejamento e execução desses padrões nos músculos esqueléticos.

No sistema nervoso, a parte do planejamento motor do processamento, isto é, a parte que envolve o recrutamento e a calibração afinada de muitos músculos diferentes, não está organizada de modo a nos permitir um controle consciente dos músculos considerados individualmente. Não temos capacidade de enviar uma mensagem a um músculo isolado para que ele se envolva ou não participe. Em vez disso, nosso planejamento motor gera padrões de resposta que nos darão o *feedback* sensorial que esperamos. Esse *feedback* sensorial pode ter a ver com a execução de uma tarefa, como mudar de peso, pegar um copo ou virar uma página. Quando nossas atividades cotidianas se situam dentro de uma faixa de facilidade funcional para os nossos músculos, o *feedback* sensorial talvez não inclua a sensação (de esforço ou alongamento) dos músculos. Determinado músculo pode estar funcionando efetivamente sem que haja uma sensação perceptível de seu envolvimento como parte do enorme número de atividades que acontecem em nossos corpos sem nossa atenção consciente.

CONSIDERAÇÕES FINAIS

Em um grupo de pessoas que estejam praticando o mesmo asana, cada participante vivenciará uma experiência diferente. Em tal situação, qual é o papel do professor de ioga? É importante que todos tenham a mesma experiência? E se pessoas diferentes precisarem de movimentos diferentes para que se sintam em segurança, por exemplo, ou alegres?

A incrível capacidade de resposta e de adaptabilidade de todos os sistemas de comunicação do corpo nos permite aprender, ajustar-nos e fazer novas escolhas continuamente sobre como devemos responder, à medida que continuamos a nos deparar com novas situações dentro e fora do tapete (*mat*) de ioga.

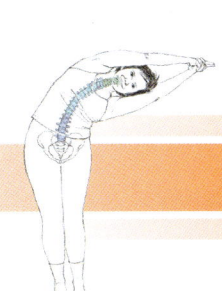

IOGA E A COLUNA VERTEBRAL

5

Como já foi dito nos capítulos anteriores, este é um livro sobre a prática da ioga vista através do mapa da anatomia. E é também um livro sobre anatomia vista através do mapa da prática da ioga. Poderíamos dizer que este é um livro sobre aquilo que esses dois tópicos compartilham em sua raiz: uma investigação sobre como funciona a vida.

Estes dois mapas – ioga e anatomia – podem ser muito complementares e poderosos quando concentramos nossos esforços em melhorar o bem-estar físico, mental e espiritual. A filosofia da ioga está envolvida com a natureza da verdade universal e da liberação individual. A anatomia humana estuda os corpos físicos com o objetivo de descobrir estruturas e funções que todos nós compartilhamos, mas expressamos de maneiras exclusivamente individuais.

Não existem duas pessoas – nem mesmo gêmeos idênticos – exatamente iguais; portanto, a jornada de cada pessoa em direção à sua própria verdade será, por definição, exclusiva de seu corpo, circunstâncias, necessidades e valores individuais. Ao nos concentrarmos nas verdades universais e específicas da vida como a base da ioga e da anatomia, retornamos ao elemento mais básico da vida: a célula. O fato de iniciarmos nosso exame sobre anatomia e ioga com uma célula microscópica nos conecta com a forma e a função. T.K.V. Desikachar, que era, em sua época, o principal expoente da ioga terapêutica, também era engenheiro estrutural. Ele estava falando dessas duas capacidades sempre que nos lembrava de que: "A forma da prática deve servir à sua função".

LIÇÕES DA IOGA A PARTIR DA CÉLULA

Os conceitos mais essenciais da ioga podem ser derivados da observação da forma e da função de uma célula. Sob o ponto de vista anatômico, quando entendemos os aspectos básicos de uma única célula, podemos entender o que é básico em qualquer coisa feita de células, como o corpo humano.

As células são os elementos fundamentais da vida, desde organismos unicelulares até animais com números multitrilionários de células. O corpo humano, que é composto de trilhões de células, também hospeda um número pelo menos equivalente de células bacterianas.[1]

Essa incrível multiplicidade de células, em toda a sua complexidade e diversidade, compartilha as mesmas funções essenciais. Elas extraem sua nutrição de seus ambientes externos para o interior celular, metabolizam essas matérias-primas transformando-as na energia e na química necessárias para a vida e, por fim, eliminam os resíduos de seus ambientes internos para o exterior.

---

1 "Quantas células existem no corpo humano?" não é uma pergunta simples. Se a resposta for aproximadamente 60 trilhões, apenas cerca de metade dessas células conteria DNA humano. Mas, como o genoma humano consiste em apenas cerca de 25 mil genes, e os genomas combinados de todas as variedades de bactérias abrigadas em nossos corpos são cerca de 500 vezes maiores, poderíamos dizer com precisão que a diversidade (se não o volume) do material genético não humano em nossos corpos supera em muito o nosso próprio material genético.

Considera-se que uma célula se divide em três partes: a membrana, o núcleo e o citoplasma (Fig. 5.1). A membrana, que dá forma e configuração à célula, separa seu ambiente interno, que consiste no citoplasma e no núcleo, do ambiente externo, que contém os nutrientes necessários. A célula precisa discernir sobre o que deve deixar entrar e o que deve ser mantido fora, o que manter e o que deixar sair. Por causa disso a membrana celular é descrita como *semipermeável*; em outras palavras, a membrana celular deve ser um limite estável, mas também um espaço aberto.

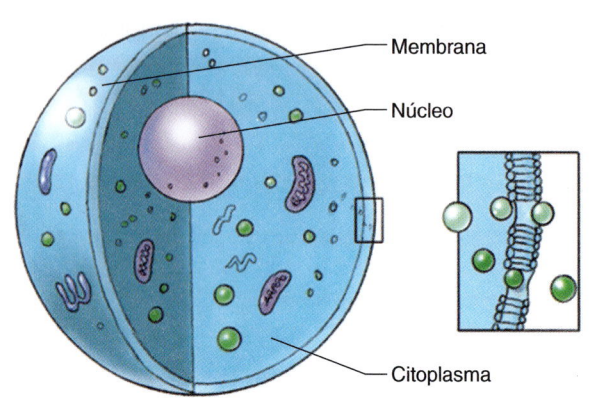

Figura 5.1 As membranas das nossas células devem manter um equilíbrio entre contenção (estabilidade) e permeabilidade.

Na linguagem da ioga, o limite estável é sthira, e o espaço aberto é sukha. Em sânscrito, *sthira* pode significar firme, duro, sólido, compacto, forte, não flutuante, durável, duradouro ou permanente. *Sukha* é composto de duas raízes: *su* significa bom e *kha* significa espaço. Sukha significa fácil, prazeroso, agradável, gentil e suave. Também se refere a um estado de bem-estar, livre de obstáculos.

Todos os seres vivos bem-sucedidos devem equilibrar contenção e permeabilidade, rigidez e plasticidade, persistência e adaptabilidade, espaço e limites. As estruturas bem-sucedidas construídas pelo ser humano também exibem um equilíbrio de sthira e sukha. Por exemplo, uma ponte suspensa é flexível o suficiente para resistir ao vento e aos terremotos, mas suficientemente estável para dar sustentação às suas superfícies de suporte de carga. Essa imagem também invoca os princípios de tensão e compressão, que são intrínsecos à estrutura da nossa coluna vertebral.

Sukha também significa ter um bom orifício axial, pressupondo um espaço central que permite um funcionamento suave. Como uma roda com um furo central para um eixo, uma pessoa precisa ter um espaço satisfatório e centrado, ou as conexões funcionais se tornarão impossíveis.

Como será examinado nos dois capítulos a seguir, esses termos proporcionarão uma lente poderosa através da qual podemos colocar em foco elementos-chave tanto da anatomia quanto da ioga a partir de um oceano de detalhes possíveis. Os povos antigos que deram origem aos termos sthira e sukha não conheciam as células, mas eram observadores habilidosos dos sistemas vivos, que naturalmente estão constituídos por células. O que permite que determinada célula prospere é o que permite que qualquer coisa construída a partir de células prospere, *ingestão, metabolismo, eliminação*. Faz todo o sentido ter conceitos amplos para essas atividades, e os antigos nos ofereceram *prana, agni, apana*. Esses conceitos iogues relacionados à atividade funcional compartilhada ao longo de toda a vida serão explorados com mais profundidade no próximo capítulo, que trata da respiração.

O QUE ESTÁ EMBAIXO É COMO O QUE ESTÁ EM CIMA

A noção de que a natureza de determinado microcosmo pode refletir a natureza do macrocosmo (e vice-versa) não é um conceito novo. Ao longo da nossa exploração nos concentramos na faixa mais tangível, começando na pequena ponta, com os componentes celulares, e se estendendo até estruturas individuais e sociais observáveis. A prática da ioga oferece uma perspectiva de como podemos trazer qualquer um dos nossos relacionamentos vivos a um estado de equilíbrio, e este capítulo examina uma das soluções mais elegantes da natureza para as contrastantes exigências arquitetônicas de *sthira* e *sukha*: a coluna vertebral humana.

FILOGENIA: UMA BREVE HISTÓRIA DA COLUNA VERTEBRAL

O que é a coluna vertebral? Por que precisamos ter uma? Por que o asana da ioga e a prática de respiração dão tanta atenção à nossa coluna? Para responder a perguntas como essas, precisamos entender os aspectos básicos de como o sistema nervoso central, com suas complexas funções fisiológicas, sensitivas e motoras, evoluiu ao longo de milhões de anos e se tornou essencial para a nossa sobrevivência.

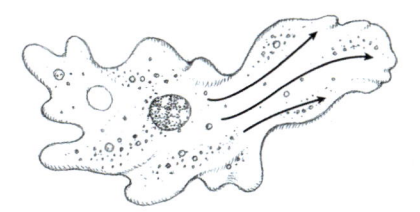

Imagine uma célula flutuando em um mar de fluido primordial, circundada por nutrientes prontos para serem assimilados através da sua membrana (Fig. 5.1). Imagine agora que os nutrientes estão menos concentrados em algumas áreas e mais concentrados em outras. Os organismos mais bem-sucedidos são aqueles que desenvolvem a capacidade de obter nutrientes pela mudança no seu formato. Essa foi, provavelmente, a primeira forma de locomoção; o pseudópodo na Figura 5.2 é o exemplo de uma célula simples com essa capacidade, e de como a mudança de formato se tornou um método de sobrevivência.

Figura 5.2 A célula muda sua forma e se prolonga em um pseudópodo.

Não é muito difícil perceber como a capacidade de movimentação se tornou cada vez mais valiosa para esses organismos. Assim, o pseudópodo consequentemente se aperfeiçoou e se transformou em um órgão especializado, como o flagelo da bactéria ilustrada na Figura 5.3.

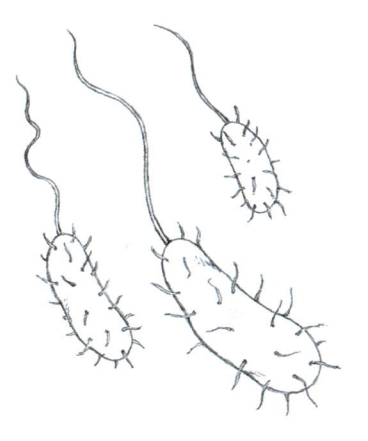

Agora, em vez de flutuar passivamente pelo ambiente, essas formas primitivas de vida buscam de modo ativo pelos nutrientes necessários à sua sobrevivência. Um

Figura 5.3 Bactéria com flagelos.

benefício adicional da mobilidade para elas é que, além de poderem buscar o alimento, podem evitar transformar-se em alimento para outros organismos. Dessa maneira, podemos observar as bases biológicas iniciais dos princípios iogues de *raga* e *dvesha* (atração e repulsão). Procurar o desejável e evitar o indesejável são atividades fundamentais para todos os seres vivos, e a evolução da vida respondeu a esses imperativos com adaptações cada vez mais complexas. Quando a sensibilidade e a resposta de um organismo ao ambiente que o cerca se tornam mais complexas, ele atinge um ponto no qual essas atividades exigem organização e orientação centrais.

A Figura 5.4 mostra um verme parasita com corpo achatado chamado *platelminto*; podemos observar dentro dele o desenvolvimento de um sistema nervoso central rudimentar. Ele apresenta um aglomerado de células nervosas primitivas na parte superior e dois cordões nervosos que percorrem toda a sua extensão. Os vermes são invertebrados, mas em seus descendentes essas células nervosas rudimentares evoluíram para formar o cérebro, a medula espinal e o resto do sistema nervoso. Todos necessitaram que se desenvolvesse uma estrutura que permitisse movimentos livres, mas que tivesse estabilidade suficiente para oferecer proteção a esses tecidos vitais, embora delicados, do nosso sistema nervoso central: uma coluna vertebral esquelética.

Nos seres aquáticos, como os peixes (Fig. 5.5), o formato da coluna vertebral é compatível com o ambiente que os cerca: água por todos os lados exercendo a mesma quantidade de pressão mecânica de cima para baixo e de um lado para o outro. Como os peixes utilizam a cabeça, a cauda e as nadadeiras para se movimentar na água, os movimentos da coluna vertebral se orientam de um lado para outro.

Essa ondulação lateral da coluna vertebral foi preservada mesmo quando os seres aquáticos deram um enorme passo evolucionário para a vida terrestre. A Figura 5.6 demonstra esse padrão em um anfíbio, a salamandra. Embora seus membros (evolução das nadadeiras) auxiliem na locomoção, eles não sustentam o peso da coluna vertebral fora do chão. Esse desenvolvimento, resultado provável da necessidade de orientar os olhos para avistar alimentos e perigos ainda mais distantes, exigiu uma intensa reorientação das estruturas da coluna vertebral.

Uma coluna vertebral reta, como a do peixe, se fosse sustentada pelos quatro membros, estaria sujeita à força desestabilizadora máxima da gravidade bem no seu ponto mais fraco: a região central entre as duas extremidades apoiadas (Fig. 5.7). Uma vez eretas sobre os membros, as novas criaturas terrestres mais bem-sucedidas seriam aquelas que arqueassem a coluna vertebral em resposta à pressão da gravidade com o objetivo de direcionar essa pressão às extremidades apoiadas, e não para a região central, desprovida de apoio. Vamos refletir sobre a diferença entre a arquitetura grega e a arquitetura romana. É muito maior o número de edificações dos romanos ainda em pé, não porque são mais novos, mas porque os construtores romanos erigiram a maioria dos seus edifícios utilizando arcos.

A versão humana da arquitetura baseada em arcos é o desenvolvimento da curvatura primária da coluna vertebral terrestre, que conhecemos como nossa curvatura torácica. É primária no sentido de que é a primeira curvatura anteroposterior (frente-atrás) a emergir e também no sentido de que corresponde à primeira curvatura da coluna vertebral que o ser humano apresenta no período pré-natal.

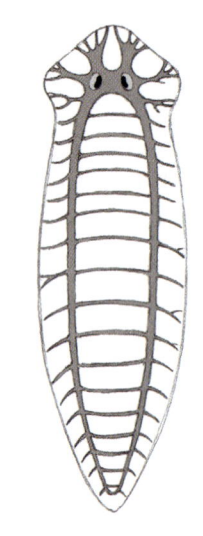

Figura 5.4 Um verme platelminto com sistema nervoso central rudimentar.

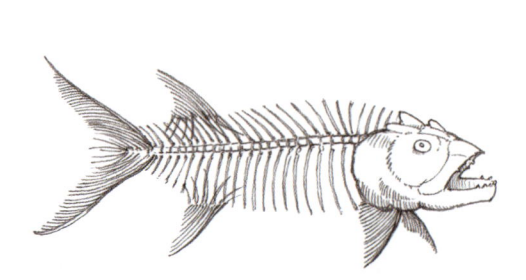

Figura 5.5 Peixe com a coluna vertebral reta.

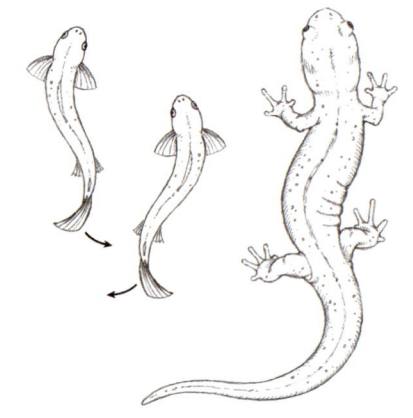

Figura 5.6 Movimentações laterais da coluna vertebral, tanto dos seres aquáticos como dos anfíbios.

A curvatura do pescoço foi a segunda a se desenvolver. Os peixes, nossos ancestrais, não possuíam pescoço propriamente dito; suas cabeças e corpos moviam-se como uma estrutura única, com as guelras localizadas diretamente atrás do cérebro. A mudança evolucionária gradual das estruturas da respiração para uma posição inferior permitiu o desenvolvimento de um pescoço com grande mobilidade, capaz de produzir movimentos rápidos, precisos e independentes da cabeça e dos órgãos sensoriais, o que facilitou a observação do ambiente à sua volta para pontos cada vez mais distantes e resultou em enormes vantagens para a sobrevivência. Essa orientação da região cervical sinalizou o primeiro desenvolvimento de uma curvatura secundária, ou lordótica, da coluna vertebral, a qual pode ser observada em gatos (Fig. 5.8).

Quando as criaturas começaram a usar os seus membros anteriores para interagir com o meio ambiente, a capacidade de suportar peso nos membros inferiores se tornou mais necessária, o que sinalizou a origem da segunda curvatura lordótica exclusivamente humana – a lombar. Inicialmente era apenas um nivelamento da curvatura primária na base da coluna vertebral para permitir que animais como as marmotas-de-barriga-amarela, ilustradas na Figura 5.9, sustentassem o seu centro de gravidade acima de sua base de apoio por períodos de tempo maiores.

A presença da cauda também auxiliou no equilíbrio, porém, como a cauda desapareceu de forma gradual, o formato da coluna vertebral precisou mudar para levar o centro de gravidade completamente acima da base de apoio. Quando isso ocorreu na evolução humana, o quadril, o sacro e as estruturas da perna permaneceram estacionários na sua relação quadrúpede com o solo, e o tronco foi empurrado para cima e para trás, formando a nossa curvatura lombar.

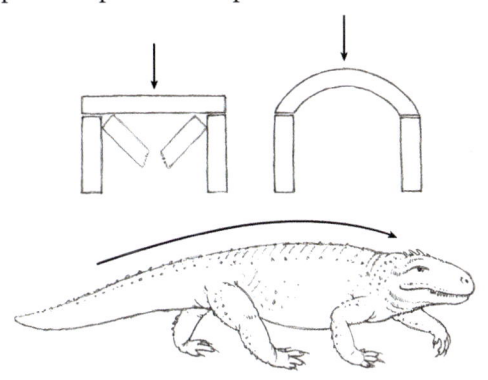

Figura 5.7 Um arco sustentado é mais estável do que uma linha reta.

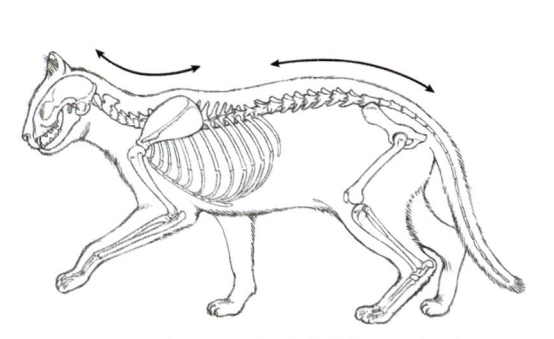

Figura 5.8 Coluna vertebral de felino exibindo a curvatura primária e a curvatura secundária.

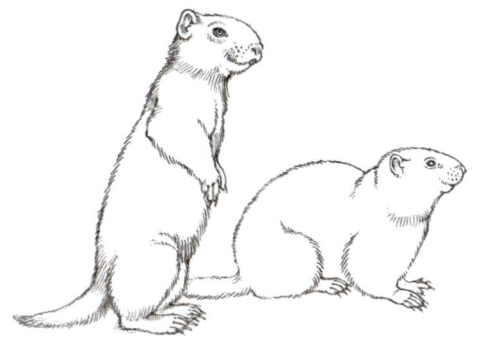

Figura 5.9 Nivelamento da curvatura primária para tirar os membros dianteiros do solo.

A Figura 5.10*a* mostra a diferença de forma entre a coluna vertebral do chimpanzé e a coluna vertebral humana. Observe a ausência da curvatura lombar no chimpanzé, que não lhe causa problemas quando o animal está escalando ou se lançando de uma árvore para outra, mas quando ele anda no chão seu centro de gravidade elevado faz com que tenha que andar com a ajuda dos nós dos dedos (Fig. 5.10*b*), ou, ao correr por curtas distâncias com as patas traseiras, precisa lançar seus longos braços para trás. Sem a curvatura lombar, essa é a única maneira pela qual ele consegue sustentar o peso sobre os pés.

A coluna vertebral humana é única quando comparada à de todos os mamíferos porque exibe um conjunto completo de curvaturas tanto primárias (torácica e sacral) quanto secundárias (cervical e lombar) (Fig. 5.11). Apenas um bípede verdadeiro (i.e., a criatura cujo meio principal, não ocasional, de locomoção é sobre os dois pés) necessita de ambos os pares de curvaturas. Nossos primos que saltam em árvores e caminham com o auxílio das mãos possuem alguma curvatura cervical, mas não lombar, e por isso não são considerados bípedes verdadeiros.

Se definirmos nossa evolução de quadrúpedes para bípedes em termos iogues, poderíamos dizer que a parte inferior do corpo desenvolveu mais *sthira* (estabilidade) para sustentação de peso e locomoção, e a parte superior, mais *sukha* (mobilidade) para respiração, alcance e força de preensão. Outra maneira de descrever isso seria dizer que a parte inferior do nosso corpo nos leva para fora na direção do ambiente, enquanto a parte superior traz o ambiente para dentro de nós.

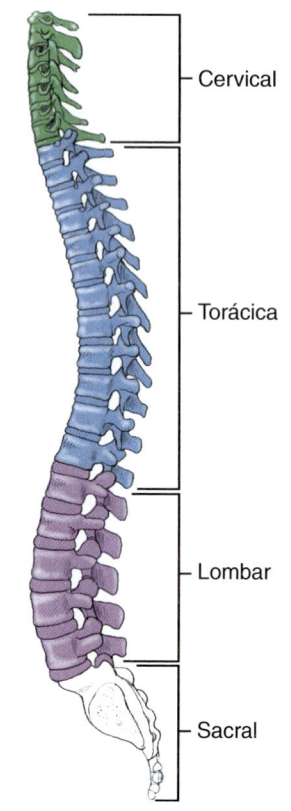

Cervical

Torácica

Lombar

Sacral

Figura 5.11 As curvaturas da coluna vertebral.

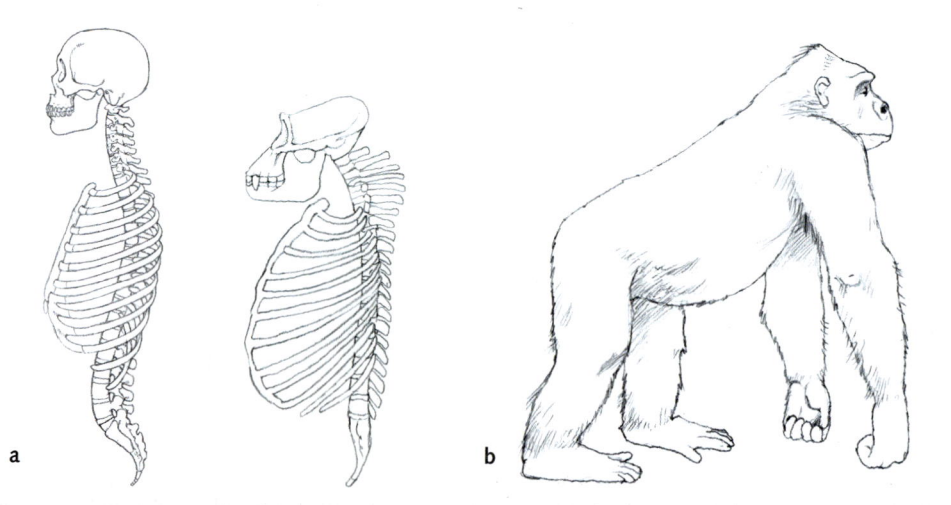

a

b

Figura 5.10 *(a)* Somente os humanos têm curvatura lombar, de maneira que *(b)* nossos primos primatas não podem ser considerados bípedes verdadeiros.

ONTOGENIA: UMA HISTÓRIA AINDA MAIS BREVE DA NOSSA COLUNA VERTEBRAL

Após compreendermos a evolução da nossa espécie (filogenia), poderemos estudar os estágios de desenvolvimento pelos quais passa cada um dos seres humanos (ontogenia). Embora o feto em desenvolvimento apresente – e depois perca – certas características que compartilhamos com nossos ancestrais (como guelras e cauda), a teoria de que a ontogenia recapitula a filogenia perdeu credibilidade há muito tempo. Entretanto, ela é verdadeira em pelo menos um aspecto: a correspondência entre o desenvolvimento filogenético e ontogenético da nossa coluna vertebral.

Lembre-se de que nossa coluna vertebral fetal apresenta apenas a curvatura primária ao longo de toda sua extensão; esse é o caso durante a maior parte da existência intrauterina (Fig. 5.12). A primeira vez que a nossa coluna vertebral se move fora da curvatura primária é quando a cabeça se ajusta à curva de 90 graus do canal de parto e o pescoço experimenta a curvatura secundária (lordótica) pela primeira vez (Fig. 5.13).

Mesmo nos casos de parto não vaginal, o desenvolvimento postural avança da cabeça para baixo, e a curvatura cervical continua a se formar depois que aprendemos a sustentar o peso da cabeça, por volta dos primeiros seis meses de vida. Então, ela se forma completamente por volta dos 9 meses, quando aprendemos a nos sentar eretos.

Depois de engatinharmos e nos arrastarmos como nossos ancestrais quadrúpedes, para conseguirmos sustentar o peso sobre os pés necessitamos da curvatura lombar. Então, mais ou menos entre 12 e 18 meses de vida, quando começamos a andar, a parte lombar da coluna vertebral se retifica a partir da sua curvatura cifótica primária. Por volta dos 3 anos, ela começa a se tornar côncava para a frente (lordótica), embora isso não seja facilmente visível entre 6 e 8 anos. Após os 10 anos, a curvatura lombar assume completamente sua forma adulta (Fig. 5.14), embora os ossos da coluna vertebral continuem seu processo de ossificação ao longo da segunda e terceira décadas de vida.

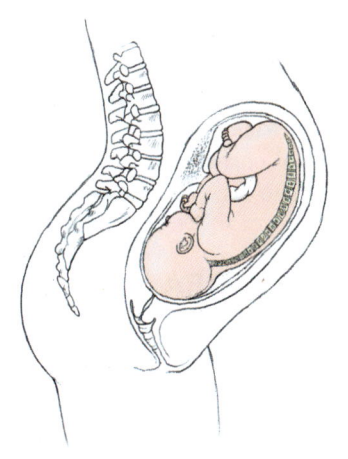

Figura 5.12 A coluna vertebral em sua totalidade, exibindo a curvatura primária dentro do útero.

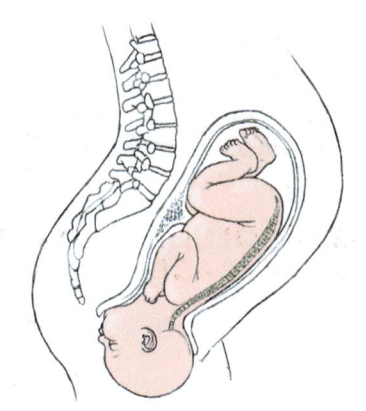

Figura 5.13 O primeiro aparecimento da curvatura secundária: ajustando-se ao giro de 90 graus do colo do útero para a passagem vaginal.

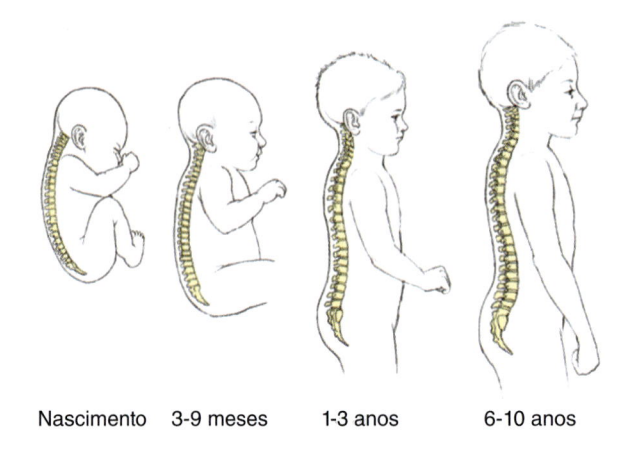

Nascimento   3-9 meses   1-3 anos   6-10 anos

Figura 5.14 Desenvolvimento das curvaturas primárias e secundárias.

A ESTABILIDADE COMEÇA COM A GRAVIDADE

A engenhosidade da natureza em conciliar exigências conflitantes está gloriosamente visível na coluna vertebral humana, pois, apesar de sermos os únicos bípedes verdadeiros do planeta, somos também as criaturas mecanicamente menos estáveis da Terra. Do ponto de vista da engenharia, está claro que possuímos a menor base de apoio, o centro de gravidade mais alto e o crânio mais pesado (proporcionalmente ao nosso peso corporal total[2]) do que qualquer outro mamífero. Felizmente, a desvantagem de ter um crânio tão pesado quanto uma bola de boliche (4,5-5 kg) se equilibrando no topo do nosso corpo é compensada pela vantagem de ter um cérebro grande, que pode descobrir como fazer tudo isso funcionar de maneira eficiente, e é aí que a ioga pode nos ajudar a perceber quando nossa coluna vertebral e nossa respiração estão sustentando integralmente a nossa cabeça. Por que isso é tão importante? Foi estimado que, para cada deslocamento de 2,5 cm do peso de nosso crânio para a frente em relação à nossa linha central de gravidade, a carga incidente nos músculos que o sustentam aumenta em aproximadamente 5 kg. Nossa forma humana, particularmente a coluna vertebral, exibe uma solução extraordinária para as exigências contraditórias de rigidez e plasticidade. O equilíbrio estrutural das forças de sthira e sukha em nossos corpos se relaciona ao princípio do *equilíbrio intrínseco*, uma poderosa fonte de sustentação interior que pode ser revelada por meio da prática da ioga.

NOSSA COLUNA VERTEBRAL É UMA ESTRUTURA EM BUSCA DA NEUTRALIDADE

Os componentes de nossa coluna vertebral como um todo evoluíram para neutralizar a combinação de forças às quais a coluna está constantemente submetida pela gravidade e pelo movimento. As 24 vértebras estão ligadas entre si por zonas intermediárias de discos cartila-ginosos, articulações capsulares e ligamentos espinais (mostrados esquematicamente em azul

---

2 Mais refinado do que as proporções entre o cérebro e o corpo, o quociente de encefalização (QE) é uma medida relativa do tama-nho do cérebro, definida como a razão entre a massa cerebral observada e a prevista para um animal de determinado porte. Entre os mamíferos, o QE situa os humanos em primeiro lugar; logo atrás vêm os golfinhos, orcas e chimpanzés. Os corvos têm pontuação bastante alta e os hipopótamos ficam em último lugar (Pontarotti, 2016).

na Fig. 5.15). Essa alternância de estrutura óssea e tecido mole representa uma combinação de elementos estáveis e ativos. As vértebras são as estruturas estáveis (sthira), e os elementos móveis e ativos (sukha) são os discos intervertebrais, as articulações facetárias (capsulares) e a rede de ligamentos que conectam os arcos das vértebras adjacentes (Fig. 5.16). O *equilíbrio intrínseco* da coluna vertebral pode ser encontrado na integração e interação desses elementos estáveis e ativos, que são capazes de armazenar e liberar energia em resposta às cargas gravitacionais e de movimento a eles aplicadas.

Para compreendermos a arquitetura geral da coluna vertebral, é importante vê-la como duas colunas separadas. A vista lateral esquemática na Figura 5.17 mostra a dimensão de frente para trás, que pode, *grosso modo*, ser dividida ao meio em uma coluna de corpos vertebrais e uma coluna de arcos. A coluna anterior de corpos vertebrais lida com a sustentação de peso e forças compressivas, enquanto a coluna posterior de arcos lida com forças tensoras geradas pelo movimento. Dentro de cada coluna,

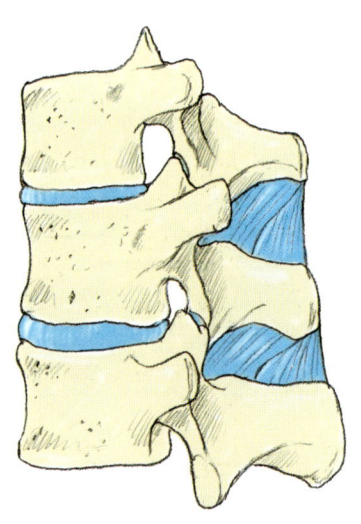

Figura 5.15 Zonas alternadas de tecido duro e mole na coluna vertebral.

a relação dinâmica de osso e tecido mole exibe um equilíbrio de sthira e sukha. Os corpos vertebrais transmitem as forças compressivas para os discos, os quais resistem à compressão empurrando-os de volta na direção oposta. A coluna de arcos transmite as forças tensoras para todos os ligamentos que estão presos a ela (Fig. 5.18), os quais resistem se alongando ao puxá-los de volta. Resumindo, os elementos estruturais da coluna vertebral estão envolvidos em uma dança complexa que protege o sistema nervoso central pela neutralização de forças de tensão e compressão.

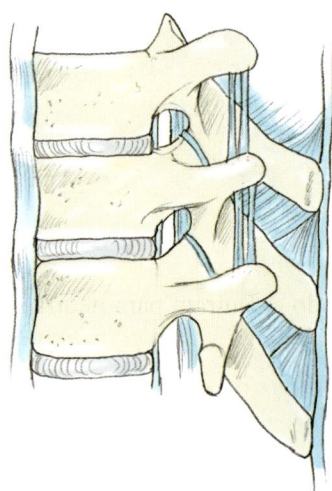

Figura 5.16 Ligamentos da coluna vertebral.

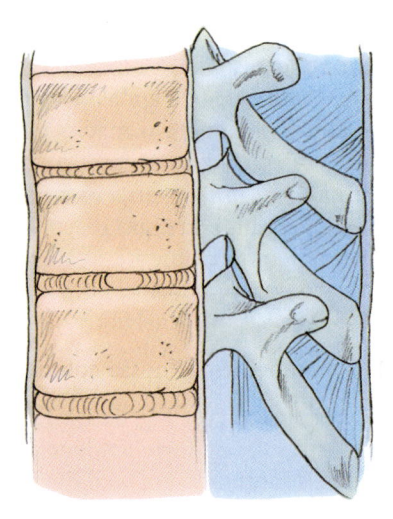

Figura 5.17 Vista lateral da coluna vertebral dividida em uma coluna anterior de corpos vertebrais e discos e em uma coluna posterior de arcos e processos.

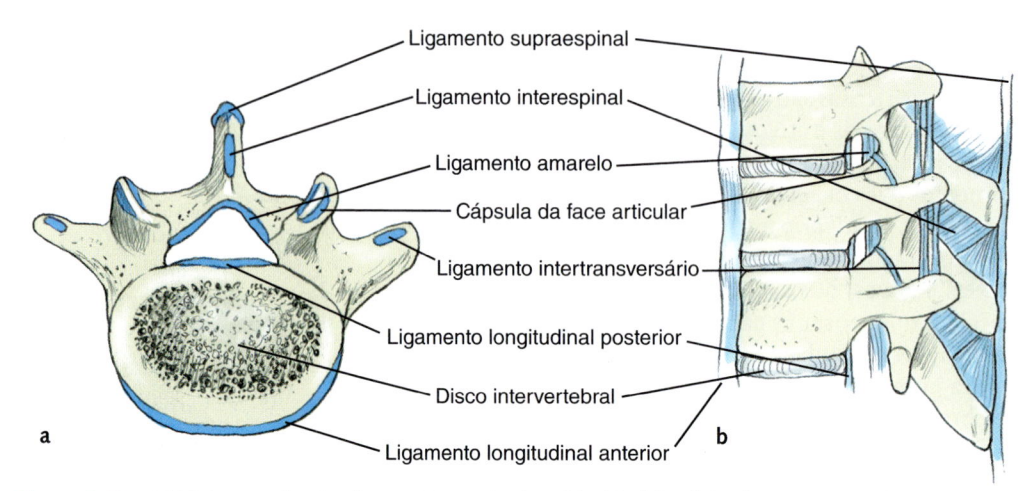

Figura 5.18   *(a)* Vista superior dos ligamentos espinais e *(b)* vista lateral dos ligamentos espinais.

A partir do topo da parte cervical da coluna vertebral até a base da parte lombar, as vértebras individuais são muito diferentes em relação ao formato, de acordo com as demandas funcionais das diferentes regiões da coluna vertebral (Fig. 5.19). Existem, entretanto, elementos comuns a todas as estruturas vertebrais, como ilustrado pela representação esquemática na Figura 5.20.

Discos e ligamentos

Se você olhar mais detalhadamente, também poderá ver como *sthira* e *sukha* estão revelados nos componentes de um disco intervertebral. As camadas fibrosas e rígidas do anel fibroso circundam firmemente o macio núcleo pulposo esférico, os remanescentes da notocorda, que é uma das primeiras origens embrionárias[3] da coluna vertebral. Em um disco saudável, o núcleo está completamente acomodado, em todo o seu entorno, pelo anel fibroso e pela vértebra (ver Fig. 5.21). O anel fibroso está acomodado, na frente e atrás, pelos ligamentos longitudinais anterior e posterior, com os quais está fortemente ligado (ver Fig. 5.18). Esse arranjo bem firme resulta na forte tendência que o núcleo tem de sempre retornar para o centro do disco, não importando em qual direção ele é impulsionado pelo corpo.

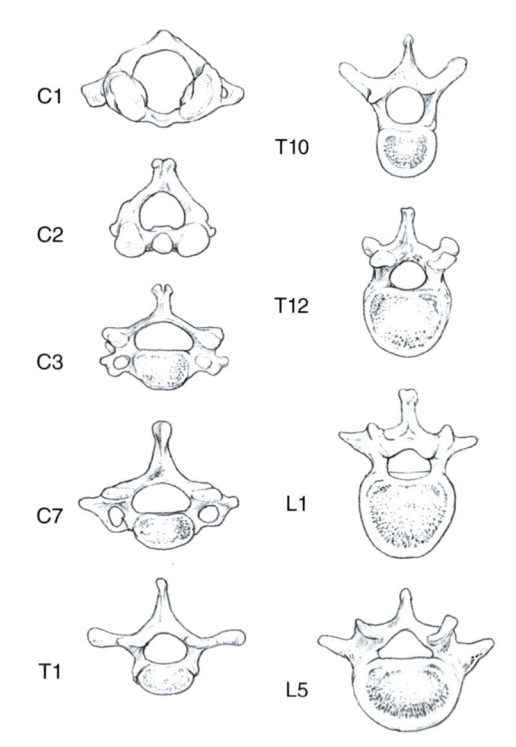

Figura 5.19   A forma segue a função: as mudanças de forma das vértebras.

---

3   A notocorda surge nos embriões por volta de três semanas de gestação, na forma de um pequeno bastonete flexível composto por células do *mesoderma* (camada média), uma das três camadas celulares primárias, formadas nos estágios iniciais do desenvolvimento embrionário. As outras duas camadas são o *endoderma* (camada interna) e o *ectoderma* (camada externa).

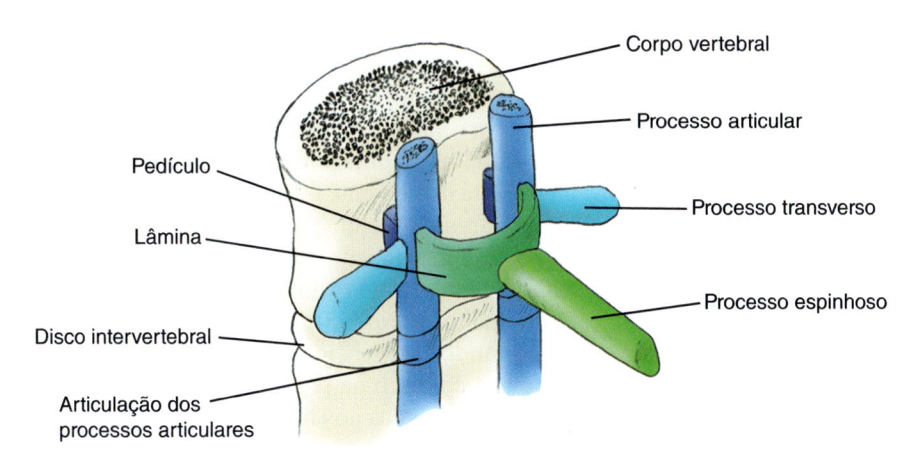

Figura 5.20 Elementos comuns da estrutura de uma vértebra.

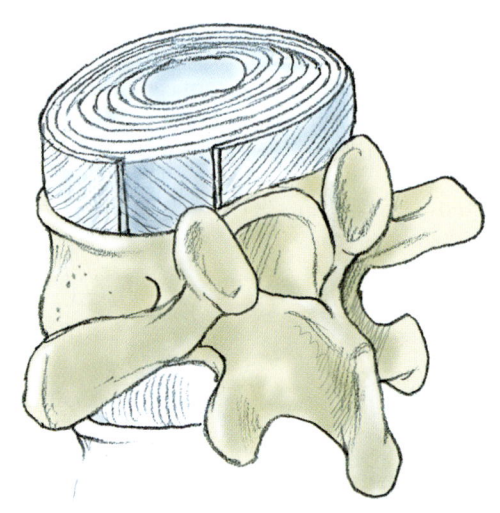

Figura 5.21 O núcleo pulposo está fortemente preso pelo anel fibroso, o qual contém anéis concêntricos de fibras oblíquas, que alternam sua direção de forma semelhante à dos músculos oblíquos internos e externos do abdome.

Puxar-empurrar

As atividades de sustentação de peso em geral, assim como a rotação axial (movimentos de torção), produzem forças compressivas axiais que achatam o núcleo para dentro do anel, o qual o empurra de volta, acarretando uma reação de descompressão (ver Fig. 5.22).

Se as forças compressivas forem intensas o bastante, em vez de se romper, o núcleo perderá um pouco de sua umidade para o osso poroso do corpo vertebral. Quando o peso é retirado da coluna vertebral, o núcleo hidrofílico atrai a água de volta e o disco retorna para sua espessura original. É por isso que os seres humanos são um pouco mais altos logo após se levantarem da cama.

Os movimentos de flexão, extensão e flexão lateral produzem movimentos assimétricos do núcleo, porém o resultado é o mesmo: sempre que os corpos vertebrais se movem, um em direção ao outro, o núcleo é empurrado para a direção oposta, para o lado "aberto", onde encontra a força de tração contrária do anel, que leva o núcleo em direção ao centro do disco, estimulando os corpos vertebrais de volta à neutralidade (ver Fig. 5.23).

Os ligamentos longos que percorrem toda a coluna vertebral, na frente e atrás, auxiliam esse movimento de tração contrária. O ligamento longitudinal anterior vai desde a parte anterior do sacro até a região anterior do occipício e está firmemente preso à superfície anterior de cada disco intervertebral. Quando é tensionado durante a inclinação para trás, ele não apenas tende a puxar o nosso corpo de volta para a posição neutra, como também ajuda a impulsionar o núcleo posteriormente a partir da tensão aumentada nos pontos de fixação em cada disco. A ação oposta ocorre no ligamento longitudinal posterior, que vai desde a região posterior do sacro até a região posterior do occipício, quando ele é tensionado na inclinação para a frente.

Cada movimento que produz compressão do disco na parte anterior da coluna vertebral necessariamente resulta em forças de tensão aplicadas aos ligamentos correspondentes que estão presos à parte posterior da coluna. A ação de retrair esses ligamentos para anular seu estado de tensionamento gera um aumento das outras forças de equilíbrio intrínseco, as quais se combinam a fim de fazer a coluna vertebral retornar à sua posição neutra.

É importante enfatizar que toda essa atividade ocorre em tecidos que não dependem dos sistemas circulatório, muscular e nervoso voluntário. Em outras palavras, suas ações não impõem uma demanda de energia sobre esses sistemas nem exigem intenção consciente para operar. Mas há necessidade de haver uma intenção concentrada, para que possamos descobrir todas as maneiras pelas quais habitualmente interferimos nesse mecanismo de apoio natural

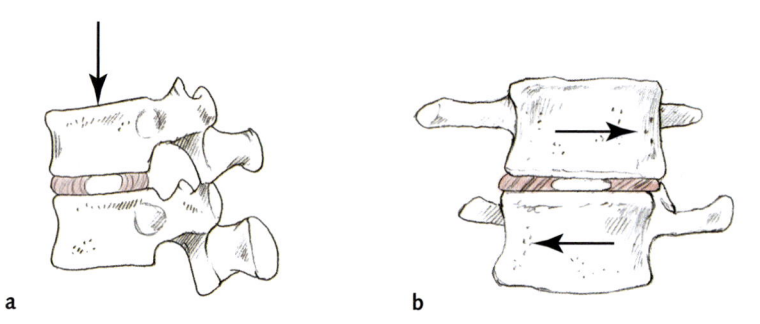

a   b

Figura 5.22 *(a)* Forças de sustentação de peso, assim como *(b)* a torção, produzem compressão simétrica (achatamento) do núcleo, o qual, sob pressão do anel, retorna à sua forma esférica, descomprimindo, assim, os espaços intervertebrais.

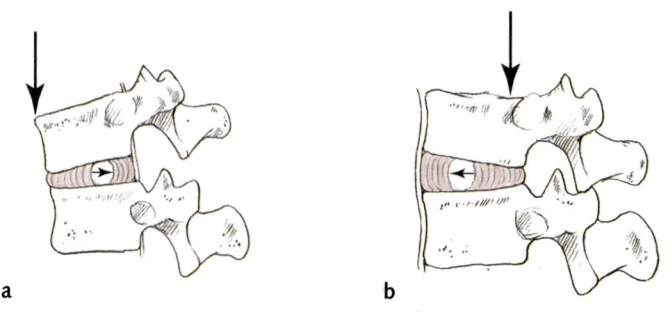

a   b

Figura 5.23 Os movimentos de flexão *(a)* e extensão *(b)* produzem movimentos assimétricos do núcleo, o qual, sob pressão do anel, retorna à posição central, favorecendo a volta da coluna vertebral ao estado neutro.

e inato. Essa é uma perspectiva robusta, fundamentada na anatomia, com base na qual se torna possível visualizar um objetivo-chave da prática dos asanas – a descoberta e remoção de obstruções ao nosso estado natural.

Discos doentes

Como existe uma tremenda quantidade de pessoas em todo o mundo que padecem de dores atribuídas a discos intervertebrais danificados ou "herniados", esta é uma boa ocasião para esclarecer o que acontece quando há comprometimento na estrutura de um disco. Embora a frase seja de uso comum, não existe algo como "hérnia de disco". O anel fibroso está firmemente ancorado às placas terminais dos corpos vertebrais, de modo que nenhum deslizamento (i.e., herniação) é *possível* entre as duas estruturas. O que realmente acarreta a degeneração do disco é que, depois dos 25 anos, as fibras do anel tornam-se menos resistentes. Isso pode proporcionar a ocorrência de rupturas e perda de contenção do núcleo pulposo, o que geralmente é conhecido como hérnia ou prolapso. Embora possam ocorrer hérnias anteriores, a Figura 5.24 representa uma hérnia posterior, que é muito mais comum.

A Figura 5.24*a* ilustra um disco jovem visto de cima, com seu núcleo totalmente contido dentro dos anéis intactos do anel fibroso. A Figura 5.24*b* mostra o que acontece quando esses anéis de fibrocartilagem se rompem e o núcleo vaza em direção (mas não além) da periferia posterior do disco, o que geralmente é conhecido como abaulamento discal. Quando o material nuclear se projeta para além da borda do disco, mas ainda está contido pelo ligamento longitudinal posterior (Fig. 5.24*c*), classifica-se como protrusão discal. Nos casos em que o ligamento longitudinal posterior sofreu ruptura pelo núcleo (figura 5.24*d*), temos uma extrusão discal. Considerada a forma mais grave de degeneração do disco, temos um diagnóstico de sequestro discal (Fig. 5.24*e*) quando um fragmento do núcleo se solta e vagueia pelos espaços por onde transitam nervos vitais.

Compreensivelmente, o sequestro discal pode estar associado a sintomas neurológicos alarmantes, como dor intensa, déficits sensório-motores ou perda do controle do intestino e da bexiga. Se ocorrerem persistência e deterioração desses sintomas, é recomendável que a pessoa seja imediatamente submetida a cirurgia, para que sejam evitados possíveis danos aos nervos. Pesquisas demonstraram que mesmo essa forma mais

a) disco não alterado ("normal")

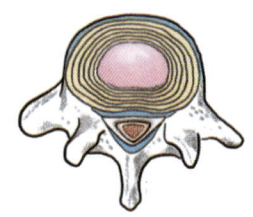

b) abaulamento discal

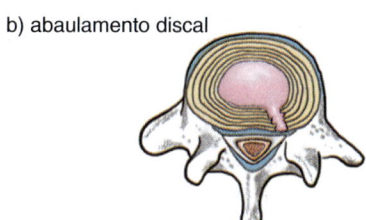

c) protrusão discal

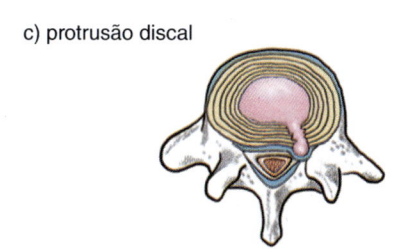

d) extrusão discal

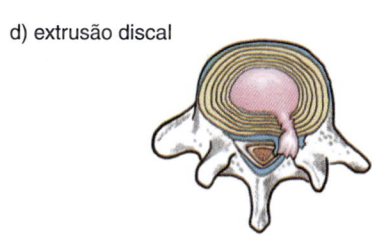

e) sequestro discal

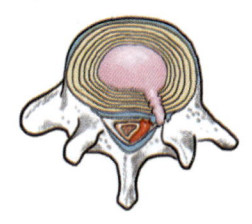

Figura 5.24 Classificação da degeneração de disco: *(a)* disco normal; *(b)* abaulamento discal; *(c)* protrusão discal; *(d)* extrusão discal; *(e)* sequestro discal.

grave de hérnia de disco não causa dor em algumas pessoas e, naquelas que sentem dor, os sintomas geralmente desaparecem sem intervenção cirúrgica; depois, os estudos de ressonância magnética revelarão pouca ou nenhuma evidência do fragmento sequestrado. Esses achados coincidem com alguns estudos mostrando que, quanto mais grave for a hérnia (Fig. 5.24*d* e *e*), mais provável será a reabsorção do núcleo rebelde pelos mecanismos naturais de cura do corpo (Weber, 1982).

Várias teorias foram propostas para explicar esse fenômeno (Geiss et al., 2007; Marshall, Trethewie e Curtain, 1977; Gertzbein et al., 1975). A maioria delas enfoca a natureza química do núcleo pulposo e como o sistema imunológico do corpo reage quando ocorre sua liberação. Devemos ter em mente que o núcleo pulposo é o remanescente da notocorda embrionária, existindo em um ambiente completamente avascular no centro do disco, onde os sistemas circulatório e imunológico do nosso corpo, cujo desenvolvimento se deu depois do surgimento da notocorda, não podem alcançá-lo. Portanto, quando nosso sistema imunológico se vê diante do núcleo pulposo, ele registra esse material como "não próprio" e organiza um ataque inflamatório para que tal ameaça seja eliminada. Essa reação produz muitas das substâncias químicas associadas à dor e à inflamação.[4] Juntamente com a pressão física do núcleo exercida sobre a raiz nervosa, fica claro que boa parte da dor resultante de uma hérnia não contida é causada pela resposta inflamatória do sistema imunológico, que está fazendo o possível para reabsorver o "invasor".

E as formas menos graves de degeneração de disco (Fig. 5.24*b*, *c*, *d*)? Cada vez mais pesquisadores e médicos estão considerando que isso seja um desgaste normal na coluna vertebral humana, em vez de um processo patológico. Muitos desses profissionais questionam se a palavra *doença* deve mesmo estar atrelada a discussões sobre degeneração de disco ou às causas de dores nas costas (Goel, 2019).

Diversos estudos (Jensen et al., 1994; Boden et al., 1990; Weishaupt et al., 1998; Boos et al., 1995, 2000; Powell et al., 1986; Borenstein et al., 2001; Wiesel et al., 1984; Wood et al, 1995; Jarvik et al., 2001) reproduziram uma descoberta de que, quando pessoas de meia-idade sem histórico de dor nas costas são submetidas a estudos de ressonância magnética, pelo menos metade delas apresenta abaulamento, protrusão e extrusão discais. Por estarem assintomáticos, esses indivíduos não tinham motivos para fazer uma ressonância magnética, ao contrário daqueles com dor suficiente para sair em busca do atendimento médico. Ao que parece, a relação da maioria das dores nas costas com evidências de degeneração de disco não passa de uma correlação: pessoas com dor nas costas fazem ressonâncias magnéticas, mas correlação não é causa. Por esse motivo, seria muito importante contar uma história diferente sobre o que realmente causa dor nas costas para a maioria das pessoas e por que a prática da ioga parece ajudá-las tanto. Retomaremos esse tópico no capítulo sobre respiração.

TIPOS DE MOVIMENTO DA COLUNA VERTEBRAL

Acredita-se em geral que haja quatro movimentos possíveis da coluna vertebral: flexão, extensão, rotação axial (torção) e flexão lateral (inclinação para os lados). Esses quatro movimentos ocorrem de maneira mais ou menos espontânea durante a nossa vida: quando nos inclinamos para amarrar os sapatos (flexão; ver Fig. 5.25), nos esticamos para alcançar alguma coisa em uma prateleira alta (extensão; ver Fig. 5.25), pegamos uma sacola no banco traseiro do carro (rotação axial; ver Fig. 5.26) ou colocamos nosso braço dentro da manga de um casaco (flexão lateral; ver Figs. 5.27 e 5.28). É evidente que há posturas na ioga que também

---

4 Agentes bioquímicos iniciadores de inflamação, como prostaglandinas, leucotrienos, tromboxano, óxido nitroso, citocinas (IL-1, IL-6, TNFa e IFNy) e também leucócitos (macrófagos e linfócitos) foram observados em lesões de núcleo de disco.

enfatizam esses movimentos. Essas ilustrações e as Tabelas 5.1 a 5.3 oferecem uma análise detalhada dessas amplitudes de movimento. Observe que todas essas amplitudes são médias estabelecidas pela avaliação de uma grande variedade de pessoas. Qualquer indivíduo vai apresentar variações significativas em ambas as extremidades do espectro de flexibilidade e em diferentes regiões da coluna vertebral. Os números dados para os graus de amplitude de movimento são aproximados, assim como os ângulos mostrados, com uma variação de 5° em todas as direções. Além disso, é praticamente impossível isolar por completo as seções da coluna vertebral ou as amplitudes de movimento umas das outras, porque nossa coluna — e, na verdade, todo o nosso corpo — se move como um todo conjugado e integrado.

Tabela 5.1   Flexão e extensão da coluna vertebral

	Flexão		Extensão		Combinadas
	Graus	Média por vértebra	Graus	Média por vértebra	Graus
Cervicais (C1 a C7)	40°	5,7°	75°	10,7°	115°
Torácicas (T1 a T12)	45°	3,8°	25°	2,0°	70°
Lombares (L1 a L5)	60°	12,0°	35°	7,0°	95°
Total	145°		135°		280°

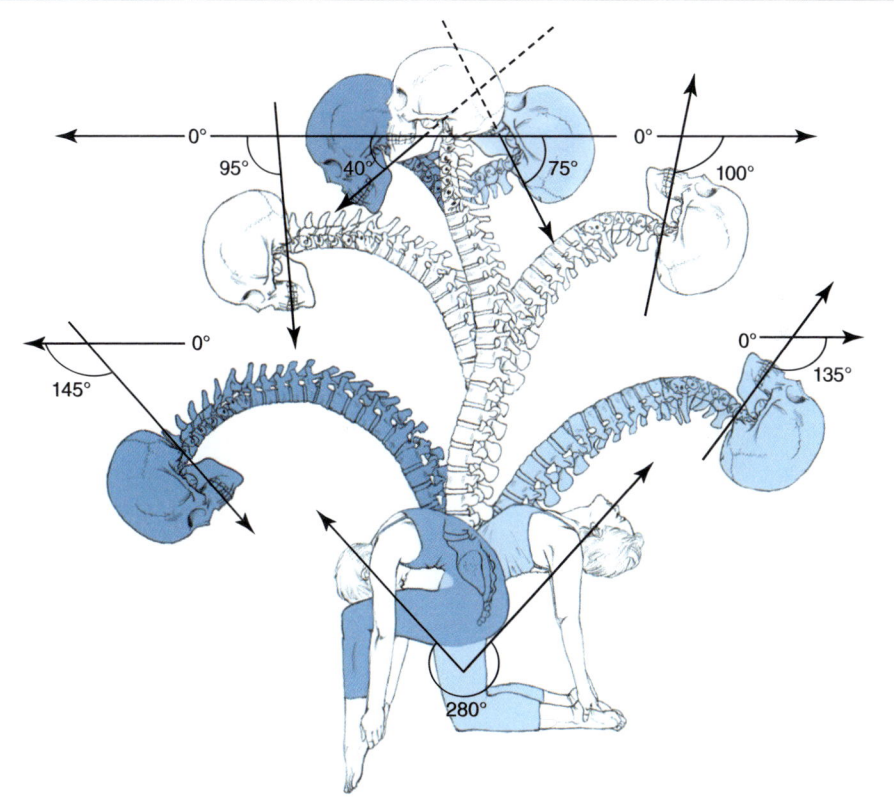

Figura 5.25   Amplitudes de movimento médias de flexão e extensão da coluna vertebral. A Tabela 5.1 mostra a amplitude de movimento (ADM) média por vértebra, que é determinada pela divisão do número de vértebras em uma seção pela ADM total da seção. Observe que a ADM média por vértebra não leva em consideração as variações na ADM existentes em todos os níveis no âmbito de cada seção.
Adaptada de A.J. Kapandji, *Physiology of the joints*, Vol. 3: The Vertebral Column, Pelvic Girdle and Head, 6.ed. (Elsevier, 2008).

Tabela 5.2   Rotação axial

	Graus	Média por vértebra
Cervicais (C1 a C7)	75°	10,7°
Torácicas (T1 a T12)	35°	2,9°
Lombares (L1 a L5)	5°	1,0°
Total	115°	

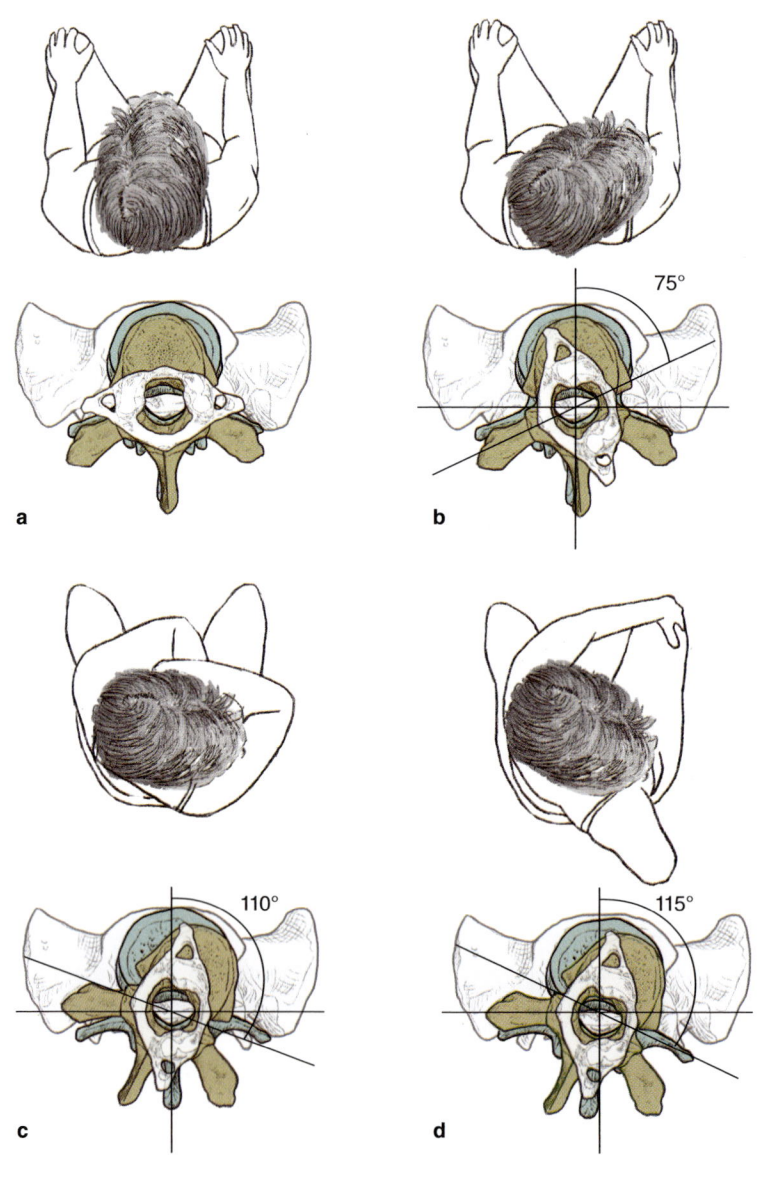

Figura 5.26   *(a)* Neutra, 0° de rotação axial; *(b)* apenas cervical, 75° de rotação axial; *(c)* cervical e torácica, 110° de rotação axial; e *(d)* cervical, torácica e lombar, 115° de rotação axial.

Tabela 5.3 Flexão lateral

	Graus	Média por vértebra
Cervicais (C1 a C7)	35°	5,0°
Torácicas (T1 a T12)	20°	1,7°
Lombares (L1 a L5)	20°	4,0°
Total	75°	

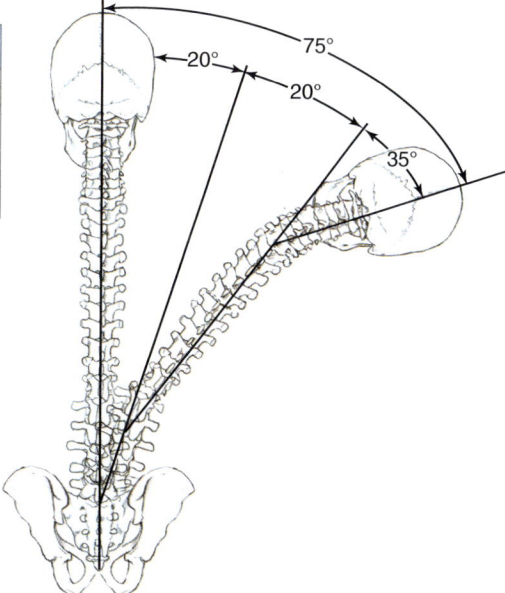

Figura 5.27 Amplitudes de movimento de flexão lateral da coluna vertebral. Observe como a flexão lateral de 75° é o movimento mais igualmente distribuído por toda a coluna vertebral.

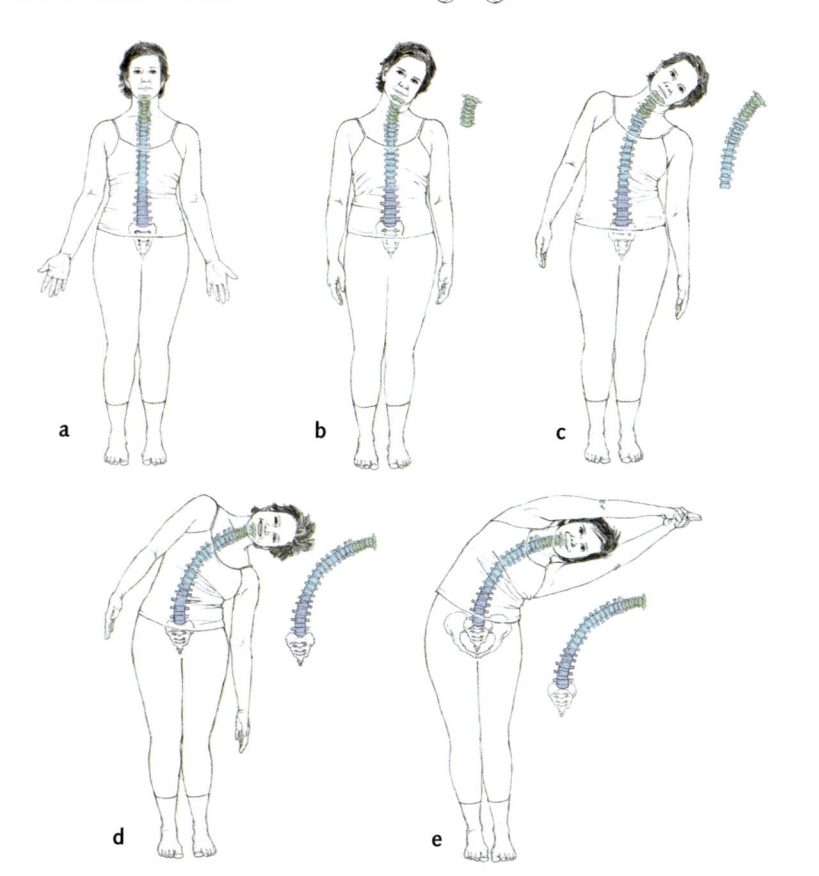

a   b   c

d   e

Figura 5.28 *(a)* Coluna vertebral em posição neutra; *(b)* flexão lateral cervical; *(c)* flexão lateral cervical e torácica; *(d)* flexão lateral cervical, torácica e lombar; e *(e)* flexão lateral e inclinação pélvica lateral.

Para praticantes e professores de asana, esses números serão válidos para que se veja com clareza como está distribuído de maneira desigual o movimento em nossa coluna, o que fica evidente ao observarmos a amplitude média de movimento por vértebra no gráfico combinado (Tab. 5.4). Por exemplo, lendo diretamente da esquerda para a direita na linha da porção torácica da coluna (T1-T12), encontraremos quatro das cinco médias mais baixas por números de vértebra no gráfico. Resumindo a história contada por esses números, a única coisa que a nossa coluna vertebral gosta menos do que flexionar, estender ou torcer suas 12 vértebras torácicas (1,7 a 3,8 graus por vértebra, em média) é fazer rotação axial (i.e., torcer) suas 5 vértebras lombares (1,0 grau por vértebra, em média).

Tabela 5.4   Distribuição de flexão, extensão, rotação axial e flexão lateral em comparação com as porções cervical, torácica e lombar da coluna vertebral

	Flexão		Extensão		Combinada	Rotação axial		Flexão lateral	
	Graus	Média por vértebra	Graus	Média por vértebra		Graus	Média por vértebra	Graus	Média por vértebra
Cervicais (C1 a C7)	40°	5,7	75°	10,7	115°	75°	7,1	35°	5,0
Torácicas (T1 a T12)	45°	3,8	25°	2,0	70°	35°	2,9	20°	1,7
Lombares (L1 a L5)	60°	12,0	35°	7,0	95°	5°	1,0	20°	4,0
Total	145°		135°		280°	115°		75°	

Flexão e extensão e curvaturas primária e secundária

O movimento da coluna vertebral que enfatiza a curvatura primária é a flexão. Conforme discutido anteriormente, a curvatura primária é aquela presente principalmente na parte torácica da coluna vertebral, embora também seja aparente no formato do sacro. Não é por acaso que o asana da ioga que melhor exemplifica a flexão da coluna é chamado de postura da criança (ver Fig. 5.29), visto que reproduz a curvatura primária do feto.

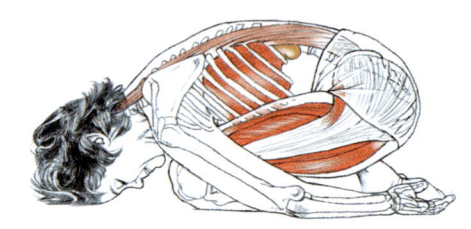

Figura 5.29   A postura da criança é uma reprodução da curvatura primária do feto.

Por uma certa perspectiva, todas as curvas do corpo que são convexas pela parte posterior podem ser consideradas um reflexo da curvatura primária. Uma maneira simples de identificar todas as curvaturas primárias é prestar atenção a todas as partes curvadas do corpo que tocam o solo na *savasana*, ou postura do cadáver (ver Fig. 5.30): a curva da parte posterior da cabeça, parte superior do dorso e escápulas, dorso das mãos, sacro, parte posterior da coxa, panturrilhas e calcanhares. Consequentemente, as curvaturas secundárias estão presentes em todas as partes do corpo que não tocam o solo nessa posição: as partes cervical e lombar da coluna vertebral, a parte posterior dos joelhos e o espaço posterior aos tendões do calcâneo.

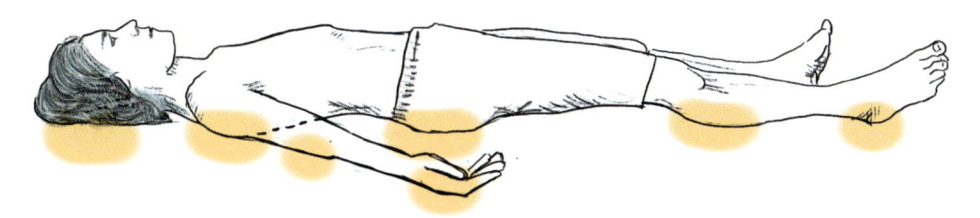

Figura 5.30 Na postura do cadáver (em decúbito dorsal), as curvaturas primárias do corpo (áreas sombreadas) estão em contato com o solo.

A flexão da coluna vertebral pode ser definida como o aumento das curvaturas primárias e a redução das curvaturas secundárias da coluna vertebral. O inverso dessa definição descreveria a extensão da coluna vertebral como o aumento das curvaturas secundárias e a redução das curvaturas primárias. Referir-se às curvas sacrais e torácicas como primárias e às curvas lombares e cervicais como secundárias é uma alternativa menos clínica aos termos "cifótica" e "lordótica", que são frequente e indiscriminadamente substituídos por "cifose" e "lordose". Essa alternativa é problemática porque o sufixo -*ose* transforma a descrição de uma característica normal de nossa coluna vertebral em um termo diagnóstico para curvatura anormal ou excessiva.

No que diz respeito ao movimento, a relação entre as curvaturas primárias e secundárias pode ser considerada recíproca: quanto mais aumentamos uma delas, mais a outra tenderá a diminuir e vice-versa. Por exemplo, uma acentuação da curvatura torácica tende a produzir uma redução das curvaturas lombar e cervical. Um exercício clássico da ioga que explora a relação recíproca entre as curvaturas primária e secundária é o que utiliza as posturas do gato e da vaca, ou *chakravakasana* (ver Fig. 5.31).

Apoiada pelas duas extremidades dos braços e das coxas, as curvaturas da coluna vertebral podem mover-se livremente em ambas as direções, produzindo as mudanças na forma de flexão e extensão. Embora seja comum que os instrutores ensinem esse movimento orientando o aluno a expirar durante a flexão da coluna vertebral e a inspirar durante a extensão da coluna, examinaremos no próximo capítulo outras perspectivas sobre indicações para a respiração e o movimento da coluna vertebral.

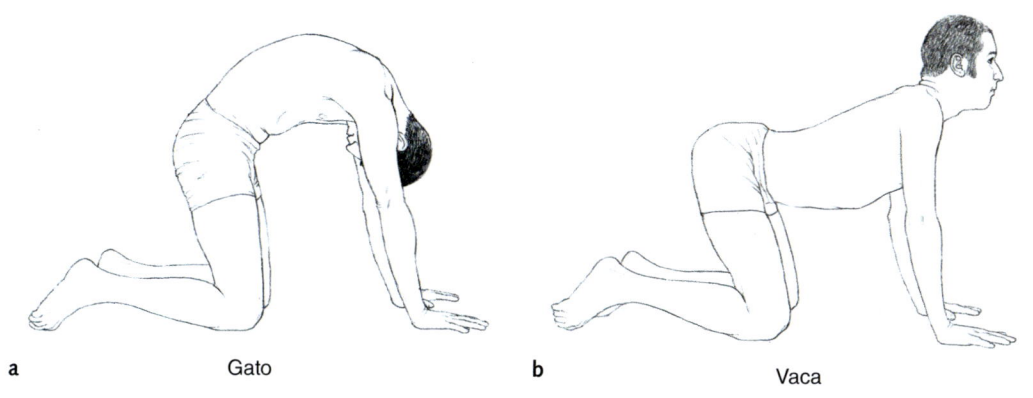

a   Gato   b   Vaca

Figura 5.31 O exercício com as posturas do gato e da vaca enfatizam a relação recíproca das curvaturas (*a*) primária e (*b*) secundária.

> ### Momento para o movimento e a respiração
>
> Sente-se confortavelmente e tente aumentar a sua curvatura torácica. Perceba como o seu pescoço e a parte inferior da coluna vertebral se nivelam. Agora tente fazer o mesmo movimento, mas iniciando a flexão com a cabeça. Se você projetar a cabeça para a frente, seu tórax e a parte inferior da coluna acompanharão o movimento? Ocorre algo semelhante se você iniciar a flexão a partir da parte inferior da coluna? Perceba se esses movimentos de flexão da coluna em geral tendem a gerar uma expiração ou uma inspiração.
>
> Procedendo na direção oposta, tente diminuir sua curvatura torácica. Perceba se o pescoço e a parte inferior da coluna aumentam suas curvaturas. Se você tentar iniciar a extensão com a cabeça ou com a parte inferior da coluna, os resultados serão os mesmos ou serão diferentes? Você percebeu se esses movimentos de extensão da coluna tendem a gerar uma inspiração ou uma expiração?
>
> Em seguida, inverta o experimento e, com várias respirações, aumente lentamente a duração e a profundidade de suas expirações por algumas respirações e depois suas inspirações. Você teve a percepção de que a sua coluna está querendo se mover em flexão ou extensão? Se foi o caso, qual parte da respiração estimula qual movimento?

Perspectiva espacial *versus* vertebral em posturas de inclinação para a frente e para trás

Flexão da coluna vertebral não é necessariamente a mesma coisa que inclinar-se para a frente, e extensão não significa inclinar-se para trás. Para evitar confusão, é importante que se deixem claras essas distinções. A flexão e a extensão referem-se à relação das curvaturas da coluna entre si, ao passo que inclinação para a frente e inclinação para trás são termos que se referem aos movimentos do corpo no espaço. Certamente esses termos estão relacionados, mas não são intercambiáveis. A título de ilustração, imagine os seguintes exemplos contrastantes de como dois tipos de corpos diferentes podem aparecer em alguns movimentos comuns da ioga.

1. Uma pessoa sedentária e sem flexibilidade, que trabalha sentada em um escritório, cuja postura curvada não muda quando os quadris vão para a frente e os braços se elevam acima da cabeça ao tentar fazer uma ponte, estando em pé, inclinando-se para trás: sua coluna permanece em posição de flexão, mas o corpo está se movendo para trás no espaço (Fig. 5.32a).

2. Uma dançarina com bastante flexibilidade, que estende completamente as curvaturas da coluna ao levar os braços acima da cabeça e mantém a coluna estendida à medida que se flexiona para a frente, a partir das articulações dos quadris, a fim de se colocar na posição de uttanasana (postura com inclinação para a frente): sua coluna permanece estendida, enquanto seu corpo se inclina para a frente no espaço (Fig. 5.32b).

Uma habilidade valiosa é saber distinguir entre as mudanças nas relações das curvas da coluna a partir de outros movimentos do tronco no espaço. Tendo em vista que ambos ocorrem frequentemente ao mesmo tempo, isso pode exigir prática.

A Figura 5.33 mostra uma orientação diferente do movimento de inclinação para trás em pé. Aqui, as curvaturas secundárias são mantidas sob controle, e a pelve fica firmemente apoiada sobre os pés. Como resultado, ocorre um movimento muito menor para trás no espaço, mas com maior ênfase na extensão torácica (redução da curvatura primária). Em comparação com o funcionário de escritório ou com a dançarina, talvez esse possa não ser um movimento intenso espacialmente, mas ele pode oferecer uma experiência de extensão mais distribuída e segura para as estruturas torácicas e as costelas do praticante, e a experiência da respiração será menos problemática.

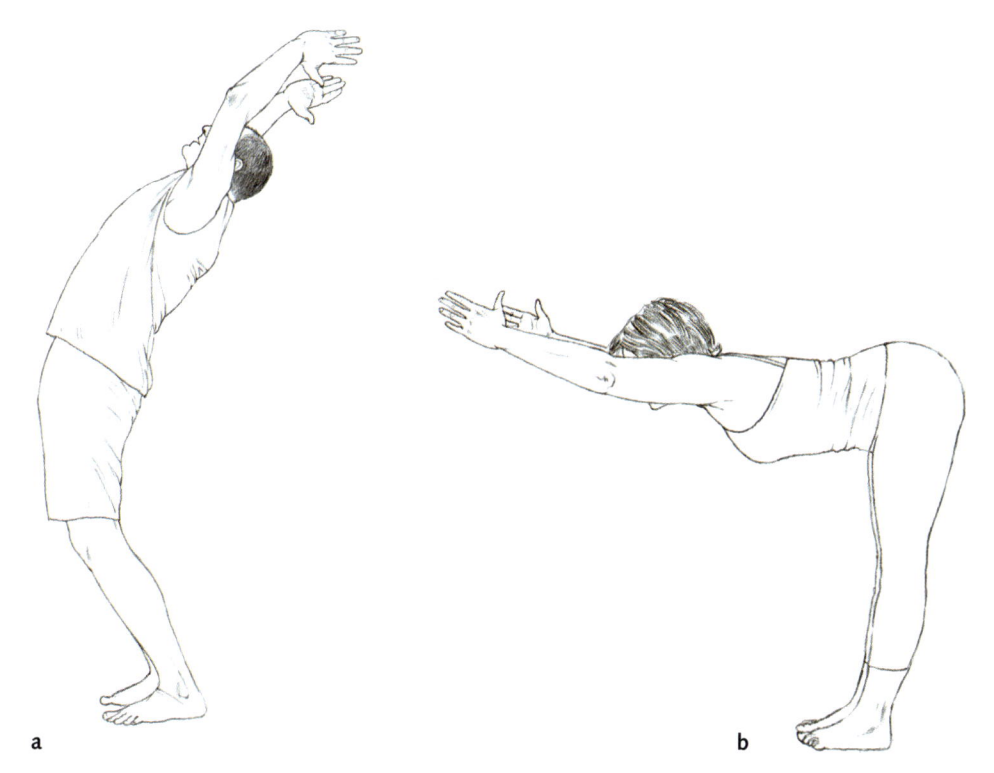

a   b

Figura 5.32 *(a)* Flexão no movimento para trás no espaço, e *(b)* extensão no movimento para a frente no espaço.

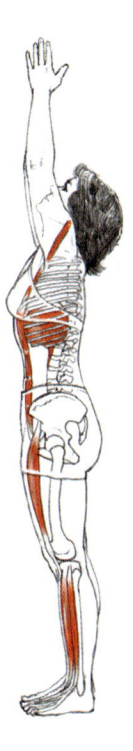

Figura 5.33 Extensão da coluna vertebral em pé, com movimento limitado de inclinação para trás no espaço.

Perspectiva espacial *versus* vertebral em movimentos laterais e de torção

Ao estudarmos as posturas da ioga que envolvem movimentos laterais e de torção, é também importante distinguirmos as perspectivas espaciais daquelas da coluna vertebral. A trikonasana, ou postura do triângulo, é frequentemente chamada de inclinação lateral, e isso é verdade na medida em que ela alonga o caminho do tecido conjuntivo que percorre a lateral do corpo (ver Fig. 5.34). No entanto, é possível alongar a linha lateral do corpo sem uma flexão lateral significativa da coluna, de modo que, novamente, precisamos esclarecer o que de fato queremos dizer com o termo *inclinação lateral*.

Com a trikonasana, um alongamento maior da linha lateral pode ser conseguido se os pés ficarem mais afastados e se a intenção de iniciar o movimento vier principalmente da pelve, ainda mantendo a coluna em extensão neutra. Isso exige muito movimento das articulações do quadril, o que, para alguns praticantes, pode ou não ser indicado (ver p. 144, Guerreiro I). Para algumas pessoas, é possível enfatizar a flexão lateral da coluna vertebral juntando mais os pés. Isso estabiliza a relação entre a pelve e as coxas, fazendo com que o movimento seja proveniente mais da flexão lateral da coluna.

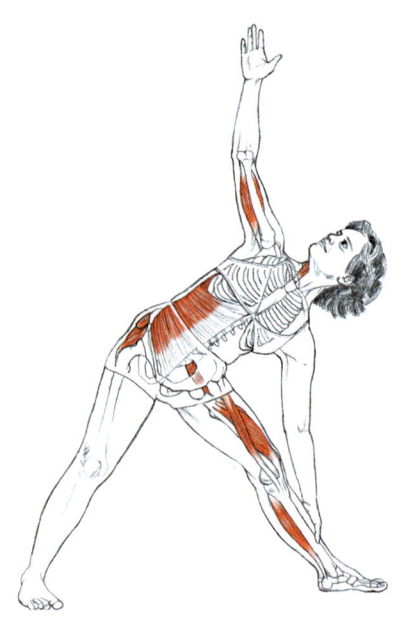

Figura 5.34 Movimento lateral no espaço com flexão lateral mínima da coluna vertebral.

A junção toracolombar é uma área flexível que frequentemente se torna mobilizada em excesso graças a restrições em outros locais. Nos movimentos de torção, isso ocorre porque as facetas articulares inferiores de T12 são encurvadas como vértebras lombares, de modo a ficarem presas às facetas superiores de L1 (como se fossem pertencentes a outra vértebra lombar), o que limita a rotação axial. Mas as facetas articulares superiores de T12 são planas. Assim, essas estruturas podem deslizar umas sobre as outras, como ocorre com o restante das vértebras torácicas. Portanto, as articulações T11 e T12 são as primeiras articulações da coluna acima do sacro capazes de girar livremente. Podemos imaginar essa ação de torção como ocorrendo entre as costelas flutuantes, que, por não terem fixação na parte anterior da caixa torácica, têm maior liberdade de movimentos em suas extremidades anteriores.

Ao analisar o *parivrtta trikonasana*, a variação invertida da postura do triângulo (ver Fig. 5.35a), podemos aplicar a mesma perspectiva à ação de torção da coluna. A parte lombar da coluna vertebral fica praticamente impedida de fazer uma rotação axial (somente 5°; ver Figs. 5.26, 5.35b e Tab. 5.4), o que, nessa postura, significa que ela irá para onde o sacro a conduzir. Consequentemente, para que fosse possível torcer a parte inferior da coluna na direção dessa postura, a pelve teria de se virar na mesma direção. Se a pelve tem liberdade para rodar ao redor das articulações dos quadris, essa postura ocasiona uma torção mais bem distribuída ao longo da coluna do que uma sobrecarga de T11 e de T12 – as duas primeiras vértebras acima do sacro que podem rodar livremente, uma em relação à outra (ver Fig. 5.36). Se a parte lombar da coluna participa totalmente da ação porque a pelve e o sacro também estão

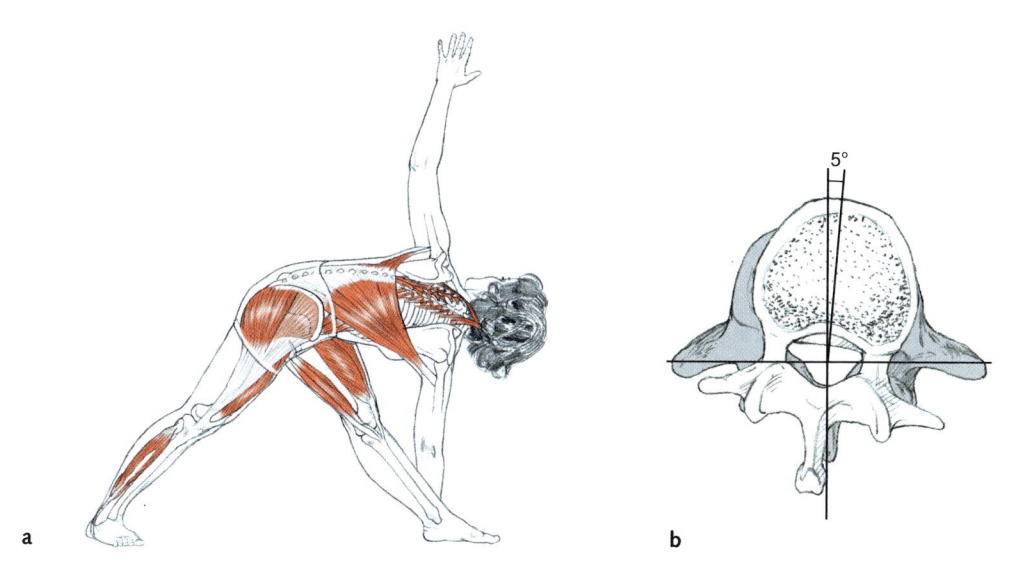

a

b

Figura 5.35 *(a)* Parivrtta trikonasana; *(b)* toda a parte lombar da coluna vertebral só pode realizar torção em 5° ao redor de seu eixo vertical.

em rotação, a caixa torácica, a parte superior da coluna, o pescoço e os ombros ficam também mais livres, em sincronia com a respiração.

No caso de haver limitação na articulação do quadril, parecerá que a parte lombar da coluna está se movendo na direção oposta da rotação da caixa torácica e do cíngulo do membro superior. Quando isso acontece, a maior parte do movimento de torção se origina de T11 a T12 e acima. Além disso, a torção do cíngulo do membro superior ao redor da caixa torácica pode criar a ilusão de que a coluna está se torcendo mais do que de fato está. Portanto, torcer o corpo no espaço é de fato possível, mas somente uma observação minuciosa da coluna pode indicar que a torção talvez não esteja vindo de onde você pensa.

Extensão axial, bandhas e mahamudra

O quinto movimento da coluna, a extensão axial, define-se por uma redução simultânea das curvaturas primárias e secundárias da coluna (ver Fig. 5.37). Em outras palavras, as curvaturas cervical, torácica e lombar são todas aplainadas simultaneamente e o resul-

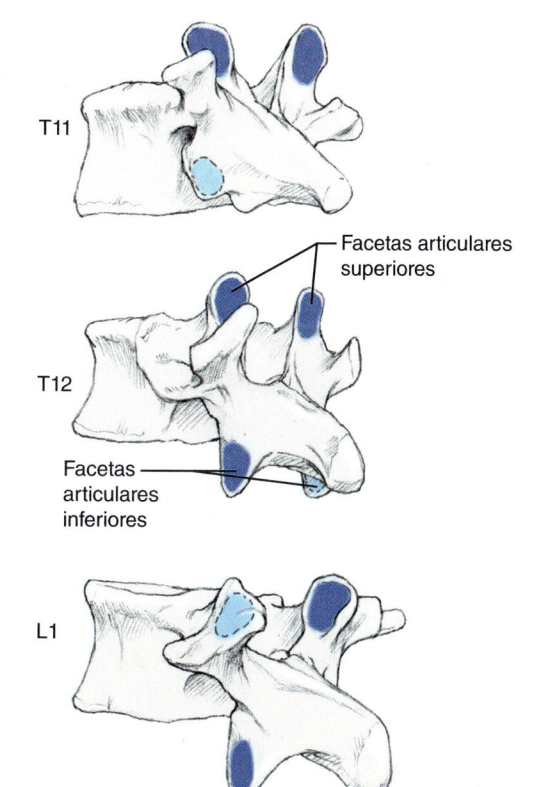

Figura 5.36 T12 é uma vértebra de transição (as facetas indicadas em azul-claro não são visualizadas nesta vista).

tado é que, em razão do aumento da distância entre a cabeça e a pelve, você fica temporariamente um pouco mais alto. Pelo fato de as curvaturas primárias e secundárias terem uma relação de reciprocidade, expressa nos movimentos naturais de flexão e extensão, a extensão axial é "artificial", pois escapa dessa relação recíproca ao reduzir as três curvaturas de uma só vez. Em geral, a extensão axial não acontece involuntariamente; esse movimento exige esforço e treinamento conscientes para que se possa diferenciar quais músculos precisam ser convocados e quais precisam liberar e cultivar a necessária consciência sensorial.

A ação que produz a extensão axial requer uma mudança no tônus e na orientação das estruturas respiratórias conhecidas como bandhas. Três dos nossos diafragmas (pélvico, respiratório e vocal) e a musculatura à sua volta tornam-se mais ajustadas (mais *sthira*, ou estáveis). O resultado é que a capacidade de mudança de forma das cavidades abdominal e torácica fica mais limitada durante a extensão axial. O efeito geral pode ser uma redução no volume da respiração, que, no entanto, se torna mais longa e sustentada. O termo iogue que descreve esse estado da coluna vertebral e da respiração é *mahamudra*, ou "grande selo", que sempre envolve extensão axial e os bandhas. É possível fazer o mahamudra partindo de muitas posições, inclusive se o praticante estiver sentado, em pé, deitado de costas ou apoiado sobre os braços.

Uma postura sentada chamada *mahamudra* (Fig. 5.38) acrescenta uma ação de torção à extensão axial, capaz de direcionar os movimentos respiratórios ainda mais profundamente

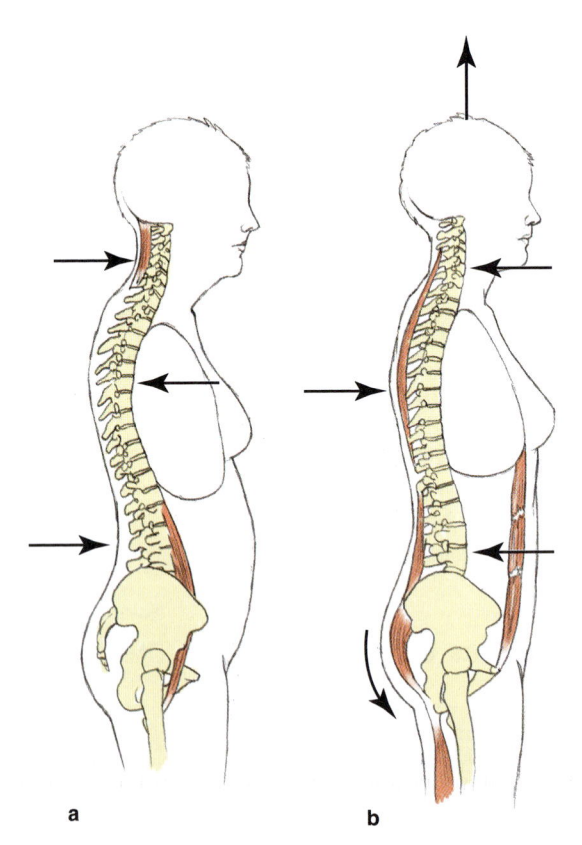

a   b

Figura 5.37 A extensão axial envolve uma redução simultânea das curvaturas *(a)* primárias e secundárias, o que *(b)* alonga nosso tronco além da sua altura habitual.

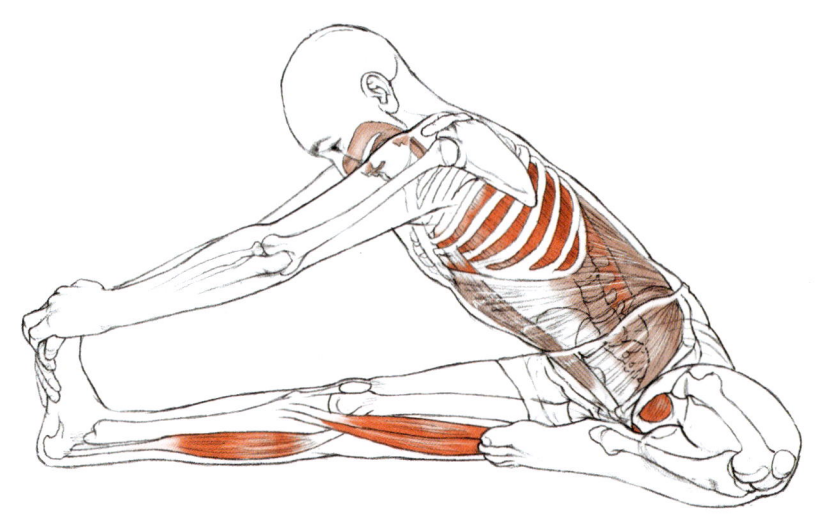

Figura 5.38 O mahamudra combina a extensão axial, a ação de torção e todos os três bandhas.

até o centro do nosso corpo.[5] O envolvimento na prática da respiração com os três bandhas executados corretamente é considerado uma realização suprema, uma vez que representa que o praticante é inteiramente capaz de unir a prática dos asanas à de pranayama. Portanto, trata-se de um degrau importante na escada que nos leva aos quatro membros interiores da ioga.[6]

EQUILÍBRIO INTRÍNSECO: COLUNA VERTEBRAL, CAIXA TORÁCICA, PELVE E ZONAS DE PRESSÃO

Teoricamente, se você pudesse remover todos os músculos que se prendem à coluna verte-bral, mesmo assim ela não cederia. Por quê? Por causa do equilíbrio intrínseco. Esse conceito explica não apenas a razão pela qual a coluna é uma estrutura de autossustentação, como também explica o porquê de todo movimento da coluna produzir energia potencial que a faz retornar para a posição neutra. A mesma organização existe na caixa torácica e na pelve, que, assim como a coluna vertebral, são mantidas unidas pela tensão mecânica.[7] O equilíbrio intrínseco também pode ser observado nos diferenciais das zonas de pressão entre as cavida-des pélvica, abdominal e torácica (ver o próximo capítulo).

Seguindo os princípios da teoria e da prática da ioga, as mudanças mais profundas ocorrem quando as forças que as obstruem são reduzidas.[8] No caso do equilíbrio intrínseco, o suporte interno não depende de esforço muscular, porque resulta das relações entre os tecidos não contráteis de cartilagem, ligamento e osso. Consequentemente, quando essa sustentação se impõe, isso sempre ocorre porque algum esforço muscular externo parou de obstruí-la.

---

5 Do ponto de vista do Hatha Yoga, esse efeito do mahamudra pode ser associado à abertura do *sushumna*, o mais importante *nadi* central, ou canal prânico

6 Os primeiros quatro membros (externos) da yoga ashtanga (com oito membros) de Patanjali, também conhecido como raja yoga (o caminho real), são os preceitos éticos de yama/niyama e as práticas corporais de asana/pranayama. Eles pavimentam o cami-nho para os membros (interiores) de pratyahara (supressão dos sentidos), dharana (concentração), dhyana (meditação) e samadhi (absorção total no objeto da meditação).

7 Isso é vivenciado pelos cirurgiões ao dividirem o esterno durante um procedimento torácico, e os dois lados da caixa torácica do paciente que está sendo operado se afastam em decorrência da liberação da energia intrínseca do tórax.

8 *Yoga Sutra*, Kaivalya Pada de Patanjali (4: 2, 3).

A manutenção de uma relação pouco eficiente com a gravidade exige um gasto constante de energia muscular para alimentar os esforços inconscientes e habituais, dos quais, na maioria das vezes, não temos consciência até que venham a causar sofrimento. Assim, a diminuição do esforço pode ser associada a uma tremenda sensação de alívio e de liberação de energia. É tentador confundir o surgimento do equilíbrio intrínseco com o despertar de uma fonte mística de energia,[9] pois frequentemente sua descoberta se faz acompanhar por sensações profundas, algumas vezes avassaladoras, de maior vitalidade em nosso corpo. Para darmos um toque anatômico a algo considerado um tópico místico, certamente a prática da ioga nos ajuda a identificar e a diminuir o esforço muscular ineficiente, que pode liberar tremendas reservas de suporte e de energia potencial intrínseca do nosso corpo.

CONSIDERAÇÕES FINAIS

Como observado na introdução deste livro, é necessária uma relação saudável entre vontade e resignação para que possamos honrar a verdadeira natureza do nosso corpo na prática da ioga. Na ausência dessa perspectiva, a sustentação intrínseca mais profunda dentro do nosso sistema será sempre encoberta pela tentativa inútil de reproduzir por meio do esforço aquilo que a natureza já colocou no centro do corpo. O próximo capítulo progredirá ainda mais nessa discussão; vai ser um mergulho profundo na estrutura e na função da respiração como elemento essencial da prática da ioga.

---

9 Esta é uma referência à teoria Kundalini. O Capítulo 6 oferece uma apresentação mais completa desses conceitos ensinados por Sri T. Krishnamacharya.

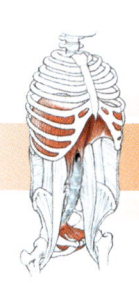

A DINÂMICA DA RESPIRAÇÃO

Este capítulo explora a anatomia da respiração do ponto de vista da ioga, tomando a célula como ponto de partida (Fig. 5.1). O Capítulo 5 propôs que os conceitos mais essenciais na ioga podem ser derivados da observação da forma e das funções da célula. Desde uma membrana semipermeável até o intrincado equilíbrio intrínseco da coluna vertebral, as poderosas lentes de sthira e sukha nos ajudam a focar os principais detalhes estruturais mais relevantes para a prática da ioga.

Então, ao examinarmos a dinâmica da respiração, voltamo-nos para a atividade funcional compartilhada ao longo de toda a vida – ingerir, metabolizar, eliminar – e os correspondentes conceitos iogues *prana*, *agni* e *apana*.

PRANA, AGNI E APANA

O termo *prana*, em sânscrito, deriva de *pra-*, um prefixo que significa "antes", e de *an*, um verbo que significa "respirar, soprar e viver". *Prana* refere-se a tudo aquilo que nutre um ser vivo, porém também passou a significar a ação de trazer os nutrientes para dentro. Neste capítulo, o termo se referirá aos processos funcionais de vida de uma única entidade. Quando escrito com letra maiúscula, *Prana* se torna um termo mais universal, que pode ser usado para designar a manifestação de toda força vital criativa.

Ao entrarem em um ser vivo, os materiais brutos precisam ser processados e metabolizados, e essa faculdade é o domínio de *agni*,[1] o fogo. No interior do nosso corpo, agni está associado ao fogo digestivo e, em geral, à nossa capacidade de metabolizar e assimilar qualquer coisa que possa nos alimentar em qualquer nível. A palavra inglesa "*ignite*" é derivada de agni.

O fogo produz cinzas, e o metabolismo produz resíduos. *Apana*, palavra que se origina de *apa*, significando "longe, fora ou para baixo", refere-se tanto ao resíduo eliminado quanto à ação de eliminação. Essencialmente, prana se refere ao que traz materiais brutos para o sistema, agni se refere à transformação desses materiais brutos em nutrição, e apana se refere à eliminação de todas as coisas desnecessárias.

Mais adiante neste capítulo, abordaremos de forma mais aprofundada o conceito de agni. Por enquanto, vamos nos concentrar em prana e apana e como esses termos se relacionam com a respiração.

Vias humanas de prana e apana: nutrição para dentro, resíduos para fora

No nosso corpo, as vias por onde entram e saem nutrientes e resíduos não são tão simples como as da célula, porém não são tão complicadas a ponto de não conseguirmos descrevê-

---

1 Agni representa também um deus védico que é invocado com a primeira palavra do texto religioso mais antigo em todo o mundo de que se tem notícia: o Rig Veda: *Agnim*.

-las com facilidade em termos de prana e apana. A Figura 6.1 apresenta uma versão simplificada das nossas vias de nutrientes e resíduos. Ela mostra que há aberturas no organismo humano para o exterior, tanto na região superior quanto na inferior. Pela região superior do sistema, nós ingerimos prana, o nutriente, em forma líquida ou sólida. Esses sólidos e líquidos entram pelo nosso canal alimentar, passam pelo processo digestório e, depois de muitas reviravoltas, os resíduos gerados descem e são excretados. Esse é o único caminho a ser percorrido pelos resíduos, uma vez que as saídas se dão pela parte inferior. Portanto, é evidente que a força de apana, ao atuar sobre resíduos sólidos e líquidos, deve ser mobilizada para baixo, para que possam ser expelidos. A robusta associação (e tradução) de apana como uma força descendente de eliminação tem sua base nesse fato óbvio.

O prana também pode ser absorvido em forma gasosa, pela nossa respiração. O ar, assim como os alimentos sólidos e líquidos, entra pela parte superior, onde permanece acima do diafragma, dentro dos nossos pulmões (ver Fig. 6.2), local em que realiza a troca de gases com os vasos capilares nos alvéolos. Os gases residuais que se formam nos pulmões devem ser expelidos, mas devem voltar ao meio de onde vieram da mesma forma como entraram. A força de apana, quando atua sobre os gases respiratórios residuais, deve se mover para cima de modo a ajudar com uma expiração. Isso deve nos incentivar a usar a tradução principal de *apa* como "longe", "para fora de" ou "fora", pois está claro que apana deve poder fluir livremente tanto para cima como para baixo, dependendo do tipo de resíduo sobre o qual está agindo – para baixo no caso de sólidos e líquidos, e para cima no caso de gases.

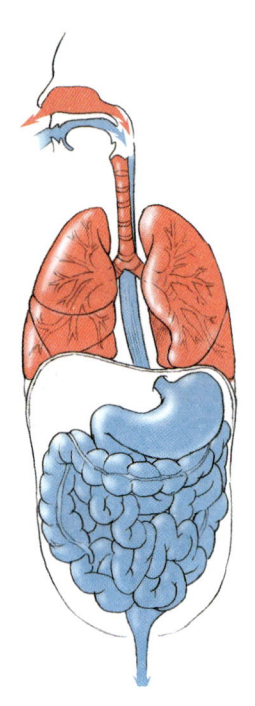

Figura 6.1   Prana, na forma de nutrição sólida e líquida (líquidos e alimentos sólidos; azul), entra pela parte superior do sistema, desloca-se para baixo e vai para o exterior na forma de resíduo – apana – na parte inferior. Prana, na forma de nutrição gasosa (ar; vermelho), também ingressa no topo do sistema e se desloca para baixo, mas os resíduos gasosos – apana – devem se mover para cima, de modo a sair pelo topo, por onde entraram.

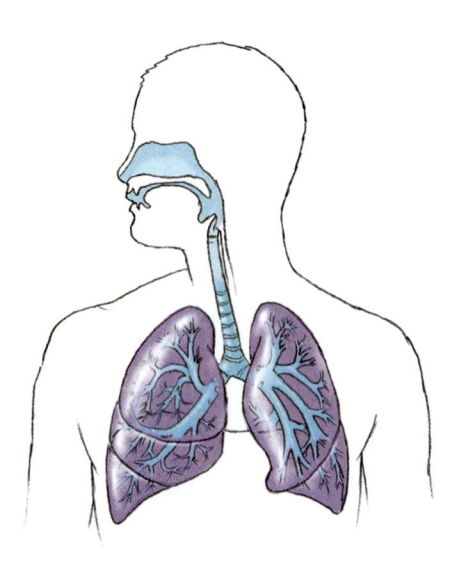

Figura 6.2   O caminho que o ar percorre para dentro e para fora do corpo.

A capacidade de reverter a ação de apana para baixo é uma habilidade muito básica e útil que pode ser adquirida por meio dos exercícios de ioga, mas não é algo que a maioria das pessoas consegue fazer sem treinar. Acostumados a empurrar para baixo ao operar o nosso apana, muitos de nós aprendemos que, sempre que algo precisa ser eliminado do corpo, deve--se comprimir e empurrar para baixo. É por isso que quase todos os principiantes na prática da ioga, quando solicitados a expirar completamente, tendem a ativar seus músculos de respiração como se estivessem urinando ou defecando. Depois de abordar os aspectos básicos da anatomia da respiração, veremos como o cultivo do *apana ascendente* está intimamente conectado à melhoria da sustentação postural.

De dukha até sukha

Em geral traduzido como "sofrimento", *dukha* se origina de *dus*, que significa "ruim", "difícil" ou "duro", e *kha*, que significa "espaço". Compreender que a experiência do sofrimento se origina de uma sensação de espaço obstruído nos indica tanto o objetivo quanto os métodos da prática da ioga

Sukha (literalmente "bom espaço") significa "fácil, agradável, favorável, gentil". Conforme mencionado no capítulo anterior, sukha também significa "ter boa folga axial", o que pressupõe a existência de um espaço no centro que favoreça o bom funcionamento. Do ponto de vista da prática da respiração, o corpo necessita vivenciar um bom espaço bom, centrado, desobstruído, para que seu prana e seu apana possam ter um relacionamento recíproco saudável.[2]

Esse modelo prânico refere-se à compreensão fundamental da prática da ioga clássica,[3] que procura descobrir e resolver bloqueios ou obstruções (kleshas[4]) a fim de diminuir dukha. Quando geramos mais espaço bom, mais livremente fluirão nossas forças de prânicas, restaurando a função normal e saudável do organismo. Uma vez que a expiração é uma ação de remoção de resíduos do sistema, outra maneira prática de aplicar essa percepção é a de que, se cuidarmos da expiração, a inspiração cuidará de si própria. Se nos livrarmos daquilo que não é desejado, abriremos espaço para aquilo que é necessário. Em apoio a essa noção, T.K.V. Desikachar declarava frequentemente que sua terapia iogue é 90% fundamentada na eliminação dos resíduos. Ele estava no caminho certo porque, fisiologicamente, 70% de todos os resíduos deixam nossos corpos na forma de dióxido de carbono, e o ar expirado retém 100 vezes mais CO_2 do que o ar inspirado.

Ser programado para respirar e para a gravidade

Quando o feto está dentro do útero, é a mãe quem respira. São os pulmões dela que enviam oxigênio para o útero e para a placenta. A partir daí o oxigênio percorre o cordão umbilical, o qual carrega aproximadamente metade do sangue oxigenado para a veia cava inferior, enquanto a outra metade entra no fígado. Os dois lados do coração apresentam-se conectados, desviando-se dos pulmões, que permanecem adormecidos até o nascimento da criança. Obviamente, a circulação humana fetal é muito diferente da circulação extrauterina (Fig. 6.3).

Nascer significa ter de se separar do cordão umbilical – a linha da vida que sustentou o feto durante nove meses. De repente, e pela primeira vez, o bebê precisa se empenhar em ações que garantam sua sobrevivência contínua. A primeira dessas ações declara nossa independência

---

2 Isso é derivado de uma definição do pranayama existente em *Yoga Yajnavalkya* 6:2: Prana-apana samaiogah pranayama iti iritah. "Pranayama é a união equilibrada da inspiração e da expiração."
3 *Yoga Sutra* de Patañjali 2.3-2.9.
4 *Klestr* (a raiz de *klesha*) significa "aquilo que causa dor ou sofrimento" (dukha).

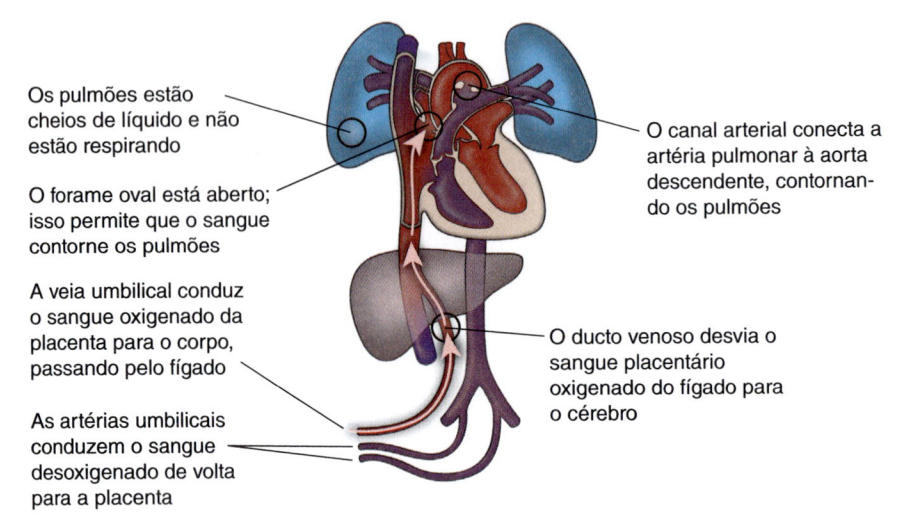

Os pulmões estão cheios de líquido e não estão respirando

O forame oval está aberto; isso permite que o sangue contorne os pulmões

A veia umbilical conduz o sangue oxigenado da placenta para o corpo, passando pelo fígado

As artérias umbilicais conduzem o sangue desoxigenado de volta para a placenta

O canal arterial conecta a artéria pulmonar à aorta descendente, contornando os pulmões

O ducto venoso desvia o sangue placentário oxigenado do fígado para o cérebro

Figura 6.3 A circulação fetal contorna os pulmões.

física e fisiológica. É a primeira respiração, sendo a inspiração mais importante e mais forte que qualquer ser humano jamais fará. A primeira inspiração deve ser bastante forte, porque é preciso transpor a tensão superficial inicial do tecido pulmonar previamente inativo. A força necessária para superar essa tensão é três ou quatro vezes maior do que aquela necessária à inspiração normal. A insuflação inicial dos pulmões do bebê é auxiliada pela presença de surfactante, uma substância que diminui a tensão superficial do tecido pulmonar rígido do recém-nascido. Como o surfactante é produzido tardiamente na vida intrauterina, os bebês que nascem prematuros (antes de 28 semanas de gestação) têm muita dificuldade para respirar.

Essa primeira insuflação dos pulmões promove mudanças enormes em todo o sistema circulatório, que até então se ocupava exclusivamente de receber sangue oxigenado da placenta. Essa primeira respiração inunda os pulmões de sangue; os lados esquerdo e direito do coração se separam em duas bombas; e os vasos especializados da circulação fetal fecham-se completamente e se convertem em ligamentos que sustentam os órgãos abdominais.

Outra mudança radical que ocorre assim que o bebê nasce é a de sentir subitamente o peso do próprio corpo no espaço. Dentro do útero, o feto se encontra em um ambiente protegido e cheio de líquido, que o sustenta. De repente, todo aquele universo se expande – os membros e a cabeça podem mover-se livremente, e o corpo do bebê precisa se sustentar em meio à gravidade.

Como os adultos embrulham os recém-nascidos e os levam a todos os lugares, pode até parecer que a estabilidade e a mobilidade não sejam um problema em tão tenra idade. Na realidade, os bebês começam a desenvolver sua postura imediatamente após a primeira respiração, assim que começam a mamar. A ação complexa e coordenada de respirar, sugar e deglutir simultaneamente confere aos bebês a força de tônus necessária para alcançar sua primeira habilidade postural – suportar o peso da própria cabeça. Essa não é uma tarefa fácil para o bebê, considerando que sua cabeça corresponde a um quarto do comprimento total do corpo, em comparação com o adulto, no qual ela representa um oitavo.

Para a sustentação da cabeça, é necessário coordenar a ação de vários músculos e, assim como em todas as habilidades de sustentação de peso, encontrar o equilíbrio entre mobilização e estabilização. O desenvolvimento postural inicia-se pela cabeça e com o tempo atinge as demais partes do corpo, até cerca de um ano depois, quando os bebês começam a andar, culminando na formação completa da curvatura lombar da coluna vertebral por volta dos 10 anos (ver Cap. 5).

A vida saudável no planeta Terra exige que haja uma relação integrada entre respiração e postura, prana e apana, sthira e sukha. Se ocorrer algo de errado com uma dessas funções, por definição isso acontecerá também nas outras. Nesse sentido, a prática da ioga pode ser vista como uma forma de vivenciar a integração dos nossos sistemas corporais para que possamos passar mais tempo em estado de sukha do que em estado de dukha.

Em suma, desde que nascemos somos confrontados por duas forças que não existiam no útero: a respiração e a gravidade. Para conseguirmos sobreviver, precisamos conciliar essas forças até o nosso último suspiro neste planeta.

DEFINIÇÃO DA RESPIRAÇÃO: MOVIMENTO EM DUAS CAVIDADES

A respiração é tradicionalmente definida nos textos médicos como o processo de levar o ar para dentro dos pulmões e em seguida expeli-lo. Esse processo – a passagem de ar para dentro e para fora dos pulmões – é um movimento, mais especificamente um movimento em nossas cavidades corporais, ao qual me referirei como mudança de forma. Então, de acordo com os objetivos dessa análise, esta é a nossa definição:

A respiração é a mudança de forma das nossas cavidades corporais.

A ilustração simplificada do corpo humano na Figura 6.4 mostra que o tronco é composto por duas cavidades: a torácica e a abdominal. Tais cavidades apresentam propriedades comuns, e também apresentam importantes diferenças. Ambas contêm órgãos vitais: a cavidade torácica contém o coração e os pulmões, e a cavidade abdominal contém o estômago, o fígado, a vesícula biliar, o baço, o pâncreas, os intestinos grosso e delgado, os rins e a bexiga.

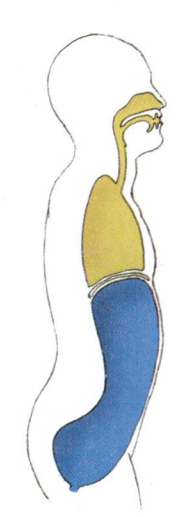

Figura 6.4 Cavidade torácica (amarelo), cavidade abdominal (azul). Essas cavidades estão abertas em qualquer das suas extremidades para o exterior e entre si através de aberturas no diafragma.

Ambas as cavidades apresentam-se abertas ao ambiente externo em uma extremidade – a torácica por cima e a abdominal por baixo. Nossas cavidades são abertas e estão conectadas uma à outra por meio de uma importante estrutura compartilhada por ambas: o diafragma (ver Fig. 6.12).

Outra importante propriedade em comum é que ambas as cavidades são delimitadas pela coluna vertebral na região posterior (Fig. 6.5). As duas cavidades também compartilham a propriedade de mobilidade da coluna – são capazes de mudar de forma.

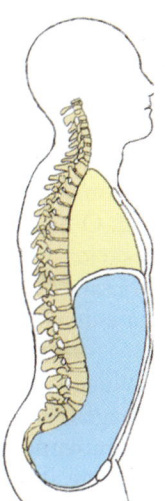

Figura 6.5 A coluna vertebral é a parte posterior das cavidades.

Essa capacidade é mais relevante para a respiração, pois, sem esse movimento, o corpo não pode respirar.

Embora tanto a cavidade abdominal quanto a torácica sejam capazes de mudar sua forma, há uma importante diferença estrutural entre a maneira como o fazem.

O balão de água e a sanfona

A cavidade abdominal se molda como uma estrutura flexível cheia de líquido, semelhante a um balão de água. Ao comprimir uma extremidade do balão, a outra infla (Fig. 6.6). Isso ocorre porque não é possível comprimir a água. O movimento da mão apenas desloca o volume fixo de água de um dos lados do recipiente flexível para a extremidade oposta. O mesmo princípio se aplica à cavidade abdominal, ao ser comprimida pelos movimentos da respiração: quando há pressão sobre um lado, o outro automaticamente infla. No contexto da respiração, a cavidade abdominal altera sua forma, mas não seu volume. Nos demais processos da vida, exceto na respiração, a cavidade abdominal de fato altera seu volume. Quando você bebe grande volume de líquido ou come demais durante uma refeição, o volume geral da cavidade abdominal aumenta, uma vez que os órgãos abdominais (estômago, intestinos e bexiga) também se distendem. Qualquer aumento de volume na cavidade abdominal resultará em uma redução proporcional no volume da cavidade torácica. Por isso sentimos mais dificuldade de respirar depois de comer muito, antes de movimento intestinal considerável ou durante a gravidez.

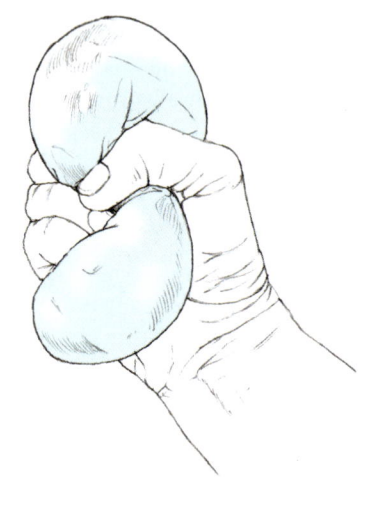

Figura 6.6   O balão de água muda de forma, mas não de volume.

Diferentemente da cavidade abdominal, a cavidade torácica é capaz de mudar *tanto* de forma *como* de volume; seu comportamento é semelhante ao de um recipiente flexível cheio de gás, como os foles de uma sanfona. Ao comprimir uma sanfona, cria-se uma redução no volume dos foles, que acaba por forçar a saída do ar. Ao fazer o movimento oposto, abrindo os foles, o volume aumenta e o ar é puxado para dentro (Fig. 6.7). Isso ocorre porque, assim como o ar, a sanfona é compressível e expansível. O mesmo comportamento se aplica à cavidade torácica, que, diferentemente da nossa cavidade abdominal e dos órgãos nela contidos, pode mudar de forma e de volume durante a respiração.

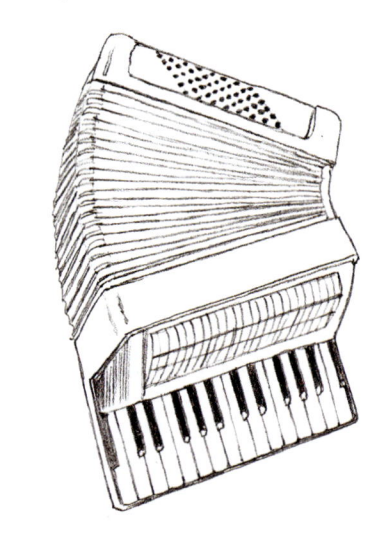

Figura 6.7   A sanfona muda de forma e de volume.

Imaginemos agora que as cavidades abdominal e torácica são uma sanfona acomodada sobre um balão de água. Essa imagem nos permite perceber a relação entre essas duas cavidades envolvidas na respiração; a movimentação de uma necessariamente resultará na movimentação da outra. Lembre-se de que, durante a inspiração (mudança de forma que permite que o ar seja empurrado para dentro dos pulmões pela pressão atmosférica do planeta), a cavidade torácica expande seu volume. Esse processo empurra a cavidade abdominal para baixo, alterando sua forma em virtude do movimento que vem de cima. A definição da respiração como mudança de forma facilita muito a compreensão sobre o que é uma respiração efetiva ou obstruída – trata-se simplesmente da capacidade ou incapacidade que as estruturas que definem e circundam as cavidades corporais têm para mudar de forma.

O universo nos respira

Volume e pressão são inversamente proporcionais: quando o volume aumenta, a pressão cai; e, quando o volume diminui, a pressão aumenta. Como o ar sempre circula em direção a áreas onde há menor pressão, aumentar o volume dentro da cavidade torácica fará a pressão cair e o ar entrar. Isso é uma inspiração.

É interessante notar que, apesar da sensação ao inspirar, na verdade você não está puxando ar para dentro do corpo. Pelo contrário, o ar é *empurrado* para dentro do seu corpo pelo mar de pressão atmosférica[5] que está constantemente à nossa volta. Isso significa que a força verdadeira que empurra o ar para dentro dos pulmões vem de fora do nosso corpo. A energia que gastamos durante a respiração produz uma alteração na forma que reduz a pressão dentro da cavidade torácica e permite que o ar seja empurrado para dentro do nosso corpo pela força que a atmosfera do planeta exerce sobre nós. Em outras palavras, você cria o espaço e o universo o preenche.

Durante a respiração calma e relaxada, como a que temos durante o sono, a expiração é a ação inversa passiva desse processo. A cavidade torácica e o tecido pulmonar, que foram expandidos durante a inspiração, voltam ao seu volume inicial, empurrando o ar para fora e restabelecendo sua forma original. A isso damos o nome de *retração passiva*. Qualquer redução na elasticidade desses tecidos resulta na redução da capacidade do corpo de expirar passivamente, levando a uma série de problemas respiratórios, como enfisema, fibrose pulmonar, e também DPOC,[6] que comprometem bastante a elasticidade do tecido pulmonar.

Nos padrões de respiração que exigem expiração ativa, tais como soprar velas, falar, cantar e praticar uma série de exercícios de ioga, a musculatura em torno dessas duas cavidades se comporta de tal maneira que a cavidade abdominal é empurrada para cima, para dentro da cavidade torácica, ou a cavidade torácica é empurrada para baixo, para dentro da cavidade abdominal, ou acontece uma combinação desses dois movimentos.

Hora de respirar

Você pode facilmente experimentar sua expiração como uma retração passiva. Faça uma inspiração completa; em seguida, faça uma pausa. Depois, simplesmente abra as vias aéreas e observe como o ar sai do seu corpo automaticamente, sem necessidade de qualquer esforço muscular.

Mudanças tridimensionais da forma da respiração

Pelo fato de os pulmões ocuparem um espaço tridimensional dentro da cavidade torácica, quando ocorre uma mudança nesse espaço que ocasiona a movimentação do ar, a mudança de forma é tridimensional. Mais especificamente, a inspiração exige que a cavidade torácica expanda seu volume de cima para baixo, de um lado para o outro, e de frente para trás, e

---

5 No nível do mar, 1,03 kg/cm².
6 A doença pulmonar obstrutiva crônica (DPOC) se caracteriza pela prolongada ocorrência de problemas respiratórios e fluxo de ar insuficiente. Frequentemente, a DPOC está associada à destruição da estrutura pulmonar pelo enfisema. O ar fica encarcerado nos pulmões, bloqueando o influxo respiratório.

a expiração envolve a redução do volume nessas mesmas três dimensões (ver Fig. 6.8).

Pelo fato de a mudança de forma torácica estar intimamente ligada à mudança de forma abdominal, é possível também dizer que essa cavidade sofre uma alteração de forma (não de volume) tridimensional: pode ser comprimida de cima para baixo, de um lado para o outro e de frente para trás (ver Fig. 6.9).

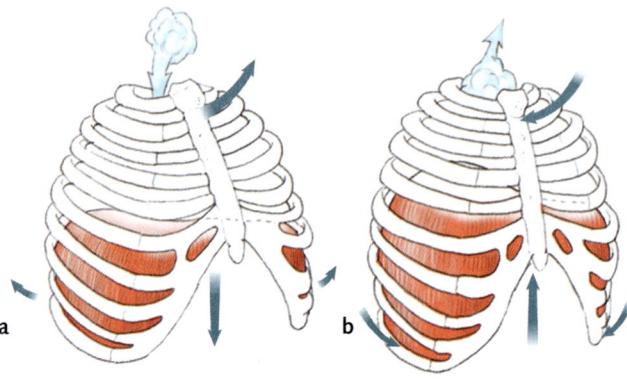

Figura 6.8 Mudanças tridimensionais da forma torácica durante a *(a)* inspiração e *(b)* a expiração.

Em um corpo vivo que respira, a cavidade torácica não conseguirá mudar de forma sem que a abdominal faça o mesmo. Por isso a condição da nossa região abdominal influencia tanto a qualidade da nossa respiração, assim como a qualidade de nossa respiração tem um efeito poderoso sobre a saúde de nossos órgãos abdominais.

DEFINIÇÃO AMPLIADA DE RESPIRAÇÃO

Com base nas informações que temos até agora, eis uma definição ampliada de respiração:

A respiração, o processo de levar o ar para dentro e para fora dos pulmões, é causada por uma mudança tridimensional na forma das cavidades torácica e abdominal

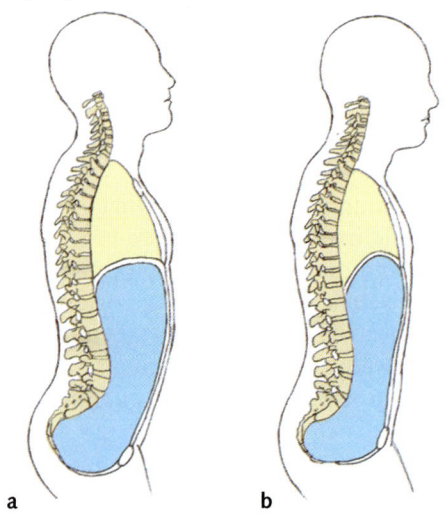

Figura 6.9 Mudanças na forma abdominal durante a respiração: *(a)* inspiração e *(b)* expiração.

Definir a respiração dessa maneira explica não somente o que ela é, mas também o modo como ela se dá. Como exercício mental, tente isto: substitua a palavra *respiração* pelo termo *mudança de forma* sempre que estiver referindo-se à respiração. Por exemplo, "Acabei de dar uma boa respirada" também significa "Acabei de fazer uma boa mudança de forma". Mais importante ainda, "Tenho dificuldade para respirar" também significa "Tenho problemas para mudar a forma das minhas cavidades". Esse conceito tem implicações práticas e terapêuticas profundas, porque nos diz em que pontos devemos procurar pelas origens dos problemas respiratórios e posturais e nos leva a ter uma compreensão mais aprofundada da estrutura de sustentação, que sofre constantes mudanças de forma e que ocupa a parte posterior das duas principais cavidades do corpo – a coluna vertebral (Cap. 5).

Uma observação fundamental que tem sido feita em aulas de ioga é a de que os movimentos da coluna vertebral são componentes intrínsecos à atividade de mudança de forma das nossas cavidades (respiração). Mais adiante neste capítulo, examinaremos o raciocínio anatômico para os diferentes modos de coordenação dos movimentos da coluna vertebral durante o processo de inspiração e expiração.

A FUNÇÃO DO DIAFRAGMA NA RESPIRAÇÃO: A FÓRMULA FLFRA

Um único músculo, o diafragma, é capaz de produzir, sozinho, todas as mudanças de forma tridimensionais da respiração nas duas cavidades. É por essa razão que praticamente todos os livros de anatomia descrevem o diafragma como o principal músculo da respiração. Devemos adicionar o diafragma à definição da respiração como mudança de forma para começarmos a explorar esse notável músculo:

O nosso diafragma é o principal músculo a causar a mudança tridimensional de forma das cavidades torácica e abdominal.

Para compreendermos como o diafragma é capaz de causar essa mudança de forma, é importante que examinemos seu *formato* e sua *localização* dentro do corpo, os pontos e as partes a que está *fixado* (*relações*), bem como sua *ação*. Em conjunto, essa lista de atributos do nosso diafragma é chamada de fórmula FLFRA: forma, localização, fixação, relações, ação.

Forma do diafragma

O formato acentuadamente cupular do diafragma (Fig. 6.10) remete a diversas imagens. Duas das mais frequentes são a água-viva e o paraquedas (Fig. 6.11). É importante notar que o formato do diafragma é criado pelos órgãos que ele envolve e sustenta (Ver *Relações do diafragma*). Se a relação com esses órgãos não existisse, a cúpula desmoronaria, como um gorro fora da cabeça. Também é evidente que o diafragma tem o formato de duas cúpulas assimétricas, visto que a cúpula direita está posicionada ligeiramente acima da esquerda. Isso acontece porque o fígado, situado abaixo, impulsiona a cúpula direita de baixo para cima, e o coração, situado acima, empurra a cúpula esquerda de cima para baixo.

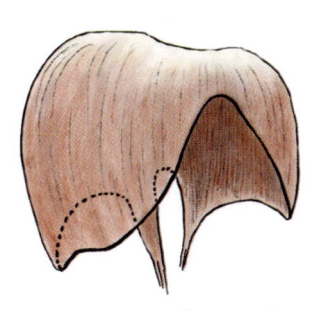

Figura 6.10 O formato do diafragma.

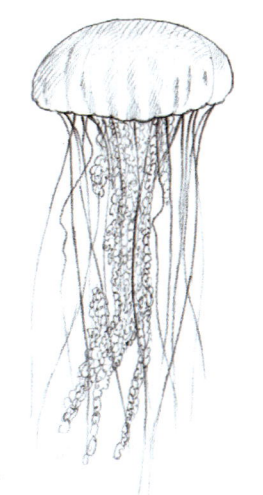
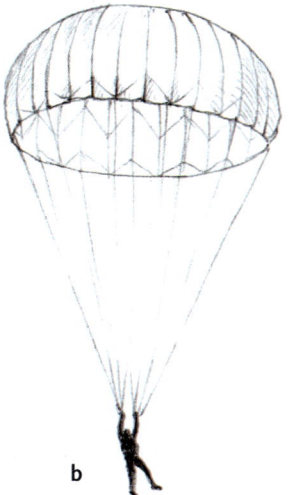

a   b

Figura 6.11 O formato do diafragma lembra para muitas pessoas (*a*) uma água-viva ou (*b*) um paraquedas.

Localização do diafragma

O diafragma divide o tronco nas cavidades torácica e abdominal. É o assoalho da cavidade torácica e o teto da cavidade abdominal. Sua estrutura ocupa uma região extensa do nosso corpo. *Do mamilo ao umbigo* é uma maneira de descrever sua posição. Em termos mais anatômicos, a parte superior do diafragma alcança o espaço entre a terceira e a quarta costelas, e suas fibras inferiores fixam-se à frente da terceira e da segunda vértebras lombares.

Locais de fixação do diafragma

A fim de evitar confusão ao iniciarmos o estudo dos pontos de fixação das fibras musculares do diafragma, evitaremos os termos *origem* e *inserção*, referindo-nos apenas aos pontos de fixação inferiores e superiores. Em breve ofereceremos uma justificativa detalhada para essa escolha.

Pontos de fixação inferiores

As margens inferiores das fibras do diafragma se fixam em quatro regiões distintas[7] (ver Fig. 6.12):

1. Esternal – a parte posterior do processo xifoide, na ponta do esterno.
2. Costal – as superfícies internas das cartilagens costais, da 6ª até a 10ª costelas.
3. Arqueada – o ligamento arqueado[8] que se estende da cartilagem da 10ª costela até a região lombar da coluna vertebral, fixando-se às costelas flutuantes (11ª e 12ª), ao processo transverso e ao corpo de L1.
4. Lombar – as *crura* (palavra latina para "pernas"), ou os pilares na frente da região lombar da coluna vertebral, L3 à direita e L2 à esquerda.

A Figura 6.13 ilustra o tendão central, os três hiatos diafragmáticos, o ligamento arqueado e seus pontos de fixação, e as cruras (pilares) do diafragma, fixando-se à superfície anterior da região lombar da coluna vertebral. As três aberturas (hiatos) no diafragma são para o retorno venoso da região inferior do corpo para o coração (veia cava inferior), para o esôfago (hiato esofágico) e para o suprimento arterial da região inferior do corpo (hiato aórtico). *Hiato* é palavra derivada do latim *"hiare"*, que significa "ficar aberto ou bocejar".

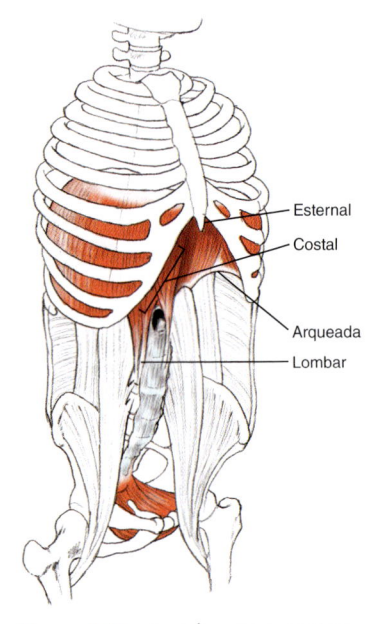

Figura 6.12   Localização e pontos de fixação inferior do diafragma.

Labels na figura: Esternal, Costal, Arqueada, Lombar

---

7 Os textos tradicionais relacionam apenas três regiões: esternal, costal e lombar. Como a existência do ligamento arqueado é necessária pelo simples fato de que o diafragma se afasta da superfície costal para se fixar abaixo da 10ª costela, faz pouco sentido incluir tal ligamento com as fixações costais.

8 Os textos tradicionais dão nomes para cada um dos arcos do ligamento arqueado. Fica muito mais claro se pensarmos nele como um ligamento único e longo que se prende nas pontas das superfícies ósseas mencionadas. Em dissecações, quando o ligamento arqueado perde esses pontos de fixação, nitidamente ele se estica, formando um ligamento único e reto.

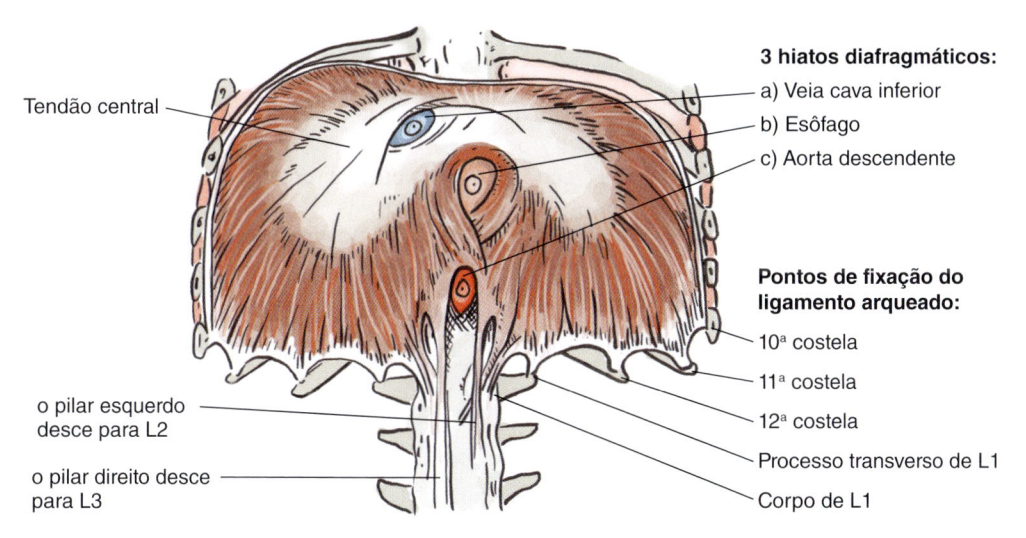

3 hiatos diafragmáticos:
a) Veia cava inferior
b) Esôfago
c) Aorta descendente

Tendão central

Pontos de fixação do ligamento arqueado:
10ª costela
11ª costela
12ª costela
Processo transverso de L1
Corpo de L1

o pilar esquerdo desce para L2

o pilar direito desce para L3

Figura 6.13 Vista do lado posterior do diafragma, obtida pela secção da parte ventral da caixa torácica.

Pontos de fixação superiores

Todas as fibras musculares do diafragma seguem uma direção ascendente, a partir dos seus pontos de fixação inferiores (Fig. 6.14). Por fim, alcançam o topo plano e horizontal do músculo, o tendão central, ponto no qual se mesclam. Basicamente, o diafragma insere-se em si mesmo, em seu próprio centro, que é um tecido fibroso não contrátil. Ao discutirmos a ação do diafragma, constatamos que os movimentos verticais do tendão central dentro do nosso corpo são limitados pelas fortes conexões com o pericárdio fibroso do coração, ao qual está intimamente ligado – uma observação que naturalmente nos leva ao tópico a seguir.

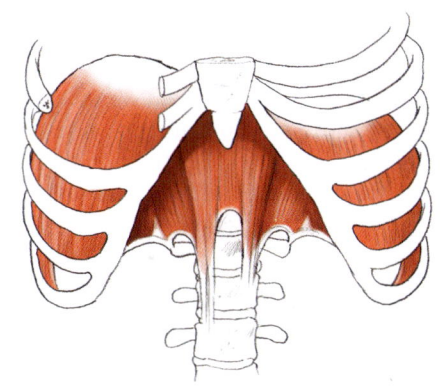

Figura 6.14 As fibras musculares do diafragma correm verticalmente dos pontos de fixação inferiores até o tendão central, que é o ponto de fixação superior.

Relações do diafragma

Até agora, analisamos as estruturas nas quais o diafragma se fixa. Porém, diferentemente dos outros músculos, o diafragma está associado aos nossos órgãos torácicos e abdominais por meio de seus tecidos conjuntivos adjacentes. É isso o que queremos dizer com a expressão *relações orgânicas*.

O diafragma, músculo motor primário das cavidades torácica e abdominal, é o local de fixação para o tecido conjuntivo que circunda a cavidade torácica e os órgãos abdominais. Os nomes dessas estruturas importantes são fáceis de lembrar como "os três P" (Fig. 6.15):

- *Pleura*, que envolve os pulmões.
- *Pericárdio*, que envolve o coração.
- *Peritônio*, que envolve a maioria dos órgãos abdominais.

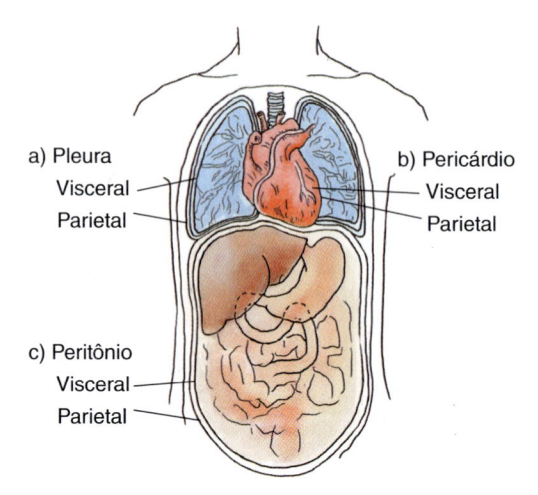

a) Pleura
  Visceral
  Parietal

b) Pericárdio
  Visceral
  Parietal

c) Peritônio
  Visceral
  Parietal

Figura 6.15 As relações viscerais do diafragma são a pleura, o pericárdio e o peritônio, cada um com suas camadas parietal (voltada para a cavidade) e visceral (voltada para o órgão).

Dessa maneira, fica claro que a atividade que implique mudança de forma dessas cavidades tem efeito profundo sobre os movimentos dos órgãos que elas contêm. O diafragma é a fonte primária desses movimentos, mas as vísceras também são uma fonte de forma, resistência e estabilização para o diafragma. Essa relação recíproca esclarece a razão pela qual os movimentos coordenados entre a respiração e o corpo promovidos pela prática da ioga podem resultar na melhora drástica da saúde em geral e do funcionamento de todos os sistemas do corpo (ver *Efeitos fisiológicos da respiração*).

Efeitos fisiológicos da respiração

A inspiração diminui a pressão torácica interna em relação à atmosfera externa e também em relação à pressão abdominal interna. Esse efeito ajuda a acelerar o retorno do sangue venoso situado abaixo do diafragma até o átrio direito do nosso coração. Por outro lado, a inspiração promove o abaixamento do tendão central (ao qual o pericárdio está firmemente fixado); com isso, o nosso coração se abre para receber o retorno venoso. O hiato para a veia cava inferior (identificado como um dos três hiatos diafragmáticos na Fig. 6.13) está situado no interior do tendão central; assim, a contração das fibras musculares do nosso diafragma não faz com que ocorra constrição do fluxo venoso. Em contraste, o hiato esofágico (também identificado na Fig. 6.13) é uma alça formada por fibras musculares do nosso diafragma. O hiato esofágico oclui o nosso esôfago durante a inspiração; isso impede que o ácido gástrico seja aspirado para cima. Nas pessoas em que há comprometimento desse mecanismo, esse problema pode resultar na formação de uma hérnia hiatal, em que a pressão mais baixa acima do diafragma traciona a parte superior do estômago para cima, e o resultado é um refluxo ácido (também conhecido como DRGE, ou doença do refluxo gastresofágico). Normalmente, essa ocorrência de azia, nos países cujo idioma é o inglês, é conhecida como *heartburn* – "ardência do coração" – por causa da localização do esôfago, que se situa posteriormente ao coração.

Durante a expiração, e com uma respiração lenta e ritmada, ocorre aumento do tônus do nervo vago, o que está ligado a mensagens parassimpáticas de relaxamento para nossas vísceras. As fibras vagais inervam o coração e os pulmões, que regulam a frequência cardíaca, o diâmetro e o volume das vias aéreas. Há evidências de que o nervo vago também influencia a função imunológica e a secreção de algumas glândulas, além de suprimir inflamações (Gerritsen e Band, 2018).

Ações do diafragma

Para que possamos apreciar plenamente a ação do diafragma em toda a sua complexidade tridimensional de forma, localização, fixação e relações, é importante nos lembrarmos de que as fibras musculares do diafragma orientam-se principalmente ao longo do eixo vertical do corpo, de cima para baixo (ver Fig. 6.14). Analogias que comparam a ação do diafragma a um pistão deslizando dentro de um cilindro oferecem uma visão unidimensional extremamente precária da respiração.

A ação do diafragma é a causa fundamental das mudanças tridimensionais da forma toraco-abdominal durante a respiração. Assim como acontece com qualquer outro músculo, as fibras contráteis do diafragma exercem tração em seus dois pontos de fixação (o tendão central e a base da caixa torácica) uma em direção à outra. O tipo de movimento observável que ele produz com a contração depende de qual região dos seus pontos de fixação é estável e qual é móvel.

Para ilustrar essa situação com um músculo diferente e sua ação, o músculo psoas maior permite a flexão do quadril tanto ao movimentar a perna em direção à frente da coluna vertebral como ao deitar de costas e levantar as pernas, ou ao mover a frente da coluna vertebral em direção às pernas, como nos exercícios abdominais com as pernas apoiadas. Em qualquer desses casos, o psoas maior está contraindo e flexionando a articulação do quadril. O que muda é a extremidade móvel e a extremidade fixa (ver *Falácia da origem e inserção*, no Cap. 3). É claro que tronco imóvel e perna em movimento é muito diferente de tronco em movimento e perna imóvel, embora o mesmo músculo esteja atuando para produzir o movimento. (Evidentemente tudo isso não é fruto da ação isolada do psoas. Há muitos outros músculos que ajudam a estabilizar a coluna e a mobilizar as pernas em um movimento de elevação de pernas, ou vice-versa, se você estiver praticando abdominais na posição sentada.) De forma análoga, a principal ação do diafragma é gerar um aumento de volume na cavidade torácica. O aspecto dessa mudança de forma é diferente, pois depende de a caixa torácica estar estabilizada e da parede abdominal estar liberada, ou de a parede abdominal permanecer estável enquanto a caixa torácica está livre para se movimentar.

Do mesmo modo que podemos pensar no psoas maior como um músculo que move a perna ou o tronco, é possível pensar no nosso diafragma como um distensor do abdome ou um levantador da caixa torácica (ver Fig. 6.16). Contudo, a ação muscular do diafragma é quase universalmente associada ao movimento de distensão da região abdominal superior, a qual em geral chamamos de respiração abdominal e que também é referida, de forma confusa, como respiração diafragmática. A confusão é agravada quando alguns rotulam essa "respiração diafragmática" como respiração iogue, adequada ou correta.

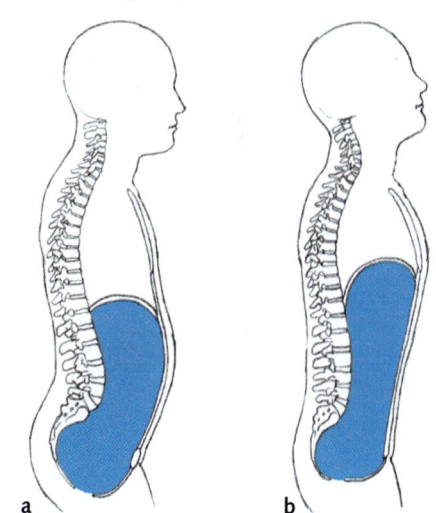

Figura 6.16 O diafragma pode ser *(a)* um distensor do abdome durante a "respiração abdominal" ou *(b)* um levantador da caixa torácica durante a "respiração torácica".

O mito da respiração diafragmática

Já deve estar claro que a respiração abdominal é apenas um tipo de respiração diafragmática – aquela em que a base de nossa caixa torácica (fixações inferiores) é estável, a parede abdominal é liberada e as cúpulas (fixações superiores) são móveis (ver Fig. 6.17*a*).

Se revertermos essas condições por meio da estabilização da parede abdominal enquanto liberamos a caixa torácica, uma contração diafragmática exercerá a ação de elevação em suas fixações inferiores, seguida pela expansão da caixa torácica (ver Fig. 6.17*b*). Em geral, isso é conhecido como respiração torácica, que muitos acreditam ser causada pela ação de outros músculos, além do diafragma. A respiração torácica obteve má reputação porque está associada a respostas ao estresse, enquanto a respiração abdominal é elogiada por seu efeito calmante sobre o sistema. Embora isso possa ocorrer em muitas pessoas, não se trata de uma verdade universal. Temos a possibilidade de tanto fazer uma respiração torácica relaxada e eficiente quanto uma respiração abdominal tensa e retesada. Resumindo, a localização da mudança da forma da respiração em nosso corpo não é indicador confiável de quão benéfica a respiração é. Assim, não se justifica rotular determinado local de mudança de forma como saudável e estigmatizar outro local de mudança como não saudável. (Ver *Atenção: as expirações nem sempre são calmantes*, no Cap. 7.)

Essa ideia equivocada gera uma falsa dicotomia entre a respiração diafragmática e a chamada respiração não diafragmática. Exceto em casos de paralisia, *sempre* utilizamos o diafragma para respirar. Assim, o termo *respiração diafragmática* é uma redundância que reforça essa dicotomia.[9]

Respirar é o que fazemos com o diafragma, com a mesma certeza de que andar é o que fazemos com os pés.[10] Não iniciamos uma aula de treino de marcha dizendo aos alunos que eles estavam andando de maneira inadequada e que, agora sim, estão prestes a aprender a andar com os pés. Contudo, é comum que os instrutores informem aos seus alunos nas aulas de respiração que eles não estão usando seus diafragmas, até que sejam ensinados no método correto de abaulamento da barriga conhecido como *respiração diafragmática*.

A verdadeira questão é se o nosso diafragma é capaz de trabalhar de forma eficiente, ou seja, quão satisfatoriamente ele pode estar coordenado com todos os demais músculos que afetam a mudança de forma. Os praticantes da ioga terão maior facilidade de concretizar esse objetivo se não forem iludidos por uma terminologia confusa.

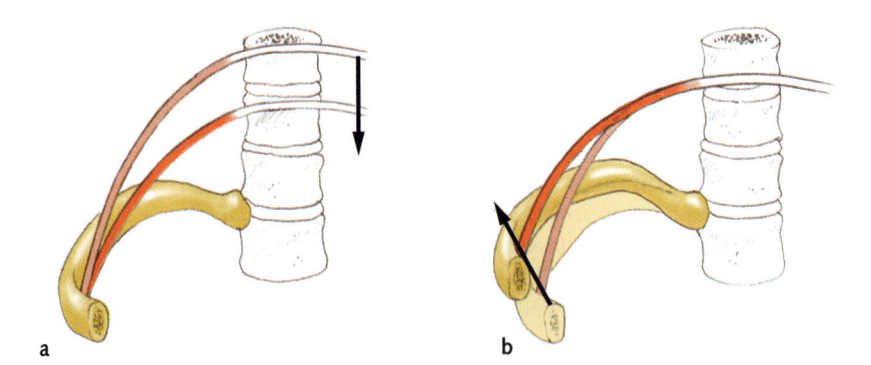

a   b

Figura 6.17 *(a)* Com a caixa torácica estabilizada e os músculos abdominais relaxados, a contração do diafragma abaixa as fixações superiores; *(b)* com a caixa torácica relaxada e as fixações superiores estabilizadas pela ação abdominal, ao se contrair, o diafragma levanta a caixa torácica.

---

9 A técnica da ioga também tem uma versão da respiração não diafragmática – *kapalabhati* – a qual exige que o diafragma relaxe para que possa ser mobilizado pelas vísceras abdominais impulsionadas por contrações rítmicas da parede abdominal inferior.

10 O exemplo de pessoas com paralisia do diafragma ou cujos pés foram amputados e que, com a ajuda da tecnologia, ainda conseguem respirar e andar são exceções que servem para confirmar a regra.

CONDUZINDO O MOTOR DA MUDANÇA TRIDIMENSIONAL DAS FORMAS

Se fosse possível liberar toda a ação muscular ao redor das nossas cavidades,[11] a ação do diafragma poderia livremente movimentar as fixações inferiores e superiores, umas na direção das outras, e, além disso, faria tanto o tórax quanto o abdome se movimentarem simultaneamente. O que tende a obstruir esse potencial multidimensional é a necessidade de dar sustentação e mobilizar a massa corporal de acordo com a força da gravidade. Isso leva muitos dos músculos estabilizadores respiratórios – que também são músculos posturais – a se manterem ativos durante todas as fases da respiração, mesmo em decúbito dorsal. Com base nessa perspectiva, nossos hábitos posturais seriam equivalentes aos nossos hábitos respiratórios.

Os padrões específicos que surgiram da prática dos asanas da ioga ou dos exercícios de respiração (pranayama) são resultado das ações de outros músculos acessórios – outros músculos além do diafragma – que podem mudar a forma das cavidades. Eles têm com o diafragma a mesma relação que o sistema de direção de um carro tem com o motor. O motor é a força motriz do carro. Todos os movimentos associados à operação do carro, mecânicos e elétricos, são gerados no motor. Da mesma maneira, as mudanças tridimensionais da forma da cavidade toracoabdominal são, acima de tudo, geradas pelo diafragma.

Ao dirigirmos um veículo, o único controle direto que exercemos sobre a função do motor é o da velocidade de rotação. Pisamos no acelerador para fazer o motor trabalhar em alta rotação e o soltamos para diminuir a rotação. Na respiração, o único controle direto voluntário que temos sobre o diafragma é o da regulação do seu tempo. Dentro de certos limites fisiológicos, você pode controlar quando o diafragma se contrai, mas, quando a contração cessa, uma retração passiva produz a expiração, assim como o pedal do acelerador do carro sobe quando você tira o pé para desacelerar.

Todos sabem que não guiamos o carro por meio do pedal do acelerador. Para controlar a força do motor e guiá-lo em uma direção específica, precisamos de mecanismos como câmbio, freios, volante e suspensão. Da mesma maneira, não precisamos "guiar" nossa respiração com o diafragma. Para controlar a força da respiração e levá-la a alcançar um ritmo específico, precisamos do auxílio dos músculos acessórios.

Do ponto de vista da analogia do motor, a ideia de que podemos "treinar o diafragma" para aprimorar nossa função respiratória é falha. Afinal, não nos tornamos melhores motoristas aprendendo somente a usar o acelerador. Grande parte das habilidades que adquirimos durante as aulas de direção está relacionada à nossa capacidade de coordenar a aceleração do carro com as manobras, a frenagem e a percepção do espaço ao redor. Assim, treinar nossa respiração seria, na verdade, treinar os músculos acessórios. Apenas quando toda a musculatura do corpo estiver coordenada e integrada com a ação do diafragma a respiração será eficiente e eficaz.

A noção de que a ação diafragmática está limitada à distensão do abdome (respiração abdominal) é tão incorreta quanto insistir que o motor do carro só é capaz de impulsioná-lo para a frente, ou seja, de que alguma outra força (que não o motor do carro) é que deve dirigi-lo para o movimento inverso. Assim como esse erro está relacionado à falta de compreensão sobre a relação entre o motor do carro e a transmissão das marchas, erros de respiração são resultados da falta de compreensão sobre a relação do diafragma com o movimento da caixa torácica e com os músculos acessórios.

---

11 O mais próximo que se pode chegar dessa experiência (exceto se estivermos em órbita) é na sustentação, sem peso, de meia tonelada de sais de Epsom dissolvidos na água de um tanque de flutuação, ou então no ato de flutuar no Mar Morto. Leva algum tempo para que haja liberação da ação postural, de hábitos profundamente arraigados para os músculos, mas isso é possível.

Desafiando as definições tradicionais de origem e inserção

A confusão quanto à ação do diafragma pode estar relacionada ao fato de os textos de anatomia terem definido de maneira errônea a origem e a inserção do diafragma. Isso resultou em uma confusão cinesiológica sobre qual extremidade do músculo seria a estável e qual seria a móvel quando as fibras do diafragma se contraem.[12]

Os textos tradicionais apresentam os pontos de fixação inferiores como a origem do diafragma, e o tendão central como a inserção. Se analisarmos isso detalhadamente, essa classificação não se sustenta. Para a localização dos pontos de fixação inferiores do seu diafragma (ver Fig 6.12), coloque as pontas dos dedos na base do esterno, onde normalmente poderá tocar a ponta do processo xifoide. Em seguida, passe os dedos em volta das bordas da cartilagem costal, e a partir daí siga para as costas até a região das costelas flutuantes, continuando o processo até alcançar o topo da parte lombar da coluna vertebral.

Em cada ponto de contato que você traçou no seu corpo, as pontas dos seus dedos estavam a pelo menos 0,6 cm e a não mais de 3,8 cm de distância dos pontos de fixação esternal, costal, arqueado e lombar do seu diafragma. Tanto os seus dedos quanto os pontos de fixação que você acabou de localizar estavam na *superfície* do seu corpo e não no seu centro.

Você consegue colocar as pontas dos dedos nas fixações superiores do tendão central? Não, porque ele está localizado no *centro* do corpo. Descrever essa estrutura como *central* é adequado; por isso, utilizar um termo que está usualmente reservado para estruturas distais (inserção) torna tudo ainda mais confuso. É evidente que as fixações inferiores do diafragma estão posicionadas mais distalmente, em comparação com as fixações superiores.

As fibras inferiores têm fixações móveis

As fibras musculares inferiores (distais) do diafragma fixam-se às cartilagens e aos ligamentos flexíveis, tendo considerável potencial para movimento, desde que a caixa torácica não esteja nitidamente estabilizada. O processo xifoide tem continuidade com a cartilagem costal elástica e flexível, o que cria as muitas articulações que fixam as costelas ao esterno, as quais estão entre as mais de 100 articulações da caixa torácica. O ligamento arqueado é uma faixa longa e semelhante a um cordão que se fixa nas pontas das costelas flutuantes. A superfície anterior da parte lombar da coluna vertebral é recoberta pelo ligamento longitudinal anterior, o qual se prende nas superfícies anteriores dos discos intervertebrais cartilaginosos, assim como nas superfícies anteriores das vértebras lombares.

Fibras superiores: tendão central e cúpulas

A região central do diafragma e o coração nunca estiveram separados, ambos tendo origens do lado de fora da cavidade torácica durante nosso desenvolvimento embrionário. Nesse estágio inicial, o futuro tendão central é chamado de septo transverso, e o coração e o septo transverso movem-se juntos para dentro da cavidade torácica com a invaginação da estrutura do embrião na quarta semana intrauterina. Uma vez que o septo transverso alcance essa localização, o tecido muscular do diafragma cresce em direção ao tendão central a partir da superfície interna da parede abdominal, o que então justifica a sua definição como origem do diafragma.

Como está firmemente preso ao pericárdio e ao resto do sistema circulatório, o tendão central apresenta limitações para se mover verticalmente dentro da caixa torácica (1,2 a 2,5 cm). Entretanto, as cúpulas musculares que se elevam em cada lado do tendão central são mais móveis (média de 3 a 5 cm ou 7 a 8 cm em atletas bem condicionados e em iogues). As cúpulas são capazes de empurrar as vísceras abdominais para baixo com bastante força, e isso é responsável, sobretudo, pelo abaulamento da região superior do abdome, o que é conhecido comumente como respiração abdominal.

(continua)

---

12 É sempre complicado usar a palavra *contrair* quando nos referimos à ação do diafragma, porque a palavra também significa "ficar menor", o que pode criar dissonância cognitiva decorrente do fato de que a contração do diafragma torna a caixa torácica maior (aumenta seu volume interno).

(continuação)

Conclusão

Tendo em vista que os textos tradicionais historicamente invertem as definições estruturais em relação à origem e à inserção do diafragma por descreverem as estruturas distais (pontos de fixação inferiores) como origem e as estruturas proximais (pontos de fixação superiores no tendão central) como inserção, e considerando a suposição de que as inserções musculares são móveis e as origens musculares são estáveis, a ação de abaulamento do abdome promovida pelo diafragma tem sido denominada respiração "diafragmática".

OS MÚSCULOS ACESSÓRIOS DA RESPIRAÇÃO

Embora haja um consenso geral de que o diafragma é o principal músculo da respiração, há diversas formas, por vezes contraditórias, de categorizar outros músculos que participam da respiração. Por exemplo, muitos estudos miográficos dos músculos intercostais produzem resultados conflitantes, provavelmente em decorrência de variações na anatomia e nos hábitos respiratórios. Retomando nossa definição de respiração, é possível definir como acessório *qualquer outro músculo, além do diafragma*, que provoque uma mudança na forma das nossas cavidades. Sob certas circunstâncias, isso pode se aplicar a praticamente qualquer músculo do corpo,[13] o que por si só revela a complexidade da respiração em todo o nosso corpo. Contudo, também implica uma definição mais específica.

Para maior compreensão, não classificaremos nossos músculos acessórios como de inspiração ou de expiração,[14] mas como músculos com fixações e orientação de ação que podem conduzir ao aumento ou diminuição do volume torácico (Figs. 6.18 e 6.19). Essa é uma diferenciação anatômica *versus* cinesiológica, que se faz necessária pela observação de que muitos músculos chamados expiratórios podem ser bastante ativos durante a inspiração e vice-versa. Existem músculos acessórios que podem fazer diretamente essas mudanças de volume, e há músculos que dependem da ação estabilizadora de outros mús-

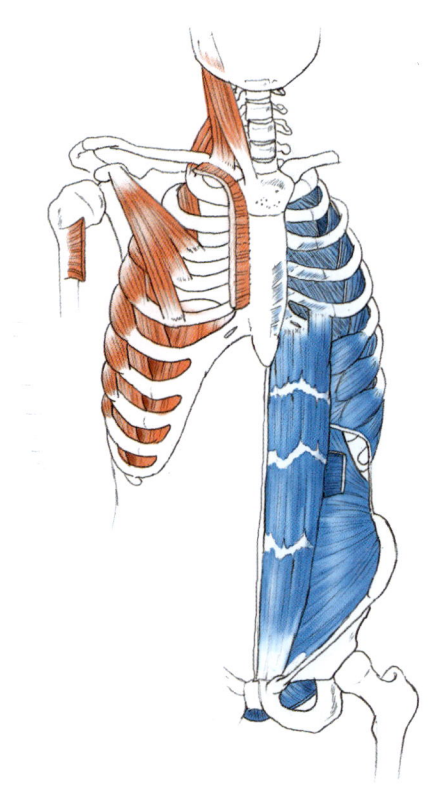

Figura 6.18 Alguns dos músculos acessórios da respiração: os músculos em azul agem de modo a reduzir o volume torácico, ao passo que os músculos em vermelho ajudam a aumentá-lo.

---

13 Tenha em mente o fato de que os braços e pernas podem induzir mudanças de forma em nossas cavidades, por meio de ações variadas envolvendo empurrar e puxar contra superfícies externas e contra resistência.

14 Para indicar que esses termos são de uso comum, mas não são muito precisos, usaremos "músculos de inspiração" e "músculos de expiração" entre aspas para indicar que tais músculos são "assim chamados".

culos para que se tornem acessórios da respiração. Esse ponto será esclarecido na seção *Análise dos padrões respiratórios*.

Músculos acessórios abdominais e torácicos

Podemos pensar na cavidade abdominal e em sua musculatura como um balão de água cercado por todos os lados por fibras elásticas que se estendem em todas as direções (Fig. 6.20). Nesse conceito está incluída a musculatura na parte superior do "balão de água": o diafragma (que não é músculo acessório).

O encurtamento ou o alongamento dessas fibras, em sincronia com as contrações do diafragma, produzem uma infinidade de diferentes mudanças de forma associadas ao ato de respirar. Conforme o tônus do diafragma aumenta durante a inspiração, o tônus de alguns músculos abdominais deve diminuir para que o diafragma possa se mover. Se contrairmos todos os músculos abdominais de uma vez e tentarmos inspirar, sentiremos muita dificuldade, porque estaremos limitando a capacidade do nosso abdome de mudar de forma na dimensão vertical (alto-baixo). Além disso, tendo em vista que as fixações superiores dos músculos abdominais estão ligadas de forma direta à borda inferior da caixa torácica, seu envolvimento afeta diretamente a capacidade da cavidade torácica de se expandir nas dimensões transversal (de um lado para o outro) e sagital (da frente para trás) (ver Fig. 6.8).

Os músculos abdominais que têm o efeito mais direto sobre a respiração são aqueles que se fixam no mesmo local que o diafragma: o músculo transverso do abdome. Essa camada mais profunda da parede abdominal superior emerge da cartilagem costal, na base da superfície interna da caixa torácica. As fibras do músculo transverso do abdome, que se estendem horizontalmente, são interdigitadas (entrelaçadas) perpendicularmente às do diafragma, que ascendem verticalmente (ver Fig. 6.21). Isso torna o músculo transverso do abdome um anta-

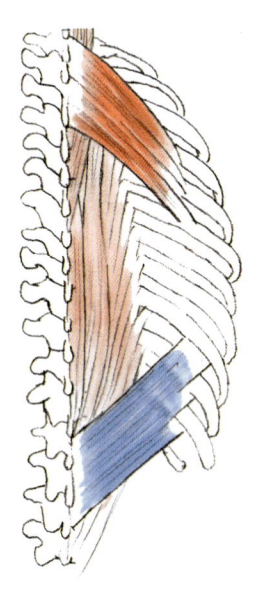

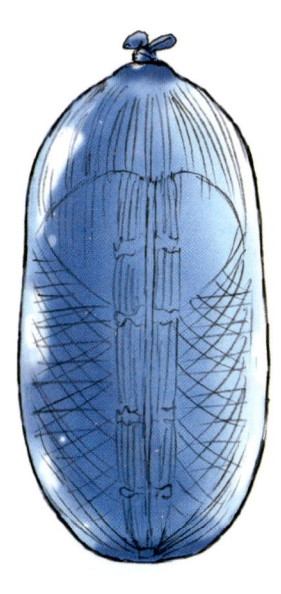

Figura 6.19 Os músculos serráteis posteriores: os superiores (vermelho) auxiliam na expansão do volume torácico; os inferiores (azul) auxiliam na redução do volume torácico.

Figura 6.20 A mudança de forma da cavidade abdominal (semelhante a um balão de água) é modulada por muitas camadas de musculatura dispostas em várias direções.

gonista direto da ação do diafragma de expandir a caixa torácica. A mesma camada de fibras horizontais estende essa ação para cima até a parede torácica posterior como o transverso do tórax, um músculo depressor do esterno.

As outras camadas da parede abdominal têm contrapartes semelhantes na cavidade torácica. Os oblíquos externos do abdome correspondem aos intercostais externos, e os oblíquos internos do abdome correspondem aos intercostais internos (ver Fig. 6.22). De todas essas camadas toracoabdominais de músculo, somente os intercostais externos são capazes de aumentar o volume torácico. Todas as outras produzem uma redução no volume torácico – tanto por abaixarem a caixa torácica como por resistirem ao movimento do diafragma para baixo.

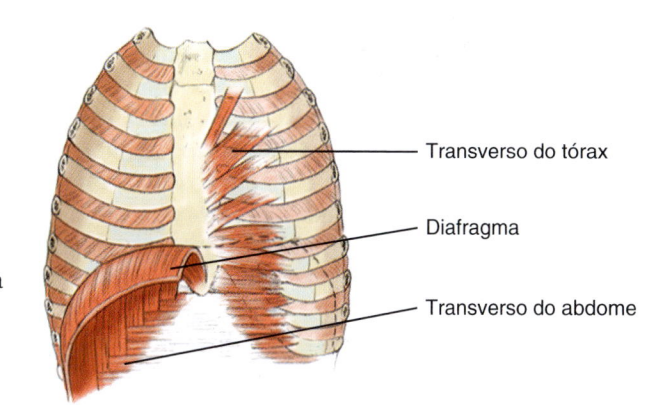

Figura 6.21 Vista posterior da parede torácica, mostrando as origens interdigitadas do diafragma e do transverso do abdome formando ângulos retos perfeitos entre si. Essa é uma verdadeira combinação agonista-antagonista, de músculos de inspiração-expiração, que salienta, estruturalmente, os conceitos de prana e apana da ioga.

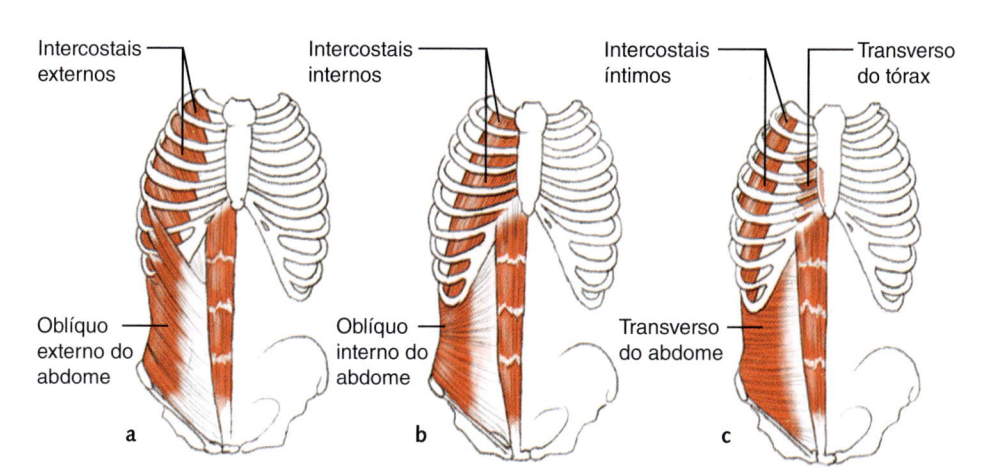

Figura 6.22 A continuidade entre a camada intercostal e a abdominal mostra de que maneira *(a)* os oblíquos externos do abdome se transformam em intercostais externos, *(b)* os oblíquos internos do abdome se transformam em intercostais internos, e *(c)* o transverso do abdome se transforma em transverso do tórax na frente e intercostais íntimos atrás.

Movimento da caixa torácica e ação dos intercostais

Se não tivermos uma noção clara de como a caixa torácica se move, a ação dos intercostais não poderá ser compreendida. Como já mencionado, a caixa torácica aumenta e diminui seu volume em todas as três dimensões: vertical, horizontal e sagital. Com frequência tais movimentos são comparados aos de uma alça de balde (Fig. 6.23a) e de uma alavanca de bomba (Fig. 6.23b). Na Figura 6.7, utilizamos a imagem de uma sanfona para ilustrar a mudança de volume da cavidade torácica. Essas imagens são de grande utilidade; contudo, são limitadas, porque podem levar à suposição equivocada de que durante a respiração as costelas se movem para perto e para longe umas das outras, como as dobras de uma sanfona. Não é isso que ocorre, pois os espaços intercostais permanecem constantes em todas as fases da respiração. Em vez disso, as costelas deslizam, cada uma em relação à outra, mantendo a distância. É por esse motivo que a orientação oblíqua (inclinada) dos músculos intercostais pode ajudar em qualquer das direções desse deslizamento (Fig. 6.24). Na Figura 6.24b, a linha pontilhada vermelha representa uma reta na posição neutra. Em seguida, ocorre desalinhamento, devido ao deslizamento de nossas costelas umas em relação às outras durante a redução (Fig. 6.24a) e o aumento (Fig. 6.24c) do volume torácico. Os intercostais que estão encurtando em cada fase estão ilustrados em vermelho, e os intercostais que devem se alongar estão mostrados em azul.

Esse quadro fornece informações sobre um fator importantíssimo que pode contribuir para dificuldades respiratórias (mudança de forma); a quantidade de trabalho que os "músculos de inspiração" devem fazer para aumentar o volume torácico depende diretamente de sua

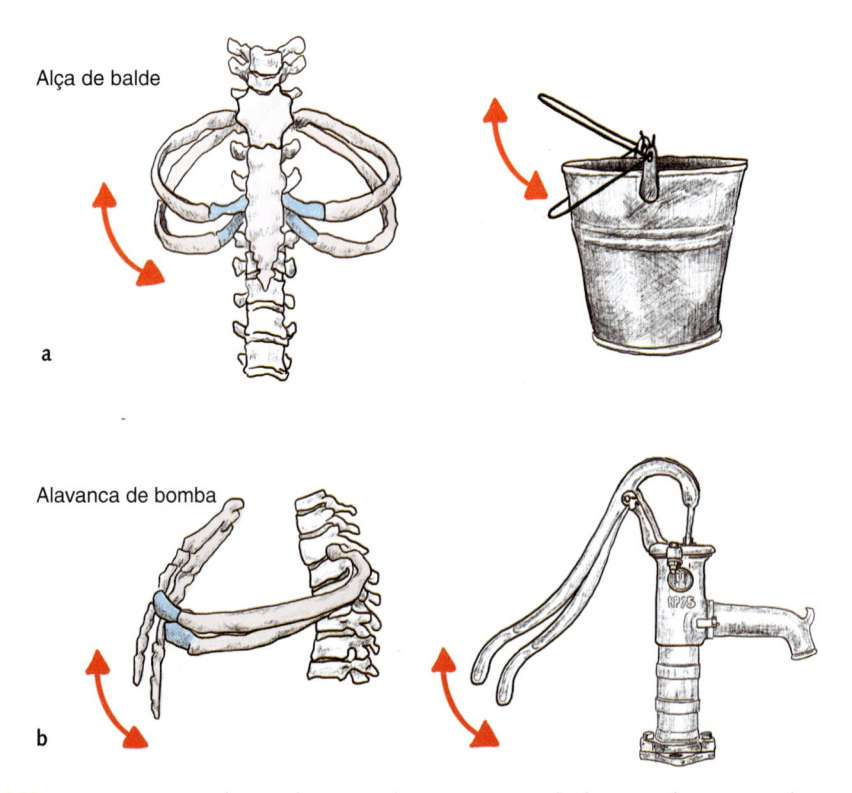

Figura 6.23 Os movimentos da costela *(a)* nas dimensões vertical e horizontal representados como alças de balde e *(b)* nas dimensões sagital e vertical representados por uma alavanca de bomba.

Expiração   Posição neutra   Inspiração

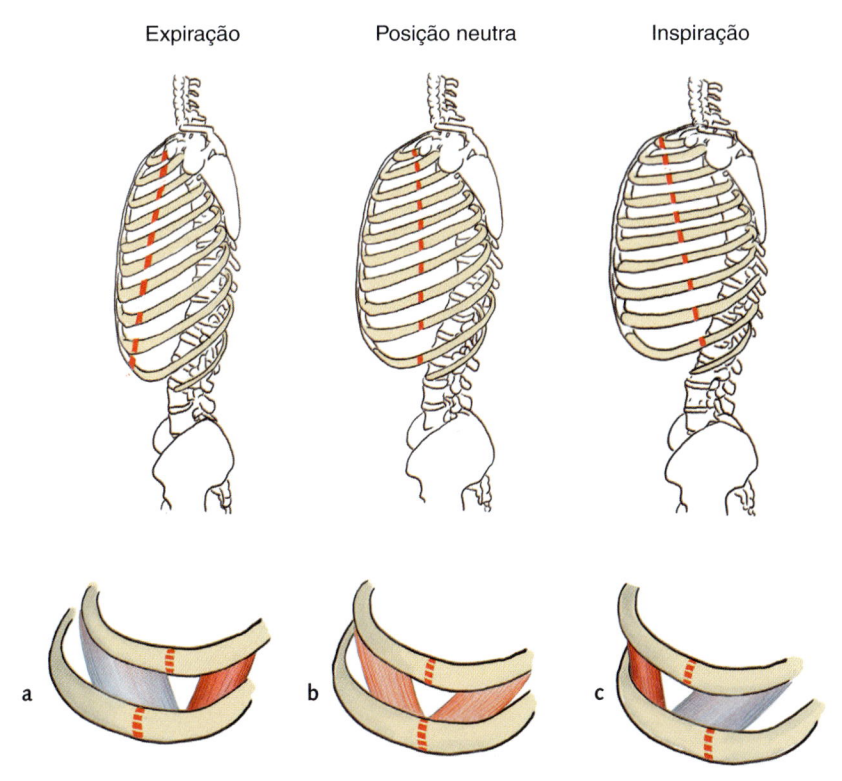

Figura 6.24 A ação de deslizamento das costelas é ajudada pelos músculos intercostais, o que fica ilustrado pelo desalinhamento de uma linha pontilhada vermelha. A redução do volume torácico é ajudada pelos *(a)* intercostais internos e *(b)* pelo aumento do volume torácico, auxiliado pelos *(c)* intercostais externos.

capacidade de diminuir o volume torácico para liberar a resistência por eles imposta ao ato de respirar. Isso tem a ver com outra profunda observação de T.K.V. Desikachar: "Se você cuidar da expiração, a inspiração cuidará de si própria".

Outros músculos acessórios

Alguns músculos do pescoço, do tórax e do cíngulo do membro superior (cintura escapular) podem expandir o volume da caixa torácica, elevando-a a partir de cima (ver Fig. 6.25), mas eles são muito menos eficientes do que o diafragma, que eleva a caixa torácica por baixo, e os intercostais externos, que a elevam de dentro dos espaços intercostais.

A função normal desses músculos não é a respiração, e suas localizações e fixações não fornecem alavancagem de elevação sobre a caixa torácica (sobretudo os músculos esternocleidomastóideo e escalenos, que podem levantar apenas as clavículas, o esterno e as duas primeiras costelas). Como mobilizadores da cabeça, do pescoço e do cíngulo do membro superior, em geral demonstram estabilidade proximal (em direção ao centro do corpo) e mobilidade distal (em direção à região periférica do corpo). Para que esses músculos possam expandir a caixa torácica, a relação deve ser inversa – as origens proximais devem ser mobilizadas, e as inserções distais devem permanecer estabilizadas por um número ainda maior de músculos (especificamente os músculos posteriores do pescoço, levantadores da escápula, romboides e trapézios, entre outros), muitos dos quais podem se apresentar em visível tensão em pes-

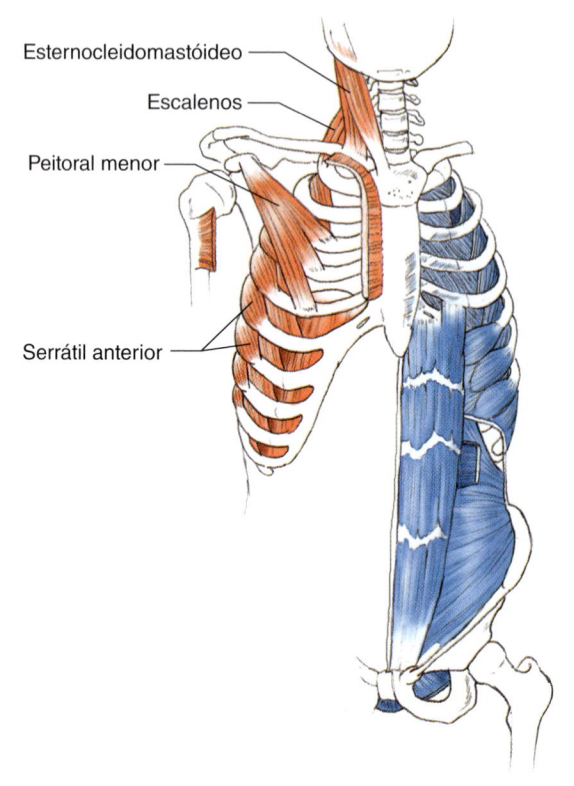

Figura 6.25 Músculos do pescoço, tórax e ombros que podem atuar como acessórios para a respiração. O músculo esternocleidomastóideo pode elevar a clavícula e o esterno. Os escalenos podem levantar a 1ª e 2ª costelas. O peitoral menor pode levantar as 3ª, 4ª e 5ª costelas. O serrátil anterior pode levantar da 1ª até a 8ª ou 9ª costelas.

soas com problemas respiratórios.[15] Todos esses fatores fazem com que esses sejam os menos eficientes dos nossos músculos acessórios, e, considerando o grau de estabilização muscular necessário para a inspiração com esses músculos, a compensação líquida em termos de oxigenação pode tornar esse um mau investimento de energia. É por esse motivo que uma melhor respiração é, de fato, o resultado de uma tensão reduzida sobre o mecanismo acessório, o que acontece quando o diafragma, com sua capacidade incrivelmente eficiente de se moldar em novas formas, pode funcionar livremente.

ANÁLISE DOS PADRÕES RESPIRATÓRIOS

Não existe fórmula simples que possa apreender a complexidade e sutileza das infinitas variações disponíveis para o mecanismo respiratório. Para simplificar, analisaremos as ações musculares geradoras de três padrões respiratórios distintos; mas devemos ter em mente que esses padrões serão expressos diferentemente por cada indivíduo.

A *respiração abdominal* é um exemplo de como os "músculos de expiração" podem ter atividade na formação de um tipo específico de inspiração. Tendo em vista que o diafragma é um levantador da caixa torácica, mas também um distensor do abdome, é preciso que as suas

---

15 Em muitos casos, pessoas com enfisema e desesperadas para respirar elevam o cíngulo do membro superior para dar mais alavancagem aos esforços da musculatura acessória para realizar a respiração.

fixações costais (inferiores) sejam estabilizadas pelos músculos que tracionam para baixo a caixa torácica: os intercostais internos e o transverso do tórax, entre outros, para que a ação do diafragma seja evidenciada principalmente no abdome (ver Figs. 6.18, 6.20 e 6.23). Por outro lado, é importante que a parede abdominal seja capaz de ceder ao movimento para a frente e para baixo dos órgãos, gerado pelo abaixamento das cúpulas do diafragma. Resumindo, a respiração abdominal mobiliza as fixações superiores do diafragma, ao mesmo tempo que estabiliza as fixações inferiores e libera a parede abdominal.

A *respiração torácica* mobiliza as fixações inferiores do diafragma ao estabilizar as fixações superiores e envolver a parede abdominal. Esse é mais um exemplo de como um tipo específico de inspiração pode ser promovido com "músculos de expiração" – mas no padrão oposto de uma respiração abdominal. Em uma respiração torácica, o tendão central (fixações superiores) do diafragma fica estabilizado pelos músculos abdominais inferiores e, possivelmente, pelo assoalho pélvico.

Atenção

Embora uma sugestão comum dos instrutores que ensinam respiração abdominal seja "expandir sua barriga", não há envolvimento de qualquer mudança de volume quando nossa respiração se manifesta como uma mudança na forma abdominal. Uma palavra mais precisa (embora menos atraente) é *abaulamento*. "Respire em sua barriga" não está errado, mas estaremos errando ao pedir para "inflar sua barriga", o que pressupõe a entrada do ar em nosso abdome. Além disso, *barriga* e *abdome* não são substitutos para *estômago*.

Devemos ter em mente que, tanto na respiração torácica como na abdominal, o diafragma (motor) faz a única coisa que sabe fazer: aumenta o volume do tórax, tracionando suas fixações em direção umas às outras. Nossos músculos acessórios (volante) direcionam essa mudança de forma ao estabilizar uma região e liberar outra.

Kapalabhati (de *kapala*, que significa "crânio", e *bhati*, que significa "luz" ou "brilho") é uma técnica de limpeza (*kriya*) que ativa intensamente o movimento ascendente de apana. Essa ação é gerada por contrações rítmicas de nossos músculos abdominais inferiores profundos e do assoalho pélvico (Fig. 6.26), que produzem expirações parciais e ativas, seguidas de inspirações parciais e passivas.

Embora tanto a respiração abdominal como a respiração torácica sejam exemplos de como os "músculos de expiração" podem se mostrar ativos na formação de um tipo específico de inspiração, o kapalabhati é o oposto: uma ação de expiração fica facilitada pelo envolvimento dos "músculos de inspiração". Para que as contrações dos músculos abdominais inferiores mobilizem nossas vísceras livremente para cima, a base da caixa torácica precisa ser elevada e mantida aberta pelos "músculos de inspiração", como os músculos intercostais externos, o serrátil posterior e os levantadores das costelas, que permanecem ativos durante todo o exercício. Contrariamente à respiração abdominal, na qual a parede abdominal é liberada e o diafragma está ativo, o kapalabhati requer o oposto: a parede abdominal ativa e o diafragma liberado. Pode-se dizer que essa é uma forma de respiração não diafragmática; embora o diafragma esteja em movimento, está sendo mobilizado por outros músculos.

OS OUTROS DIAFRAGMAS

Juntamente com o diafragma respiratório, os movimentos respiratórios envolvem a ação de outros diafragmas musculares. De importância para os praticantes da ioga são as ações coordenadas dos diafragmas pélvico e vocal.

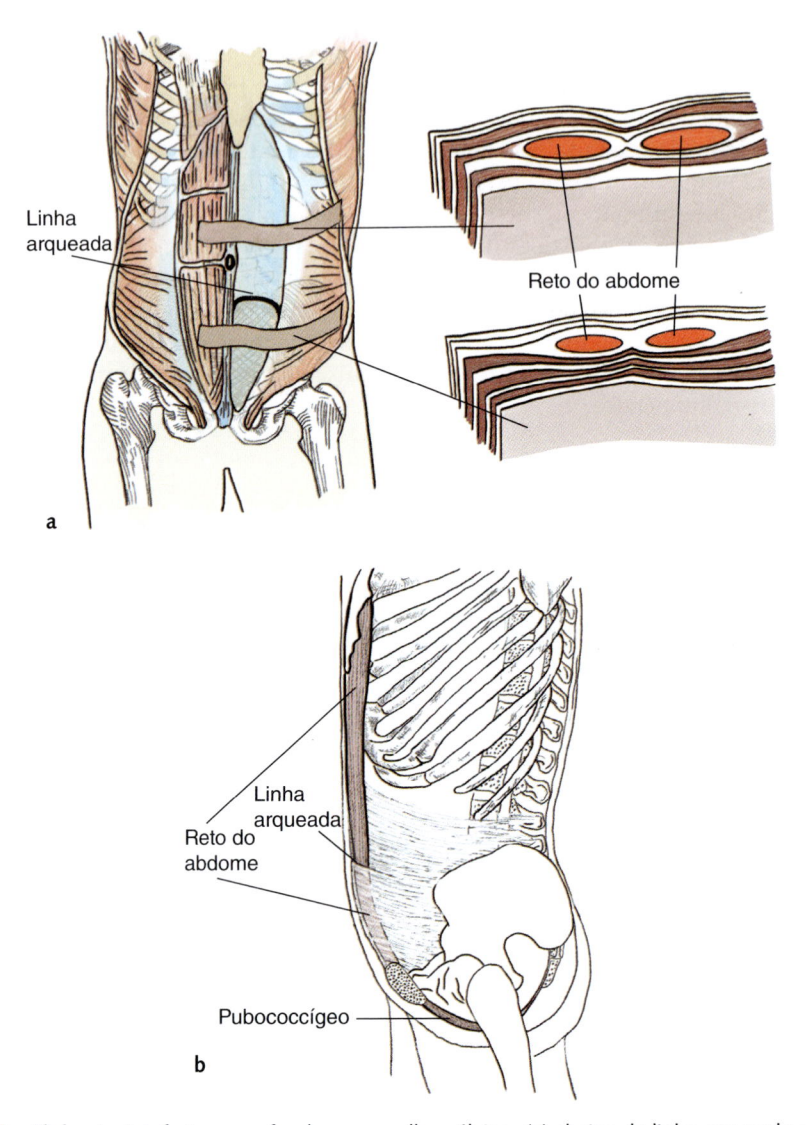

Figura 6.26 Abdominais inferiores profundos e assoalho pélvico: *(a)* abaixo da linha arqueada e a meio caminho entre o umbigo e o púbis, o reto do abdome deixa de ser a camada abdominal mais superficial à medida que sua bainha mergulha atrás das camadas oblíqua e transversa para se tornar a camada mais profunda, onde, à altura do osso púbico, localiza-se na profundidade do pubococcígeo. *(b)* Há uma continuidade fascial e funcional entre as fibras mais inferiores e mais profundas do reto do abdome e da fixação do pubococcígeo no púbis (diafragma pélvico).

Diafragmas pélvicos

Mula bandha, ou bloqueio da raiz (*mula* significa "firmemente preso" ou "raiz", e *bandha* significa "ligação", "vínculo", "união"), é uma ação de elevação produzida nos músculos do assoalho pélvico (Fig. 6.27), a qual também inclui as fibras inferiores das camadas abdominais profundas (Fig. 6.26*b*). Mula bandha é uma ação que desloca o apana para cima e estabiliza os pontos de fixação superiores do diafragma. A ativação desse bandha gera um desvio ascendente em nosso conteúdo abdominal, e isso requer que a base da caixa torácica abra espaço ao "voar para cima". Essa ação de levantamento é conhecida como *uddiyana bandha* ("bloqueio do voo ascendente"). Na verdade, mula bandha e uddiyana bandha são as partes inferior e superior do mesmo gesto único. Uddiyana é o espaço em direção ao qual mula se eleva; mula é a base sobre a qual as raízes de uddiyana se elevam.[16]

As fibras musculares mais superficiais do períneo, que não são levantadores eficientes do assoalho pélvico, não precisam estar envolvidas no mula bandha. Elas também contêm os esfíncteres anal e uretral (Fig. 6.28), os quais estão associados ao movimento apana para baixo (eliminação de resíduos líquidos e sólidos), como mostra a Figura 6.1. O envolvimento intencional do esfíncter anal externo durante a prática da respiração não faz parte do mula bandha; contudo, trata-se de uma ação distinta, conhecida como *ashwini mudra*.[17]

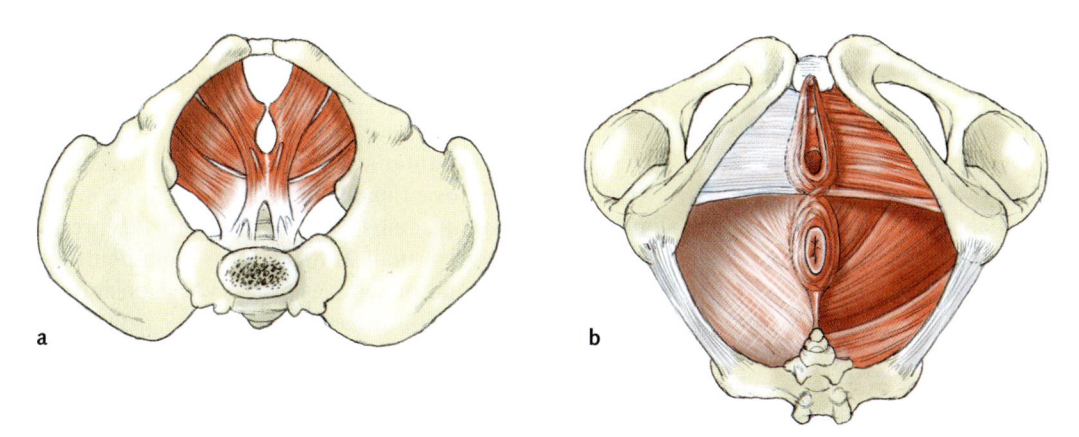

a   b

Figura 6.27 *(a)* Os músculos mais profundos do diafragma pélvico, vistos de cima; *(b)* o assoalho pélvico visto de baixo, mostrando a orientação das camadas superficial e profunda. Quanto mais superficial a camada, maior é a possibilidade de se deslocar de um lado para o outro (de ísquio a ísquio); quanto mais profunda a camada, maior é a possibilidade de se deslocar da frente para trás (da sínfise púbica ao cóccix).

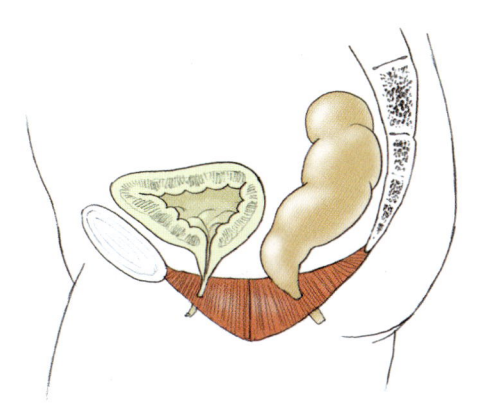

Figura 6.28 A ação das fibras perineais mais superficiais está associada aos esfíncteres anal e urogenital.

---

16 É muito provável que a sugestão evocativa "raiz para se elevar" tenha sido inspirada no livro incrivelmente influente de Irene Dowd, *Taking Root to Fly: Seven Articles on Functional Anatomy*, publicado originalmente em 1981.
17 *Ashwin* significa "cavalo", uma associação derivada da impressionante visão da defecação dos equinos.

Diafragma vocal

O portão de entrada para as vias respiratórias é a glote, como mostra a Figura 6.29, que não é uma estrutura, mas sim um espaço entre as pregas (cordas) vocais. Regular esse espaço de várias maneiras com base no que estamos fazendo com nossa respiração, voz e postura é uma parte natural do nosso desenvolvimento. O treinamento da ioga pode nos ajudar a tomar consciência desses hábitos, regulando (e desregulando) intencionalmente as vias aéreas.

Quando em repouso, os músculos que controlam as cordas vocais podem ficar relaxados, para que não ocorra nem contração nem dilatação da glote (ver Fig. 6.30a). Isso ocorre durante o sono e nas práticas mais repousantes e restauradoras da ioga.

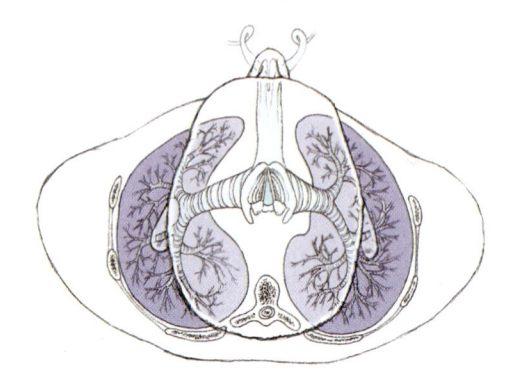

Figura 6.29   A via de passagem do ar para dentro e para fora dos pulmões, mostrando a localização das pregas vocais.

Ao inspirar rapidamente entre frases da fala ou ao cantar, ou também ao realizar exercícios respiratórios que envolvem movimentos profundos e rápidos da respiração, tais como o kapalabhati ou bhastrika (*bhastra* significa "fole"), os músculos que separam as nossas pregas vocais (abdução) se contraem para criar uma passagem mais ampla para o movimento de volumes maiores de ar (ver Fig. 6.30b). Ao recitar, cantar ou falar, as pregas vocais se aproximam (adução), fazendo com que vibrem quando o ar expirado é forçado através delas. Essa vibração é chamada *fonação* (ver Fig. 6.30c).

Quando os exercícios exigem que a respiração seja longa, profunda e lenta, a glote pode permanecer parcialmente fechada, com apenas uma pequena abertura na parte posterior das pregas vocais (ver Fig. 6.30d). É essa a mesma ação que permite a fala sussurrada; na ioga, é uma forma de gerar um suave e tranquilo *ujjayi*, a "respiração vitoriosa" (*ud* significa "fluir" e *jaya* significa "vitória" ou "triunfo"). Versões mais fortes e altas do ujjayi, que podem criar maior suporte postural, recrutarão alguns dos músculos da garganta acima da glote, como veremos na seção seguinte.

RESPIRAÇÃO PELO NARIZ *VERSUS* RESPIRAÇÃO PELA BOCA

Há razões anatômicas convincentes para que frequentemente se considere a respiração nasal mais saudável do que a respiração oral. Vários estudos usam diferentes definições para as respirações nasal e oral. Alguns pesquisadores definem a respiração com base no local onde ocorre a inspiração (i.e., inspirar pelo nariz e expirar pela boca ainda se considera respiração nasal, enquanto o inverso é conhecido como respiração oral). Em sua maioria, as fontes de ioga aceitam tanto a inspiração como a expiração pelo nariz como respiração nasal.

O ar inspirado pelo nariz é aquecido, filtrado, umedecido e girado em um vórtice coerente resultante de um sistema de ossos, vasos e tecidos em forma de concha no interior das vias nasais conhecido como *turbinados* (também conhecidos como conchas nasais). *Turbinado* também se refere a uma concha com uma forma semelhante à do pião, ou de um cone invertido (Fig. 6.31). Embora nossa ilustração mostre essas estruturas simetricamente, na vida real, é raro isso ocorrer em nossos corpos. Assim como ocorre nas colunas, a maioria das pessoas apresenta certo grau de assimetria nessas estruturas, e a assimetria mais comum é o desvio de septo, fazendo com que uma das narinas fique estruturalmente mais aberta que a outra.

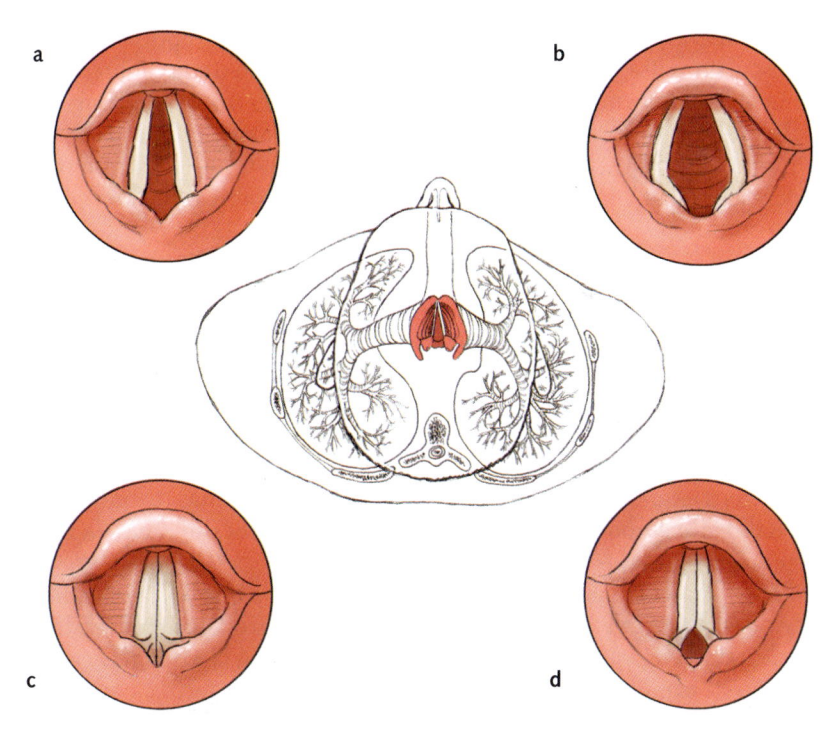

Figura 6.30 Posição e localização das pregas vocais: *(a)* posição relaxada, *(b)* abertura máxima para respiração forçada, *(c)* fechada para emissão de fala (fonação), *(d)* ligeiramente aberta para fala sussurrada (ou *ujjayi*).

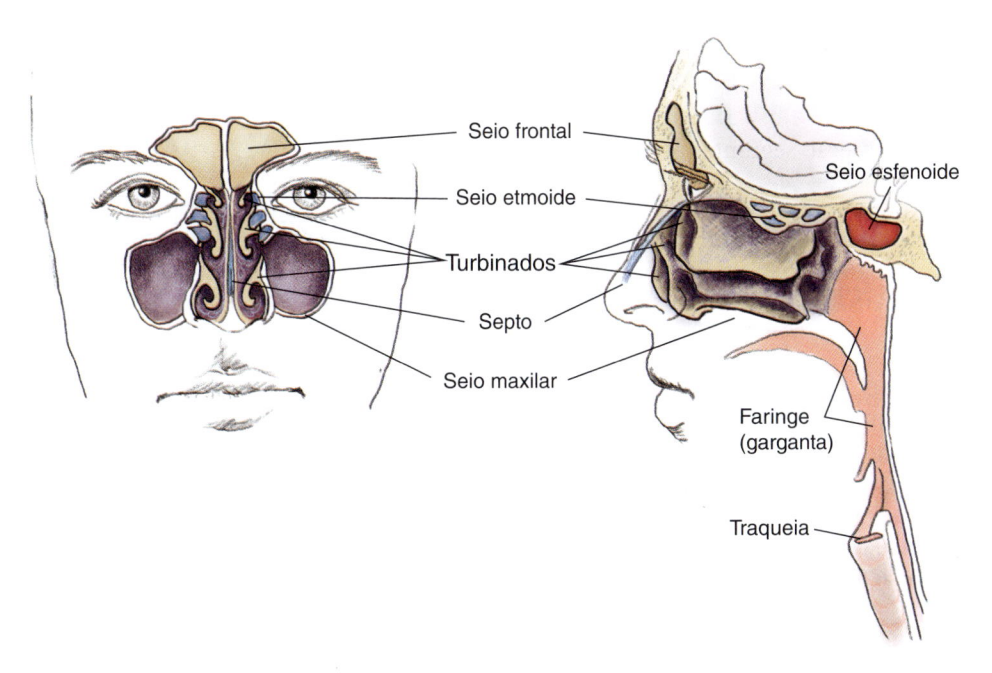

Figura 6.31 Cavidades sinusais e turbinados.

No interior dos seios nasais é secretado o óxido nítrico, um importante vasodilatador que relaxa a musculatura lisa dos vasos sanguíneos, aumentando o seu calibre.[18] A ação do óxido nítrico aumenta o fluxo sanguíneo e promove queda da pressão arterial. Em comparação com a respiração oral, a respiração nasal transporta mais óxido nítrico (e seus benefícios) para os pulmões e para a corrente sanguínea (Lundberg et al., 1996). A respiração oral fornece uma quantidade maior de ar aos pulmões, e a respiração nasal oferece melhor qualidade.

BANDHAS

Todos os três diafragmas (pélvico, respiratório e vocal) estão aliados ao ujjayi nos movimentos da ioga que são coordenados com a inspiração e a expiração. Além de alongar e conferir mais textura à respiração, a "válvula" do ujjayi cria uma espécie de pressão posterior pelas cavidades abdominal e torácica. Essa pressão pode proteger a coluna vertebral durante os longos e lentos movimentos de flexão e extensão que ocorrem na prática que flui harmoniosa na respiração sincronizada de *vinyasa* (organização ou colocação), como durante a saudação ao sol. Em termos iogues, essas ações coordenadas dos diafragmas (bandhas) oferecem maior sthira (estabilidade) ao nosso corpo, protegendo-o de lesões por meio da redistribuição do estresse mecânico.

A Figura 6.32 mostra uma análise mecânica de um corpo que inicia uma inclinação frontal a partir de duas perspectivas. Vemos, na Figura 6.32*a*, o tronco se movendo sem o suporte da respiração. Uma vez que a musculatura respiratória que circunda as cavidades não está envolvida, não há um único centro de gravidade associado à forma, e um centro parcial de gravidade (B) passa a atuar sobre o braço longo de uma alavanca (C), no qual o ponto de apoio ou fulcro (A) se situa no interior da junção lombossacral vulnerável. O peso do tronco é controlado pela musculatura posterior, que atua comprimindo a extremidade curta da alavanca (D). O corpo instintivamente se ressente dessa alavanca extremamente deficiente, e é por isso que tendemos a prender a respiração ou "usar a válvula" em situações como essa, a fim de evitarmos a irritação das estruturas da nossa coluna vertebral.

A Figura 6.32*b* ilustra o mesmo movimento utilizando a válvula glótica do ujjayi (E), a qual automaticamente ativa a musculatura respiratória. Isso oferece sustentação ao longo de toda a superfície anterior da coluna vertebral, uma vez que ela se apoia sobre as cavidades corporais estabilizadas. O corpo possui, agora, um único centro de gravidade, o qual é sustentado, de maneira segura, pela pelve e pelas pernas. Isso é o que chamamos de sustentação frontal.

Outro efeito da movimentação e sustentação do corpo por meio desse tipo de resistência é a geração de calor no sistema. Essas práticas são conhecidas como brhmana[19], que remete ao calor, à expansão e ao desenvolvimento da força e da potência, bem como da capacidade de resistir à tensão. Brhmana também está relacionado à inspiração, nutrição, prana e à região do tórax.

Ao descontrair o corpo durante práticas mais relaxadas, horizontais ou restauradoras, é importante observar se você pode liberar algum bandha e a constrição da glote, que estão associadas à sustentação da postura vertical. Esse lado relaxante da ioga inclui as qualidades de *langhana*,[20] que está conectado com esfriamento, condensação, relaxamento e liberação, assim como com o desenvolvimento de sensibilidade e de foco introspectivo. Langhana também

---

18 Foi tão importante a descoberta da propriedade do óxido nítrico como molécula sinalizadora para o sistema cardiovascular que resultou no Prêmio Nobel de Fisiologia ou Medicina de 1998 para Robert F. Furchgott, Louis J. Ignarro e Ferid Murad.

19 De *brh*, que significa "tornar grande, gordo ou forte", "aumentar", expandir". No ayurveda, os tratamentos de brhmana nutrem, aquecem e aumentam o volume do nosso corpo.

20 De *laghu* ou *laghaya*, que significa "criar luz", "atenuar", "diminuir". Os tratamentos ayurvédicos que objetivam reduzir, promover a eliminação, limpar e tornar mais leve o nosso corpo são chamados de langhana.

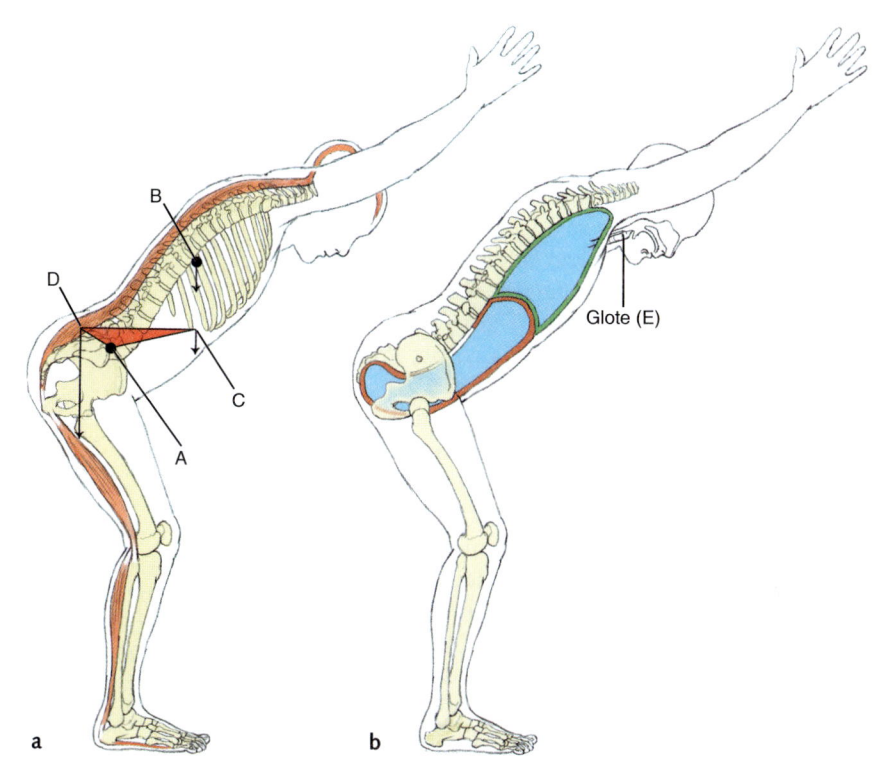

Figura 6.32 Sustentando a coluna vertebral *(a)* sem o suporte da respiração e *(b)* com o suporte da respiração.

está associado a expiração, eliminação, apana e à região abdominal. (Ver *Atenção: brhmana e langhana descrevem experiências, não práticas*, no Cap. 7.) Abordaremos a função dos bandhas na prática de pranayama no final deste capítulo.

SUGESTÕES DE RESPIRAÇÃO E MOVIMENTO DA COLUNA: UMA PERSPECTIVA TRIDIMENSIONAL

As Figuras 6.8, 6.23 e 6.24 ilustram algumas das mudanças tridimensionais da forma torácica geradoras da inspiração e da expiração. A Figura 6.33 mostra como a expiração diminui e a inspiração aumenta a amplitude anteroposterior da cavidade torácica. Na figura 6.33*b*, a seta de cima indica a inspiração ao levantar o esterno e as fixações frontais das costelas por meio de uma ação de "alavanca de bomba". Conforme indicam as duas setas inferiores, uma inspiração afasta bastante o esterno da parte frontal da coluna vertebral, mas também afasta a parte torácica da coluna do esterno. Em outras palavras, a inspiração envolve uma leve *flexão* da coluna vertebral, de modo a aumentar o volume torácico. O oposto ocorre com a expiração (figura 6.33*a*), quando o volume torácico diminui e a coluna vertebral reduz sua curva primária em direção à *extensão*.

Essa observação dá origem a um questionamento desafiador, tanto para praticantes como para professores de ioga, que foram treinados para sempre inspirar durante a *extensão* da coluna vertebral e expirar durante a *flexão* da coluna.

Voltando ao exemplo do gato-vaca (cakravakasana; Fig. 6.34), podemos constatar que essas sugestões não têm base anatômica, sendo meramente resultantes de uma preferência em favor da dinâmica da respiração para a região ventral do corpo, em detrimento da parte dorsal. Tudo em nosso corpo é tridimensional, inclusive a nossa respiração. Embora seja fato que a abertura da região ventral do nosso corpo faz parte de uma inspiração (Fig. 6.34a), se acrescentarmos a extensão da vertebral a esse movimento, isso efetivamente promoverá o *fechamento* da parte dorsal do corpo. Por outro lado, a flexão da coluna vertebral durante a expiração origina uma ação de fechamento e de condensação na região ventral do corpo, mas também *abre* a sua parte dorsal

A Figura 6.34b ilustra o cenário oposto, no qual a sugestão de respiração dá preferência à dinâmica da parte dorsal do corpo. Caso não sejam desviados dessa prática em favor do padrão "correto", muito naturalmente o preferirão, talvez por relacionarem sua ação de inspiração à região onde se situam 60% da capacidade pulmonar – na região dorsal – ou por conec-

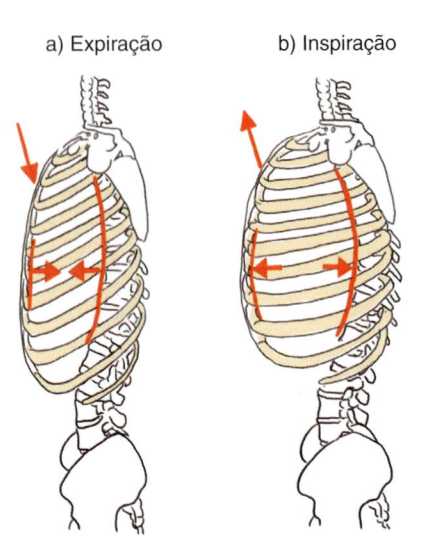

a) Expiração   b) Inspiração

Figura 6.33 Vista lateral *(a)* da modificação da forma do tórax durante a expiração e diminuição da flexão torácica; e *(b)* modificação da forma do tórax durante a inspiração e aumento da flexão torácica.

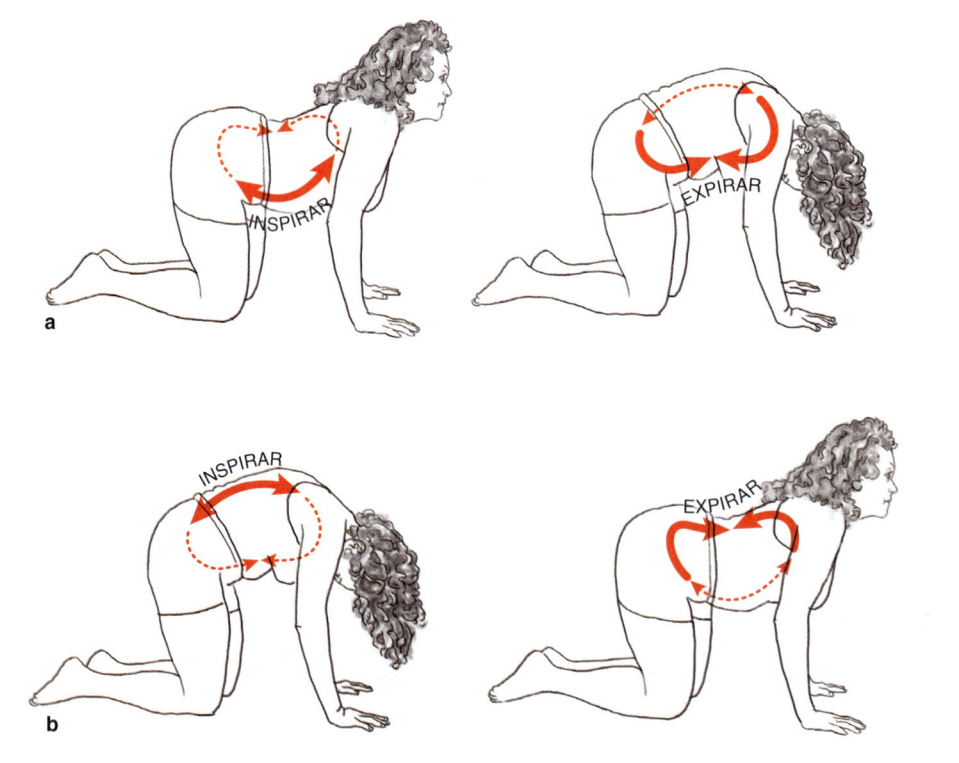

Figura 6.34 Foco na respiração nos movimentos de flexão e extensão gato-vaca: *(a)* respiração com a parte ventral do corpo; *(b)* respiração dorsal.

tarem sua ação de expiração com as preferências da parte torácica da coluna vertebral – a extensão –, como indica a Figura 6.33*b*.

Tempo para respirar e tempo para se movimentar: uma investigação sobre hábitos

Tente fazer os movimentos do gato-vaca com o uso dos dois padrões respiratórios descritos na Figura 6.34 e descreva o que você percebeu. Uma das versões parece ser visivelmente mais fácil ou mais difícil que a outra? Se for o caso, por quê? Algo na estrutura do seu corpo explica o que você sentiu, ou o que você sentiu foi uma decorrência dos padrões habituais de respiração e movimento com base no treinamento que você teve ou, ainda, em certas noções sobre seu corpo?

Se a respiração e os movimentos da coluna vertebral estivessem invadindo regiões que geralmente não respiram nem se movem, como você percebeu isso? Foi agradável ou desagradável, causou confusão ou foi esclarecedor, foi perturbador ou calmante? Você teve dificuldade em identificar as diferenças? Não há resposta errada para perguntas como essas, mesmo que sua resposta seja "completa confusão". T.K.V. Desikachar disse, com grande repercussão: "O reconhecimento da confusão é, por si mesmo, uma forma de esclarecimento".

Por outro lado, a não identificação da confusão – isto é, quando você não sabe o que não sabe – é sempre um problema com que você terá que lidar mais adiante. Nos *Yoga Sutras* de Patañjali, essa situação é conhecida como *avidya* (ignorância), que é identificada como a causa fundamental de todos os obstáculos (*klesha*) que buscamos superar por meio da prática da ioga.

EQUILÍBRIO INTRÍNSECO REVISITADO: ZONAS DE PRESSÃO

O equilíbrio intrínseco refere-se a vários mecanismos importantes que se combinam para transformar o tronco humano em uma estrutura de autossustentação, a qual apresenta uma tendência inata de gerar suporte ascendente. Discutimos no Capítulo 5 o componente espinal de busca da neutralidade para um equilíbrio intrínseco, ocasião em que vimos como os discos intervertebrais da coluna estão constantemente mantendo afastados os corpos vertebrais – uma ação contrabalançada pelos ligamentos que unem os componentes da coluna posterior da coluna vertebral. Essa combinação de forças que empurram e tracionam faz com que a coluna vertebral inteira funcione como uma estrutura elástica, cujos tecidos estão constantemente armazenando e liberando energia.

Também destacamos que os outros componentes ósseos do tronco – caixa torácica e pelve – compartilham esta característica com a coluna: suas partes também ficam unidas sob tensão mecânica, como molas enroladas e presas por elásticos. Quando o esterno é seccionado durante uma cirurgia torácica, as costelas, como se fossem molas, retificam-se um pouco e as duas metades "saltam" e se abrem. Os segmentos das costelas precisam ser empurrados de volta ao seu lugar original, para que o fechamento cirúrgico possa ter prosseguimento. À frente de nossa pelve, os dois ramos púbicos estão unidos na sínfise púbica, uma articulação pressurizada que também "saltaria" e se abriria, caso fosse seccionada.[21]

Talvez o mais importante desses mecanismos de suporte possa ser encontrado nos componentes viscerais do tronco, que estão sempre em mudança de forma. Existe um diferencial de pressão entre a região inferior do abdome (pressão maior), a região superior do abdome (pressão intermediária) e a cavidade torácica (pressão menor). Como a energia sempre migra da região de maior pressão para a de menor pressão, isso significa que o conteúdo abdominal

---

21 O hormônio relaxina, presente na gravidez, "amolece" os ligamentos que unem os ossos da pelve, para que eles possam se abrir para que ocorra o parto. Normalmente, os ossos voltam a se juntar.

tanto da região inferior quanto da superior está em migração constante para cima, em direção ao espaço torácico (Fig. 6.35).

Das muitas funções do diafragma, uma é impedir que as vísceras abdominais ingressem no espaço torácico.[22] Todas essas estruturas do corpo operam de modo independente da contração muscular. Na verdade, é a atividade habitual e inconsciente da nossa musculatura postural e respiratória a responsável pela obstrução da experiência do equilíbrio intrínseco. Então, a manutenção da relação de uma posição vertical com a gravidade, no sentido mais profundo, tem menos relação com a aplicação do esforço muscular correto do que com a descoberta e liberação do esforço muscular habitual, que impede a tendência natural do corpo de, intrinsecamente, sustentar-se sozinho.

AGNI: UMA HISTÓRIA DA ORIGEM PARA A IOGA?

Bem no início deste capítulo, dizíamos que o processo de digestão e de assimilação era o domínio de agni, um termo que significa fogo, e que nos tempos antigos era adorado como uma divindade. A extrema importância do fogo para nossos ancestrais nos dá uma pista essencial para as origens pré-históricas da ioga.

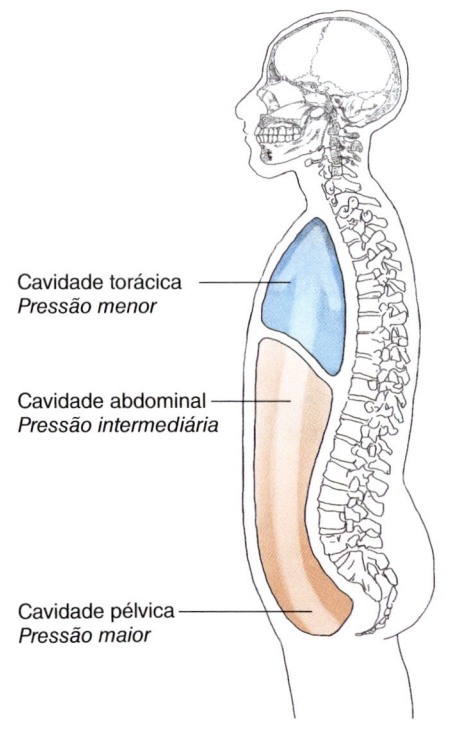

Figura 6.35 Zonas de pressão do tronco.

(labels na figura: Cavidade torácica / *Pressão menor*; Cavidade abdominal / *Pressão intermediária*; Cavidade pélvica / *Pressão maior*)

Embora não seja exatamente sinônimo de atividade de lazer, a ioga depende de certo tempo livre para que possa ser praticada no seio de uma sociedade em que a divisão de trabalho é um fato. Tempo livre para quê? Para sobreviver em um mundo em que todas as horas de vigília e toda energia corporal estão dedicadas à perseguição, coleta, mastigação e digestão da comida, ou voltadas para a fuga de criaturas famintas que são mais rápidas, maiores e mais fortes do que você[23] e que pretendem transformá-lo em sua próxima refeição.

Em sua origem, em grande parte a ioga envolvia apenas ficar parado, o que precisava ser suficientemente valorizado pela tribo para que eles se dispusessem a compartilhar alguns dos alimentos que tanto se esforçaram para caçar e coletar. Isso tornou necessária a divisão do trabalho. Essa linha de raciocínio conduz à conclusão de que, até os pré-humanos começarem a usar o fogo para cozinhar sua comida durante o dia e repelir seus predadores à noite, eles não tinham perdido suas grandes barrigas, aumentado o crescimento de seus cérebros, descido das árvores e aprendido a ser mais sociáveis ao se reunirem ao redor da fogueira. Se os primeiros Vedas nada mais provam, é que as primeiras tecnologias transformadoras foram forjadas pelas inúmeras horas passadas por gerações e gerações sentadas em torno das fogueiras comunitárias – e que, em última análise, os humanizaram.[24]

---

22 Diante da remoção de um dos lobos de nosso pulmão (lobectomia), o diafragma e órgãos abdominais são tracionados em uma direção ascendente pela pressão mais baixa no interior da cavidade torácica, para o preenchimento do espaço extra.

23 Essa é a mesma atividade de raga e dvesha já observada em nossas células no Capítulo 5.

24 O brilhante livro de Richard Wrangham, *Catching Fire: How Cooking Made Us Human*, detalha todas as evidências para a datação do uso do fogo pela raça humana, desde a transição entre *Homo Habilis* e *Homo Erectus*, ocorrida há cerca de 2 milhões de anos, e não desde a transição *Erectus-Sapiens* há 400.000 anos, como se pensava anteriormente (2009).

Dor, emoções e respiração

No Capítulo 5, foi questionada a noção de que os discos em processo de degeneração são responsáveis pelas formas mais comuns de dor nas costas. Temos uma história alternativa que explique uma origem tão ampla de sofrimento e de deficiência? A dor nas costas faz com que milhões de pessoas busquem um diagnóstico clínico, façam ressonância magnética, tomem remédios, sejam submetidas a cirurgias e a períodos de reabilitação, bem como representa o dispêndio de centenas de bilhões de dólares anuais pela economia mundial, em decorrência dos necessários tratamentos e de salários perdidos (Gaskin e Richard, 2011).

Um ponto de vista apoiado por um conjunto significativo de evidências clínicas e de pesquisas (Sarno, 1977), sugere a possibilidade de que muitas formas de dor crônica podem não são causadas por estruturas do corpo que, de alguma forma, foram lesionadas ou "rompidas", mas que há maior probabilidade de ser uma dor enraizada no mecanismo de defesa da mente contra o estresse mental inconsciente e as emoções (Rashbaum e Sarno, 2003).

Tal teoria propõe que a supressão das nossas emoções envolve um processo capaz de causar dor física, além de outros sintomas, por meio da ação do sistema nervoso autônomo, que pode reduzir o fluxo sanguíneo para músculos, nervos e tendões. Esse quadro resulta na privação de oxigênio (isquemia) e no acúmulo de resíduos metabólicos nos tecidos afetados, e isso pode ser extremamente doloroso.

Como ilustração da isquemia, vamos considerar a investigação anterior, envolvendo os movimentos e a respiração na prática do gato-vaca. Caso você tenha tentado, há uma boa chance de que alguns dos tecidos do seu corpo estivessem sendo solicitados a alongar, quando estão acostumados a serem encurtados; ou talvez tenham sido levados a se envolver, quando geralmente estão frouxos, ou a deslizar mais, onde habitualmente são mantidos curtos. Quando não é possível que os nossos músculos, nervos, tendões e tecidos conjuntivos se alonguem, o envolvimento ou deslizamento livre em resposta aos nossos movimentos e respirações, tais tecidos poderão sofrer privação de oxigênio (isquemia), e o resultado pode ser o surgimento da dor, em alguns casos bastante intensa e possivelmente crônica.

Para muitas pessoas, o que as levou a praticar ioga foi um episódio de dor – e tal prática representa um caminho (para a ausência de dor no corpo) que pode ser tão simples quanto aprender a se mover, respirar e focar a atenção no presente, a fim de que tais pessoas possam identificar, com segurança, o que estão sentindo. Nesses momentos de clareza, é possível perceber a diferença entre nos mantermos unidos e sermos sustentados por uma fonte de apoio que vem de dentro de nós – aquilo que chamamos de *equilíbrio intrínseco*.

Tendo em vista esse vínculo complexo entre o uso do fogo e a nossa humanidade, não surpreende que o culto védico mais antigo estivesse tão focado em agni como uma divindade, e as primeiras práticas de respiração conhecidas descrevem uma oferta interna de prana e apana um para o outro, e de ambos para agni.

PRANAYAMA, PRANA, APANA, SUSHUMNA E KUNDALINI

Podemos entender os termos compostos em sânscrito dividindo-os em suas raízes e as traduzindo – um processo que está aberto a muitas interpretações. Pranayama é um bom exemplo, porque comumente está concentrado em dois termos familiares da ioga: *prana* (respiração, força vital) e *yama* (o ato de restringir, conter, verificar). Essa interpretação conduz à tradução comum de pranayama como "controle da respiração". Mas há um segundo "a" (pronunciado longamente) em pranayama, que gera as raízes como *prana* e *ayama* (alongar, estender). Avançando um pouco mais, não é excessivo considerar o prefixo "a" uma negação ou inversão do que se segue, como em avidya (não conhecimento, ignorância) ou em ahimsa (não causar dano), primeiro dos cinco yamas de Patañjali. Assim, a desobstrução do prana como uma definição e objetivo do pranayama não é abrangente e, além disso, acrescenta dimensão à prática. Visto que a respiração pode estar tanto sob controle voluntário como sob controle autônomo em momentos diferentes, para que tenhamos uma completa compreensão desse tópico, será preciso abarcar não só o controle de nossa respiração, mas também os momentos em que estamos controlados por nossa respiração.

Duas referências milenares relacionadas à prática de pranayama podem ser encontradas no *Ioga Yajñavalkya* e no *Bhagavad Gita*. Yajñavalkya define pranayama[25] como uma "junção equilibrada (samayogah) da inspiração e da expiração (prana apana)". Em técnicas relacionadas ao pranayama, isso é realizado pela manipulação dos músculos acessórios da respiração de tal forma que o ato de inspiração é experimentado como uma mudança de forma que desce do nariz em direção ao plexo solar.[26]

Para a expiração, a musculatura abdominal e do assoalho pélvico cria a sensação de um movimento ascendente em direção à região do plexo solar (Fig. 6.36). Nesse contexto, a prática do bandha faz sentido, porque ajuda a unir o prana descendente e o apana ascendente.

Além disso, quando nossos bandhas estão sendo empregados na prática do pranayama, eles conferem

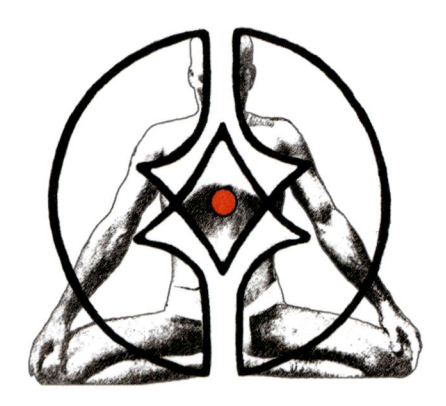

Figura 6.36 Oferecimento de prana (seta de cima) até apana (seta de baixo) e ambos até agni (ponto vermelho). Ilustração baseada na foto de T. Krishnamachrya em Mulabandhasana, usada com permissão.

uma estabilidade aos movimentos de mudança de forma das cavidades, reduzindo a expressão mais grosseira de nossa respiração em favor de espaços mais profundos e sutis em nosso sistema. Na prática da respiração, muitas vezes a palavra *profunda* é entendida como "muito intensa ou extrema", sendo empregada para incentivar uma mudança máxima da forma e o transporte de ar. Mas a primeira definição do dicionário de *profundo* é: "que se estende ou está situado longe da borda ou superfície externa". Assim, "respiração profunda" também pode significar "profunda e voltada para o interior, sutil, oculta da superfície". Na anatomia energética da ioga, o espaço mais profundo em que o prana pode se movimentar – o canal central – é chamado *sushumna*.

A passagem do *Bhagavad Gita* refere-se mais explicitamente à união de prana e apana como uma oferta ou sacrifício (juhvati).[27] De acordo com Krishna, que está passando a sua sabedoria iogue para Arjuna, esses antigos iogues ofereciam "como sacrifício a respiração que sai na respiração que entra, enquanto alguns oferecem a respiração que entra na respiração que sai. Algumas pessoas praticam o prāṇāyāma com intensidade e restringem as respirações de entrada e saída, absolutamente absortos na regulação da energia vital". Uma passagem posterior do *Bhagavad Gita* afirma que "todos aqueles que conhecem esse sacrifício ficam limpos de suas impurezas". Em uma integração magistral desses ensinamentos, com o acréscimo da visão de Patañjali, de que a ignorância (avidya) é a causa-raiz dos nossos sofrimentos (klesha), o pai de Desikachar, Professor T. Krishnamacharya, recontextualizou um elemento-chave da imagem da hatha ioga: a serpente enrolada que dorme em *kundaliini*, a entrada do caminho da libertação (sushumna).

---

25 "Pranapana samayogah pranayamah iti iritah."

26 Essa situação é o oposto da onipresente e completa respiração iogue em três partes, de baixo para cima, ensinada pela maioria das tradições da ioga, também conhecida como dirga swasam. Quando T.K.V. Desikachar começou a ensinar de forma mais ampla a sua técnica de cima para baixo, esse mestre ganhou o apelido de "o iogue que respira de cabeça para baixo".

27 apānê juhvati prāṇaṁ prāṇe 'pānaṁ tathāpare - prāṇāpāna-gatī ruddhvā prāṇāyāma-parāyaṇāḥ. *Bhagavad Gita*, capítulo 4, Verso 29.

Para um estudioso altamente treinado em lógica como Krishnamacharya, a mera noção de que a energia poderia estar adormecida seria rejeitada como contraditória.[28] Dentro do mesmo raciocínio, também seria rejeitada a alegação extra de que essa energia adormecida constitui uma segunda forma de prana, mais "espiritual", e que deve ser despertada para que se perceba todo o seu potencial.

No entanto, Krishnamacharya insistia que as experiências descritas pelos iogues desde tempos imemoriais, de uma energia intensa e ascendente que era desencadeada em um canal central, são inegavelmente reais. Isso, Krishnamacharya ressaltaria, não é nada mais do que o próprio prana sendo liberado de sua escravidão à ignorância, e simbolizado pelo *kundalini*, que representa a inércia de uma mente perturbada pelo avidya. Nessa visão, kundalini não é uma energia espiritual adormecida a ser despertada; bem ao contrário, é um obstáculo a ser removido, porque bloqueia a entrada para sushumna, o caminho da libertação (Fig. 6.37.)

Para que a pessoa seja purificada das impurezas de avidya, é preciso que a kundalini pesada e obscura seja elevada em direção ao calor e à luz de agni. A purificação através do calor, conhecida como *tapas*, é outro elemento-chave na formulação de Patañjali para a prática da ioga.[29] Expressa em termos de mecânica da respiração, essa prática lança mão da ação ascendente da expiração (apana) para fazer com que kundalini ascenda em direção ao plexo solar, onde agni está queimando. A ação descendente da inspiração (prana) direciona o calor de agni para kundalini – para consumi-lo (Fig. 6.38a). Tudo isso também esclarece uma razão fundamental, pela qual a ação de inversão (viparita karani) goza de tanta consideração desde uma perspectiva respiratória; ao ser invertida a ação da gravidade, kundalini mergulha no calor ardente, agora ascendente, de agni (Fig. 6.38b).

Sob esse ângulo, o propósito final da prática da respiração é a realização de um sacrifício interior no qual prana e apana são oferecidos um ao outro – e ambos são oferecidos à chama ardente de agni. Isso ergue um altar sobre o qual podem ser oferecidos os obstáculos que provocam nossos sofrimentos.[30]

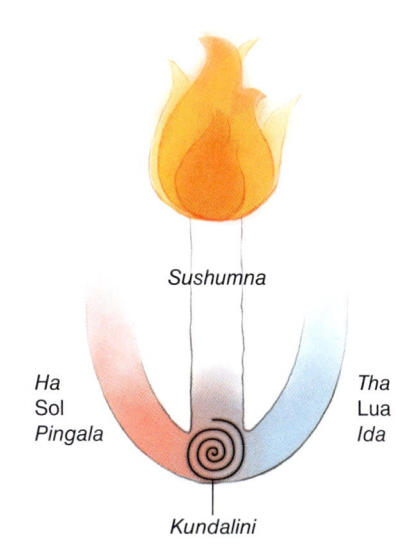

Figura 6.37 Kundalini bloqueando a entrada para sushumna.

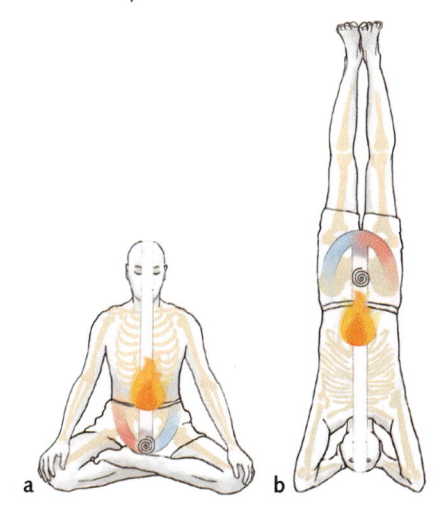

Figura 6.38 Respiração como a oferenda interior de kundalini para agni, *(a)* posição sentada e *(b)* com a ajuda da gravidade em inversão.

---

28 A lógica tem sido descrita como a arte da identificação não contraditória. Diz-se que Krishnamacharya ganhou dois graus avançados na lógica Nyaya-indiana.

29 *Yoga Sutra* de Patañjali: Sadhana Pada 2.1: Tapaswadhyayaishvarapranidhanani kriyayogah.

30 Muitos estudantes de ioga reconhecerão nessa ideia uma reminiscência do conhecido Shanti Mantra retirado do *Brihadaranyaka Upanishad 1.2.28*. Esse mantra é exaustivamente usado como oração em reuniões indianas de todos os tipos: "Da ignorância, conduza-me à verdade; das trevas, conduza-me à luz; da morte, conduza-me à imortalidade; Om paz, paz, paz".

CONSIDERAÇÕES FINAIS

A visão de que o suporte anatômico mais profundo e eficiente do nosso corpo deriva de um equilíbrio intrínseco está consistentemente em sintonia com a perspectiva relacionada à prática da ioga oferecida por Krishnamacharya e Patañjali. Ou seja, o que é essencial para a nossa saúde, liberdade e esclarecimento não está em falta, mas pode estar em estado de obstrução. Portanto, alcançamos a ioga pela identificação e remoção das klesha (aflições) do nosso sistema. Revisitando a definição de Patañjali para a kriya ioga apresentada na introdução deste livro (swadhyaya como discernimento entre tapas, ou as coisas que podemos mudar, e isvara pranidhana, ou as coisas que não podemos mudar), podemos agora perceber o modo maravilhoso como esses ensinamentos se ligam à ideia de que a nossa respiração, tanto voluntária quanto autônoma, é o melhor professor e o mais intimamente acessível para que obtenhamos os ensinamentos sobre os princípios mais profundos da ioga.

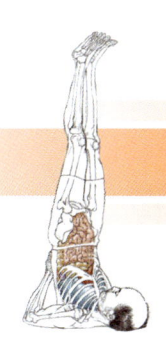

Uma definição simples de asana: asana é uma postura, uma forma que você cria com seu corpo, como parte de uma prática da ioga. Segundo uma definição mais tradicional, asana é um "assento", uma posição em que sentamos para meditar. Algumas tradições da ioga possuem apenas alguns asanas oficiais, enquanto outras adotam livremente formas e sequências de outras práticas de movimento.[1]

Uma descrição útil de asana, utilizada por Amy, é "um recipiente para uma experiência". Asana é uma forma que habitamos por um momento, uma forma de nos movermos para dentro e para fora, um lugar onde podemos escolher ficar parados e prestar atenção de maneira diferente no movimento de fluxo contínuo da vida. A partir dessa perspectiva, um asana não é um exercício para fortalecimento ou alongamento de um músculo ou grupo muscular em particular, embora possa ter esse efeito.

Cada asana é um evento de corpo inteiro durante o qual podemos testemunhar o surgimento das coisas, como elas são mantidas e como elas se dissolvem ou são transformadas. Podemos ver como somos afetados pela experiência de realizar uma postura, de nos mantermos nela e sairmos dela, e de como isso pode afetar outras áreas de nossas vidas em que enfrentamos mudanças. Enquanto estivermos nessa matriz de tempo e espaço, nunca estaremos verdadeiramente parados, mas em constante movimento e encontrando aqueles locais de mudança. Conforme Laban observou, "Cada movimento corporal está contido em uma cadeia de acontecimentos infinitos a partir dos quais podemos distinguir apenas os passos imediatamente antecedentes e, ocasionalmente, aqueles que se sucedem de imediato" (1966, p. 54).

Asanas individuais fazem parte de uma prática da ioga que ultrapassa um único movimento ou momento no tempo. Podemos descrever "prática" como a repetição atenta de determinado padrão de movimento, respiração e pensamento. Algumas práticas podem se concentrar mais no movimento (como no asana), outras, mais no pensamento (como na meditação), e outras, ainda, mais na respiração (como no pranayama). No fim das contas, todos esses aspectos – movimento, respiração, pensamento – constituem abordagens distintas que nos ajudam a examinar nossas experiências como indivíduos.

Algumas vezes a palavra *prática* está associada ao domínio, à ideia de que podemos praticar uma habilidade até que nos tornemos hábeis o bastante para demonstrar de alguma forma essa maestria. Não é essa a ideia que estamos propondo aqui; em lugar disso, estamos sugerindo que a prática dos asanas pode se constituir em uma investigação e exploração que mudam e se adaptam à medida que o praticante muda. Nosso contexto – idade, sexo e etnia; cultura e idioma; padrões familiares e expectativas sociais; experiências educacionais formais e infor-

---

1 Encontra-se em curso uma excelente pesquisa sobre a história do asana. Se você estiver interessado em mais detalhes, investigue Mallinson, Singleton et al., da Seção Ásia Meridional, Universidade de Londres.

mais –, tudo isso influencia o modo como emprestamos significado às nossas experiências e como vivenciamos nossa prática.

EFEITOS DO ASANA

Frequentemente são atribuídas ao asana certas qualidades (estimulante, calmante, estabilizador, purificador, equilibrante). Muitas vezes os asanas são descritos como úteis em uma ampla gama de problemas de saúde (diabetes, hipertensão, constipação), ou são categorizados como seguros ou perigosos para certas partes do corpo (joelhos, articulações sacroilíacas, pescoço, coluna). Este livro reflete o nosso (dos autores) método de ensinamento; não caracterizamos o asana dessa maneira e não informamos qual o efeito que determinado asana exercerá no seu corpo.

Realmente acreditamos que os movimentos físicos, qualquer que seja o tipo (inclusive os asanas), sempre afetam nossos estados físico e psicoemocional. Também acreditamos que o contexto – circunstâncias individuais, experiências precedentes, suposições e objetivos – afeta sua experiência do asana e, além disso, que o efeito do asana depende de sua contribuição para essa prática, seja ela consciente ou inconsciente.

Durante uma aula de ioga ou em qualquer espaço, não podemos particularizar a experiência que todos os participantes terão com determinado asana, e também não é possível dizer que eles se sentirão seguros ou inseguros em qualquer asana. Embora haja condição de criar um espaço seguro para essa exploração, reconhecemos que as pessoas estão tentando superar todos os tipos de situações envolvendo segurança e perigo.

A manifestação de efeitos específicos do asana pressupõe que há uma experiência pela qual todos devem passar; além disso, traz consigo a implicação de que, se você não está vivenciando essa experiência, poderá estar fazendo o asana de forma incorreta. Tendo em vista a noção de que o asana é um "recipiente para a experiência", propomos que você aborde cada asana como uma investigação – e veja quais são as experiências que emergem da prática.

Não existe essa coisa de asana perigoso

Na realidade, não há asana perigoso (ou asana seguro), apenas maneiras perigosas (ou seguras) de sua prática. Qualquer asana pode ser praticado com segurança ou perigosamente, dependendo de como os movimentos são ensinados, como são modificados, da experiência e habilidade do aluno, bem como do potencial de movimento de cada pessoa.

ALINHAMENTO PARA O ASANA

Juntamente com os efeitos do asana, é comum em algumas abordagens falar sobre as regras de alinhamento para que se possa realizar uma postura com segurança e de maneira correta. Por diversas razões não oferecemos essas instruções de alinhamento padronizadas:

- *O alinhamento é relacional. Alinhamento* é um termo relacional, não sendo um conceito absoluto cuja existência não tem referência com outra coisa qualquer. Alinhamento descreve um relacionamento com alguma coisa; assim, temos que perguntar "alinhamento com o quê?" É possível que nos alinhemos ideologicamente com determinado princípio ou com um partido político, ou ainda com uma escola de pensamento ou um professor, ou fisicamente com um objeto ou um ponto de referência ou outra pessoa. Não é possível que estejamos simplesmente alinhados, mas devemos estar alinhados *com* alguma coisa. Portanto, quando o professor sugere algo como "Encontre o alinhamento correto da sua perna", isso estará incompleto até que o aluno saiba com o que está alinhando a sua perna.

- *São muitos os tipos de alinhamento.* Em uma prática de movimento, pode-se fazer o alinhamento a partir de uma variedade de perspectivas anatômicas ou fisiológicas. É possível se alinhar de acordo com o modo como você está sentindo os seus órgãos, com as trajetórias dos seus nervos, com a forma como você percebe mais claramente o fluxo do sangue, ou para buscar uma sensação de alongamento em seus músculos. Também é possível que você se alinhe conforme critérios energéticos ou emocionais: o que você percebe como seguro ou confortável, onde você está sentindo o fluxo de energia em seus nadis ou chakras, ou simplesmente o lhe que parece certo. A perspectiva que você escolher dependerá do estilo de ioga que está sendo praticado ou do seu ponto focal no momento. Não existe uma resposta correta; trata-se apenas de uma questão de saber se a resposta atende às suas necessidades no momento.

- *Não existe uma instrução de alinhamento que isoladamente funcione para todos os corpos.* Com frequência, os professores de ioga oferecem instruções de alinhamento padronizadas como formas de realizar o asana com segurança. Não há instrução que, isoladamente, abranja todos os modos pelos quais as pessoas podem entrar e sair de um asana. O que é uma instrução útil para determinada pessoa pode ser lesiva para outra, se tal instrução tiver como fundamento a suposição de que nossos corpos são todos iguais. A forma básica de nossos ossos e a orientação de nossas articulações são fatores determinados, sobretudo, pela herança genética e pelo desenvolvimento inicial; depois da adolescência não ocorrerá mudança substancial.

Como exemplo, vamos considerar os fatores que possivelmente influenciam a facilidade ou a dificuldade que você pode ter em dois asanas: hanumanasana (Fig. 7.1*a*) e upavistha konasana (Fig. 7.1*b*).

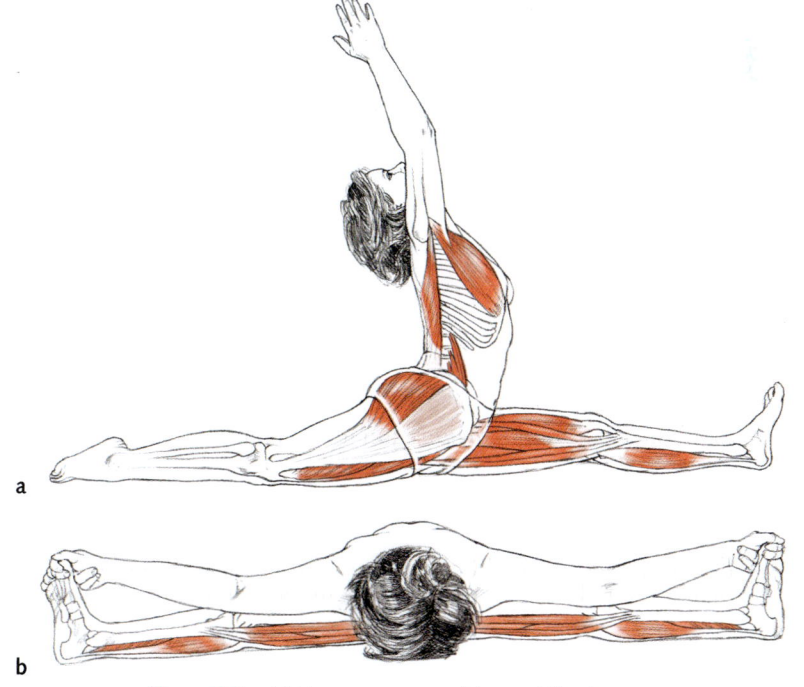

a

b

Figura 7.1   *(a)* Hanumanasana; *(b)* upavistha konasana.

De que modo você vivencia esses asanas se estiver concentrado no que está acontecendo nas articulações do quadril? Você sente que seus quadris se movem com facilidade para essas posições ou percebe que é desafiador? São muitos os fatores que podem justificar as respostas a essas perguntas, mas a Figura 7.2 ilustra os fatores significativos.

Na Figura 7.2a, observe como os encaixes do fêmur (acetábulos) na pelve estão mais voltados para cima e para a frente, enquanto na figura 7.2b eles estão mais voltados para baixo e para o lado. As diferenças na forma dos ossos afetam a amplitude do movimento nas articulações do quadril, podendo facilitar ou dificultar o asana

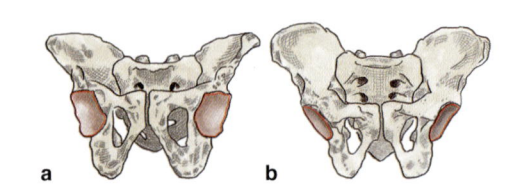

Figura 7.2   Comparação da orientação dos acetábulos no osso do quadril.

ilustrado na Figura 7.1. Por outro lado, na Figura 7.3 podemos observar diferenças no grau de espiral nos fêmures humanos, e esse fator também teria influência na amplitude do movimento funcional das articulações do quadril.

Nenhum desses ossos é normal, pois, apesar do que se pode aprender pelo exame de representações artísticas ou fotográficas da anatomia humana, você não encontrará uma estrutura que, isoladamente, seja normal. Todos eles são normais porque as variações na estrutura foram representadas de modo normal para as pessoas que as possuíam. Somos todos diferentes nisso e de infinitas outras maneiras, mas não porque diferimos de uma anatomia teórica "normal". Diferença é a regra. É por isso que Leslie se sente confortável ao afirmar: "Asanas não têm alinhamento; pessoas têm alinhamento".

Às vezes, determinada sugestão de alinhamento, interpretada como uma maneira de realizar *com segurança* o asana, é, na verdade, apenas uma orientação para que o asana seja realizado *corretamente* – ou seja, de acordo com as regras de determinado estilo ou abordagem da ioga. Por exemplo, a instrução de "dobre em 90º seu joelho da frente sobre o tornozelo" no virabhadrasana não é certeza de segurança para seu joelho. A articulação do joelho pode ter um espaço articular equilibrado e um caminho de peso nítido em toda a sua amplitude de movimento (podendo ser lesionado a 90º e acima do tornozelo). O que está ocorrendo ao longo de todo o caminho que vai do seu pé até a coluna vertebral é o que realmente influencia a segurança da articulação do joelho, e não apenas o ângulo do joelho ou sua posição no espaço. As instruções para que você faça um asana corretamente são decorrentes de abordagens específicas da ioga, cada uma delas com suas próprias perspectivas e objetivos para a prática.

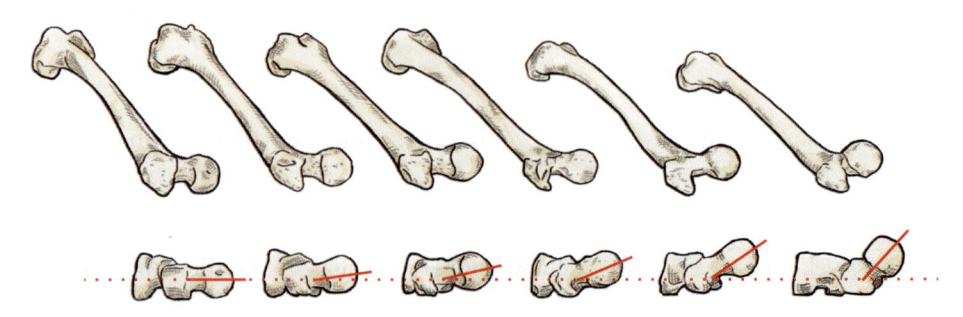

Figura 7.3   Diferenças na espiral do fêmur e no comprimento e ângulo do colo do fêmur. Qual desses ossos é normal? Nenhum deles, e todos eles.

DIFERENTES ORIENTAÇÕES PARA ASANAS EM DIFERENTES ESTILOS

Se você tiver a oportunidade de estudar diferentes estilos de ioga, perceberá que vários asanas são comuns a muitos desses estilos, mas parecem muito diferentes e são ensinados também de formas muito distintas. São muitas as escolas de ioga, e elas apresentam várias abordagens dos asanas e uma ampla gama de ideias sobre o que é correto ou incorreto em determinado asana.

A mesma postura pode ser utilizada na exploração de diferentes aspectos do movimento, e isso pode alterar o aspecto da postura. Na parsvottanasana, por exemplo, um estilo de ioga pode se concentrar na flexão da coluna (p. ex., levar a testa ao joelho), enquanto outro se concentra na flexão dos quadris e na coluna vertebral alongada (p. ex., levar o nariz à canela). Desde uma perspectiva anatômica, nenhuma dessas abordagens ao asana é melhor, ou mais segura, ou consistente em termos anatômicos. Em qualquer das versões, a postura pode ser realizada de uma forma que apoie a estabilidade e a facilidade (sthira e suhka) ou de uma forma que possa acarretar lesões.

Isso não quer dizer que não há modos errados de realizar a postura. Se você estiver praticando um estilo de ioga que exija uma coluna vertebral alongada, o arredondamento da sua coluna em flexão não será a atitude correta para a realização dessa versão da postura. Isso não a torna menos segura, apenas incorreta. O modo de fazer determinada postura faz a diferença, mas a ideia de certo ou errado se baseia no que funciona para o corpo e os objetivos de cada pessoa, em lugar de uma ideia absoluta do asana perfeito.

> ### Atenção: brhmana e langhana descrevem *experiências*, não *práticas*
>
> Tradicionalmente, muitas práticas do asana e do pranayama são categorizadas como brhmana ou langhana. Habitualmente, asanas envolvendo flexão dorsal e proporções respiratórias que favoreçam inspirações mais longas são chamados de brhmana, enquanto asanas de flexão ventral e expirações prolongadas são chamados de langhana. Essa percepção excessivamente simplista ignora um fato crucial: brhmana e langhana são *descrições de experiências* que podem ser percebidas pela pessoa em relação a certas práticas, não são as práticas em si. Em outras palavras, os exercícios de asana e pranayama não resultam em efeitos intrínsecos, dissociados da pessoa que os executa. Com frequência, esse princípio é explicado como "realizar um asana não é a mesma coisa que tomar uma pílula"; mas mesmo os medicamentos não exercem um efeito consistente e confiável nas pessoas. Então, como poderia fazê-lo uma técnica de ioga? É bem possível que algum praticante seja acalmado por uma flexão dorsal, ou despertado para a ansiedade por uma flexão ventral. Por mais válidas que essas generalizações possam ser como um ponto de partida para a investigação, jamais deverão ser assumidas como regras prescritivas ou proscritivas.

ADAPTAÇÕES INDIVIDUAIS NO ASANA

Suas escolhas sobre como deve se mobilizar para a realização de determinado asana dependem de sua condição inicial. Por exemplo, se tenho boa abertura dos ombros, posso pensar em fazer rotação medial do úmero em relação à escápula, enquanto meu vizinho de prática, que tem uma articulação glenoumeral com menor mobilidade, estará abrindo seus braços o máximo possível. Essas duas ações podem funcionar na realização do adho mukha svanasana (postura do cachorro olhando para baixo), porque o objetivo do asana (no nível do corpo) não é "fazer certo" em atendimento a algum padrão externo, mas encontrar aquela relação entre todas as partes do seu corpo de modo a possibilitar uma experiência do asana que repercuta por todo o seu corpo – células, tecidos, fluidos e órgãos.

As maneiras como você inicia determinado movimento exercem tremendo impacto na qualidade do seu movimento. Com prática e uma observação atenta, será possível que você diga, desde o início, como o movimento realizado poderá percorrer seu corpo e, além disso, os efeitos que poderá ter em seus tecidos. Caso você compreenda que está ativando para ingressar em determinado asana, isso poderá ajudá-lo a entender a natureza dessa postura e o efeito que ela terá em você. Se durante a realização de determinado asana você se flagrar com a obrigação de prestar atenção a inúmeras "correções" de alinhamento, tente recapitular, primeiramente, as etapas vencidas para "chegar lá" e observe se começar de maneira diferente o ajudaria a chegar a um resultado diferente.

Um asana não é apenas um arranjo final de seus membros e coluna vertebral; a postura inclui todo o processo de envolvimento. Se prestarmos atenção no processo e não no produto final, seremos capazes de desenvolver variações que aumentarão ou diminuirão o desafio representado pela postura, sem sentir que realmente não estamos fazendo o asana até que tenhamos a cabeça junto ao joelho, as mãos no chão, ou que tenhamos cumprido outro objetivo concreto qualquer. É possível adaptar individualmente a prática, de modo que cada um de nós possa chegar a uma incorporação única (pessoal) do asana. T. Krishnamacharya tem uma citação famosa que resume esse princípio: "A própria essência da ioga é que a prática deve se adaptar ao indivíduo, e não o contrário" (T.K.V. Desikachar citando seu pai, 1992).

Atenção: as expirações nem sempre são calmantes

É comum que os professores de ioga instruam seus alunos a focar a expiração para encontrar a calma porque, fisiologicamente, ocorre diminuição da frequência cardíaca e, além disso, a pressão arterial cai com a expiração, o que é por vezes chamado de "resposta de relaxamento". Embora a resposta de relaxamento indique um tipo de diminuição do tônus no sistema cardiovascular, na verdade, a vivência dessas mudanças na frequência cardíaca e na pressão arterial pode causar ansiedade, como uma resposta emocional, em decorrência de uma experiência precedente. Não há garantia de que um padrão respiratório específico, não importa qual resposta fisiológica ele venha a gerar, criará uma resposta emocional específica.

Isso também vale para qualquer movimento: com frequência descrevem a flexão dorsal como estimulante, e a flexão ventral como um movimento calmante. As respostas fisiológicas promovidas por esses movimentos são reais, mas a maneira como as respostas são processadas por determinada pessoa que vivencia a experiência depende de um número muito maior de variáveis do que a sua fisiologia. Algumas pessoas realmente acreditam que as flexões ventrais são alarmantes e que as flexões dorsais são calmantes. Não se pode generalizar com precisão os efeitos emocionais do movimento, porque esses efeitos dependem do contexto individual da pessoa.

Se a ioga se tornar mais inclusiva e vier a responder mais às experiências traumáticas, de opressão e discriminativas, é preciso que os professores de ioga passem a ser ainda mais conscientes de seus próprios pressupostos – de que todos os seus alunos vivenciarão a mesma experiência em um asana ou prática de respiração.

ANÁLISE DO ASANA

Se respeitarmos essas diferenças individuais, como será possível, então, analisarmos a anatomia de um asana? Nos capítulos restantes do livro, é exatamente isso que optamos por fazer, com a ajuda dos parâmetros da anatomia e da cinesiologia.

Visto que acreditamos que o asana é mais um processo do que um produto final, durante a criação deste livro foi um desafio decidir quais momentos fotografar e quais partes da anatomia enfocar. Para os objetivos deste livro, tentamos encontrar os momentos que capturassem os aspectos mais reconhecidos de asanas comumente praticados e, em seguida, analisá-los do ponto de vista do sistema esquelético e do mecanismo da respiração. Em cada asana escolhemos uma posição inicial e, em seguida, determinamos as ações articulares esqueléticas e musculares que poderiam dar origem ao asana a partir da posição inicial escolhida.

Também se constituiu um desafio saber o que deveríamos dizer sobre as ações nas articulações e nos músculos para cada asana. Cada corpo é único. Cada corpo tem modos diferentes de lidar com o suporte da gravidade. Cada corpo tem hábitos e padrões diferentes no recrutamento dos músculos. É possível que duas pessoas lancem mão de músculos diferentes para realizar a mesma ação articular em um asana, mas tendo sensações completamente diferentes. Cada um de nós também tem sua própria maneira de diferenciar entre sensações de estiramento e alongamento, trabalho e contenção, ou dor e alívio. A forma como diferenciamos e descrevemos essas sensações irá moldar o que é a nossa experiência em um asana.

Com todos esses desafios em mente, partimos da base de sustentação para cada postura e, em seguida, utilizamos várias perguntas para analisar as ações nos ossos e articulações e, depois, nos músculos.

Posições iniciais e base de apoio

A base de apoio é constituída pelas partes do corpo que estão em contato com o solo e através das quais as forças de sustentação de peso são transmitidas para o solo, resultando na produção de uma energia de sustentação ascendente, em direção ao corpo.[2]

As posturas neste livro estão organizadas a partir de uma posição inicial, que é determinada pela base de apoio. Qualquer asana pode se originar a partir de uma variedade de posições iniciais. Tentamos utilizar os pontos de partida mais simples para cada postura:

Em pé – Apoio sobre as solas dos pés (Cap. 8, p. 119)
Sentada – Apoio sobre a base da pelve (Cap. 9, p. 173)
De joelhos – Apoio sobre os joelhos, canelas e dorsos dos pés (Cap. 10, p. 209)
Em decúbito dorsal – Apoio sobre a superfície posterior do corpo (Cap. 11, p. 229)
Em decúbito ventral – Apoio sobre a superfície anterior do corpo (Cap. 12, p. 255)
Com apoio nos braços – Apoio (ao menos parcial) sobre os membros superiores (Cap. 13, p. 265)

Análise das articulações esqueléticas

Após identificarmos a base de apoio para o asana, analisamos os movimentos nas articulações esqueléticas, fazendo as seguintes perguntas:

No esqueleto axial

O que a coluna vertebral está fazendo?
Ela mantém uma forma e se move pelo espaço, ou está realmente participando de um movimento articular?
Se a coluna vertebral participa de um movimento articular, qual é a ação articular?
Se a coluna vertebral não participa de um movimento articular e se move pelo espaço, o que está sendo articulado?

---

2 Uma possível orientação para as sugestões de alinhamento pode ter base na noção de que as duplas forças da gravidade e de sustentação podem organizar nosso movimento, em lugar de uma relação com alguma forma ou formato ideal.

No esqueleto apendicular

Qual articulação é a sua articulação-alvo (o foco de concentração)?

A sua articulação-alvo participa de um movimento articular, move-se pelo espaço, ou ambos?

Se a sua articulação-alvo participa de um movimento articular, qual é a ação articular?

Se a sua articulação-alvo se move pelo espaço, o que está realmente sendo articulado?

Observe que, tendo em vista que as imagens são momentos isolados de uma expressão completa do movimento, é impossível sabermos a sequência na qual os movimentos foram realizados. A ordem em que as coisas estão listadas não indica qual é a sequência melhor, a mais apropriada ou a mais eficaz a ser seguida. Não há uma forma única correta para iniciar ou finalizar as posturas, e cada escolha que se fizer resultará em uma experiência diferente.

Análise muscular

Uma vez que estejam claras quais são as principais ações articulares, poderemos então considerar os músculos. Esse é um processo mais complexo porque devemos levar em consideração a relação com a gravidade e com outros pontos importantes de resistência para determinarmos quais são os músculos possivelmente envolvidos. Para limitar a escolha dos músculos, precisamos fazer as seguintes perguntas:

Em articulações que estão realizando uma ação articular

Qual é a ação articular? O que causa a ação articular?

Ela está se movendo com a gravidade de modo que o peso do corpo ou dos membros esteja produzindo a ação articular? Em caso afirmativo, estaríamos procurando por ações musculares excêntricas para contrabalançar a força da gravidade.

A ação articular envolve levantar o peso do corpo ou dos membros do chão ou movê-los contra outro tipo de resistência? Em caso afirmativo, estaríamos procurando ações musculares concêntricas para contrabalançar a força da gravidade.

E quanto às contrações isométricas?

Uma pergunta compreensível sobre a análise muscular é "Como as posturas são todas estáticas, por que todos os nossos músculos não estariam apenas fazendo contrações isométricas?" Embora a forma final de um asana possa aparecer diante de seus olhos nas páginas de um livro, na vida real os corpos não se materializam apenas em uma postura do vácuo. É por isso que estamos descrevendo como entrar na postura a partir de uma posição inicial, em vez de como estar na postura.

A ideia de que você pode ficar sem movimento é uma ilusão. No nível mais fundamental, as ações tridimensionais de suas estruturas respiratórias nunca cessam por muito tempo. Para fins de comunicação nesse meio bidimensional, podemos nos referir a uma posição final, mas isso é apenas um instantâneo em uma progressão de movimento interminável.

Em articulações que não estão realizando ação articular, mas mantendo uma posição

Existem forças externas, como a força da gravidade ou a ação de outra parte do corpo, que poderiam puxar a articulação para longe dessa posição se nada estivesse ativo? Em caso afirmativo, embora não haja uma mudança na articulação, pode ser necessário mudar as ações musculares para manter sua posição à medida que o corpo se move no espaço.

INFORMAÇÕES SOBRE CADA POSTURA

Com variações ocasionais, cada descrição de postura inclui as seguintes seções:

Nome – Cada asana é apresentado com seu nome em sânscrito e seu nome traduzido para o português. Além disso, um breve texto descritivo é adicionado para explicar o significado ou o contexto do nome da postura.

Ações articulares – As principais articulações envolvidas no processo da mobilização na realização do asana são identificadas de acordo com suas ações (flexão, extensão, adução, abdução, rotação etc.).

Ações musculares – Os músculos que promovem as ações articulares listadas são identificados pelo tipo de contração (concêntrica, excêntrica ou isométrica), pelo nome e pelas ações gerais. Em alguns casos, listamos os músculos que estão se alongando (ou "também se alongando"), mas que não estão necessariamente ativos, para diferenciá-los dos músculos que estão ativos em contração excêntrica. Para algumas pessoas, esses músculos terão a sensação de alongamento no início do movimento; já para outras, não será percebida a sensação de alongamento até muito mais adiante na amplitude do movimento.

Observações – Ideias sobre as coisas a serem observadas, padrões possivelmente inúteis e outros pontos de partida para suas próprias explorações. A perspectiva com base na qual geralmente trabalhamos, ao propor sugestões sobre alinhamento, está fundamentada nas ideias do *Body-Mind Centering*, discutidas no capítulo sobre o sistema esquelético – isto é, identificar um espaço articular equilibrado e um caminho claro para o peso através dos ossos e das articulações.

Investigação sobre respiração – Apresentaremos em forma de perguntas as oportunidades específicas para que você perceba a inter-relação entre o asana e sua respiração.

Ilustrações – As imagens dos asanas encontradas neste livro são baseadas nas fotografias que foram tiradas de diversos modelos, em várias sessões (Fig. 7.4). A perspectiva de algumas imagens é um tanto quanto inusitada, visto que foram fotografadas por baixo, usando uma grande placa de acrílico, ou por cima, com o auxílio de uma escada.

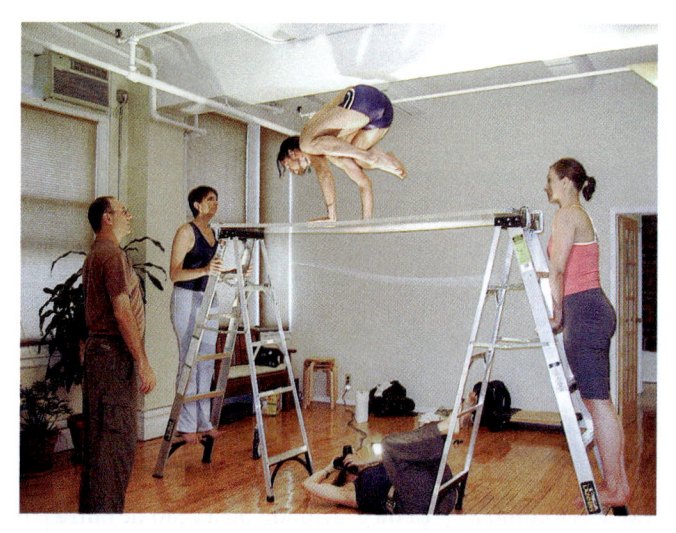

Figura 7.4   A sessão de fotos de *Anatomia da ioga* foi feita nas instalações do The Breathing Project, em Nova York. Leslie Kaminoff (extrema esquerda) supervisiona, enquanto a fotógrafa do projeto, Lydia Mann, tira a foto do bakasana, feito por Derek, por baixo da placa de acrílico. Janet e Elizabeth estabilizam as escadas. A arte-final dessa foto está na página 275.

As fotos foram utilizadas como referência para a ilustradora anatômica, que arrumava o esqueleto em diversas posições e esboçava os ossos a mão. Considerando que modelos de esqueleto não se movem como o ser humano vivo, e também porque as proporções do esqueleto não combinavam com nossos modelos, houve necessidade de muitas rodadas de correções, a fim de que as posições dos ossos realmente correspondessem aos corpos humanos nas posturas. Em seguida, foram acrescentados os músculos e outras estruturas com o auxílio de um programa de computador, e algumas outras séries de correções e ajustes foram feitas para que se chegasse às imagens finais.

As legendas das estruturas em cada ilustração, bem como as várias setas e outros indicadores, foram acrescentados por último. Algumas vezes os músculos são indicados nas ilustrações para referência e podem não estar ativos naquele asana em particular. Se encontrar um músculo no texto sem indicação na ilustração correspondente, utilize o índice de músculos, na página 317, para encontrar uma ilustração daquele músculo.

CONSIDERAÇÕES FINAIS

Embora possamos optar por diferentes aspectos de uma postura em que nos concentrarmos, o asana em si é um conjunto de todos os pontos de foco possíveis, e qualquer experiência será maior do que a soma de suas partes. Pelo fato de a prática da ioga ser essencialmente experimental, o intuito das informações contidas neste livro é que você se inspire e comece a explorar o seu próprio corpo. Após ler este material, talvez consiga entender melhor alguma experiência que já teve antes. Por outro lado, alguns detalhes anatômicos podem chamar sua atenção e incitar a curiosidade de investigá-los por meio de uma postura que esteja ilustrada nesta obra.

Qualquer que seja o caso, este livro terá atingido sua meta caso sirva de auxílio a suas explorações. Utilize essas ideias como um ponto inicial para questionamento, discussão e exploração, e não como a palavra final sobre como realizar uma postura. E então, depois de encontrar sua própria maneira de fazê-la, tente a maneira oposta! Tente alguma coisa; em seguida, tente outra possibilidade – e veja o que você percebeu.

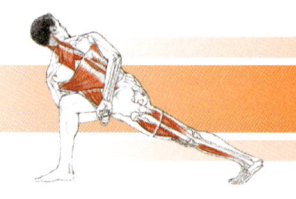

Quando ficamos em pé, nosso peso é sustentado sobre as únicas estruturas do corpo que se desenvolveram especificamente para nos manter em uma postura ereta, característica do ser humano: os pés. Sua arquitetura, juntamente com sua musculatura, mostra a capacidade incomparável da natureza de harmonizar e neutralizar forças opostas.

Essas incríveis estruturas foram superprojetadas se considerarmos a forma como a maioria das pessoas as utiliza neste mundo civilizado. Sapatos apertados e superfícies pavimentadas ensinam nossos pés a serem passivos e inarticulados. Felizmente, os exercícios de ioga são habitualmente praticados com os pés descalços, e especial atenção é dada à restauração da força e da flexibilidade dos pés e das pernas.

Na prática de ioga, as primeiras lições em geral se concentram no simples ato de permanecer em pé ereto – algo que já fazemos desde que tínhamos cerca de um ano. Se você consegue sentir seu peso passar pelos três pontos de contato entre o pé e o solo, talvez consiga sentir o apoio que o solo lhe devolve por meio da ação dos arcos do pé e dos músculos que os controlam.

Relaxar e apoiar, dar e receber, força e flexibilidade – todas são formas de traduzir o *sthira sukham asanam*, descrição fundamental de Patañjali do asana no Capítulo 2 de *Yoga Sutra*. A tradução de T.K.V. Desikachar resume a obra muito bem ao definir *sthira* como "estado de alerta sem tensão" e *sukha* como "relaxamento sem sonolência" (YS II.46 *The heart of yoga*, edição revista, 1995, p. 180). As lições fundamentais que aprendemos com as posturas em pé podem guiar a prática de outros asanas.

Dentre todas as posições iniciais, as posturas em pé são as que têm o centro de gravidade mais elevado. E a energia exigida para organizar e estabilizar esse centro sobre o apoio dos pés é necessária em todas as posturas em pé.

TADASANA

Postura da montanha

Tada = montanha

O nome dessa postura evoca muitas imagens que remetem a uma base de apoio estável e enraizada, e ao topo da cabeça que tenta alcançar os céus.

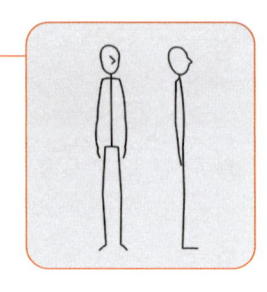

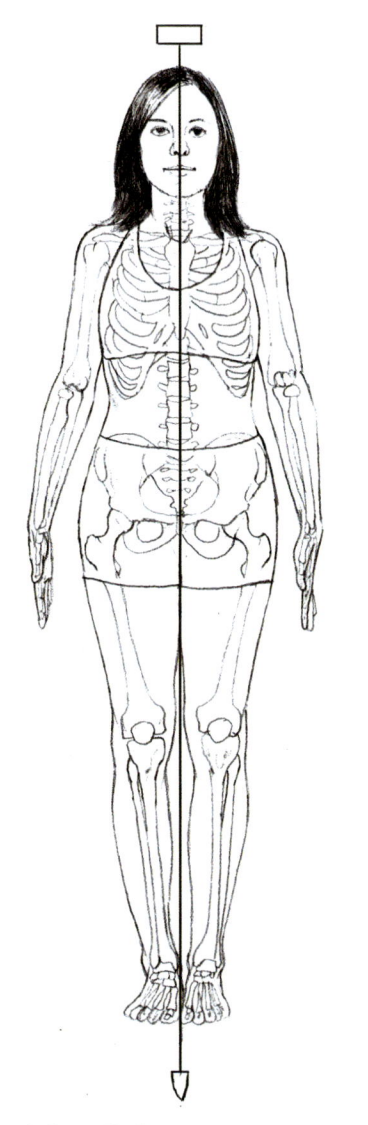

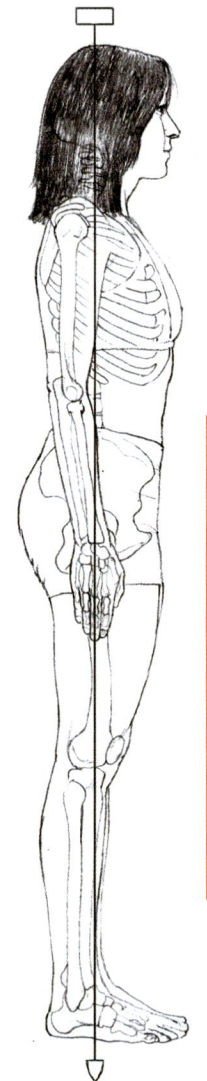

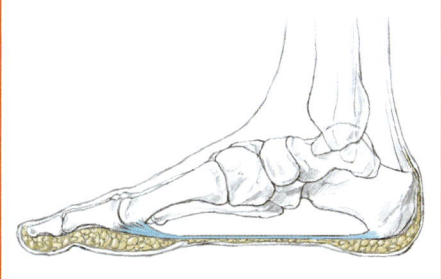

Suporte não muscular e amortecimento do pé: os coxins adiposos (amarelo) e a aponeurose plantar (azul). Os músculos do pé ocupam o espaço entre a aponeurose plantar e os ossos.

Ações articulares

Coluna vertebral	Membros superiores	Membros inferiores
Extensão neutra ou extensão axial leve	Extensão neutra, pronação do antebraço	Adução e extensão neutra do quadril, extensão neutra do joelho, dorsiflexão do tornozelo

Observações

Não é possível construir algo duradouro sobre uma base instável. Talvez seja por isso que o tadasana é considerado por muitas tradições da ioga o ponto de partida da prática de asanas. É interessante notar que essa postura é quase idêntica à posição anatômica – o ponto inicial de referência para o estudo do movimento e da anatomia. A única grande diferença entre essas duas posições é que, no tadasana, os antebraços estão em pronação (as palmas das mãos ficam viradas para as laterais das coxas, e não para a frente).

Mas em termos conceituais essas duas posturas não poderiam ser mais distintas, porque os corpos representados na posição anatômica neutra apenas existem como abstrações que flutuam em um espaço conceitual sem a ação da gravidade, enquanto no tadasana as pessoas na vida real ficam ativamente em pé e respiram em um planeta com gravidade. Uma grande variedade de músculos do tronco participa de uma combinação de contrações concêntricas e excêntricas para manter as curvaturas da coluna vertebral em uma relação dinâmica com a força da gravidade. Em cada pessoa, uma combinação diferente de flexores e extensores estará ativa em diversos tipos e graus de contração para manter o apoio postural necessário.

Atenção: neutro não é natural

Uma sugestão comum nas aulas de ioga é fazer algo de forma natural ou organicamente – por exemplo, "Deixe seus braços caírem naturalmente para os lados", "Encontre as curvas naturais da coluna" ou "Sinta sua respiração movimentar organicamente a coluna".

Não é possível determinar o que é um movimento natural sem o contexto do histórico dos movimentos do indivíduo. Certamente há muitas ideias sobre o que é um corpo em posição neutra: quão curvada a região lombar da coluna deve estar, se suas pernas estão posicionadas paralelamente ou não, onde os ombros devem ficar com relação à caixa torácica, quão próximos estão os pés e assim por diante. Mas o que é considerado neutro em determinada circunstância pode ser bem diferente em outra. Uma posição em pé básica no balé é bem diferente do ponto de partida para o tai chi; e a postura de apoio que é funcional para o esqui não será necessariamente válida em uma aula de vinyasa; e o que é considerado um asana mais básico, o tadasana (postura da montanha), é ensinado de maneiras diferentes em diferentes estilos de ioga.

Mas o que parece natural não é neutro. Em vez disso, natural é o que é mais familiar, praticado e habitual. Quanto mais frequentemente fazemos um movimento e quanto mais tempo nos mantemos em determinada posição, menos sensação receberemos do movimento, graças à forma como o sistema nervoso se adapta à repetição. Essa adaptação no sistema nervoso é uma maneira incrível de termos eficiência com a nossa atenção, e isso significa que não há necessidade de ficarmos observando e prestando atenção nas coisas que já aprendemos a fazer.

As coisas que fazemos com maior frequência nos parecem mais familiares, passam a ser menos perceptíveis e começam a parecer a maneira mais natural ou orgânica de praticar alguma coisa. Não importa se esse padrão é incrivelmente ineficiente ou assimétrico ao extremo; podemos adaptar e normalizar quase qualquer posição, se tivermos tempo e repetições suficientes. (Devemos ter em mente que uma posição considerada pouco eficiente para determinada pessoa pode se adequar perfeitamente à estrutura individual, preferências, práticas ou profissão de outra pessoa.)

Qualquer posição supostamente neutra poderá parecer antinatural para um aluno se ela for muito diferente do que o aluno está acostumado a fazer. Algo não nos parece natural até que se torne familiar, o que certamente poderá acontecer com repetição e prática. Mas no começo poderá exigir muita atenção e esforço. E poderemos sentir a ação como o oposto do que é natural ou orgânico.

Essa posição ereta do corpo também é exclusiva dos seres humanos, usuários habituais dessa postura bipedal. Os seres humanos possuem a menor base de apoio, o centro de gravidade mais alto e (proporcionalmente) o equilíbrio mais pesado para o cérebro, na parte mais elevada do corpo.

A base de apoio dessa postura – os pés – oferece uma imagem nítida de como as forças de relaxamento e sustentação trabalham no corpo humano. A estrutura essencial do pé pode ser representada por um triângulo. Os três pontos do triângulo são os lugares sobre os quais a estrutura do pé irá descansar na superfície de apoio: o calcanhar, a extremidade distal do primeiro metatarso e a do quinto metatarso.[1] As linhas que ligam esses pontos representam os três arcos por meio dos quais é possível sustentar a postura: o arco longitudinal medial, o arco longitudinal lateral e o arco transverso (metatarsal). Existe também um quarto arco, chamado de arco transverso medial (ou arco tarsal), que cruza os ossos tarsais, do navicular até o cuboide.

Esses arcos ajudam os pés na distribuição das forças: quando os percursos para a distribuição do peso pelos arcos estão nítidos, o peso de todo o corpo pode transitar pelos ossos relativamente pequenos dos arcos até chegar ao solo sem tensionar individualmente os ossos envolvidos. Os muitos ossos e articulações nos arcos podem se adaptar a superfícies irregulares e instáveis ainda durante a transferência de forças, o que possibilita que o corpo tenha flexibilidade e um tipo dinâmico de equilíbrio. (Os arcos dos pés também podem estar envolvidos na sustentação do assoalho pélvico, porção inferior do abdome, caixa torácica, parte cervical da coluna vertebral e topo da cabeça, para apoiar essa flexibilidade e equilíbrio.)

Vistos de baixo, os dois triângulos dos pés podem ser unidos para mostrar o tamanho e o formato da base de apoio do tadasana. Se, quando em pé, o peso do corpo for distribuído uniformemente entre os três pontos em ambos os pés, um "fio de prumo" que passasse pelo centro de gravidade do corpo nessa posição também deveria se encaixar no centro dessa base. As muitas camadas de musculatura (ver figura no topo da p. 123) se combinam para gerar o movimento dos 28 ossos (26 principais e dois sesamoides) do pé, que se desenvolveram para se tornar uma estrutura incrivelmente adaptável, capaz de nos locomover suavemente até mesmo sobre terrenos irregulares.

Os pés se desenvolveram ao longo de milhões de anos em um mundo onde não havia estradas nem calçadas. Se você mora em um lugar onde a adaptabilidade do pé não é mais necessária para se locomover, os músculos mais profundos, que apoiam os arcos, podem se tornar menos ativos, consequentemente deixando apenas para a aponeurose plantar superficial, e não muscular, a responsabilidade pela transferência de forças através do pé. A tensão que essa falta de atividade muscular gera sobre a

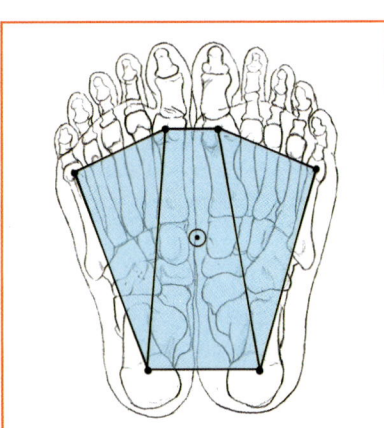

Os triângulos representam os três pontos de suporte de cada pé.

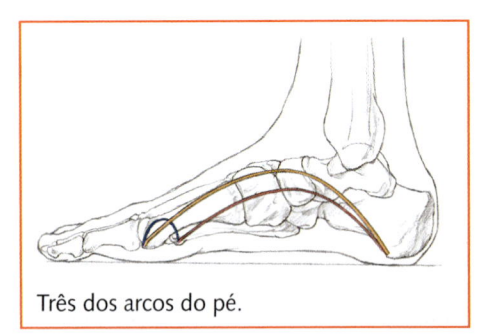

Três dos arcos do pé.

A aponeurose plantar, a camada de sustentação mais superficial dos pés. Quanto mais enfraquecem os músculos de sustentação do arco, mais pressão é exercida sobre a aponeurose plantar, que pode causar fascite plantar e esporões do calcâneo.

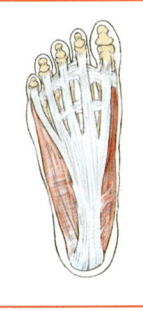

---

1 Muitas sugestões para asanas se referem aos "quatro cantos do pé", sendo possível estabelecer que o calcanhar tem uma borda interna e outra externa. Mas o calcâneo não é quadrado e não tem cantos; sua superfície inferior é curva, de modo que sempre haverá um único ponto que constitui o ápice de seu contato com o solo.

aponeurose plantar pode provocar fascite plantar e esporão de calcâneo, o que, por sua vez, pode ser aliviado pelo fortalecimento enfocado na musculatura de sustentação do arco.

A prática das posturas em pé em geral, e do tadasana mais especificamente, é uma das melhores formas de restaurar a vitalidade, a força e a adaptabilidade dos seus pés. Com a base melhorada, é muito mais fácil colocar o resto em ordem.

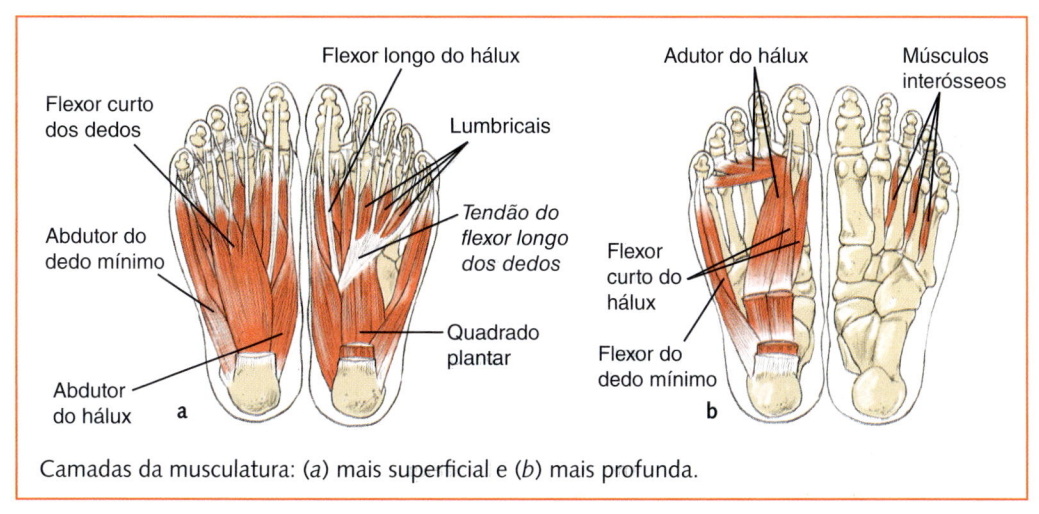

Camadas da musculatura: (*a*) mais superficial e (*b*) mais profunda.

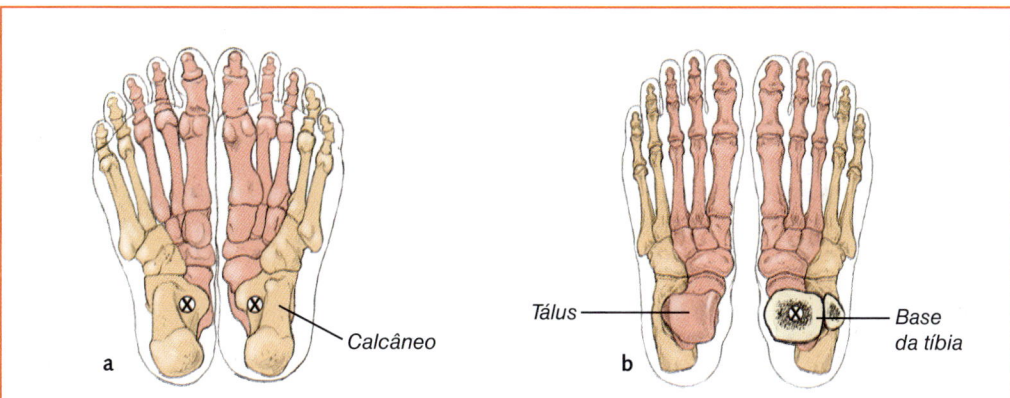

Os ossos dos pés vistos de baixo (*a*) e de cima (*b*). O "X" marca o ponto em que o peso do corpo é transferido da tíbia para o tálus, e daí para o calcâneo.

Respiração

Tadasana é uma excelente postura para observar as diferenças e semelhanças na interação entre os músculos utilizados para a sustentação postural e os músculos que produzem mudança de formato nas cavidades torácica e abdominal. Quando há sustentação evidente proveniente dos pés, das pernas e da coluna vertebral, você percebe maior mobilidade na caixa torácica e no cíngulo do membro superior (cintura escapular), permitindo o movimento da sua respiração?

No tadasana a sua respiração fica diretamente afetada pelo grau de esforço muscular empregado no reposicionamento das curvas da coluna vertebral e pelve? Se você se esforçar por obter mais extensão axial da coluna vertebral, percebe um envolvimento maior da ação de bandha? Essa ação aumenta a resistência ao fluxo livre de mudança da forma nas cavidades (respiração)?

Atenção: você realmente quer "encaixar o quadril"?

Nas aulas de asana, é comum ouvir a sugestão "encaixe o quadril", mas qual o seu significado real? Se você perguntar a diferentes professores, é possível que cada um deles esteja procurando desenvolver uma ação diferente. Como ocorre com muitas sugestões de alinhamento que dão nome a partes do corpo, na verdade "encaixar o quadril" não é uma ação cinesiológica específica e isolada, podendo se referir a uma variedade de movimentos (ao contrário de "flexionar o cotovelo", por exemplo, que significa uma única ação específica).

A instrução para "encaixar o quadril" pode estar relacionada a três ações distintas:

1. Flexão sacrococcígea, que é o movimento entre o cóccix e o sacro gerado pelos músculos do assoalho pélvico.

2. Contranutação das articulações sacroilíacas, que é o movimento entre o sacro e as metades pélvicas.

3. Inclinação posterior da pelve, em que também ocorre a flexão da parte lombar da coluna vertebral e a extensão das articulações do quadril.

Cada um desses movimentos pode ser feito separadamente ou pode acontecer de modo simultâneo. Cada um deles mobilizará o cóccix para a frente. No entanto, apenas a flexão sacrococcígea envolve exclusivamente a articulação do cóccix com outro osso. Na verdade, a contranutação e a inclinação posterior podem projetar o cóccix no espaço, mas isso acontecerá como consequência de outras articulações. Ao sugerir um ajuste a partir de um ponto de referência que não está se articulando diretamente com o local que você quer modificar, talvez tudo o que esteja situado entre o ponto de referência e sua destinação poderá sofrer alguma alteração. Embora haja momentos em que certamente seja válido buscar o envolvimento de toda uma cadeia cinética de ossos, articulações e músculos, também há momentos em que o uso de um ponto de referência distante poderá recrutar maior número de músculos do que o necessário, o que resultará em alguma coisa diferente do resultado originalmente desejado.

A sugestão "dobre a cauda" (isto é, o cóccix) é um exemplo de instrução que talvez venha a ter efeitos não intencionais: se você usar a instrução "dobre a cauda" com o objetivo de mudar, por exemplo, a curva lombar da coluna vertebral (na parte inferior das costas), também poderá recrutar maior número de músculos entre o cóccix e a parte lombar da coluna do que o necessário. Isso poderá gerar interferência no movimento das articulações do quadril, por exemplo, pois grande parte da musculatura do quadril se situa entre o cóccix e a região lombar. Sempre vale a pena levar em conta o panorama geral ao propor uma instrução que possa levar a muitos efeitos possíveis.

VARIAÇÃO DO TADASANA

SAMASTHITI

Postura equilibrada, postura da oração

sama = nivelado, igual; *sthit* = estabelecer, permanecer

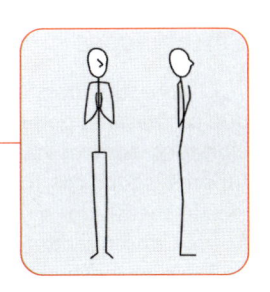

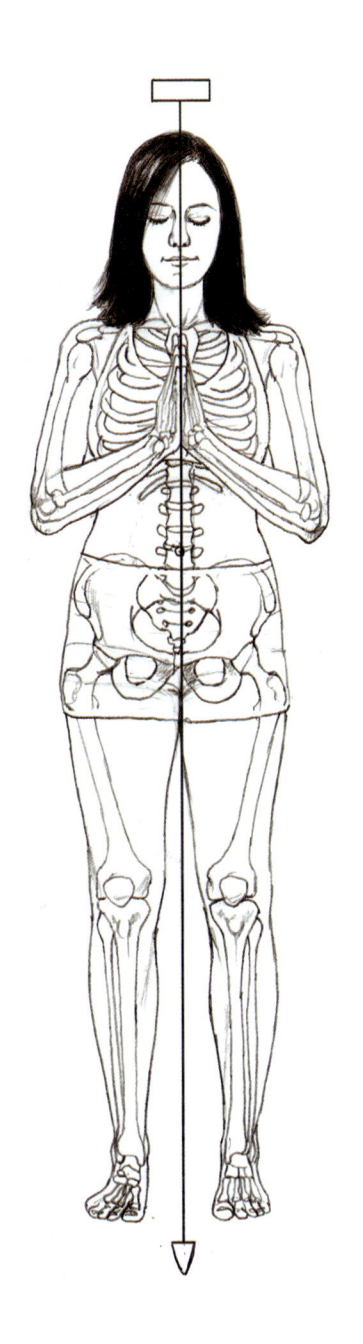
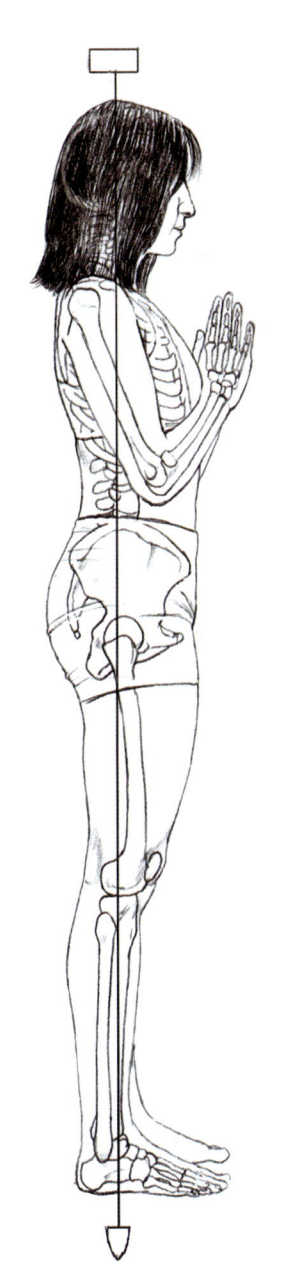

Observações

O samasthiti possui uma base mais ampla que o tadasana, pois os seus pés ficam posicionados com os calcanhares abaixo dos túberes isquiáticos (ou mais distantes), em vez de encostados o máximo possível um no outro. Consequentemente, algumas pessoas que iniciam posturas em pé, cujo ponto de partida é essa base, apresentam uma base de apoio mais ampla e estável, diferentemente do tadasana.

Além disso, geralmente, a cabeça se abaixa e as mãos ficam em posição de namastê (oração). É a posição típica e inicial de saudação ao sol, um vinyasa de reverência utilizado por muitos estilos de hatha ioga para conectar os asanas em uma sequência contínua.

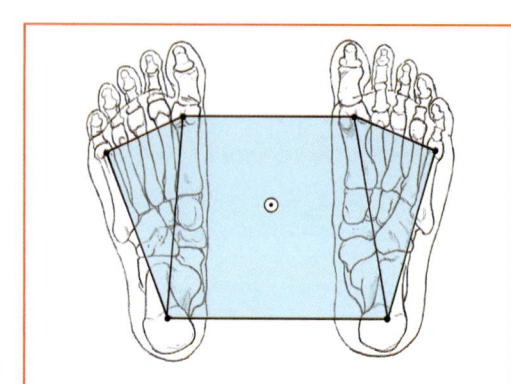

Base de apoio do samasthiti. O ponto dentro do círculo marca por onde passa a linha central da gravidade.

Respiração

Faça algumas respirações na postura de tadasana e depois na postura de samasthiti. Você percebeu alguma diferença em como vivenciou essas duas posturas? Observe para onde se direciona o seu foco, onde sua respiração se acalma. Você sente mais como em uma flexão para trás ou para a frente? Você se sente mais estável ou seguro, livre ou vulnerável?

Nota sobre terminologia

Na tradição do Ashtanga de Sri K. Pattabhi Jois, o termo *samasthiti* refere-se ao que aqui foi chamado de *tadasana*. Segundo a tradição de ensino de Sri T. Krishnamacharya e de seu filho, T.K.V. Desikachar, o termo *tadasana* refere-se à postura em pé, com os braços acima da cabeça e o equilíbrio sobre as bolas dos pés (cuja base está mostrada na ilustração).

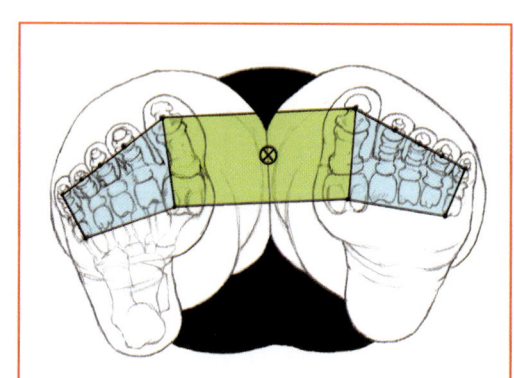

Aqui, o peso é equilibrado sobre as bolas dos pés. O "X" marca por onde passa a linha central da gravidade.

UTKATASANA

Postura da cadeira, postura desafiadora

utkata = desafiadora

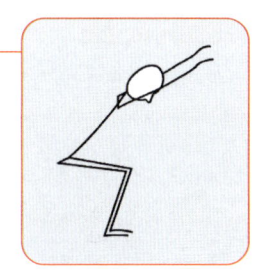

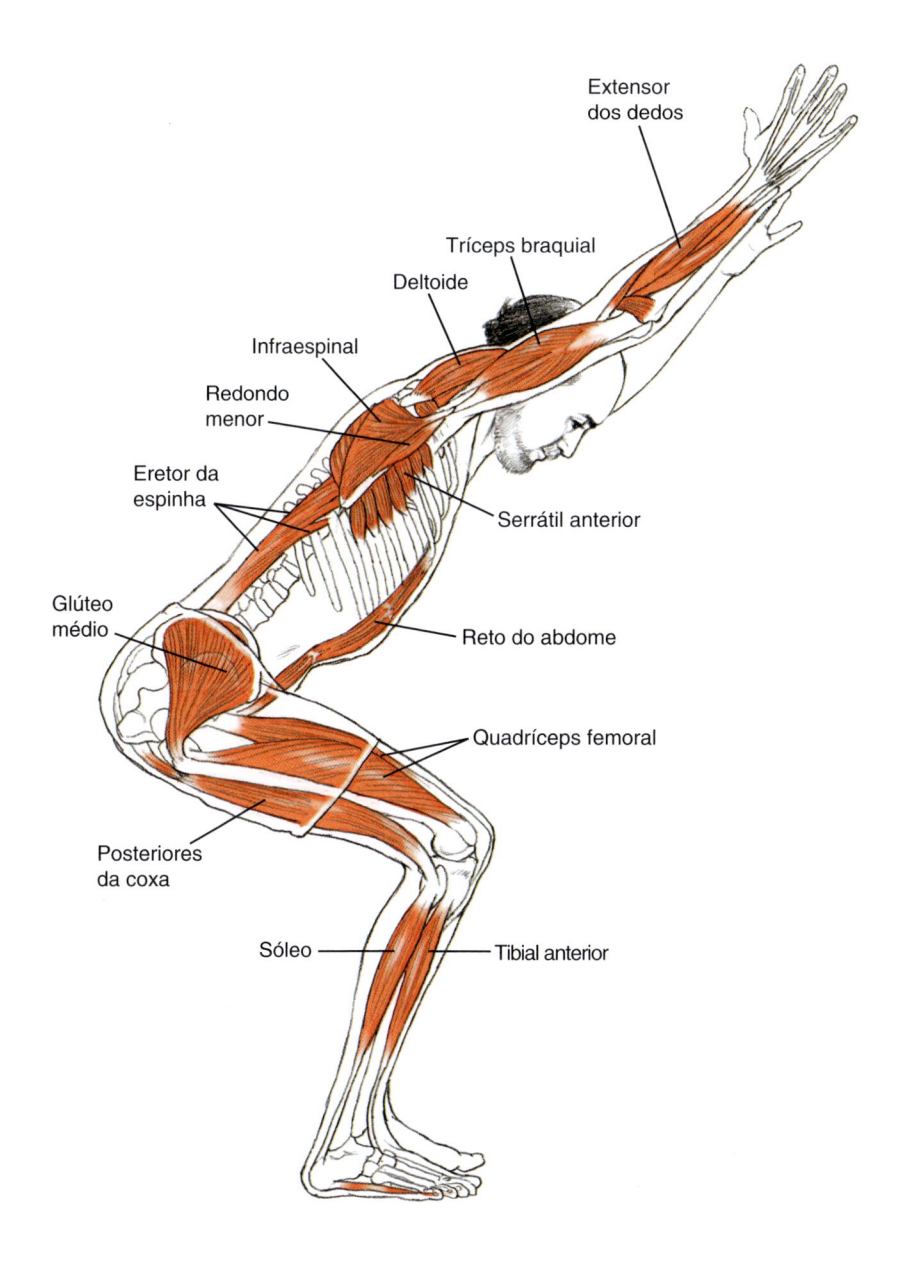

Extensor dos dedos

Tríceps braquial

Deltoide

Infraespinal

Redondo menor

Eretor da espinha

Serrátil anterior

Glúteo médio

Reto do abdome

Quadríceps femoral

Posteriores da coxa

Sóleo

Tibial anterior

Ações articulares

Coluna vertebral	Membros superiores	Membros inferiores
Extensão axial	Rotação superior, abdução e elevação da escápula; flexão do ombro; extensão do cotovelo	Flexão do quadril, flexão do joelho, dorsiflexão do tornozelo

Ações musculares selecionadas

Coluna vertebral	
Contração concêntrica	
Para manter o alinhamento da coluna vertebral: intertransversários, interespinais, transversoespinais, eretor da espinha	**Para evitar a inclinação anterior da pelve e a hiperextensão da parte lombar da coluna vertebral:** psoas menor, músculos abdominais

Membros superiores	
Contração concêntrica	
Para realizar a rotação superior, abdução e elevação da escápula: parte descendente do trapézio, serrátil anterior **Para estabilizar e flexionar a articulação do ombro:** manguito rotador, coracobraquial, peitorais maior e menor, parte clavicular do deltoide, bíceps braquial (cabeça curta)	**Para realizar a extensão do cotovelo:** ancôneo, tríceps braquial

Membros inferiores	
Contração concêntrica	**Contração excêntrica**
Para se contrapor à tendência a abrir o joelho (abdução no quadril): grácil, adutores longo e curto	**Para permitir a flexão do quadril e do joelho e a dorsiflexão do tornozelo sem ceder à força da gravidade:** glúteos máximo, médio e mínimo; posteriores da coxa na articulação do quadril; vastos; sóleo; músculos intrínsecos do pé

Observações

Utkatasana pode ser uma postura interessante para que você possa explorar o equilíbrio entre esforço e liberação, tendo em vista que a gravidade é o que nos puxa para a postura, e a principal atividade é evitar ir excessivamente longe em vez de trabalhar para avançar mais. Embora os músculos das costas devam estar ativos para que você não caia muito para a frente, alguns desses músculos também precisam alongar para permitir a elevação dos braços acima da cabeça.

O arqueamento excessivo da parte lombar da coluna vertebral ou a hiperflexão dos quadris podem ocorrer por causa da força da gravidade. Mobilizar os túberes isquiáticos para a frente ou levantar os ossos púbicos pode evitar a inclinação da pelve muito para a frente; mas o excesso nessas ações também pode fazer com que a coluna vertebral seja tracionada em flexão, em lugar de manter suas curvas neutras.

Respiração

Manter a extensão axial (que minimiza a mudança de formato na respiração) enquanto trabalha os músculos maiores e que mais consomem oxigênio no corpo é um desafio interessante para a sua respiração. Você consegue encontrar um equilíbrio eficiente entre esforço e respiração, que lhe permita permanecer nessa postura por longos períodos?

UTTANASANA

Inclinação para a frente em pé

ut = intenso; *tan* = alongamento

Nota sobre terminologia

Na atualidade, uttanasana refere-se exclusivamente à versão voltada para baixo (adho mukha) da postura ilustrada nesta página. Mas, considerando que *uttana-asana* se traduz apenas como "estender", o conceito também pode se referir a uma curva para trás na postura em pé, em que as mãos apertam a perna por trás. Em seu monumental trabalho de 1934, *Yoga Makaranda*, Krishnamacharya catalogou essa situação como "tiryangamukha[2] uttanasana".

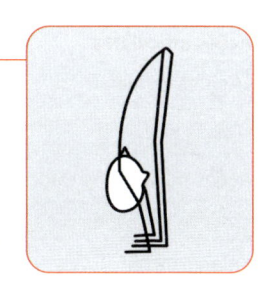

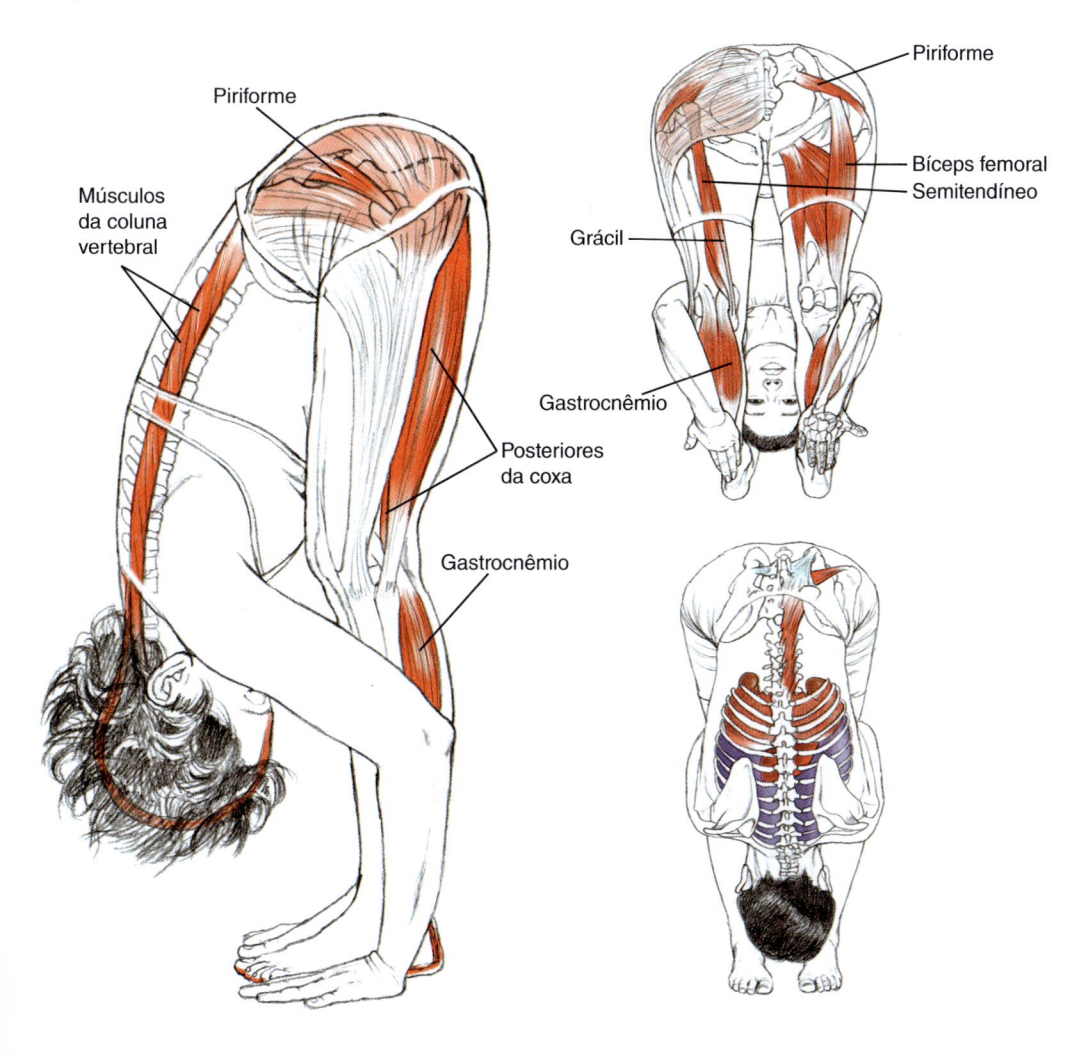

---

2 tiryaganuka: a largura da parte posterior do altar.

Ações articulares

Coluna vertebral	Membros inferiores
Flexão leve	Flexão do quadril, extensão do joelho

Ações musculares selecionadas

Coluna vertebral		
Alongamento		
Músculos da coluna vertebral		

Membros inferiores		
Contração concêntrica	**Contração excêntrica**	**Também alongamento**
Para manter a extensão do joelho: articular do joelho, vastos	**Para manter o equilíbrio:** músculos intrínsecos e extrínsecos do pé e da perna	Posteriores da coxa, glúteos médio e mínimo (fibras posteriores), glúteo máximo, piriforme, adutor magno, sóleo, gastrocnêmio

Observações

Quanto menor a flexão do quadril nessa postura, maior será a flexão da coluna vertebral.

O encurtamento habitual nos músculos posteriores da perna, pelve e tronco pode indicar os locais onde existe esforço excessivo. Nessa postura, a gravidade pode fazer o trabalho de projetar você ainda mais profundamente na postura. Pessoas que sentem resistência com relação a esse formato na parte posterior das pernas às vezes tendem a se puxar para baixo usando os músculos da flexão do quadril, o que pode criar encurtamento e congestão habituais na parte anterior das articulações do quadril. Uma opção mais eficiente seria relaxar os joelhos, encontrar uma zona de conforto na articulação do quadril e permitir que a coluna se solte pela ação da gravidade. Após a liberação da coluna, a extensão gradual das pernas poderá então produzir um alongamento mais bem distribuído ao longo de toda a linha posterior do corpo.

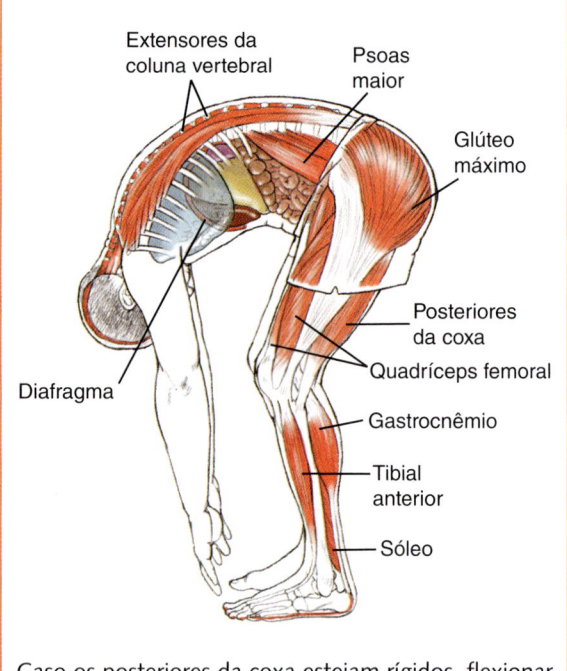

Caso os posteriores da coxa estejam rígidos, flexionar levemente os joelhos ajuda a aliviar a coluna vertebral.

Respiração

Você percebe a combinação entre a flexão profunda do quadril e da coluna vertebral dessa postura com a finalidade de comprimir seu abdome, possivelmente limitando sua capacidade de se movimentar com a respiração? Você vivencia essa postura como uma inversão, na qual a gravidade move cranialmente o centro do diafragma (em direção à cabeça)? Você pode obter mais liberdade para sua respiração na parte dorsal e nas regiões laterais da caixa torácica?

UTTHITA HASTA PADANGUSTHASANA

Postura de extensão da mão ao dedo do pé

utthita = estendido; *hasta* = mão; *pada* = pé; *angusta* = hálux

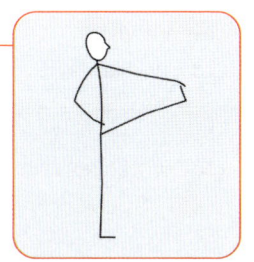

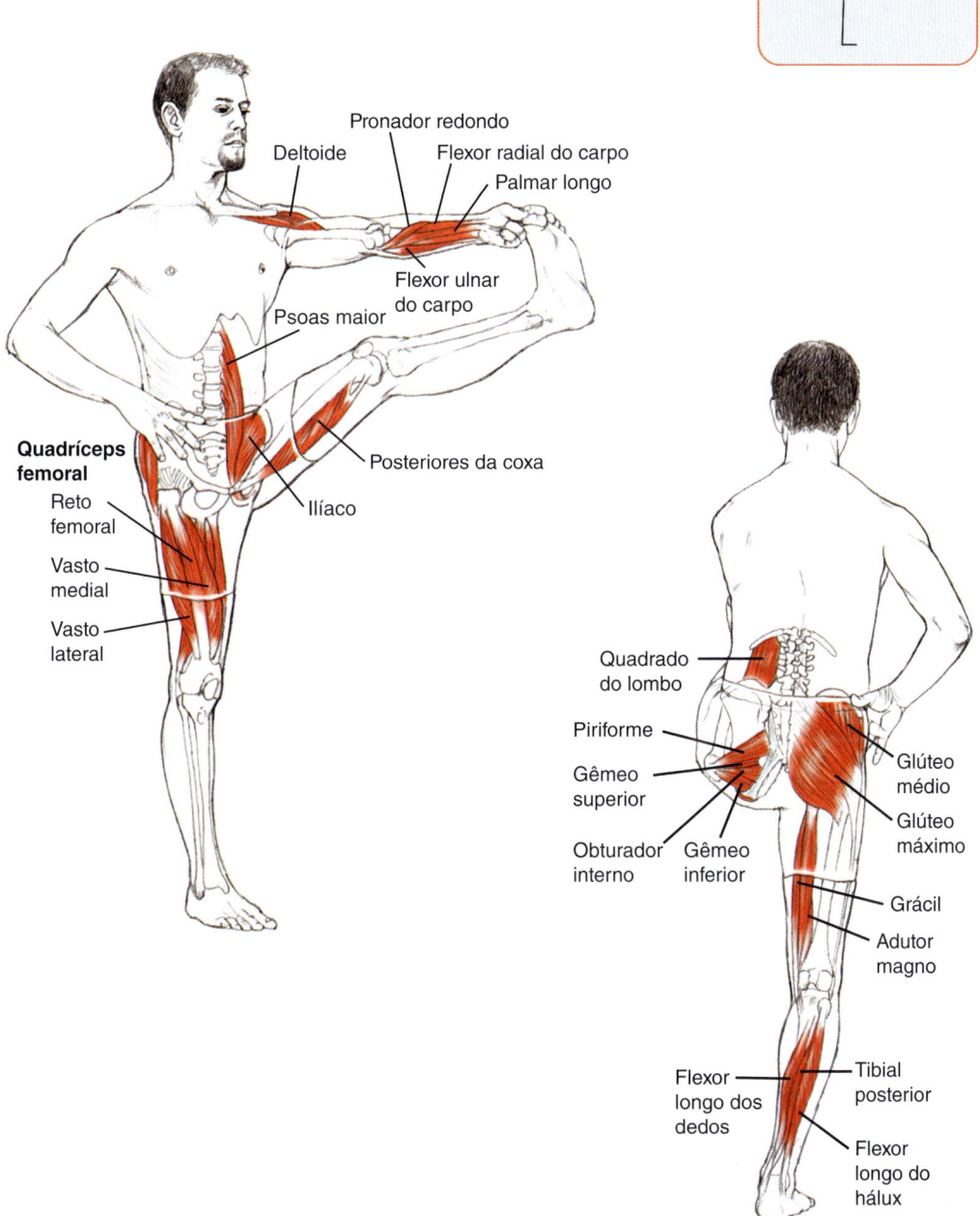

Ações articulares

Coluna vertebral	Membros superiores	Membros inferiores	
	Braço levantado	Perna de apoio	Perna levantada
Coluna em posição neutra, nivelamento da pelve	Flexão e leve adução do ombro, extensão do cotovelo, flexão do dedo	Extensão neutra do quadril, extensão neutra do joelho	Flexão e adução leve do quadril para a linha média, extensão neutra do joelho, dorsiflexão neutra do tornozelo

Ações musculares selecionadas

Coluna vertebral	
Para calibrar as contrações concêntricas e excêntricas para manter o alinhamento neutro da coluna: extensores e flexores da coluna	**Contração concêntrica**
	Para compensar a rotação do tronco resultante da ação de puxar do braço: rotadores, transversoespinais, oblíquos interno e externo do abdome

Membros superiores

Braço levantado

Contração concêntrica	
Para estabilizar, flexionar e levemente aduzir a articulação do ombro: manguito rotador, coracobraquial, peitoral menor, parte clavicular do deltoide, bíceps braquial (cabeça curta)	Para segurar o dedão do pé (hálux): flexores da mão e dos dedos

Membros inferiores			
Perna de apoio		Perna levantada	
Contração concêntrica	Contração excêntrica	Contração concêntrica	Alongamento
Para manter a extensão neutra do joelho e o equilíbrio sobre uma perna: articular do joelho, quadríceps femoral, posteriores da coxa, músculos intrínsecos e extrínsecos do pé e da perna	Para permitir o deslocamento lateral da pelve sobre o pé de apoio para manter o equilíbrio e o nível da pelve: glúteos médio e mínimo, piriforme, gêmeos superior e inferior, tensor da fáscia lata	Para flexionar o quadril e aduzir levemente a perna em direção à linha média: psoas maior, ilíaco, reto femoral, pectíneo, adutores curto e longo	Glúteo máximo, posteriores da coxa, gastrocnêmio, sóleo

Observações

O encurtamento habitual nos músculos posteriores da perna levantada pode causar flexão da coluna vertebral, tracionando a pelve e inclinando-a posteriormente. Isso pode levar à extensão do quadril ou à flexão do joelho da perna de apoio. Outra escolha poderia ser: dobrar o joelho da perna levantada e encontrar curvaturas neutras na coluna, extensão neutra no quadril de apoio e extensão do joelho da perna de apoio. Fraqueza nos músculos flexores do quadril da perna levantada também pode fazer com que os músculos do tronco tentem ajudar a levantar a perna, e isso poderá resultar na elevação do quadril no lado da perna que está erguida.

Os abdutores da perna de apoio trabalham excentricamente nesse asana. Nesses músculos, fraqueza e/ou encurtamento habitual também podem fazer com que o quadril do lado da perna levantada se eleve, ou os rotadores da mesma perna podem tentar estabilizar a pelve, com subsequente rotação da pelve, tanto medial como lateralmente sobre a perna de apoio, em vez de permanecer nivelada e virada para a frente. Quanto maiores forem a força e a adaptabilidade dos seus pés e tornozelos, mais opções você terá para encontrar equilíbrio sobre a perna de apoio.

Respiração

Se, ao manter-se na postura de equilíbrio, não houver apoio suficiente nos músculos das suas pernas, você perceberá que a ação de estabilização nos músculos abdominais, em combinação com a ação de suporte dos seus braços, pode criar uma redução global da capacidade de respiração. Você é capaz de descobrir uma maneira de identificar e liberar a tensão muscular extrínseca, sem comprometer o equilíbrio ou a respiração?

Atenção: bloquear ou não bloquear o joelho

A sugestão "travar seu joelho" pode significar coisas diferentes, dependendo do professor e do estilo de ioga praticado. Para alguns, "travar o joelho" significa hiperextensão da articulação do joelho (também chamado de travamento posterior). Para outros, "travar o joelho" significa envolver o máximo possível a região do entorno da articulação do joelho, para torná-la o mais forte e estável possível sem que ocorra hiperextensão. Para aumentar a confusão, ocorre um *travamento fisiológico* durante a extensão da articulação do joelho quando as cabeças femorais fazem leve rotação na parte alta da tíbia, para que seja alcançada a maior congruência entre os ossos.

Sobre a funcionalidade da articulação do joelho ao suportar peso em extensão (como ao ficar em pé em uma perna esticada), considere o seguinte:

- O travamento fisiológico no joelho ajuda os ossos a se alinharem para o caminho mais nítido para o peso.
- A hiperextensão do joelho inibe o travamento fisiológico e possivelmente aumenta a pressão sobre os ligamentos do joelho, permite que você fique em pé sem muita atividade muscular nas pernas e, em geral, estimula uma inclinação anterior da pelve.
- Embora o envolvimento dos músculos ao redor do joelho possa protegê-lo ou aumentar a sua estabilização, é possível que essa participação dos músculos ao redor do joelho no seu máximo possível venha a gerar padrões problemáticos de uso excessivo nos músculos das pernas.

Vale a pena perguntar a um professor (ou, se você for o professor, refletir sobre isso) sobre a intenção subjacente à instrução para travar o joelho. Existe outra maneira mais clara de comunicar essa sugestão?

VARIAÇÃO DE UTTHITA HASTA PADANGUSTHASANA

Com a coluna vertebral flexionada

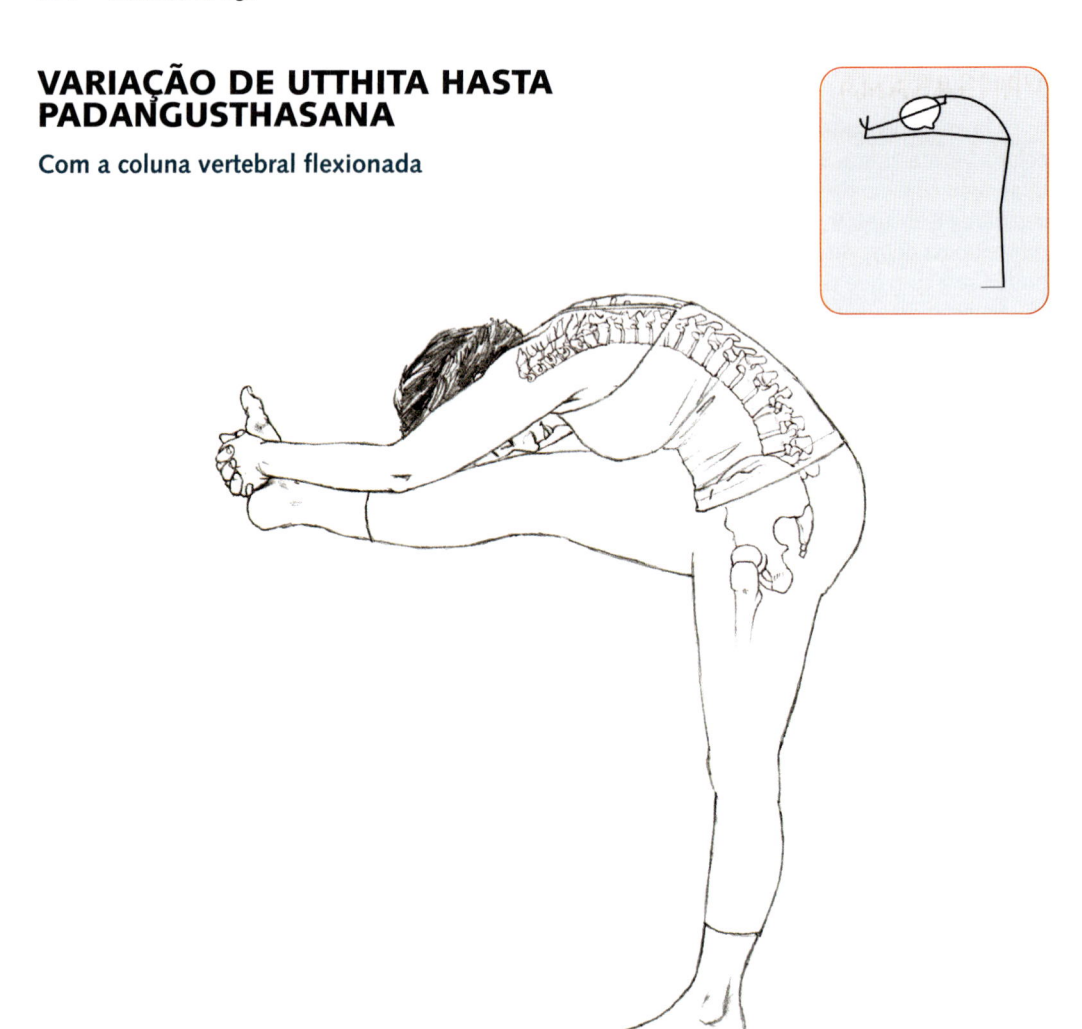

Observações

Nessa variação de utthita hasta padangusthasana, a perna levantada fica paralela ao solo e a cabeça se aproxima do joelho. Como o indivíduo abaixa a cabeça até o joelho, muda radicalmente o centro de gravidade desse formato, o que pode tornar muito mais difícil manter o equilíbrio. Para os indivíduos acostumados a alcançar o extremo de sua amplitude de movimento, essa postura é uma exploração valiosa da precisão no posicionamento.

Nesse formato, é necessário um menor alongamento na parte posterior da perna, porém muito mais mobilidade dos músculos das costas. Para que a coluna vertebral possa ser flexionada de forma tão intensa, os músculos da coluna devem se alongar bastante enquanto o abdome relaxa. Essa é uma postura excelente para a exploração de como qualquer padrão convencional de contração do abdome pode ser liberado e para encontrarmos o equilíbrio por meio da sustentação oferecida pelo assoalho pélvico, em vez de utilizar os músculos abdominais e os músculos da parte lombar da coluna vertebral e da região posterior da caixa torácica.

VRKSASANA

Postura da árvore

vrksa = árvore

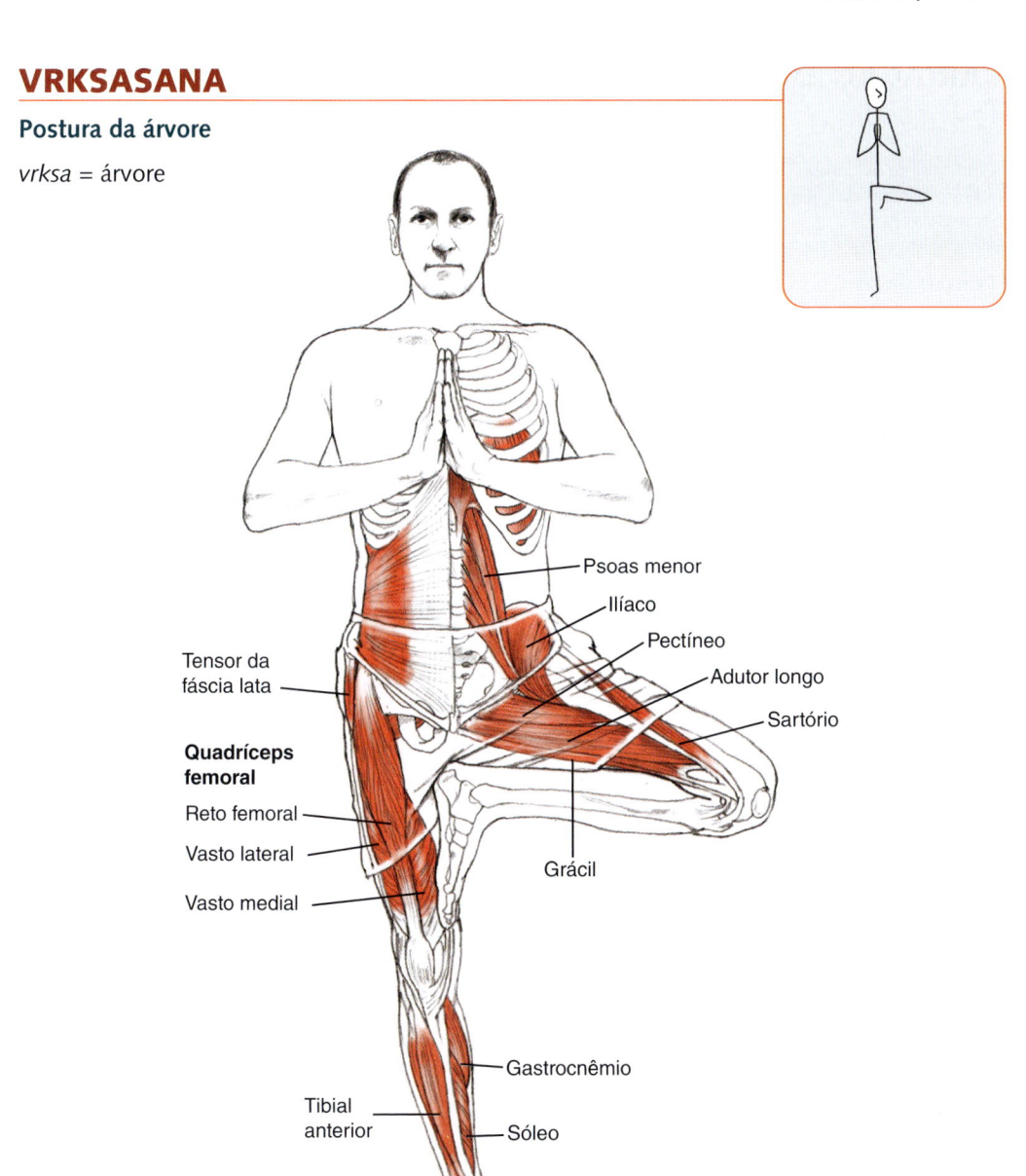

Psoas menor
Ilíaco
Pectíneo
Tensor da fáscia lata
Adutor longo
Sartório

Quadríceps femoral

Reto femoral
Vasto lateral
Grácil
Vasto medial

Gastrocnêmio
Tibial anterior
Sóleo

Ações articulares

Coluna vertebral	Membros superiores	Membros inferiores	
		Perna de apoio	Perna elevada
Coluna em posição neutra, nivelamento da pelve	Flexão e adução leve do ombro; flexão do cotovelo, pronação do antebraço; extensão do punho, da mão e do dedo	Extensão neutra do quadril, extensão neutra do joelho	Flexão, rotação lateral e abdução do quadril; flexão do joelho; dorsiflexão do tornozelo

Ações musculares selecionadas

Coluna vertebral			
Para calibrar as contrações concêntricas e excêntricas a fim de manter o alinhamento neutro da coluna: extensores e flexores da coluna			

Membros inferiores			
Perna de apoio		**Perna elevada**	
Contração concêntrica	Contração excêntrica	Contração concêntrica	Alongamento
Para manter em extensão neutra o joelho e o equilíbrio sobre uma perna: articular do joelho, quadríceps femoral, posteriores da coxa, músculos intrínsecos e extrínsecos do pé e da perna	**Para permitir o desvio lateral da pelve sobre o pé de apoio para manter o equilíbrio e o nível da pelve:** glúteos médio e mínimo, piriforme, obturador interno, gêmeos superior e inferior, tensor da fáscia lata	**Para realizar a flexão do quadril:** psoas maior, ilíaco **Para realizar a rotação lateral da perna e abri-la para o lado:** glúteo máximo, glúteos médio e mínimo (fibras posteriores), piriforme, obturadores interno e externo, gêmeos superior e inferior, quadrado femoral **Para pressionar o pé na perna de apoio:** adutores magno e mínimo	Pectíneo, adutores longo e curto, grácil

Observações

Assim como na postura anterior, os abdutores da perna de apoio trabalham excentricamente. Se estiverem enfraquecidos ou habitualmente encurtados, o quadril do lado da perna elevada pode se voltar para cima, ou os rotadores podem tentar estabilizar a pelve, fazendo com que esta rode sobre a perna de apoio em vez de permanecer nivelada e virada para a frente.

Quanto maiores forem a força e a adaptabilidade nos pés e tornozelos, mais opções você terá para encontrar o equilíbrio sobre a perna de apoio.

A ação da perna elevada, na qual o joelho é colocado para cima e para o lado de fora, é na verdade um movimento muscular bastante complexo. Os flexores do quadril são ativados para elevar o joelho, porém com rotação lateral e abdução ocorre também envolvimento dos extensores do quadril. Então, para pressionar o pé contra a perna de apoio enquanto mantém o joelho para o lado de fora (e sem deixar a pelve inclinar-se para a frente), a articulação do quadril precisa realizar adução sem flexão. É claro que, quanto mais alta a posição do pé da perna de apoio, menor é a necessidade de pressioná-lo, porque o peso da perna ajuda a manter o pé no lugar. Entretanto, se for necessário utilizar os adutores para pressionar o pé contra a perna de apoio, é importante utilizar os adutores mais posteriores, mas que ainda assim funcionem como adutores. Os adutores anteriores, que também funcionam como flexores do quadril, podem inclinar a pelve para a frente e realizar a rotação medial da perna elevada enquanto tentam realizar adução e pressionar o pé na perna de apoio.

Respiração

Compare sua experiência nessa postura com a variação de vrksasana (p. 135) com os braços elevados e utthita hasta padangusthasana (p. 131). Você percebe alguma diferença na liberdade da parte superior do corpo para participar dos movimentos respiratórios, enquanto mantém o equilíbrio entre essas posturas?

VARIAÇÃO DE VRKSASANA

Postura da árvore com os braços elevados

Observações

Essa variação cria um centro de gravidade mais elevado ao posicionar os braços acima da cabeça. Por isso, representa maior desafio para manter o equilíbrio para alguns. Por outro lado, para algumas pessoas, ter os braços estendidos e pressionar juntas as palmas das mãos torna o equilíbrio mais fácil.

Respiração

A ação de estabilização dos músculos que mantêm os braços acima da cabeça afeta movimentos torácicos da sua respiração? Além disso, o centro de gravidade mais elevado produz uma ação de estabilização mais intensa nos músculos abdominais? Em conjunto, esses fatores se combinam para reduzir ou facilitar o movimento geral do diafragma?

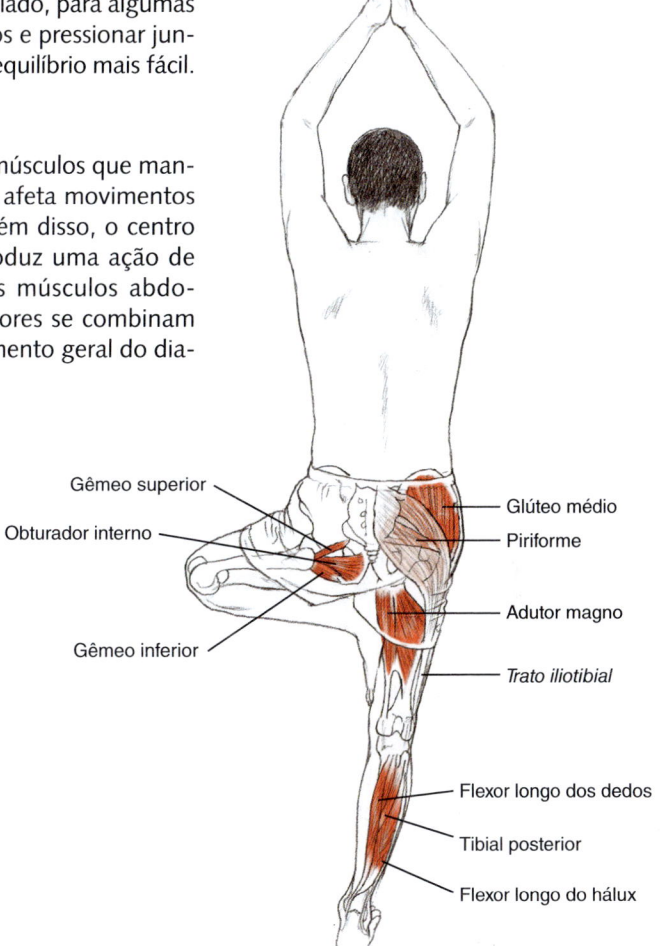

Gêmeo superior
Obturador interno
Gêmeo inferior
Glúteo médio
Piriforme
Adutor magno
Trato iliotibial
Flexor longo dos dedos
Tibial posterior
Flexor longo do hálux

GARUDASANA

Postura da águia

garuda = ave de rapina feroz; o meio de transporte (vahana) do deus hindu Vishnu, geralmente descrito como águia, embora, às vezes, como falcão ou milhafre

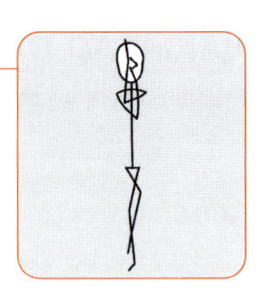

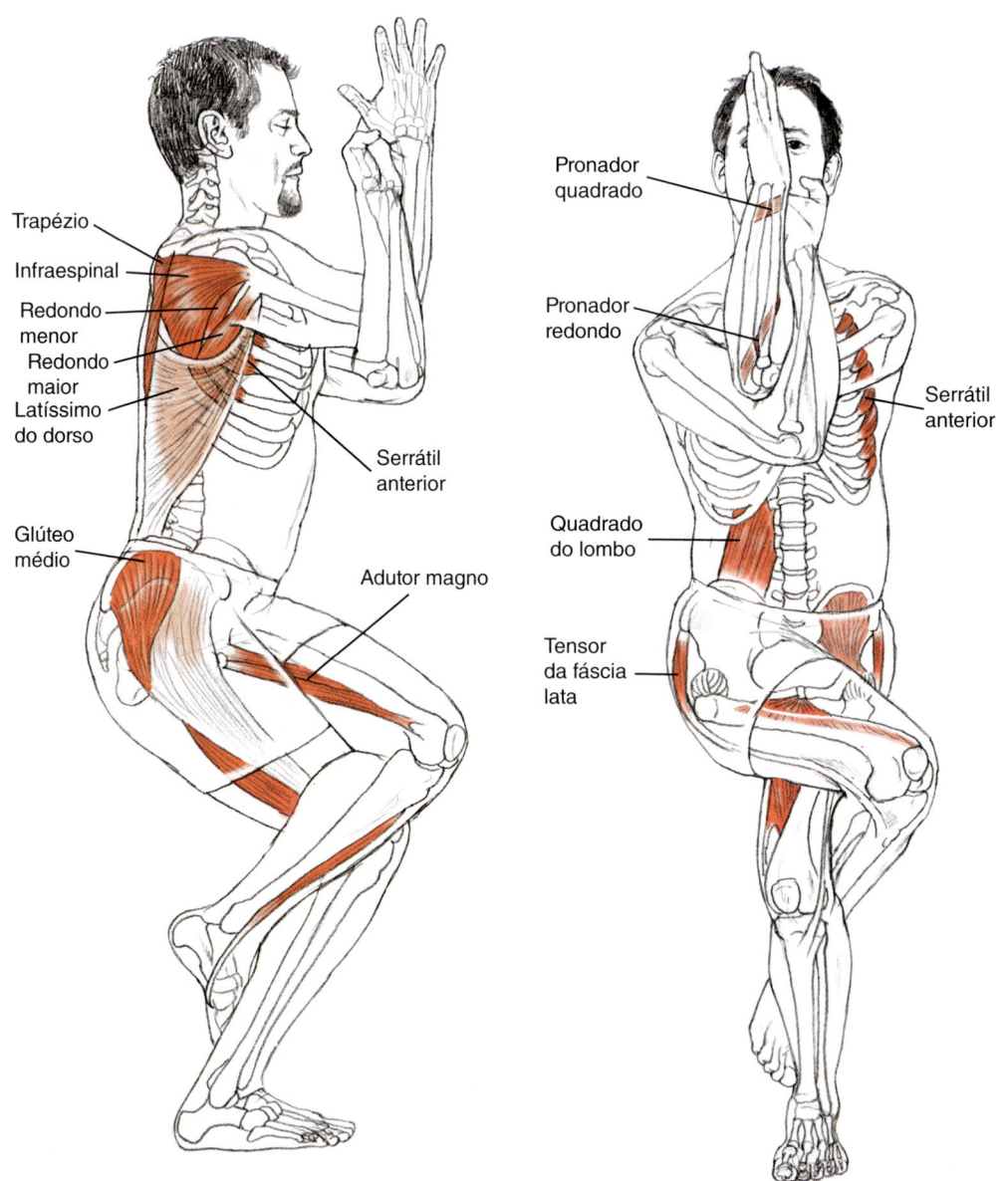

Trapézio

Infraespinal

Redondo menor

Redondo maior

Latíssimo do dorso

Glúteo médio

Serrátil anterior

Adutor magno

Pronador quadrado

Pronador redondo

Serrátil anterior

Quadrado do lombo

Tensor da fáscia lata

Ações articulares

Coluna vertebral	Membros superiores	Membros inferiores
Coluna em posição neutra ou em flexão	Abdução e rotação superior da escápula, flexão e adução do ombro, flexão do cotovelo, pronação do antebraço	Flexão, rotação medial e adução do quadril, flexão e rotação medial do joelho (da tíbia), dorsiflexão do tornozelo, pronação do pé elevado

Ações musculares selecionadas

Coluna vertebral

Para calibrar as contrações concêntricas e excêntricas para manter o alinhamento neutro da coluna: extensores e flexores da coluna

Membros superiores

Contração concêntrica	Alongamento
Para realizar a abdução e rotação superior da escápula: serrátil anterior **Para estabilizar, flexionar e aduzir a articulação do ombro:** manguito rotador, coracobraquial, peitorais maior e menor, parte clavicular do deltoide, bíceps braquial (cabeça curta) **Para realizar a flexão do cotovelo:** bíceps braquial, braquial **Para realizar a pronação do antebraço:** pronadores quadrado e redondo	Romboide, partes transversa e ascendente do trapézio, latíssimo do dorso

Membros inferiores

Perna de apoio		Perna elevada	
Contração concêntrica	Contração excêntrica	Contração concêntrica	Alongamento
Para realizar a adução e rotação medial do quadril: pectíneo, adutores curto e longo	**Para permitir a flexão do quadril e do joelho e a dorsiflexão do tornozelo sem cair com a força da gravidade:** glúteos máximo, médio e mínimo; posteriores da coxa na articulação do quadril; vastos; sóleo; músculos intrínsecos do pé **Para permitir o deslocamento lateral da pelve sobre o pé de apoio e manter o equilíbrio durante o alongamento ativo:** glúteos médio e mínimo, piriforme, obturador interno, gêmeos superior e inferior	**Para realizar a flexão, adução e rotação medial do quadril:** psoas maior, ilíaco, pectíneo, adutores curto e longo, grácil **Para realizar a flexão e rotação medial do joelho:** poplíteo, grácil, posteriores da coxa mediais **Para realizar a pronação do pé:** fibulares, extensor longo dos dedos	Glúteo máximo, glúteos médio e mínimo (fibras posteriores), piriforme, obturador interno, gêmeos superior e inferior

Observações

Para conseguir o entrelace completo das pernas, a perna de apoio deve estar flexionada no quadril e no joelho, assim como a perna elevada. Essa posição de flexão do quadril com rotação medial e adução não é fácil para muitas pessoas, e a ação de adução com rotação medial alonga especialmente os músculos da parte lateral do seu quadril. A restrição ao longo da parte lateral da coxa também pode ser resultado do encurtamento dos músculos que se fixam próximo ao topo do trato iliotibial (IT).

Essa posição pode ser desafiadora para os joelhos: se os quadris não realizarem as ações de adução e de rotação medial, os joelhos serão forçados a compensar e possivelmente realizarão rotação excessiva. Concentrar-se na rotação medial da tíbia pode ajudar a evitar a hipermobilização do joelho.

Essa ação (rotação medial e adução) nas pernas geralmente é de estabilização da articulação sacroilíaca (SI), porque faz com que as hemipelves se movam juntas na frente, o que pode trazer congruência para as bordas da articulação SI nas superfícies anteriores do sacro e do ílio.

Respiração

Como fica a sua respiração se você permitir que as escápulas realizem tanto abdução como rotação superior? E se as escápulas são abaixadas juntas? O movimento da caixa torácica ou do diafragma é inibido?

Do ponto de vista da forma, do centro de gravidade e da respiração, essa é a mais compacta das posturas de equilíbrio sobre uma perna. O entrelace dos braços comprime a porção anterior da caixa torácica? Há liberdade para que a respiração se desloque em direção à porção posterior da caixa torácica?

NATARAJASANA

Postura do rei dos dançarinos

nata = dançarino; *raja* = rei

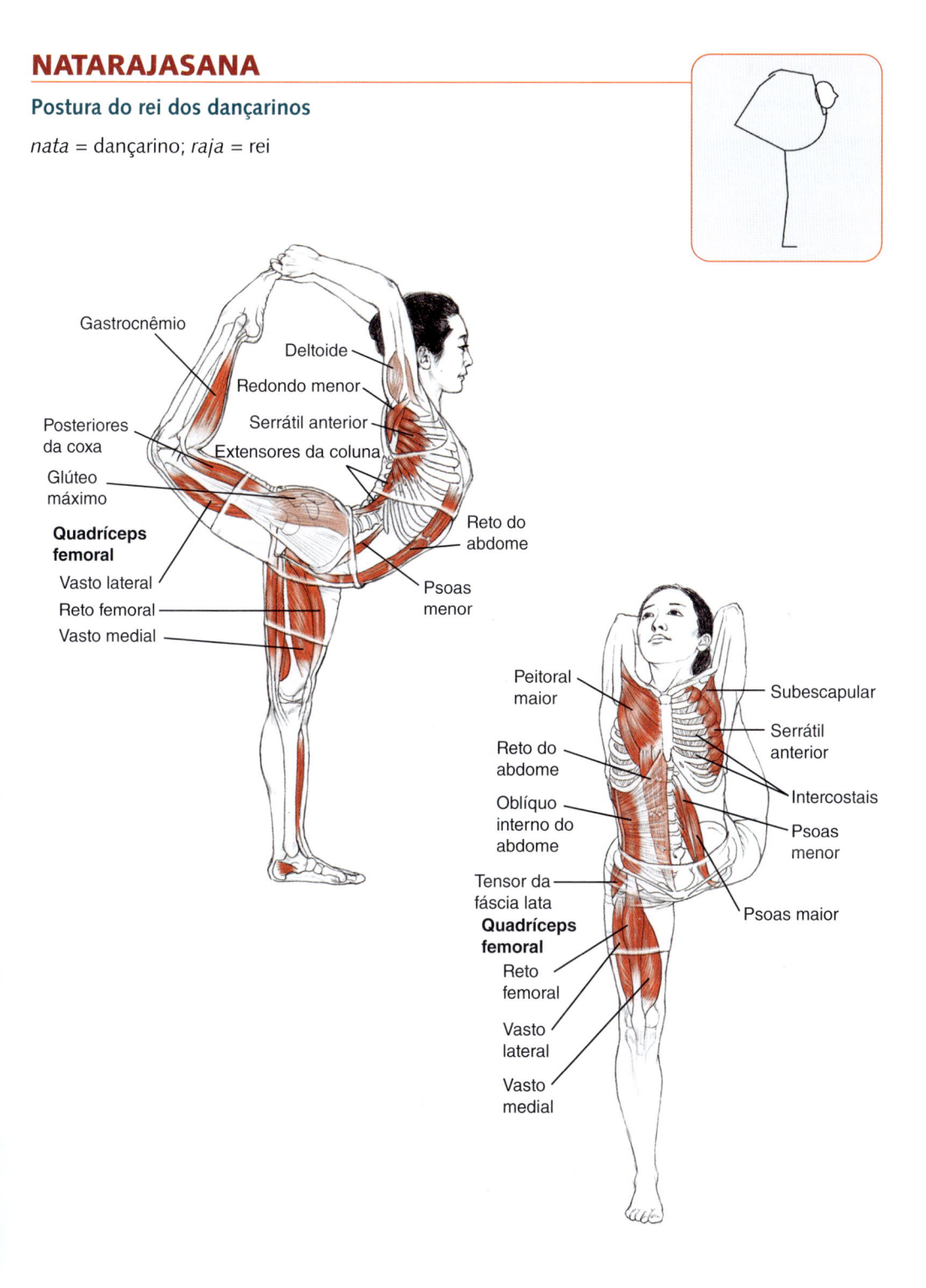

Ações articulares

Coluna vertebral	Membros superiores	Membros inferiores	
		Perna de apoio	**Perna elevada**
Extensão	Rotação superior, abdução e elevação da escápula; flexão, adução e rotação lateral do ombro; supinação do antebraço; flexão da mão e dos dedos	Flexão do quadril, extensão neutra do joelho	Extensão e adução leve do quadril em direção à linha média, flexão do joelho, flexão plantar do tornozelo

Ações musculares selecionadas

Coluna vertebral

Contração concêntrica	Contração excêntrica
Para estender a coluna: extensores da coluna	**Para evitar a hiperextensão na parte lombar da coluna vertebral:** psoas menor, músculos abdominais

Membros superiores

Contração concêntrica	Alongamento
Para realizar a abdução, rotação superior e elevação da escápula: serrátil anterior, parte descendente do trapézio **Para estabilizar, flexionar e aduzir a articulação do ombro:** manguito rotador, coracobraquial, peitoral maior (fibras superiores), parte clavicular do deltoide, bíceps braquial (cabeça curta) **Para realizar a rotação do antebraço e segurar o pé:** supinador e flexores da mão e dedos	Romboides, latíssimo do dorso, peitoral maior (fibras inferiores), peitoral menor

Membros inferiores

Perna de apoio		Perna elevada	
Contração concêntrica	**Contração excêntrica**	**Contração concêntrica**	**Alongamento**
Para manter o joelho em extensão neutra e o equilíbrio sobre uma única perna: articular do joelho, quadríceps femoral, posteriores da coxa, músculos intrínsecos e extrínsecos do pé e da perna	**Para permitir o desvio lateral:** glúteos médio e mínimo, piriforme, obturador interno, gêmeos superior e inferior, tensor da fáscia lata **Para permitir a inclinação anterior da pelve sem cair para a frente:** posteriores da coxa, glúteo máximo	**Para realizar a extensão do quadril e flexão do joelho para entrar na postura:** posteriores da coxa **Para realizar a extensão, rotação medial e adução do quadril:** adutor magno **Para realizar a extensão do quadril:** glúteo máximo **Para realizar a extensão do joelho e aumentar a extensão do quadril contra a resistência da mão que segura o pé:** vastos	Ilíaco, psoas maior, reto femoral

Observações

A mobilidade da escápula é importante nessa posição em que os braços têm participação completa, tanto para levá-los à posição correta sem movimentar excessivamente as articulações do ombro como para dar mobilidade à extensão da parte torácica da coluna vertebral.

Também pode ser um desafio manter a perna elevada em adução e em rotação medial na articulação do quadril nesse asana. Embora se possa atingir maior extensão do quadril por meio da rotação lateral dessa articulação, há o risco de hipermobilizar a articulação sacroilíaca ou hiperestender a parte lombar da coluna vertebral.

Como no dhanurasana (p. 259), a resistência adicional proveniente das mãos segurando o pé pode forçar pontos vulneráveis, como o joelho e a parte lombar da coluna vertebral.

Respiração

Nessa postura, o movimento do diafragma é inibido ou facilitado em razão da profunda extensão da coluna vertebral? Você pode encontrar o apoio dado pelos músculos intrínsecos, mais profundos, da coluna, que diminui o esforço necessário dos músculos superficiais das costas e do tronco? Isso torna maior a disponibilidade de movimento para a sua respiração?

VIRABHADRASANA I

Guerreiro I

Virabhadra = o nome de um valente guerreiro mitológico

Glúteo máximo

Sartório

Quadríceps femoral

Grácil

Semitendíneo

Deltoide

Peitoral maior

Peitoral menor

Reto do abdome

Serrátil anterior

Psoas maior

Quadríceps femoral
Reto femoral

Vasto lateral

Vasto medial

Ações articulares

Coluna vertebral	Membros superiores	Membros inferiores	
		Perna da frente	**Perna de trás**
Extensão e leve rotação do tórax para a frente no nível da pelve	Abdução e rotação superior da escápula, abdução e rotação lateral do ombro, flexão leve do cotovelo, supinação do antebraço	Nutação da articulação sacroilíaca (SI), flexão do quadril, flexão do joelho, dorsiflexão do tornozelo	Contranutação da articulação SI, extensão e adução do quadril, extensão do joelho, dorsiflexão do tornozelo e supinação do pé no calcanhar e pronação no antepé

Ações musculares selecionadas

Coluna vertebral	
Contração concêntrica	**Contração excêntrica**
Para estender a coluna: extensores da coluna **Para realizar a rotação do tórax para a frente:** oblíquo interno do abdome (lado da perna da frente); oblíquo externo do abdome (lado da perna traseira)	**Para evitar a hiperextensão da parte lombar da coluna:** psoas menor, músculos abdominais **Para sustentar o peso da cabeça à medida que o pescoço se estende:** reto da cabeça, longo da cabeça e do pescoço, verticais, escalenos

Membros superiores	
Contração concêntrica	
Para realizar a abdução e rotação superior da escápula: serrátil anterior **Para realizar a supinação do antebraço:** supinador	**Para estabilizar e realizar a abdução da articulação do ombro:** manguito rotador, bíceps braquial (cabeça longa), parte acromial do deltoide

Membros inferiores			
Perna da frente		**Perna de trás**	
Contração concêntrica	**Contração excêntrica**	**Contração concêntrica**	**Contração excêntrica**
Para resistir à tendência a abrir o joelho (abdução no quadril): grácil, adutores longo e curto	**Para permitir a flexão do quadril e joelho e dorsiflexão do tornozelo sem cair com a gravidade:** glúteo máximo, posteriores da coxa na articulação do quadril, vastos, sóleo, músculos intrínsecos e extrínsecos do pé **Para nivelar e centralizar a pelve sobre os pés e manter o equilíbrio (quanto mais estreita a posição de apoio, mais ativos e longos esses músculos devem ser):** glúteos médio e mínimo, piriforme, gêmeos superior e inferior	**Para realizar a extensão do quadril:** posteriores da coxa na articulação do quadril, glúteo médio (fibras posteriores), adutor magno, glúteo máximo **Para realizar extensão do joelho:** articular do joelho, vastos **Para manter os arcos do pé sem inibir a dorsiflexão do tornozelo:** músculos intrínsecos do pé	**Para permitir o alongamento da parte lateral do tornozelo sem desestabilizar a parte medial do joelho ou do pé:** fibulares

Observações

Nas posturas guerreiro I, guerreiro II (p. 148) e em outras nas quais uma perna fica à frente e a outra atrás, o peso do corpo (em relação à gravidade) produz flexão no joelho e no quadril da perna da frente. Os músculos da perna da frente estão em contração excêntrica, o que significa que estão ativos à medida que se alongam para evitar que as articulações do tornozelo, joelho e quadril façam flexão excessiva. Os abdutores da perna da frente também precisam estar ativos excentricamente para nivelar e orientar a pelve em relação à perna da frente e manter o equilíbrio. Se eles se encurtarem habitualmente, podem puxar muito o joelho da frente para o lado ou torcer a pelve, desalinhando-a. Em geral, os músculos tornam-se fatigados mais rapidamente quando se aproximam da sua capacidade máxima de alongamento portanto, pode demorar um pouco para se adquirir resistência nessas posições.

Muitas coisas diferentes são ditas a respeito do grau de rotação medial ou lateral da perna de trás na postura guerreiro I. O que é sempre verdade é que a perna de trás apresenta extensão e algum grau de adução (comparada à postura guerreiro II, na qual a perna de trás apresenta extensão e abdução). Sugerimos que a perna de trás seja organizada a partir dos arcos do pé para cima, e que os ossos da perna da frente, da coxa e da pelve estejam orientados para criar um caminho desobstruído desde os três pontos do pé até a coluna. Se a perna de trás estiver disposta dessa maneira, o grau de rotação medial ou lateral na articulação do quadril irá variar de uma pessoa para outra, porém os espaços articulares poderão estar equilibrados, e a perna traseira representará uma base forte de sustentação para o peso do tronco. Isso também pode redistribuir uma parte do esforço dessa postura da perna da frente.

No pé da perna de trás, a articulação subtalar e as articulações entre os ossos do tarso e do metatarso precisam se articular de forma que a parte de trás do pé entre em supinação para que o calcâneo possa se conectar nitidamente com o solo, e que o antepé entre em pronação para que os dedos dos pés possam se conectar também de forma nítida com o chão. Se o pé não se articular dessa forma, a parte lateral do tornozelo pode sofrer hipermobilização e enfraquecer.

O grau de rotação necessário na coluna depende do quanto as articulações SI e do quadril estão articuladas – quanto menor a mobilização dos membros inferiores, maior é a rotação necessária na coluna para direcionar o tórax para a frente.

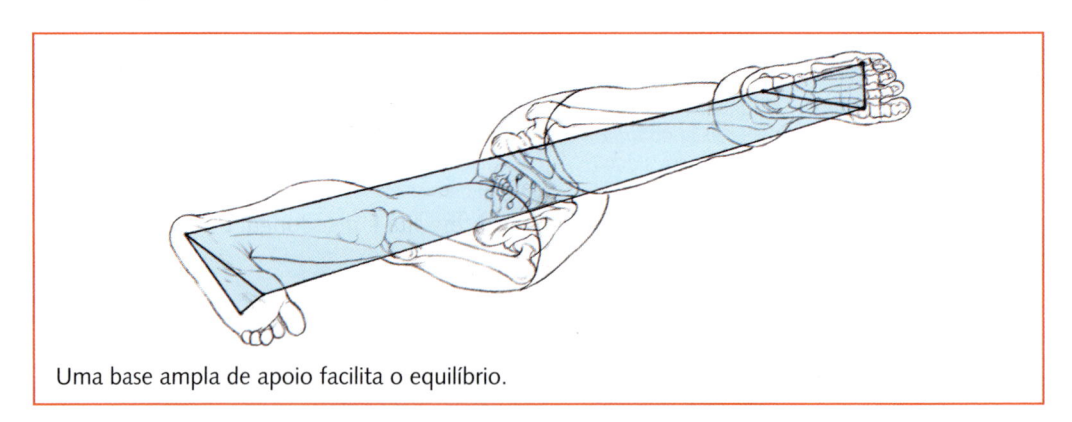

Uma base ampla de apoio facilita o equilíbrio.

Respiração

Você pode sentir a porção inferior do corpo articulada e forte para fornecer apoio suficiente (sthira) para que a sua respiração se mova livremente na porção superior do corpo (sukha)? E pode considerar os vários desafios dessa posição em que uma perna fica à frente e a outra atrás nessas posturas de guerreiro como uma forma interessante de exploração da mecânica da respiração?

VARIAÇÃO DE VIRABHADRASANA I

Com base estendida

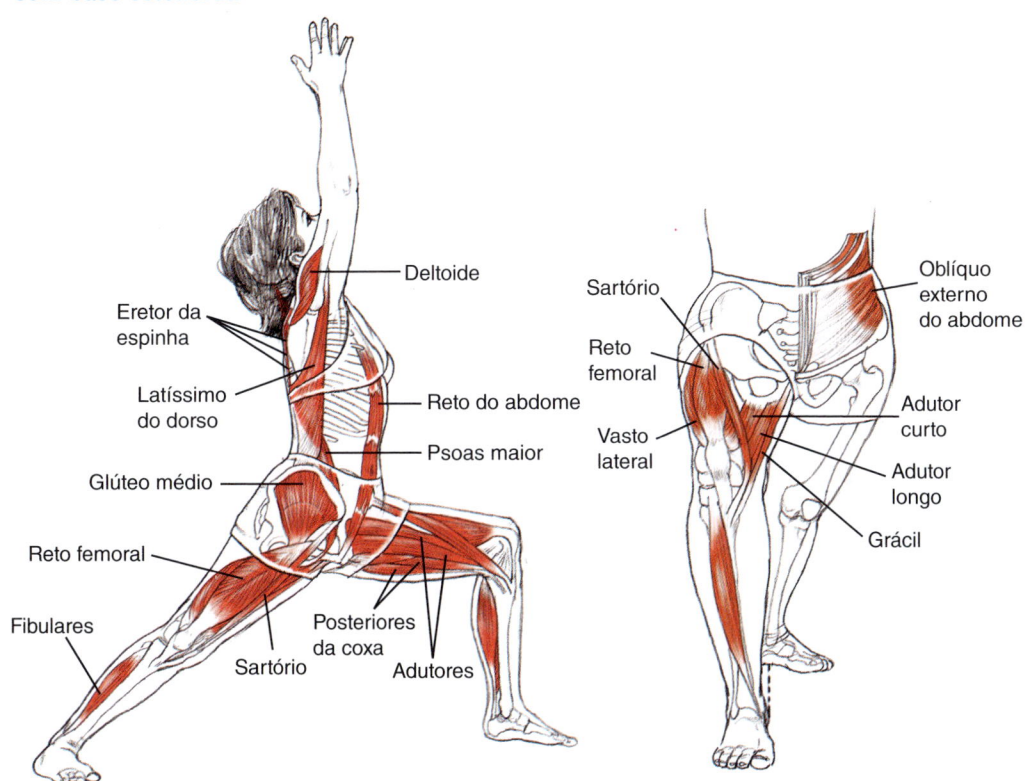

Deltoide

Eretor da espinha

Latíssimo do dorso

Glúteo médio

Reto femoral

Fibulares

Sartório

Posteriores da coxa

Adutores

Reto do abdome

Psoas maior

Sartório

Reto femoral

Vasto lateral

Oblíquo externo do abdome

Adutor curto

Adutor longo

Grácil

Observações

As diferentes disposições dos pés interferem no local em que você experimentará os desafios dessa postura. Uma base de apoio mais estreita (de frente para trás) requer menos mobilidade da pelve. A amplitude da base pode facilitar o equilíbrio; porém, o centro de gravidade mais elevado na postura mais curta pode tornar o equilíbrio mais difícil.

O formato dessa postura, em uma base de apoio mais longa e estreita, pode facilitar o equilíbrio porque o centro de gravidade é mais baixo. Por outro lado, também pode ser mais desafiadora para o equilíbrio, uma vez que a base de apoio é mais estreita e mais longa, porque os adutores devem ser mais efetivos em uma posição mais alongada. A postura estendida também requer mobilidade maior nas articulações SI, dos quadris, dos joelhos, dos tornozelos e dos pés, e requer ainda que os músculos que se opõem à flexão nos quadris e nos joelhos trabalhem sobre uma extensão maior, o que pode causar uma sensação de menos instabilidade, ou, pelo menos, de menos sustentabilidade.

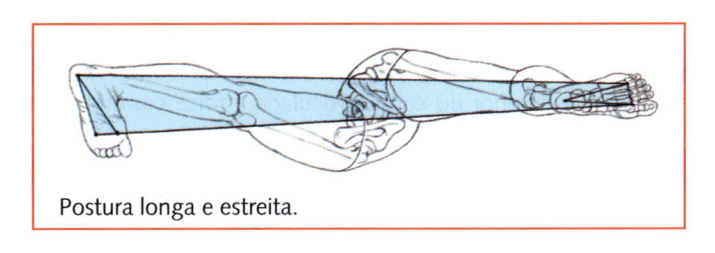

Postura longa e estreita.

VIRABHADRASANA II

Guerreiro II

Virabhadra = o nome de um valente guerreiro mitológico

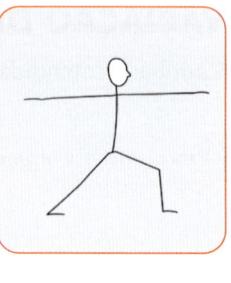

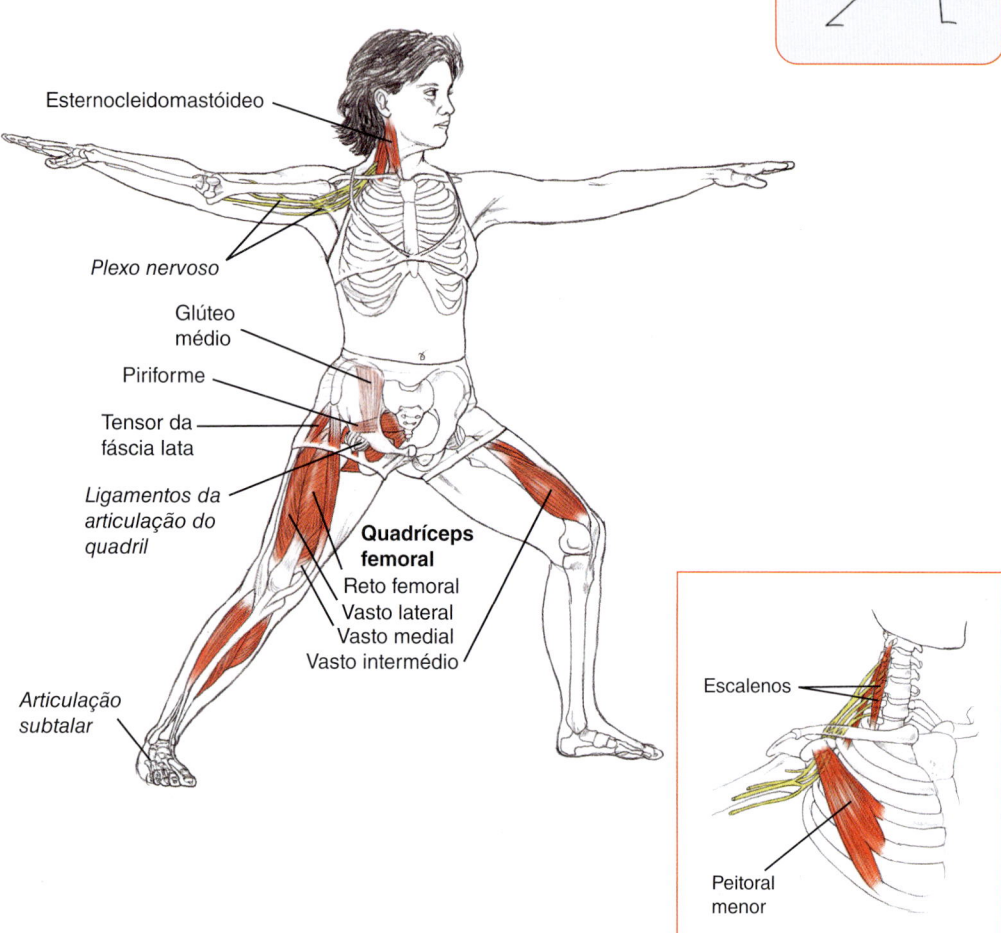

Esternocleidomastóideo

Plexo nervoso

Glúteo médio

Piriforme

Tensor da fáscia lata

Ligamentos da articulação do quadril

Quadríceps femoral
Reto femoral
Vasto lateral
Vasto medial
Vasto intermédio

Articulação subtalar

Escalenos

Peitoral menor

Ações articulares

Coluna vertebral	Membros superiores	Membros inferiores	
		Perna da frente	**Perna de trás**
Coluna em posição neutra, leve rotação do tórax para o lado, rotação da cabeça na mesma direção da perna da frente, pelve nivelada	Abdução da escápula, abdução e rotação lateral do ombro, pronação do antebraço	Nutação da articulação SI, flexão e abdução do quadril, flexão do joelho, dorsiflexão do tornozelo	Contranutação da articulação SI, extensão e abdução do quadril, extensão do joelho, dorsiflexão do tornozelo, supinação do pé no calcanhar e pronação no antepé

Ações musculares selecionadas

Coluna vertebral	
Alternância entre contração excêntrica e concêntrica	**Contração concêntrica**
Para manter o alinhamento neutro da coluna: extensores e flexores da coluna	**Para realizar a rotação do tórax para o lado:** oblíquo externo do abdome (lado da perna da frente); oblíquo interno do abdome (lado da perna de trás) **Para realizar a rotação da cabeça na direção da perna da frente:** reto posterior da cabeça, oblíquo inferior da cabeça, longo da cabeça e do pescoço, esplênio da cabeça (lado da perna da frente); esternocleidomastóideo, parte descendente do trapézio (lado da perna de trás)

Membros superiores	
Contração concêntrica	**Alongamento**
Para realizar a abdução da escápula: serrátil anterior **Para estabilizar e realizar abdução da articulação do ombro:** manguito rotador, bíceps braquial (cabeça longa), deltoide. **Para realizar a pronação do antebraço:** pronadores quadrado e redondo	Peitorais maior e menor (particularmente no braço de trás)

Membros inferiores			
Perna da frente		**Perna de trás**	
Contração concêntrica	**Contração excêntrica**	**Contração concêntrica**	**Contração excêntrica**
Para realizar a abdução do quadril: glúteos médio e mínimo	**Para realizar a abdução do quadril e permitir a flexão sem cair com a gravidade:** glúteo máximo, piriforme, obturador externo, gêmeos superior e inferior **Para permitir a flexão do quadril e do joelho e dorsiflexão do tornozelo sem cair com a gravidade:** posteriores da coxa na articulação do quadril, vastos, sóleo, músculos intrínsecos e extrínsecos do pé	**Para realizar a extensão e abdução do quadril:** glúteos médio e mínimo, posteriores da coxa na articulação do quadril, piriforme, obturador externo, gêmeos superior e inferior **Para realizar a extensão do joelho:** articular do joelho, vastos **Para manter os arcos do pé sem inibir a dorsiflexão do tornozelo:** músculos intrínsecos do pé	**Para sustentar a parte medial do joelho:** grácil **Para permitir o alongamento da parte lateral do tornozelo sem desestabilizar a parte medial do joelho e do pé:** fibulares

Observações

Assim como na postura guerreiro I (p. 144), a ação de flexão na região anterior do quadril e do joelho é excêntrica em relação à força da gravidade. Entretanto, diferentemente da postura guerreiro I, os abdutores da região anterior da perna trabalham concentricamente para realizar a abdução do quadril – como o pé está apoiado no chão, essa ação é proximal e tem o efeito de rotação da pelve, abrindo-a para o lado.

A extensão e abdução simultâneas do quadril são difíceis de serem realizadas na perna de trás. A articulação da pelve com o sacro na articulação SI pode tirar um pouco da pressão dessas ações dos ligamentos e da cápsula articular do quadril.

Como na postura guerreiro I, existem várias opiniões sobre o quanto de rotação lateral é necessário na região posterior da articulação do quadril. A quantidade de rotação depende de uma variedade de fatores e deve iniciar a partir da ação do pé e de toda a perna, em vez de constituir uma ação isolada da articulação do quadril.

Quanto maior a mobilidade na articulação SI e na articulação do quadril da perna da frente, menor a necessidade de rotação da coluna para rodar o tórax para o lado.

Se o seu tórax não estiver nitidamente virado para o lado, a abertura dos braços pode pressionar o plexo braquial (a trama de nervos que se estende pelo braço), o qual corre desde a lateral da parte cervical da coluna vertebral sob a clavícula e até o braço. Manter os braços alinhados com as laterais do tórax ajuda a impedir essa compressão, que pode resultar em sensações de formigamento ou dormência nos braços.

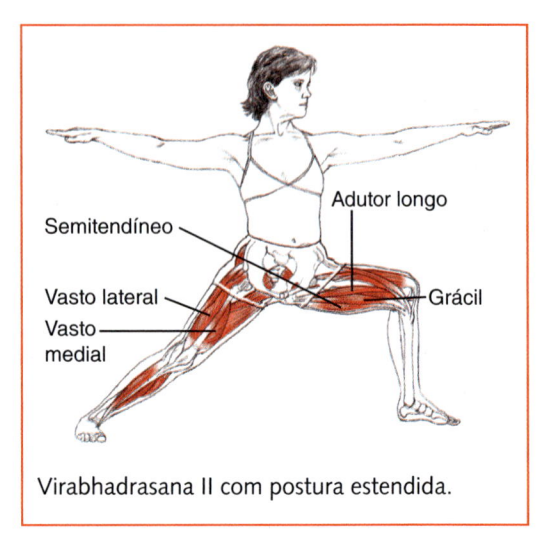

Virabhadrasana II com postura estendida.

Respiração

Em todas as posturas de guerreiro, você percebe que a porção inferior do corpo precisa estar articulada e forte para permitir que a respiração se mova livremente? Em comparação com virabhadrasana I, você sente maior ou menor facilidade no movimento de sua respiração em virabhadrasana II, por causa da diferença no grau de torção da pelve e coluna? Essa posição das pernas é mais ou menos trabalhosa? Onde você se sente mais à vontade com relação à sua respiração?

Atenção: encaixar ou não encaixar a pelve

Uma orientação comumente ensinada em virabhadrasana I e II é "encaixe sua pelve" para a frente ou para o lado. Se sua pelve for tratada como uma unidade isolada (sem permitir o movimento nas articulações sacroilíacas), o encaixe da pelve requer que você acomode todo o movimento nas articulações dos quadris, joelhos e pés, o que geralmente irá resultar em mobilização excessiva de algumas dessas (ou de todas) articulações.

Quando você permite que algum movimento nas articulações SI seja funcional, passa a ser possível que parte da ação de olhar para a frente seja uma consequência do movimento de cada metade pélvica em relação ao sacro. Nesse caso, seus quadris não ficarão simétricos, mas em geral poderão ser orientados para a frente.

Se as articulações dos membros inferiores (dos pés até as articulações SI) não contribuírem para o movimento, a ação voltada para a frente (ou para os lados, em virabhadrasana II) poderá ser "empurrada" para a porção lombar da coluna vertebral. Ou você poderá fazer com que suas costelas girem excessivamente em relação à porção torácica da coluna vertebral, ou fazer com que todo o movimento aconteça nas articulações dos ombros.

Cada um de nós pode explorar de forma diferente o aprendizado de como o movimento de olhar para a frente ou para os lados se distribui pela coluna, pelve e pernas. O uso de uma sugestão como "encaixe sua pelve" pode ser um convite para que os alunos se concentrem em apenas uma parte do corpo, em vez de procurar saber como o corpo inteiro está envolvido no asana.

VIRABHADRASANA III

Guerreiro III

Virabhadra = o nome de um valente guerreiro mitológico

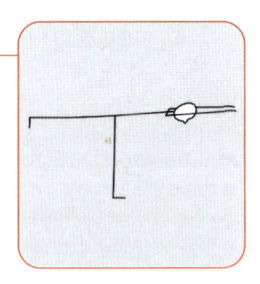

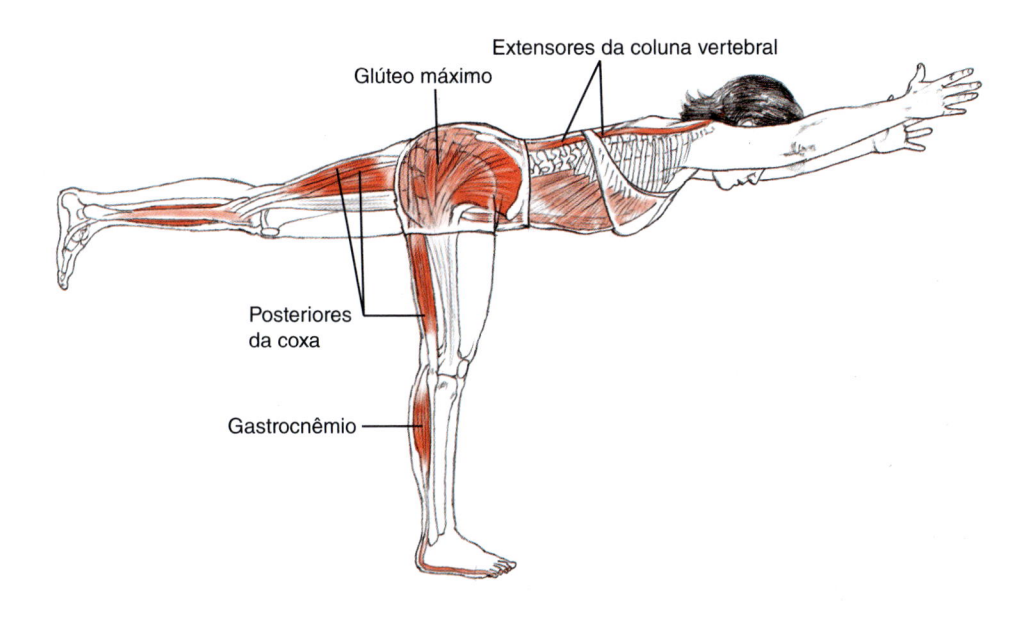

Extensores da coluna vertebral

Glúteo máximo

Posteriores da coxa

Gastrocnêmio

Ações articulares

Coluna vertebral	Membros superiores	Membros inferiores	
		Perna de apoio	Perna elevada
Coluna em posição neutra ou em extensão axial	Rotação superior, abdução e elevação da escápula; abdução do ombro; extensão do cotovelo	Nutação da articulação SI, flexão e adução do quadril, extensão do joelho, dorsiflexão do tornozelo	Contranutação da articulação SI, extensão e rotação neutra do quadril, extensão do joelho, dorsiflexão do tornozelo

Ações musculares selecionadas

Coluna vertebral	
Contração concêntrica	
Para manter o alinhamento da coluna: intertransversários, interespinais, transversoespinais, eretor da espinha	**Para evitar inclinação anterior da pelve e hiperextensão da parte lombar da coluna vertebral:** psoas menor, músculos abdominais

Membros superiores	
Contração concêntrica	
Para realizar a rotação superior, abdução e elevação da escápula: parte descendente do trapézio, serrátil anterior **Para estabilizar e flexionar a articulação do ombro:** manguito rotador, coracobraquial, peitorais maior e menor, parte acromial do deltoide, bíceps braquial (cabeça curta)	**Para realizar a extensão do cotovelo:** ancôneo, tríceps braquial

Membros inferiores		
Perna de apoio		**Perna elevada**
Contração concêntrica	**Contração excêntrica**	**Contração concêntrica**
Para manter o joelho em extensão neutra e o equilíbrio sobre uma única perna: articular do joelho, quadríceps femoral, músculos intrínsecos e extrínsecos do pé e da perna	**Para controlar a flexão do quadril:** posteriores da coxa **Para permitir o desvio lateral da pelve sobre o pé de apoio para obter equilíbrio e manter o nível da pelve:** glúteos médio e mínimo, piriforme, gêmeos superior e inferior	**Para manter a extensão neutra e a rotação do quadril:** posteriores da coxa, adutor magno, glúteo máximo

Observações

Tendo em vista que a gravidade atrai para o chão o lado da pelve que não tem apoio, para mantermos o nível da pelve nessa ação é necessário que os abdutores da perna de apoio se alonguem enquanto estiverem ativos. Se, ao contrário, os abdutores se encurtarem, eles inclinam a pelve de forma que o lado oposto do quadril (o da perna erguida) se afaste do chão.

Manter a perna elevada paralela pode ser um desafio. Isso implica a utilização de músculos que sejam extensores e rotadores mediais, a fim de equilibrar a ação de músculos que são tanto extensores como rotadores laterais do quadril.

Respiração

Assim como no utkatasana (p. 127), as ações combinadas nessa postura (especialmente com os braços elevados acima da cabeça) podem envolver alguns dos maiores grupos musculares do tronco. Você pode sentir as camadas mais superficiais de músculo das costas sendo utilizadas para manter o alinhamento da coluna? Elas estão afetando o movimento da caixa torácica e tornam a respiração mais difícil? Você pode ter mais facilidade ao trabalhar de forma mais eficiente com os músculos mais profundos de sustentação da coluna?

UTTHITA PARSVAKONASANA

Postura estendida em ângulo lateral

utthita = estendida; *parsva* = lateral, flanco; *kona* = ângulo

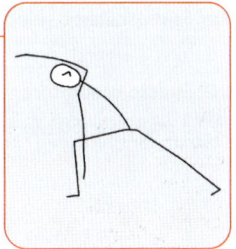

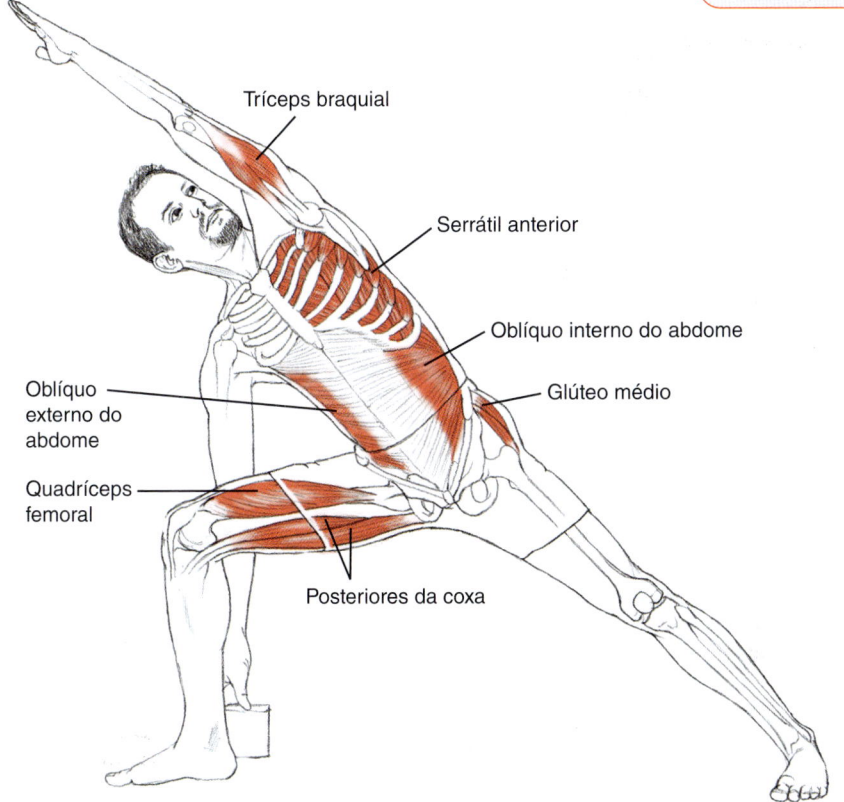

Tríceps braquial

Serrátil anterior

Oblíquo interno do abdome

Oblíquo externo do abdome

Glúteo médio

Quadríceps femoral

Posteriores da coxa

Ações articulares

Coluna vertebral	Membros superiores		Membros inferiores	
	Braço de cima	Braço de baixo	Perna da frente	Perna de trás
Coluna em posição neutra ou em flexão lateral leve, rotação leve do tórax para o lado, rotação da cabeça em direção ao braço elevado	Rotação superior, abdução e elevação da escápula; abdução e rotação lateral do ombro; extensão do cotovelo; pronação do antebraço	Abdução do ombro, pronação do antebraço, dorsiflexão do punho	Nutação da articulação SI, flexão e abdução do quadril, flexão do joelho, dorsiflexão do tornozelo	Contranutação da articulação SI, extensão e abdução do quadril, extensão do joelho, dorsiflexão do tornozelo, supinação do pé no calcanhar e pronação no antepé

Ações musculares selecionadas

Coluna vertebral	
Contração concêntrica	**Contração excêntrica**
Para realizar a rotação do tórax para o lado: oblíquo interno do abdome (lado da perna de trás); oblíquo externo do abdome (lado da perna da frente) **Para realizar a rotação da cabeça em direção ao teto:** reto posterior da cabeça, oblíquo inferior da cabeça, longo da cabeça e do pescoço, esplênio da cabeça (lado da perna de trás), esternocleidomastóideo, parte descendente do trapézio (lado da perna da frente)	**Para resistir à inclinação lateral com a gravidade:** quadrado do lombo, latíssimo do dorso, músculos da coluna vertebral (lado da perna de trás)

Membros superiores	
Braço de cima	
Contração concêntrica	**Alongamento**
Para realizar a rotação superior, abdução e elevação da escápula: serrátil anterior **Para realizar a extensão do cotovelo:** tríceps braquial, ancôneo	**Para realizar a extensão do braço acima da cabeça sem cair com a gravidade:** manguito rotador, redondo maior, latíssimo do dorso

Membros inferiores			
Perna da frente		Perna de trás	
Contração concêntrica	**Alongamento**	**Contração concêntrica**	**Alongamento**
Para realizar a abdução do quadril: glúteos médio e mínimo, piriforme, obturador externo, gêmeos superior e inferior	**Para permitir a flexão do quadril e do joelho e dorsiflexão do tornozelo sem cair com a gravidade:** glúteo máximo, posteriores da coxa na articulação do quadril, vastos, sóleo, músculos intrínsecos e extrínsecos do pé	**Para realizar a extensão e abdução do quadril:** glúteos médio e mínimo, posteriores da coxa na articulação do quadril, piriforme, obturador externo, gêmeos superior e inferior **Para realizar a extensão do joelho:** articular do joelho, vastos **Para manter os arcos do pé sem inibir a dorsiflexão do tornozelo:** músculos intrínsecos do pé	**Para sustentar a parte interna do joelho:** grácil **Para permitir o alongamento da parte lateral do tornozelo sem desestabilizar a parte medial do joelho e do pé:** fibulares

Observações

As pernas nessa postura realizam ações iguais às do guerreiro II (p. 148) com ativação de grupos musculares semelhantes. Nessa postura, entretanto, o peso do tronco cai de forma mais intensa sobre a perna da frente, e talvez seja preciso força, extensão e resistência adicionais.

Embora a posição do braço de cima seja semelhante à sua posição na postura utkatasana (p. 127) e no virabhadrasana III (p. 151), músculos diferentes são necessários para manter a posição do braço nessa postura em razão da diferente relação com a gravidade. Essa ação também é mais excêntrica do que concêntrica, de novo, por causa da relação do peso do seu braço com a gravidade.

Respiração

Embora a parte superior do mecanismo de respiração sofra uma forte ação de alongamento em sua forma, você pode sentir sua respiração na parte inferior do corpo, em que a cúpula do diafragma é mobilizada cranialmente (em direção à cabeça) pela força da gravidade que age sobre os órgãos abdominais? Você pode sentir que a ação da respiração nessa posição propicia um estímulo assimétrico ao diafragma e a todos os órgãos a ele ligados?

PARIVRTTA BADDHA PARSVAKONASANA

Postura com torção em ângulo lateral

parivrtta = torcer, girar; *baddha* = ligação; *parsva* = lateral, flanco; *kona* = ângulo

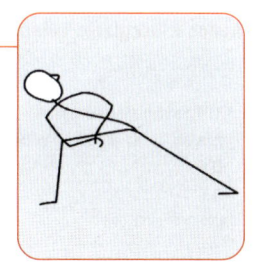

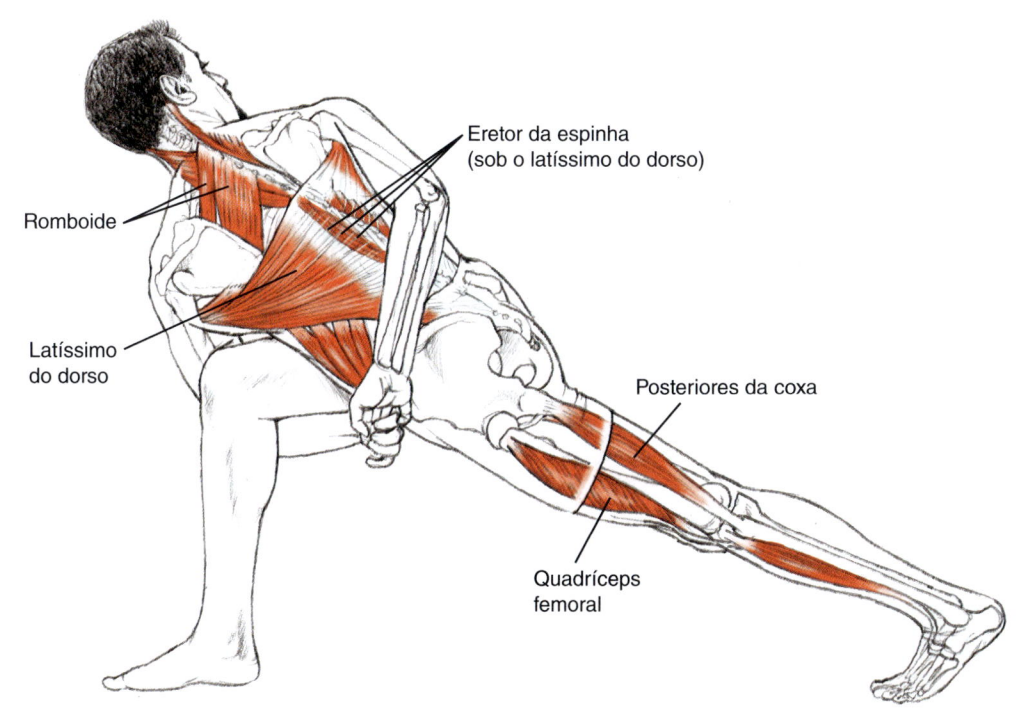

Eretor da espinha
(sob o latíssimo do dorso)

Romboide

Latíssimo
do dorso

Posteriores da coxa

Quadríceps
femoral

Ações articulares

Coluna vertebral	Membros superiores	Membros inferiores	
		Perna da frente	**Perna de trás**
Rotação axial	Rotação inferior e abdução da escápula (movimento para adução); rotação medial, extensão e adução do ombro; extensão do cotovelo; pronação do antebraço; flexão da mão e do dedo	Nutação da articulação SI, flexão do quadril, flexão do joelho, dorsiflexão do tornozelo	Contranutação da articulação SI, extensão e adução do quadril, extensão do joelho, dorsiflexão do tornozelo, flexão do dedo do pé

Ações musculares selecionadas

Coluna vertebral	
Contração concêntrica	Contração excêntrica
Para realizar a rotação da coluna em direção à perna da frente: eretor da espinha, oblíquo interno do abdome (lado da perna da frente); transversoespinais, rotadores, oblíquo externo do abdome (lado da perna de trás) **Para resistir à flexão causada pela ação dos braços:** extensores da coluna	**Para equilibrar a rotação ao redor do eixo:** transversoespinais, rotadores, oblíquo externo do abdome (lado da perna da frente); eretor da espinha, oblíquo interno do abdome (lado da perna de trás)

Membros superiores	
Contração concêntrica	Contração excêntrica ou outro alongamento
Para estabilizar a cabeça do úmero: manguito rotador **Para realizar a rotação medial do ombro e evitar a protração:** subescapular, parte clavicular do deltoide **Para realizar a extensão do braço de trás:** redondo maior, parte espinal do deltoide, latíssimo do dorso **Para realizar a extensão do ombro e do cotovelo:** tríceps braquial **Para segurar as mãos:** flexores dos dedos e da mão	Parte descendente do trapézio, peitorais maior e menor, serrátil anterior, coracobraquial

Membros inferiores			
Perna da frente		**Perna de trás**	
Contração concêntrica	Contração excêntrica	Contração concêntrica	Alongamento
Para resistir à tendência a abrir o joelho (abdução no quadril): grácil, adutores longo e curto	**Para permitir a flexão do quadril e do joelho e a dorsiflexão do tornozelo sem cair com a gravidade:** glúteo máximo, posteriores da coxa na articulação do quadril, vastos, sóleo, músculos intrínsecos e extrínsecos do pé **Para nivelar e centralizar a pelve sobre os pés e manter o equilíbrio entre os lados (quanto mais estreita a postura, mais longos e ativos os músculos precisam ser):** glúteos médio e mínimo, piriforme, gêmeos superior e inferior	**Para realizar a extensão do quadril:** posteriores da coxa na articulação do quadril, glúteo médio (fibras posteriores), adutor magno, glúteo máximo **Para realizar a extensão do joelho:** articular do joelho, vastos	Sóleo, gastrocnêmio

Observações

Em uma rotação da coluna vertebral em torno do seu próprio eixo (sem inclinação lateral, flexão ou extensão), os grupos musculares que apresentam contração concêntrica em um lado do corpo estão em contração excêntrica no lado oposto. Isso significa que uma camada dos músculos abdominais está em contração concêntrica enquanto a camada acima ou abaixo está em contração excêntrica. Essa disposição em camadas permite uma modulação em sincronia fina das ações da coluna e o equilíbrio de toda a circunferência do tronco.

A união dos braços (envolvendo-os em torno do corpo em um firme abraço) em qualquer posição tem um efeito importante sobre o cíngulo do membro superior (cintura escapular) e a coluna vertebral. A parte anteroinferior da cápsula articular glenoumeral é a mais vulnerável para luxação. A união dos braços em rotação medial e extensão pode pressionar essa parte da cápsula articular, especialmente se o restante do cíngulo do membro superior estiver com a mobilidade limitada. (Essa advertência vale para a união de membros em geral, pois permite que maior ação de alavanca ou força seja direcionada para essa articulação.)

No processo de união, tanto a escápula como os braços realizam abdução e, em seguida, adução. Geralmente, a adução da escápula é a etapa final. Se além de outras ações articulares houver abaixamento das escápulas (puxadas para baixo no dorso), sua mobilidade fica comprometida.

A flexão da coluna é outra compensação que ocorre quando o cíngulo do membro superior fica restrito e não pode se mover. A flexão combinada à rotação pode deixar as articulações da coluna vulneráveis à mobilização excessiva. É possível combinar a força de alavancagem dos braços na sua união com pressão contra a perna para forçar a coluna além da amplitude de movimento apropriada.

Respiração

Se a parte inferior do corpo puder criar uma base mais eficaz nessa postura, ela resultará em maior facilidade para o equilíbrio e a respiração? Aqui, a região superior do corpo está firmemente envolvida na rotação que se opõe à resistência imposta pela região inferior do corpo, de modo que há uma resistência significativa aos movimentos do diafragma, abdome e caixa torácica, enquanto, ao mesmo tempo, a vigorosa ação nos grandes músculos das pernas está exigindo mais oxigênio. Você consegue chegar a uma eficiência de esforço equilibrada que resulte tanto em firmeza quanto em facilidade na postura?

UTTHITA TRIKONASANA

Postura do triângulo estendido

utthita = estendido; *tri* = três; *kona* = ângulo

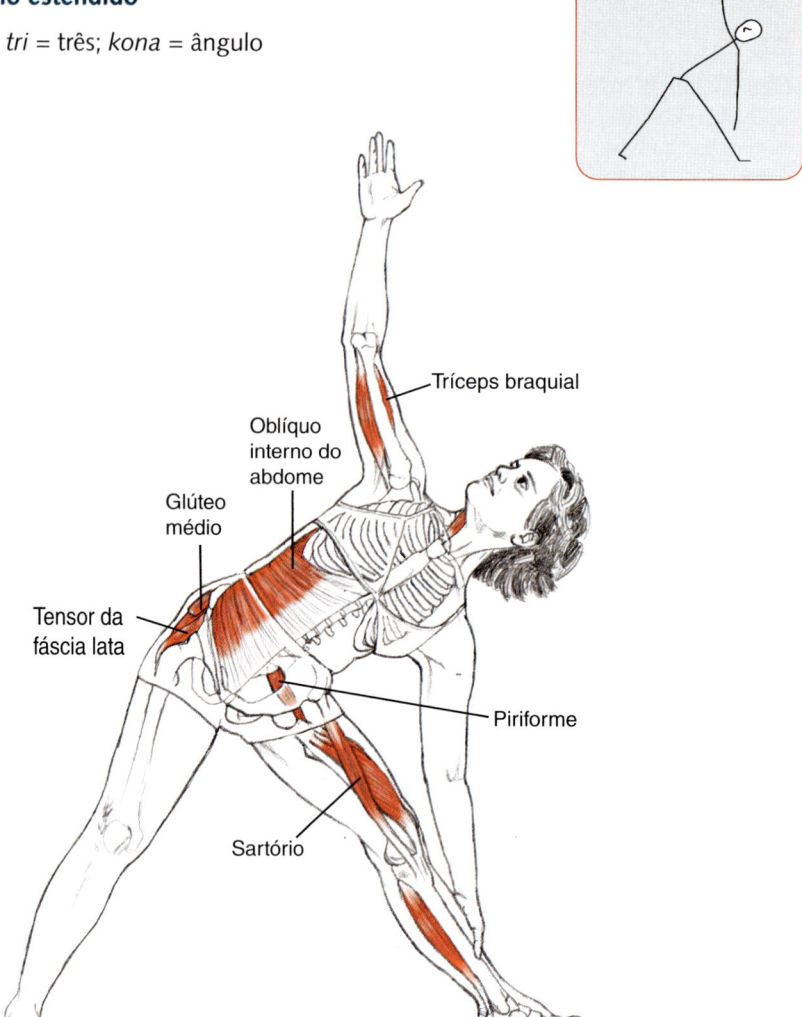

Tríceps braquial

Oblíquo interno do abdome

Glúteo médio

Tensor da fáscia lata

Piriforme

Sartório

Ações articulares

Coluna vertebral	Membros superiores	Membros inferiores	
		Perna da frente	Perna de trás
Coluna em posição neutra, leve rotação do tórax para o lado, rotação da cabeça no eixo a fim de olhar para cima	Abdução da escápula, abdução e rotação lateral do ombro, antebraço em posição neutra	Nutação da articulação SI, flexão e abdução do quadril, extensão do joelho, flexão plantar leve do tornozelo	Contranutação da articulação SI, extensão e adução do quadril, extensão do joelho, dorsiflexão do tornozelo, supinação do pé no calcanhar e pronação no antepé

Ações musculares selecionadas

Coluna vertebral		
Alternância entre contração concêntrica e excêntrica	**Contração concêntrica**	**Contração excêntrica**
Para manter o alinhamento neutro da coluna: extensores e flexores da coluna	**Para realizar a rotação lateral do tórax:** oblíquo interno do abdome (lado da perna de trás); oblíquo externo do abdome (lado da perna da frente) **Para realizar a rotação da cabeça em direção ao teto:** reto posterior da cabeça, oblíquo inferior da cabeça, longo da cabeça e do pescoço, esplênio da cabeça (lado da perna de trás); esternocleidomastóideo, parte descendente do trapézio (lado da perna da frente)	**Para resistir à inclinação lateral com a gravidade:** quadrado do lombo, latíssimo do dorso, músculos da coluna vertebral (lado da perna de trás)

Membros superiores	
Contração concêntrica	
Para realizar a abdução da escápula: serrátil anterior	**Para estabilizar e realizar a abdução da articulação do ombro:** manguito rotador, bíceps braquial (cabeça longa), deltoide

Membros inferiores			
Perna da frente		**Perna de trás**	
Contração concêntrica	**Contração excêntrica**	**Contração concêntrica**	**Contração excêntrica**
Para realizar a abdução do quadril: glúteos médio e mínimo **Para realizar a extensão do joelho:** articular do joelho, vastos	**Para realizar a abdução do quadril e permitir a flexão do quadril sem ceder com a gravidade:** glúteo máximo, piriforme, obturador externo, gêmeos superior e inferior **Para permitir a flexão do quadril sem ceder com a gravidade:** posteriores da coxa na articulação do quadril **Para manter a integridade do pé sem cair:** músculos intrínsecos e extrínsecos do pé	**Para realizar a extensão do quadril:** posteriores da coxa na articulação do quadril **Para realizar a extensão do joelho:** articular do joelho, vastos **Para sustentar a parte medial do joelho:** grácil **Para manter os arcos do pé sem inibir a dorsiflexão do tornozelo:** músculos intrínsecos do pé	**Para manter a extensão do quadril durante a adução:** piriforme, obturador externo, gêmeos superior e inferior **Para permitir a abdução do quadril:** glúteos médio e mínimo **Para permitir o alongamento da parte externa do tornozelo sem desestabilizar a parte interna do joelho e do pé:** fibulares

Observações

Em utthita trikonasana, como em utthita parsvakonasana (p. 153), o peso do tronco cai com mais intensidade sobre a perna da frente. Como o joelho da perna da frente está estendido, a ação dessa postura muda de uma contração excêntrica do quadríceps femoral para impedir que o joelho se dobre demais (como ocorre em utthita parsvakonasana) para o equilíbrio das ações ao redor da articulação, criando uma evidente via de sustentação sem hiperestender o joelho.

Dor ou pressão no joelho da perna da frente pode resultar da falta de mobilidade nas articulações do quadril e da pelve. Se a ausência de movimento na articulação do quadril estiver relacionada aos músculos adutores encurtados ou a alguma outra causa, a parte medial do joelho será o local seguinte por onde o movimento irá passar. Qualquer sensibilidade proveniente do joelho (ou de qualquer outra articulação) é um sinal importante para parar o que você está fazendo e ajustar sua ação ou posição.

Na perna de trás, os músculos que cruzam a parte lateral da pelve, do quadril e do joelho precisam se alongar ativamente (contrair excentricamente) para permitir que a pelve se incline para os lados (adução) sobre a perna. Se esses músculos forem incapazes de se alongar, a pelve não se moverá muito e a coluna vertebral acabará se inclinando para o lado. Por outro lado, se esses músculos estiverem inativos, o peso do tronco pode ceder com a gravidade e pressionar a parte lateral da articulação do quadril ou do tornozelo.

A coluna vertebral realiza rotação em utthita trikonasana? A postura utthita trikonasana é ensinada de várias maneiras, e existem boas razões para cada um dos diferentes pontos de vista. Em geral, quanto melhor for o encaixe entre as articulações SI, hemipelves e articulações do quadril, menor será a necessidade de rotação da coluna vertebral para que o tórax se vire para o lado. Por exemplo, se habitualmente a sua perna da frente tem adutores e flexores curtos, a pelve poderá rodar em direção ao solo e a coluna precisará realizar uma contrarrotação mais acentuada para abrir o tórax. A rotação da coluna pode acomodar vários obstáculos nas pernas. Em todas essas posturas, a manutenção do equilíbrio do espaço articular em geral é muito mais importante do que alcançar uma amplitude de movimento específica em uma ou duas articulações.

VARIAÇÃO DE UTTHITA TRIKONASANA

Com base de apoio estendida

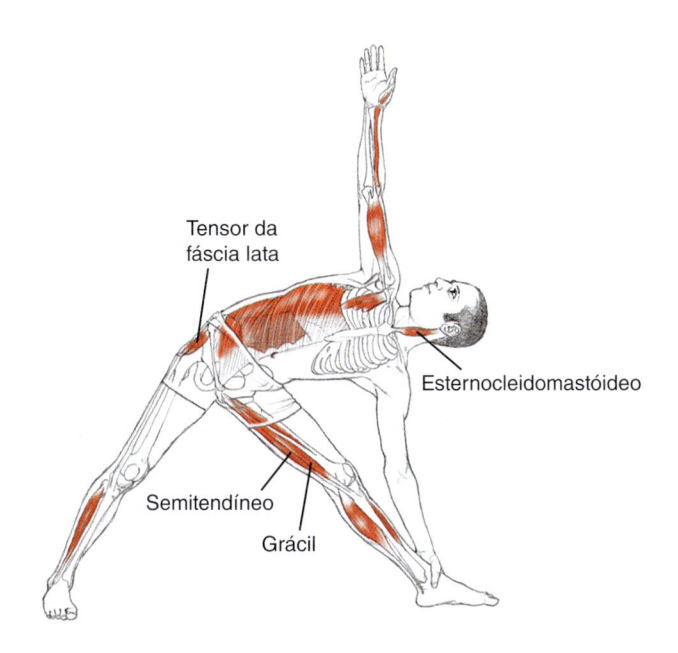

Tensor da fáscia lata

Esternocleidomastóideo

Semitendíneo

Grácil

Observações

Em algumas abordagens da ioga, os pés são posicionados com maior distância entre eles do que em outras. A variação de posições dos pés mostra quais articulações necessitam de maior mobilidade e quais músculos precisam trabalhar em amplitudes maiores ou menores.

Quando os pés estão afastados, os músculos da perna da frente precisam trabalhar com um alongamento maior, porém os músculos da parte lateral do quadril da perna de trás trabalham com um alongamento menor. Pode ser mais fácil evitar que a inclinação lateral da coluna vertebral ocorra quando os pés estão mais afastados. Por outro lado, a pelve pode rodar menos em direção ao solo se os pés estiverem mais próximos um do outro. Não existe uma distância anatomicamente correta para o posicionamento dos pés em utthita trikonasana; cada distância fornece uma informação diferente sobre a relação entre o tronco e as pernas.

PARIVRTTA TRIKONASANA

Postura do triângulo com torção

parivrtta = virar-se, girar; *tri* = três; *kona* = ângulo

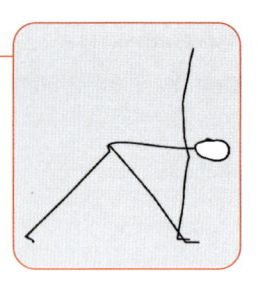

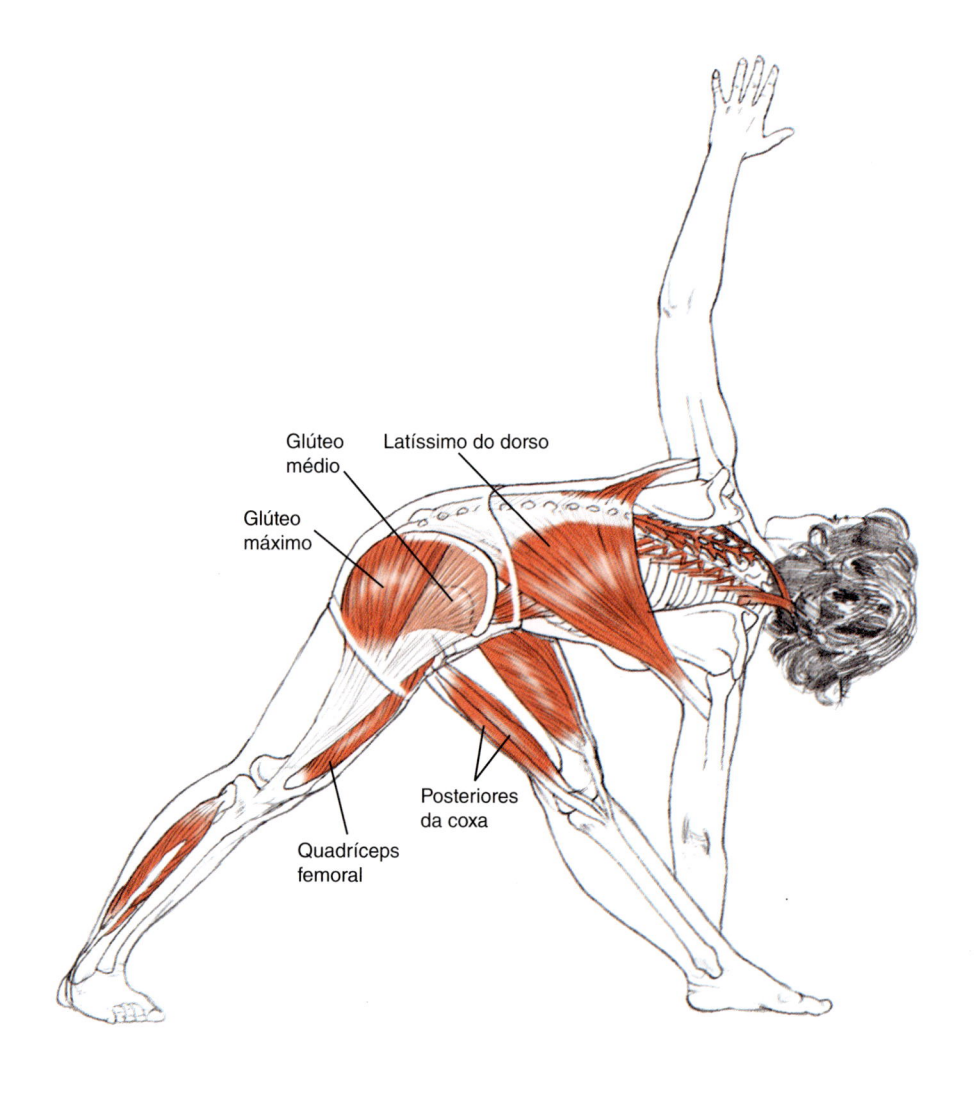

Glúteo médio

Latíssimo do dorso

Glúteo máximo

Posteriores da coxa

Quadríceps femoral

Ações articulares

Coluna vertebral	Membros superiores	Membros inferiores	
	Perna da frente	Perna de trás	
Rotação axial	Abdução da escápula, abdução e rotação lateral do ombro, antebraço em posição neutra	Flexão do quadril, extensão do joelho, leve flexão plantar do tornozelo	Flexão leve do quadril, extensão do joelho, dorsiflexão do tornozelo, supinação do pé no calcanhar e pronação no antepé

Ações musculares selecionadas

Coluna vertebral		
Alternância entre contração concêntrica e excêntrica	**Contração concêntrica**	**Contração excêntrica**
Para manter o alinhamento neutro da coluna: extensores e flexores da coluna	**Para realizar a rotação da coluna em direção à perna da frente:** eretor da espinha, oblíquo interno do abdome (lado da perna da frente), transversoespinais, rotadores, oblíquo externo do abdome (lado da perna de trás)	**Para equilibrar a rotação ao redor do eixo:** transversoespinais, rotadores, oblíquo externo do abdome (lado da perna da frente), eretor da espinha, oblíquo interno do abdome (lado da perna de trás)

Membros superiores	
Contração concêntrica	
Para realizar a abdução da escápula: serrátil anterior	**Para estabilizar e realizar a abdução da articulação do ombro:** manguito rotador, bíceps braquial (cabeça longa), deltoide

Membros inferiores				
Perna da frente		Perna de trás		
Contração concêntrica	**Contração excêntrica**	**Contração concêntrica**	**Contração excêntrica**	**Também alongamento**
Para realizar a extensão do joelho: articular do joelho, vastos	**Para permitir a flexão do quadril:** posteriores da coxa na articulação do quadril, glúteo máximo **Para nivelar e centralizar a pelve sobre os pés e manter o equilíbrio de um lado a outro:** glúteos médio e mínimo, piriforme, gêmeos inferior e superior, músculos intrínsecos e extrínsecos do pé	**Para realizar a extensão do joelho:** articular do joelho, vastos **Para manter os arcos do pé sem inibir a dorsiflexão do tornozelo:** músculos intrínsecos do pé	**Para permitir a flexão do quadril sem deixar a perna de trás cair para a frente:** posteriores da coxa na articulação do quadril, glúteo médio (fibras posteriores), adutor magno, glúteo máximo **Para permitir o alongamento da parte lateral do tornozelo sem desestabilizar a parte interna do joelho e do pé:** fibulares	Sóleo, gastrocnêmio

Observações

A rotação da coluna nessa postura exige que os músculos da parte externa das articulações do quadril estejam muito longos, e, em razão do estreitamento da base, os mesmos músculos estão modulando muito ativamente suas ações para evitar a queda lateral. Essa ação excêntrica de alongamento durante a estabilização do equilíbrio pode fazer com que essa postura pareça precária.

Se as pernas e a pelve não possuírem mobilidade suficiente para flexionar e rodar, a coluna vertebral pode se flexionar para compensar. A rotação da coluna quando esta estiver em flexão pode deixar as articulações ao longo da parte posterior da coluna vertebral vulneráveis à hipermobilização. Nessa postura, é importante respeitar a amplitude de movimento disponível na coluna e evitar utilizar a pressão da mão contra o chão ou contra a perna para forçar o movimento.

Respiração

Você consegue perceber como a mobilidade das estruturas pélvicas determina o grau de estabilidade da base que você pode oferecer para o equilíbrio e a respiração? Se você não tem mobilidade na pelve, disso resulta que a parte superior do corpo estará rigidamente em rotação contra a resistência da parte inferior, criando resistência aos movimentos do diafragma, abdome e caixa torácica?

PARSVOTTANASANA

Alongamento lateral intenso

parsva = lateral, flanco; *ut* = intenso; *tan* = alongamento

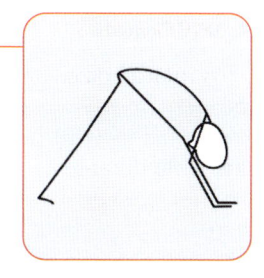

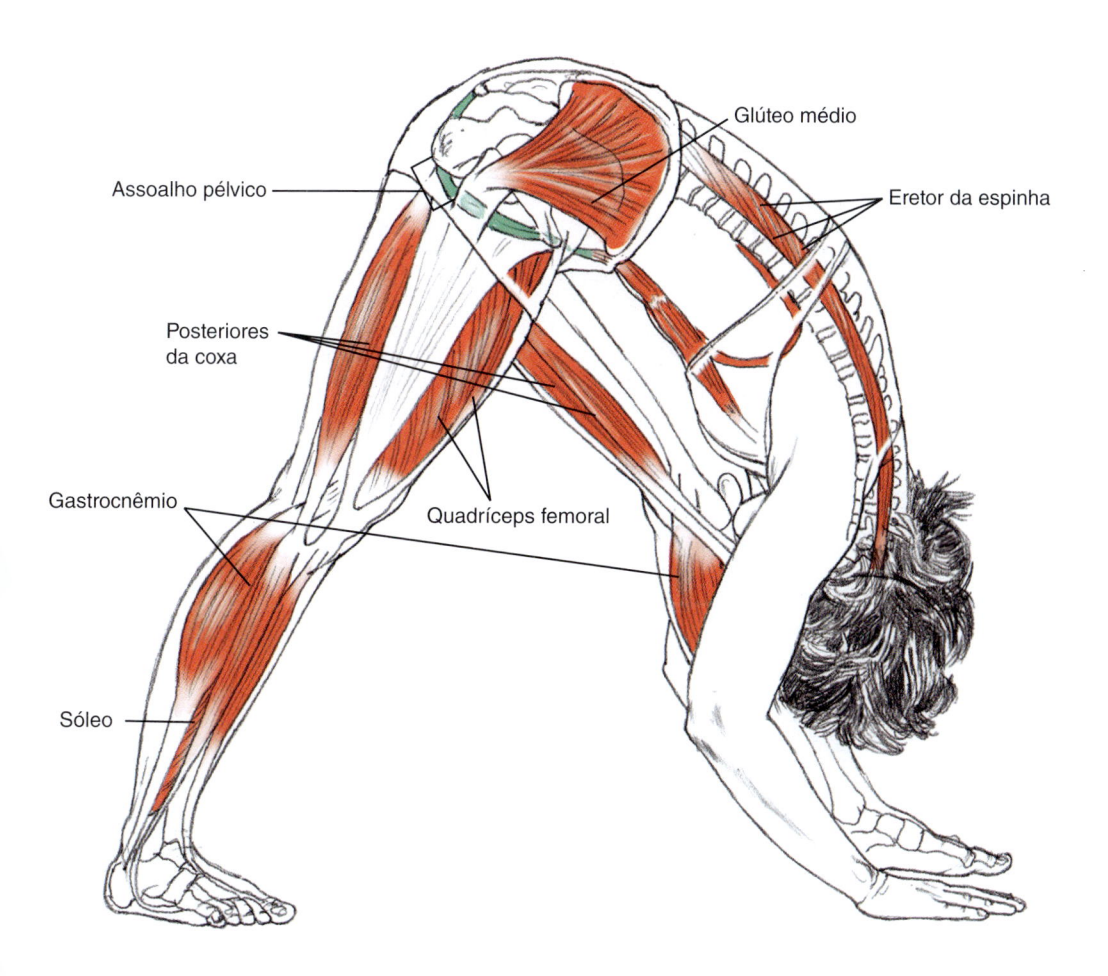

Glúteo médio

Eretor da espinha

Assoalho pélvico

Posteriores
da coxa

Gastrocnêmio

Quadríceps femoral

Sóleo

Ações articulares

Coluna vertebral	Membros inferiores	
	Perna da frente	**Perna de trás**
Flexão leve	Flexão do quadril, extensão do joelho, leve flexão plantar do tornozelo	Flexão leve do quadril, extensão do joelho, dorsiflexão do tornozelo, supinação do pé no calcanhar e pronação no antepé

Ações musculares selecionadas

Coluna vertebral
Contração excêntrica
Eretor da espinha

Membros inferiores				
Perna da frente		**Perna de trás**		
Contração concêntrica	**Contração excêntrica**	**Contração concêntrica**	**Contração excêntrica**	**Também alongamento**
Para realizar a extensão do joelho: articular do joelho, vastos	**Para permitir a flexão do quadril:** posteriores da coxa na articulação do quadril, glúteo máximo **Para nivelar e centralizar a pelve sobre os pés e manter o equilíbrio:** glúteos médio e mínimo, piriforme, gêmeos superior e inferior, músculos intrínsecos e extrínsecos do pé	**Para realizar a extensão do joelho:** articular do joelho, vastos **Para manter os arcos do pé sem inibir a dorsiflexão do tornozelo:** músculos intrínsecos do pé	**Para permitir a flexão do quadril sem deixar a perna de trás cair para a frente:** posteriores da coxa na articulação do quadril, glúteo médio (fibras posteriores), adutor magno, glúteo máximo **Para permitir o alongamento da parte lateral do tornozelo sem desestabilizar a parte medial do joelho ou do pé:** fibulares	Sóleo, gastrocnêmio

Observações

A ação das pernas em parsvottanasana é praticamente a mesma realizada em utthita trikonasana (p. 158), e essa postura pode ser um desafio para o equilíbrio pela mesma razão – a base mais estreita e a necessidade de os músculos da parte lateral do quadril serem tanto longos como ativos. Além disso, se você está acostumado a usar os olhos para ajudar a se equilibrar, essa posição com a cabeça virada para baixo pode representar um interessante desafio.

O movimento de inclinação para a frente é mais intenso nos músculos posteriores da perna da frente do que no uttanasana em razão da assimetria dessa postura. A posição da perna de trás direciona a flexão mais especificamente para a articulação do quadril da perna da frente, e a mobilidade na coluna vertebral pode compensar menos a pouca amplitude na perna. (Isso é observado de forma ainda mais extrema em hanumanasana, na p. 204.)

VARIAÇÃO DE PARSVOTTANASANA

Com os braços em posição de namaskar reversa

Observações

Essa posição dos braços pode ser incorporada em uma variedade de asanas. É necessária uma quantidade razoável de mobilidade no cíngulo do membro superior (cintura escapular). Se as escápulas forem incapazes de se mover facilmente na caixa torácica, levar as mãos para essa posição pode pressionar de forma excessiva as próprias articulações dos ombros ou os punhos.

Em geral, posicionar os braços dessa forma implica abduzir as escápulas e afastá-las da coluna antes das ações finais de adução e de mobilização das escápulas em direção à coluna. Esse movimento final de adução será muito mais difícil se a coluna estiver flexionada ou se as escápulas estiverem abaixadas e puxarem as costas para baixo.

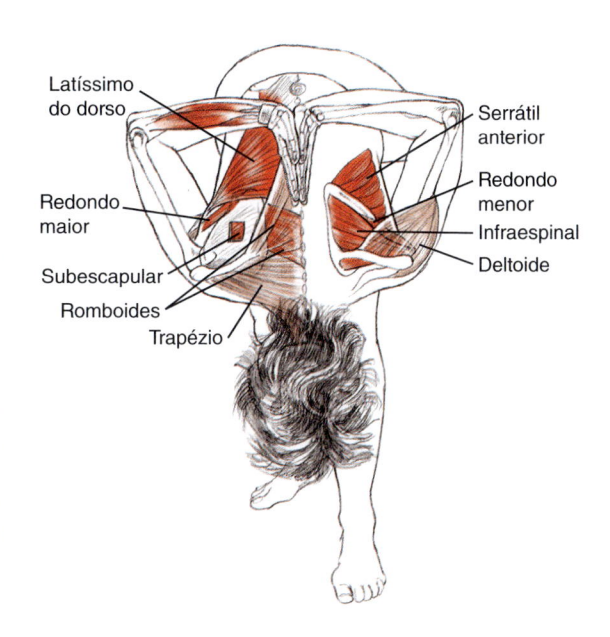

VARIAÇÃO DE PARSVOTTANASANA

Com a coluna vertebral flexionada

Observações

Nessa variação de parsvottanasana, o objetivo é levar a fronte até o joelho em vez da canela. Para realizar esse movimento, a coluna deve ser flexionada acentuadamente, e a flexão do quadril é menor do que na versão anterior. Essa ação pode ser surpreendentemente difícil para pessoas acostumadas à inclinação para a frente a partir da flexão do quadril em vez da flexão da coluna vertebral.

Os ombros também estão em maior flexão, levando-os para mais alto acima da cabeça, como também estão em adução para unir as palmas das mãos. Em vez de repousar as palmas das mãos no chão, tente estender as pontas dos dedos ao longo do chão, e os dedos mínimos devem

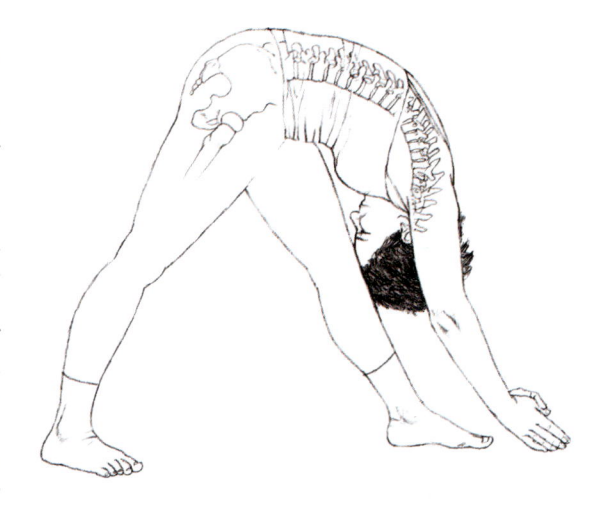

ser deslizados para longe do pé. Como as mãos não estão no chão de cada lado do pé, o equilíbrio nessa postura pode ser mais difícil, embora as mãos pressionadas uma contra a outra proporcionem uma sensação de centralização.

PRASARITA PADOTTANASANA

Postura expandida com inclinação para a frente

prasarita = espalhado, expandido; *pada* = pé; *ut* = intenso;
tan = alongamento

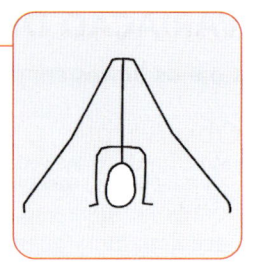

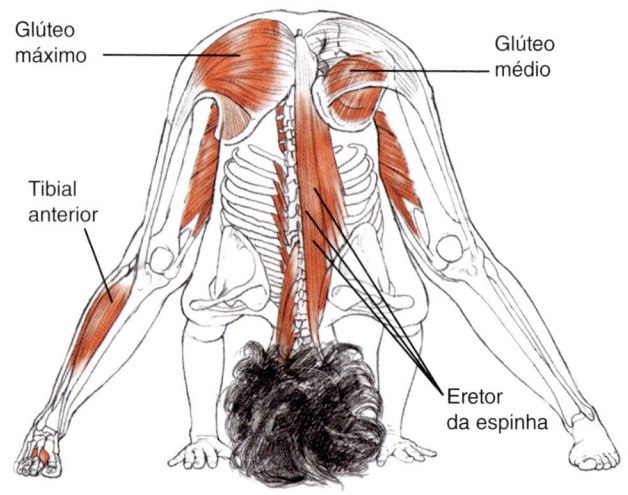

Glúteo máximo

Glúteo médio

Tibial anterior

Eretor da espinha

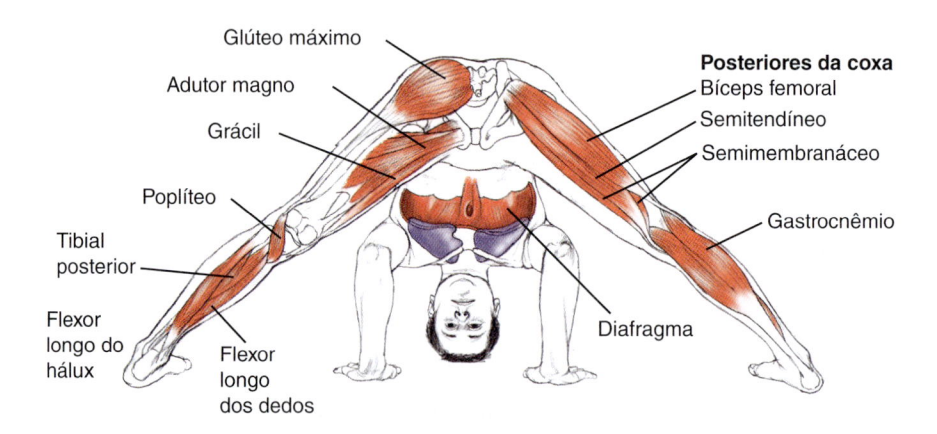

Glúteo máximo

Adutor magno

Grácil

Poplíteo

Tibial posterior

Flexor longo do hálux

Flexor longo dos dedos

Posteriores da coxa
Bíceps femoral
Semitendíneo
Semimembranáceo

Gastrocnêmio

Diafragma

Ações articulares

Coluna vertebral	Membros inferiores
Flexão leve	Flexão e abdução do quadril, extensão do joelho, dorsiflexão do tornozelo, supinação do pé no calcanhar e pronação no antepé

Ações musculares selecionadas

Coluna vertebral	
Alongamento	
Músculos da coluna vertebral	

Membros inferiores	
Contração concêntrica	**Contração excêntrica ou outro alongamento**
Para realizar a extensão do joelho: articular do joelho, vastos **Para manter os arcos do pé sem inibir a dorsiflexão do tornozelo:** músculos intrínsecos do pé	Posteriores da coxa, especialmente os mediais (semitendíneo e semimembranáceo), adutores magno e mínimo, grácil

Observações

Essa postura é com frequência considerada um alongamento para os adutores ou músculos da parte medial das pernas. De fato, quando as suas pernas estão bem afastadas e o corpo está inclinado para a frente (abdução e flexão do quadril), alguns músculos do grupo adutor não estão sequer alongados. Isso ocorre porque alguns adutores são também flexores do quadril e não se encontram em extensão máxima até que as articulações do quadril estejam abduzidas e estendidas, como ocorre quando estamos em pé eretos, com as pernas bem afastadas (a menos que, na posição em pé, você exiba o padrão comum de inclinação da pelve para a frente, o que desfaz a extensão do quadril).

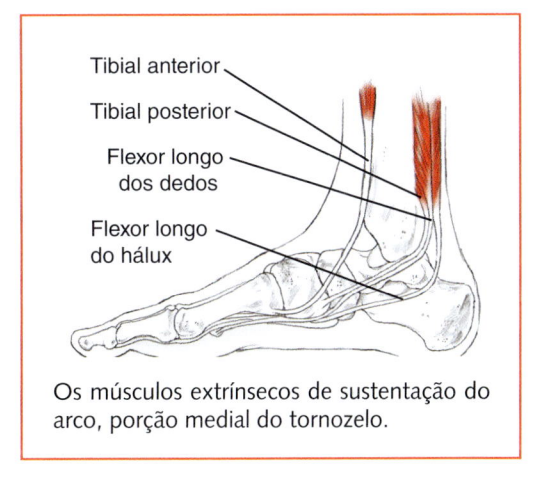

Tibial anterior
Tibial posterior
Flexor longo dos dedos
Flexor longo do hálux

Os músculos extrínsecos de sustentação do arco, porção medial do tornozelo.

Quando as pernas estão bastante afastadas, os pés precisam tanto de força como de mobilidade para firmarem-se sobre as laterais dos pés sem hipermobilizar as laterais dos tornozelos ou desestabilizar a parte medial dos tornozelos.

Respiração

Muitas pessoas acreditam que essa variação com as pernas mais afastadas e com inclinação para a frente é a inversão mais segura e acessível dentre todas as da prática da ioga. Ela fornece uma tração leve e libera a coluna vertebral ao mesmo tempo que reverte a ação usual da respiração. Você percebe uma qualidade de firmeza em suas pernas que gera o apoio e, ao mesmo tempo, permitem que a pelve rode anterior e livremente dentro das articulações do quadril? Isso resulta em um tronco mais relaxado e na inversão da respiração?

Ao ficar de cabeça para baixo, você percebe como o diafragma é puxado pela gravidade em direção ao crânio, favorecendo a expiração? Ao inspirar, você consegue perceber como o diafragma empurra o peso dos órgãos abdominais caudalmente (em direção ao cóccix) contra a gravidade, enquanto mobiliza, ao mesmo tempo, as articulações costovertebrais na parte torácica da coluna vertebral? Todas essas ações musculares alteradas podem ajudar a normalizar a circulação tanto nos músculos como nos órgãos, que estão sujeitos a tensões comuns da sustentação de peso quando estamos em pé.

MALASANA OU UPAVESASANA

Agachamento, postura de Garland, assento

mala = coroa de flores, guirlanda
upavesa = sentar, assento

Em muitas partes do mundo, essa postura não é considerada um asana; simplesmente é como as pessoas se sentam quando não há cadeiras. Quanto mais você se senta em cadeiras, mais esse asana será necessário.

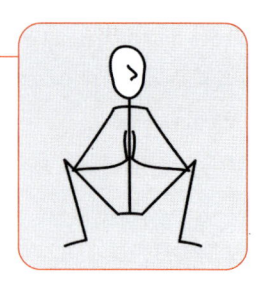

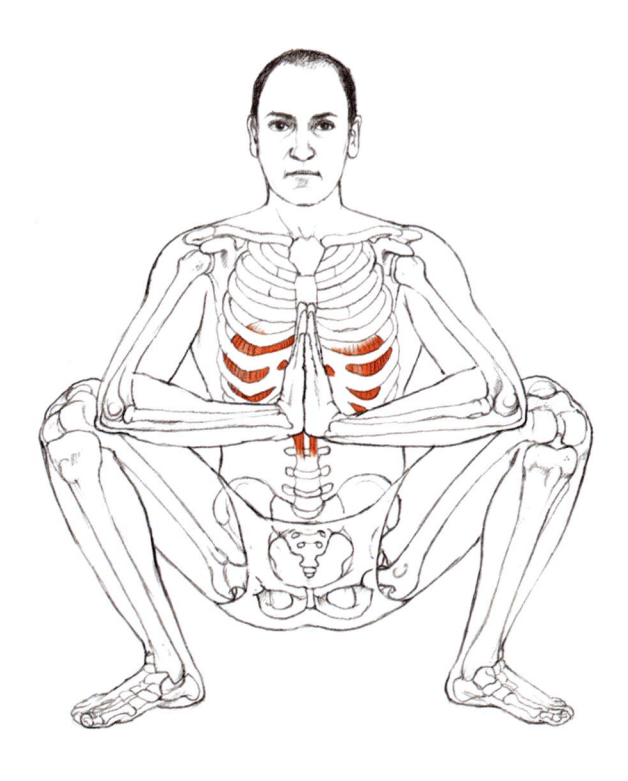

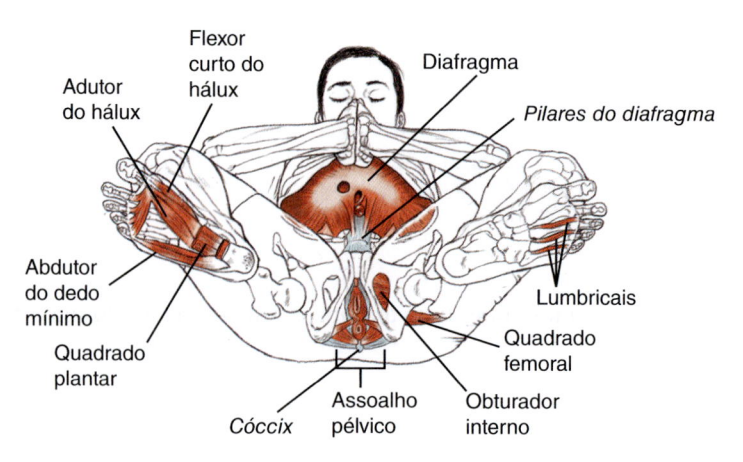

Adutor do hálux

Flexor curto do hálux

Diafragma

Pilares do diafragma

Abdutor do dedo mínimo

Lumbricais

Quadrado plantar

Quadrado femoral

Cóccix

Assoalho pélvico

Obturador interno

Ações articulares

Coluna vertebral	Membros superiores	Membros inferiores
Extensão axial	Flexão leve do ombro; flexão do cotovelo; pronação do antebraço; extensão do punho, da mão e do dedo	Nutação da articulação SI; flexão, rotação lateral e abdução do quadril; flexão do joelho; dorsiflexão do tornozelo

Ações musculares selecionadas

Coluna vertebral	
Contração concêntrica	**Contração excêntrica**
Para manter os arcos do pé sem inibir a dorsiflexão do tornozelo: músculos intrínsecos do pé	**Para permitir a flexão do quadril e sustentar a rotação lateral:** glúteo máximo, piriforme, gêmeos superior e inferior, obturador interno **Para permitir a flexão do quadril e do joelho e dorsiflexão do tornozelo:** posteriores da coxa na articulação do quadril, vastos, sóleo

Observações

Para algumas pessoas, o assoalho pélvico pode ser facilmente ativado nessa posição, na qual se trabalha sinergisticamente para responder ao movimento de inspiração e iniciar a expiração. A força da gravidade faz o trabalho de abaixar o corpo em direção ao chão, e os músculos das pernas atuam para impedir sua completa desestabilização nas articulações. Isso é especialmente importante em relação às articulações do quadril, porque, se o peso da parte superior do corpo cair passivamente para as articulações do quadril, é provável que o assoalho pélvico se torne menos acessível.

A incapacidade de realizar a dorsiflexão dos tornozelos com profundidade suficiente para manter os calcanhares no chão pode ser decorrente de um encurtamento da parte posterior dos tornozelos e das pernas. No entanto, a limitação também pode vir da parte frontal dos tornozelos. É possível fazer uma modificação da postura, colocando um apoio sob os calcanhares, mas é importante também promover a ativação dos músculos intrínsecos do pé, os quais estabilizam os arcos, permitem maior flexão nos tornozelos e dão sustentação aos ossos do pé e da articulação do joelho. Observe se os tendões da parte anterior dos tornozelos estão protuberantes; isso é um sinal claro de que ainda há falta de um apoio profundo. Deixe a gravidade realizar a flexão e concentre-se em utilizar os músculos intrínsecos para manter a integridade.

Respiração

Essa postura, com as palmas das suas mãos juntas e cotovelos apoiados contra a parte medial das coxas, oferece uma boa oportunidade para um alongamento profundo das três curvaturas da coluna vertebral (extensão axial). Você pode sentir a relação entre extensão axial e os três bandhas? Veja se consegue perceber uma conexão entre o apoio profundo nos arcos dos pés e a ação de elevação do assoalho pélvico e dos músculos abdominais inferiores (mula bandha). Colocar os cotovelos contra os joelhos permite um alongamento mais intenso da parte torácica da coluna vertebral e a elevação da base da caixa torácica e das fixações inferiores do diafragma respiratório (uddiyana bandha). A ação do jalandhara bandha, que eleva o esterno de modo a alcançar o queixo com a retificação da curvatura cervical, completa a ação da extensão axial. Com essas ações da coluna vertebral e da respiração, qual alteração da forma de respiração ainda está disponível? Com a estabilização de todos os movimentos habituais de respiração, talvez você possa perceber um padrão incomum de respiração que surge profundamente no centro do seu organismo.

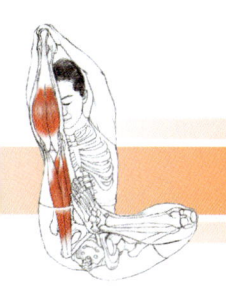

POSTURAS SENTADAS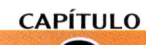

Para muitas pessoas do mundo moderno, a posição sentada é aquela que elas vão manter durante a maior parte do seu dia produtivo. Os sapatos estão para os pés da mesma forma que as cadeiras, os assentos de carro e os sofás estão para as suas pernas e para a porção inferior da coluna vertebral. Na prática da ioga, assim como os pés descalços podem criar uma nova relação com o solo por meio da prática dos asanas em pé, as pernas e a pelve podem desenvolver uma nova relação com o solo ao sustentar o peso colocado diretamente sobre eles nas posturas sentadas.

Os asanas ilustrados neste capítulo são posturas sentadas propriamente ditas ou aquelas cujo ponto de partida é a posição sentada. A prática de algumas dessas posições guarda também uma associação com práticas mais avançadas. A palavra *asana*, na verdade, pode ser literalmente traduzida por "assento" e, de certo modo, todas as práticas de asana podem ser consideradas uma forma metódica de soltar a coluna, os membros e a respiração e, assim, permitir que os praticantes passem longos períodos na posição sentada. Com a prática, sentar-se pode ser uma posição corporal ereta razoavelmente estável, na qual a preocupação de ter que lidar com a gravidade e o equilíbrio praticamente desaparece, liberando a sua atenção para o trabalho contemplativo das práticas meditativas.

Nota: as áreas em azul indicam as regiões de contato com o chão.

SUKHASANA

Postura fácil

sukha = confortável, suave, agradável

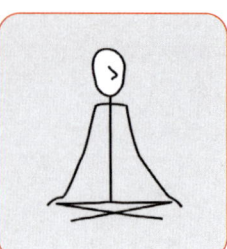

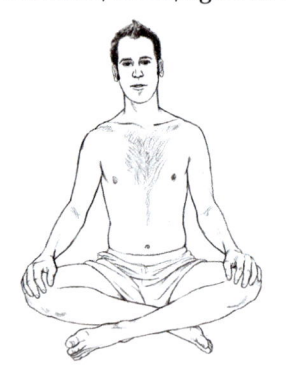
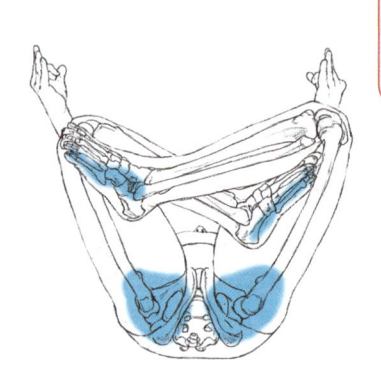

SIDDHASANA

Postura do sábio

siddha = completo, realizado, aperfeiçoado; sábio, conhecedor

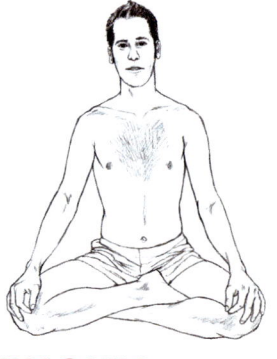
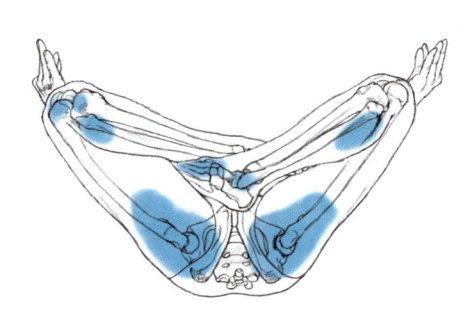

SVASTIKASANA

Postura da prosperidade

svastik = sortudo, auspicioso

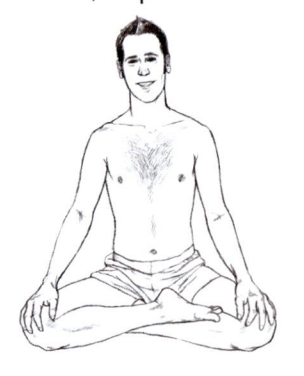
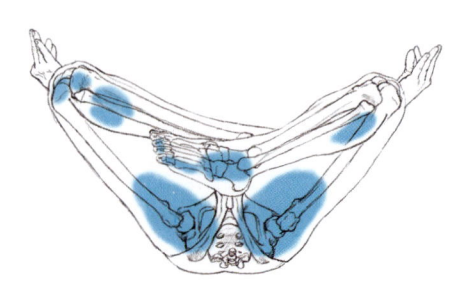

PADMASANA

Postura de lótus

padma = lótus

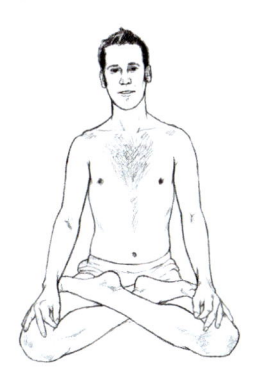 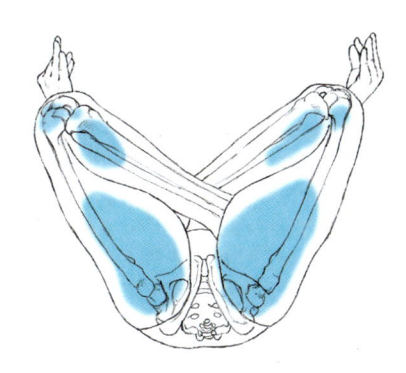

MULABANDHASANA

Bloqueio da raiz

mula = raiz, base, fundo; *bandha* = unir, fazer um elo

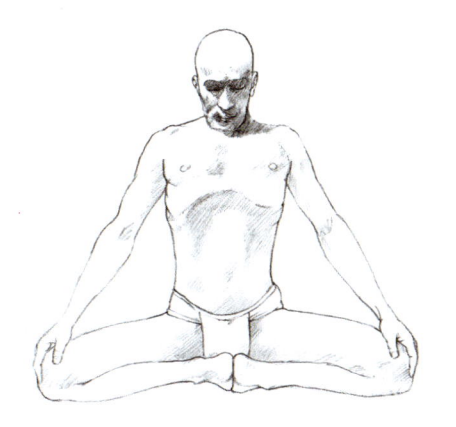 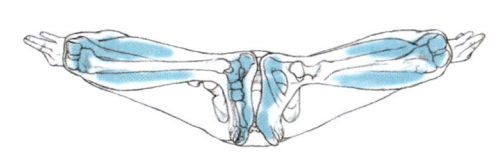

Ações articulares comuns (para as cinco posturas anteriores)

Coluna vertebral	Membros inferiores
Extensão neutra ou axial	Flexão do quadril, flexão do joelho

Observações

Um dos objetivos dessas posturas sentadas é sthira e sukha – equilíbrio e conforto. Se a sua pelve e as pernas estão dispostas de forma a claramente sustentar a coluna vertebral, esta pode, então, proporcionar um caminho evidente para a distribuição do peso, e pode manter o equilíbrio, de modo que a gravidade não exerça tração para a frente ou para trás. Assim, a coluna vertebral pode sustentar o crânio; e, juntos, a coluna e o crânio podem sustentar e proteger o cérebro e a medula espinal. Quando a pelve e as pernas sustentam a coluna de forma eficiente, as costelas, em vez de participar do mecanismo de sustentação da posição sentada, também ficam livres para se mover com a respiração.

Uma coisa que devemos observar é se os joelhos estão mais altos ou mais baixos que os quadris. Como ocorre com todos os asanas, não existe apenas uma "escolha correta" para todas as pessoas; dependendo do seu corpo, o fato de estar com os joelhos mais altos ou mais baixos resultará em diferentes efeitos na sua coluna vertebral e na respiração. Tendo em vista que os músculos das costas (e do resto do tronco) estão sempre ativos em certa medida e em qualquer posição vertical, para encontrar a posição que lhe proporcione mais apoio, será preciso equilibrar a atividade muscular em todo o corpo sem que nenhuma região fique sobrecarregada. (Se você não está familiarizado com a posição sentada, qualquer tempo passado em determinada posição poderá lhe parecer cansativo, não importando se foi uma escolha apropriada para o seu corpo ou não.)

Joelhos mais altos do que as articulações do quadril: sentar-se de pernas cruzadas de forma que os joelhos fiquem mais altos do que as articulações do quadril pode ser vantajoso para aqueles que não possuem muita rotação lateral ou abdução nas articulações do quadril (ou seja, se seus joelhos não se abrem para os lados facilmente). Para essas pessoas, o ato de cruzar as pernas deixando os joelhos mais altos que os quadris pode fazer com que o peso dos ossos das coxas se acomode profundamente dentro dos acetábulos e para baixo nos túberes isquiáticos (os ossos de sentar).

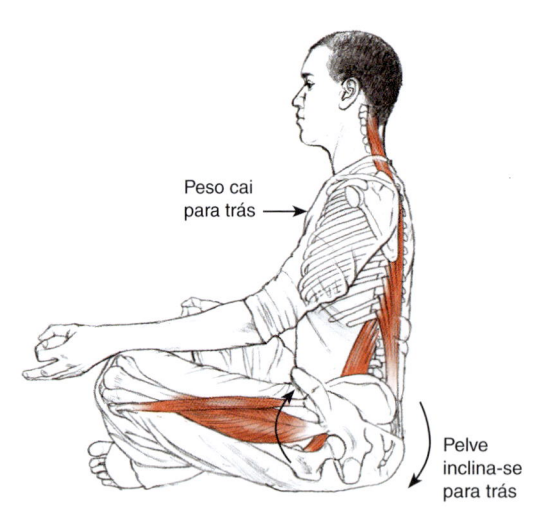

Peso cai para trás →

Pelve inclina-se para trás

Sentar-se com os joelhos acima dos quadris pode levar à rotação posterior da pelve e exacerbar as curvaturas primárias.

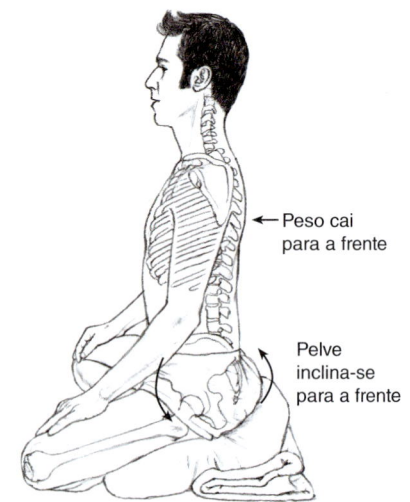

← Peso cai para a frente

Pelve inclina-se para a frente

Sentar-se com o quadril acima dos joelhos pode levar à rotação anterior da pelve e exacerbar as curvaturas secundárias.

Não ajudará ter os joelhos acima dos quadris se essa posição inclinar a pelve para trás e forçar a coluna em flexão. Para manter a posição ereta a partir dessa posição com o dorso inclinado, seria necessário utilizar os músculos da coluna vertebral ou contrair os flexores do quadril para puxar a pelve e/ou a coluna para a frente. Se os músculos da coluna vertebral tiverem que trabalhar de forma intensa para suplantar a limitada amplitude de movimento na pelve e região lombar, isso se tornará rapidamente cansativo para esses músculos, ou levará ao uso excessivo dos músculos localizados na frente dos quadris (que não têm que, necessariamente, estar envolvidos ao sentar).

Joelhos abaixo das articulações dos quadris: ao sentar-se, por exemplo, em um cobertor ou em um bloco para ioga, a fim de elevar o assento, é possível ficar com os joelhos abaixo dos quadris. Isso pode impedir que a pelve se incline para trás e facilita a manutenção da curvatura lombar da coluna vertebral, o que ajuda a passagem do seu peso de maneira mais eficiente ao longo da coluna vertebral até a pelve.

Quando os joelhos estão abertos para os lados e em um plano mais baixo do que a pelve, eles podem também empurrar a pelve, de modo que ela irá se inclinar para a frente em relação aos túberes isquiáticos. Essa inclinação anterior pode enfatizar a extensão na coluna vertebral, especialmente na curva lombar, fazendo com que os músculos das costas permaneçam excessivamente ativos para impedir uma queda para a frente.

Um objetivo deve ser encontrar a posição das pernas que permita que o peso recaia mais claramente da coluna para a pelve até os túberes isquiáticos e o apoio do solo, independentemente da altura dos joelhos em relação à pelve. Para algumas pessoas, isso significa elevar muito o assento ou mesmo sentar-se em uma cadeira para obter conforto na região da coluna até que consiga desenvolver mais mobilidade na pelve e nas pernas. Em um asana sentado com boa sustentação, o equilíbrio intrínseco da pelve, da coluna vertebral e do mecanismo respiratório sustenta o corpo, e a energia liberada do esforço postural pode se voltar para os processos mais profundos, como a respiração ou a meditação.

DANDASANA

Postura do bastão

danda = vara, bastão

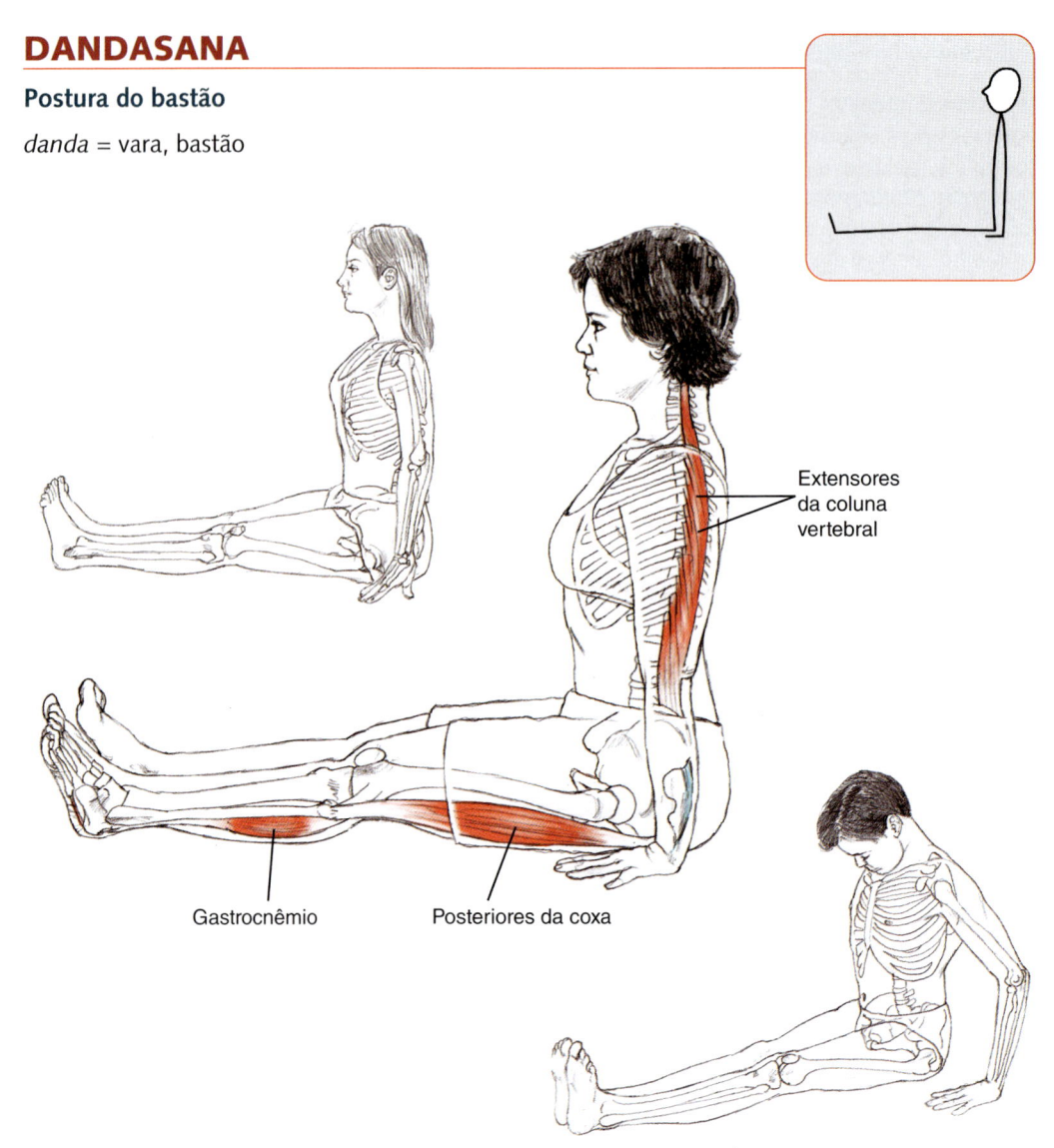

Extensores da coluna vertebral

Gastrocnêmio

Posteriores da coxa

Proporções entre braço e tronco: curto, neutro e longo.

Ações articulares

Coluna vertebral	Membros superiores	Membros inferiores
Extensão neutra ou axial	Escápula em posição neutra, adução do ombro, extensão do cotovelo, dorsiflexão do punho	Flexão, adução e rotação do quadril em paralelo, extensão do joelho, dorsiflexão do tornozelo

Ações musculares selecionadas

Coluna vertebral
Para calibrar as contrações excêntrica e concêntrica a fim de manter o alinhamento neutro da coluna: extensores e flexores da coluna

Membros superiores	
Contração concêntrica	
Para resistir à adução da escápula resultante da pressão do braço: serrátil anterior	**Para estender o cotovelo:** tríceps braquial
Membros inferiores	
Contração concêntrica	
Para flexionar o quadril: ilíaco	**Para estender o joelho:** articular do joelho, vastos
Para realizar a adução e rotação medial da perna: pectíneo, adutor magno	

Observações

Com frequência, dandasana é considerado uma postura básica, pois as instruções são simples: sentar-se com a coluna neutra e as pernas estendidas paralelamente. Contudo, a simplicidade das instruções não significa que dandasana seja um asana fácil, e, em certos casos, o ato de chegar a uma posição neutra envolve muita atividade, para que a pessoa se desligue de padrões e assimetrias habituais (ver *Atenção: neutro não é natural*, p. 121). Nesse asana, manter uma posição neutra para a coluna com 90 graus de flexão nas articulações do quadril pode evidenciar retenção habitual nas pernas, revelar partes hiper e hipoativas da coluna vertebral e também as maneiras pelas quais os padrões na coluna e nas pernas se afetam mutuamente.

Um exemplo comum dessa situação é como o encurtamento dos músculos das pernas pode tracionar a pelve até uma inclinação posterior, fazendo com que sua coluna flexione. Isso poderá acarretar o uso excessivo dos flexores das articulações do quadril ou dos músculos da região lombar, em uma tentativa de trazer a coluna para a posição ereta. Outro exemplo é como o encurtamento das nádegas e dos músculos externos do quadril pode tracionar as pernas, levando-as a fazer rotação lateral, o que resultará na convocação dos músculos da parte medial das pernas para que seja mantida uma posição paralela.

A atividade nas pernas é um excelente exemplo de como uma posição neutra não é facilmente assumida. Mesmo que não venha a ocorrer tração nas nádegas ou nos músculos laterais do quadril, a força da gravidade tende a fazer com que você abra as pernas; assim, haverá necessidade de alguma atividade de rotação medial para manter as pernas paralelas. (Se você praticar regularmente, é possível que essa ativação dos rotadores internos das pernas se torne um hábito imperceptível. Mas isso não significa que não esteja ocorrendo ativação, apenas que você não a percebe mais.)

Nem todos conseguem usar os braços para ajudar a criar uma extensão neutra da coluna vertebral no dandasana em função das diferenças proporcionais entre o comprimento dos braços e do corpo. Por outro lado, o que parece ser proporções diferentes entre braço e corpo pode, às vezes, ser resultado de um posicionamento crônico de elevação ou abaixamento das escápulas na caixa torácica. Além disso, se a coluna vertebral não for capaz de se estender em posição vertical por causa do encurtamento habitual dos quadris e pernas, os braços podem parecer muito longos.

Respiração

Em uma versão dessa postura com as pernas estendidas, há uma oportunidade de respirar enquanto posiciona a coluna em extensão axial (mahamudra). Você pode perceber todos os três bandhas sendo trabalhados? Se percebe, você pode respirar com movimentos suaves e harmoniosos e, ao mesmo tempo, manter os bandhas com a coluna vertebral em extensão axial? Se você não conseguiu perceber, o que está atrapalhando?

PASCHIMOTTANASANA

Alongamento do oeste (das costas)

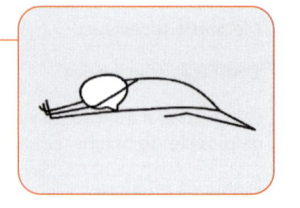

pascha = atrás, posterior(mente), mais tarde, em direção ao oeste;
uttana = alongamento intenso

A parte posterior do corpo é chamada de oeste por causa da prática tradicional de estar de frente para o nascer do sol ao realizar a saudação da manhã. Compare com o purvottanasana, um alongamento da parte frontal do corpo (*purva* = na frente, anterior[mente], para o leste).

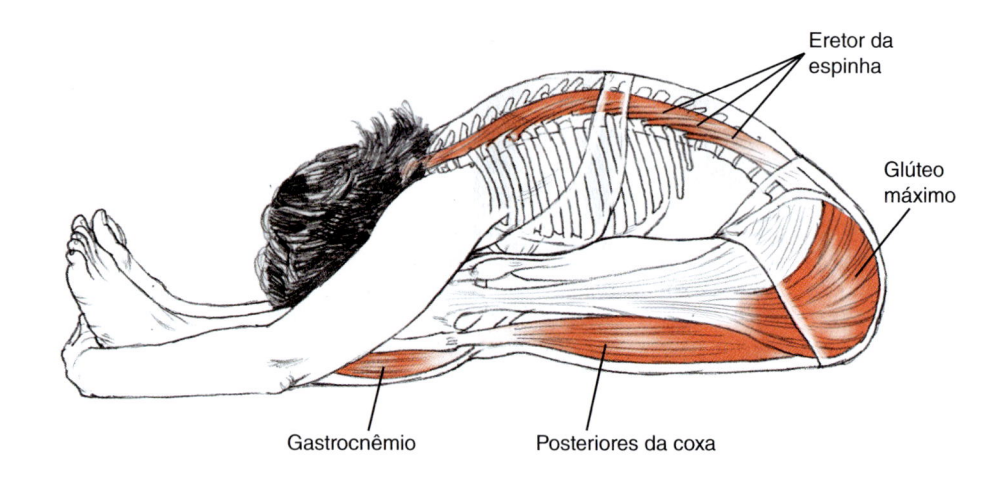

Eretor da espinha

Glúteo máximo

Gastrocnêmio

Posteriores da coxa

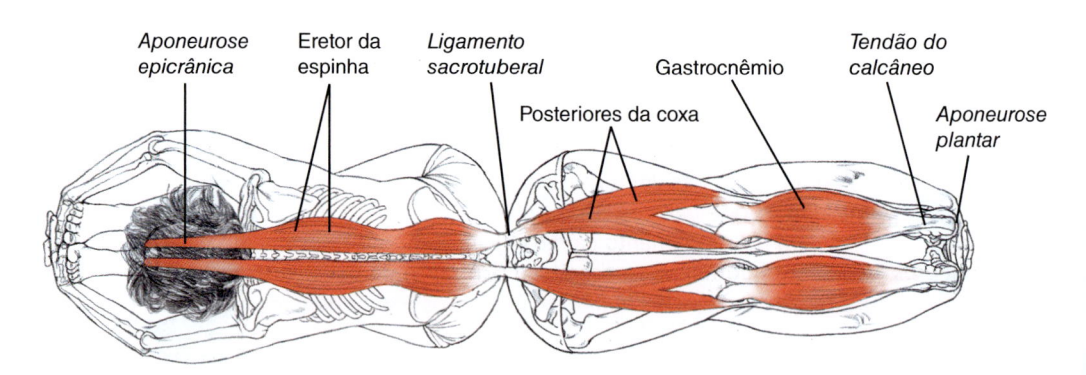

Aponeurose epicrânica

Eretor da espinha

Ligamento sacrotuberal

Posteriores da coxa

Gastrocnêmio

Tendão do calcâneo

Aponeurose plantar

A linha posterior do corpo é uma rede contínua de músculos e aponeuroses que se estende desde as solas dos pés (aponeurose plantar) até a aponeurose epicrânica e a fronte.

Ações articulares

Coluna vertebral	Membros superiores	Membros inferiores
Flexão leve	Abdução e rotação superior da escápula, flexão e adução do ombro, extensão do cotovelo	Nutação da articulação SI, flexão e adução do quadril, extensão do joelho, dorsiflexão do tornozelo

Ações musculares selecionadas

Coluna vertebral	
Contração excêntrica	
Para distribuir a flexão ao longo da coluna vertebral: extensores da coluna	
Membros superiores	
Alongamento	
Romboides, parte ascendente do trapézio, latíssimo do dorso	
Membros inferiores	
Contração concêntrica	**Alongamento**
Para manter a extensão do joelho: articular do joelho, vastos **Para realizar a adução e rotação medial:** pectíneo, adutores longo e curto	Posteriores da coxa, glúteos médio e mínimo (fibras posteriores), glúteo máximo, piriforme, adutor magno, sóleo, gastrocnêmio

Observações

Como ocorre em muitas posturas, essa inclinação para a frente pode ser ensinada com o foco recaindo em locais diferentes. Em geral, como o nome sugere, paschimottanasana consiste em abrir ou ampliar a parte dorsal do seu corpo, mas um professor pode enfatizar a flexão da coluna vertebral, outro o alongamento da parte posterior das pernas, outro o equilíbrio da ação nas pernas e na coluna. Nenhum desses pontos de enfoque será anatomicamente melhor do que os demais; o que é seguro e apropriado irá depender da pessoa que está realizando o asana e de sua atual situação.

Nessa postura, a gravidade pode realizar o trabalho principal para que você se incline mais intensamente para a frente; pode-se dizer que haverá necessidade de pouca atividade muscular. Entretanto, enquanto os extensores da coluna vertebral se alongam, eles também distribuem ativamente a ação de flexão ao longo de toda a extensão da coluna, de forma que não ocorra flexão excessiva de qualquer parte. Se houver muita contração habitual na região posterior das pernas e pelve, a flexão do quadril poderá ficar restrita e o peso do tronco cairá para trás de suas pernas, de tal forma que, na verdade, a gravidade não ajudará nessa postura. Nesse caso, os flexores do quadril e os músculos abdominais precisarão se contrair para puxar o corpo para a frente, o que pode criar uma sensação de congestão na parte anterior das articulações do quadril. Se esse for o caso, eleve o assento com cobertores dobrados ou qualquer outro apoio sob os túberes isquiáticos, de forma que a gravidade possa puxar a parte superior do corpo para a frente passivamente. Dobrar os joelhos também pode permitir que a coluna se desloque para a frente com mais facilidade. Nesse caso, a parte posterior das pernas ainda irá se alongar, mas de uma forma potencialmente menos estressante. Ou você pode ativar levemente a parte posterior das pernas para que elas fiquem menos sobrecarregadas com a ação de alongamento, com redirecionamento para a flexão da coluna.

Como na postura anterior, dandasana, nesta posição as pernas não sofrem rotação medial nem lateral. Entretanto, se você estiver habituado a usar suas nádegas e as pernas de modo a puxar as pernas em rotação lateral, será importante utilizar os músculos da rotação medial para manter um alinhamento paralelo das pernas.

Atenção: onde você deve sentir o alongamento?

Em um asana, o professor pode sugerir que você sinta um alongamento nos posteriores da coxa ou nas costas, ou em qualquer outro lugar específico. Mas pessoas diferentes podem sentir um alongamento em lugares diferentes; ou simplesmente podem não perceber nenhum alongamento, até no mesmo asana. Se você tiver uma sensação de alongamento perto de suas articulações ou nos pontos de fixação de determinado músculo, isso pode significar que seus tendões e o tecido conjuntivo estão sendo estressados e, possivelmente, lesionados. Você pode tentar direcionar a sensação ao longo de toda a extensão do músculo (em vez dos seus pontos de fixação), mesmo que isso signifique que você terá mobilidade menos profunda no asana. É possível também tentar fazer o asana de uma forma que não busque uma sensação de alongamento; então fique atento ao surgimento de outras sensações.

Respiração

Assim como ocorre em uttanasana (p. 129), a versão em pé desta postura, a flexão profunda do quadril e a flexão da coluna se combinam para comprimir a região anterior do corpo e restringem a capacidade do abdome de mover-se com a respiração? É possível incentivar a liberdade da caixa torácica, a fim de tornar mais fácil respirar nessa posição?

Observe se a respiração pode ser útil ao entrar nessa postura. Uma ideia a ser explorada consiste em usar a ação de expiração iniciada com os músculos abdominais inferiores, para aumentar a flexão da pelve e dos quadris, e usar a ação de inspiração para ajudar a mobilizar a caixa torácica.

JANU SIRSASANA

Postura da cabeça no joelho

janu = joelho; *shiras* = tocar com a cabeça

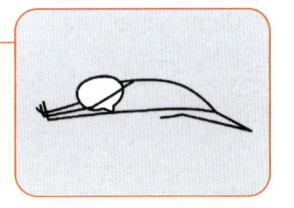

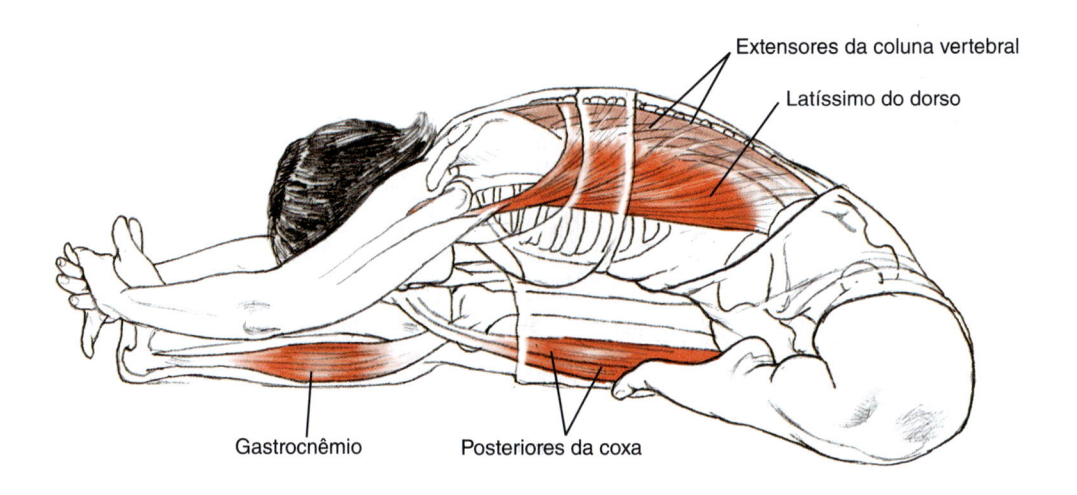

Extensores da coluna vertebral

Latíssimo do dorso

Gastrocnêmio

Posteriores da coxa

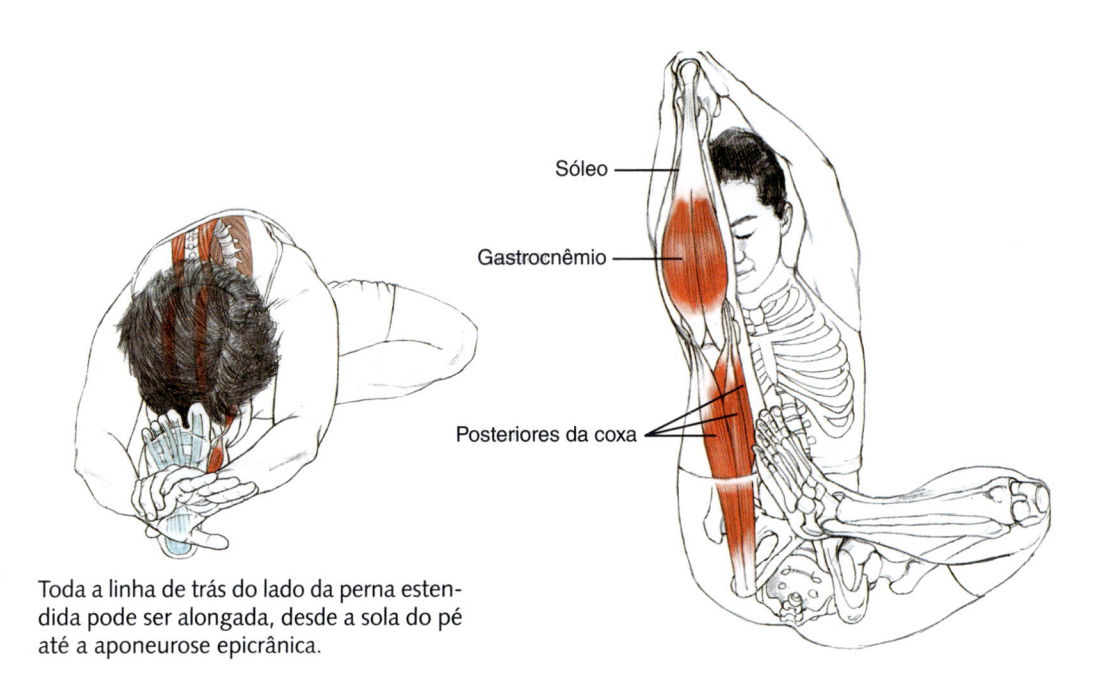

Sóleo

Gastrocnêmio

Posteriores da coxa

Toda a linha de trás do lado da perna estendida pode ser alongada, desde a sola do pé até a aponeurose epicrânica.

Ações articulares

Coluna vertebral	Membros superiores	Membros inferiores	
		Perna estendida	**Perna flexionada**
Flexão leve, rotação do tórax em direção à perna estendida	Abdução e rotação superior da escápula, flexão e adução do ombro, extensão do cotovelo	Nutação da articulação SI, flexão do quadril, extensão do joelho, dorsiflexão do tornozelo	Nutação da articulação SI; flexão, rotação lateral e abdução do quadril; flexão do joelho; flexão plantar do tornozelo; supinação do pé

Ações musculares selecionadas

Coluna vertebral

Contração concêntrica	Contração excêntrica
Para realizar a rotação do tórax em direção à perna: oblíquo interno do abdome (lado da perna estendida); oblíquo externo do abdome, rotadores, multífido (lado da perna flexionada)	**Para facilitar a rotação e distribuir a flexão ao longo de toda a extensão da coluna por meio do seu alongamento excêntrico:** oblíquo externo do abdome, rotadores, multífido (lado da perna estendida); oblíquo interno do abdome (lado da perna flexionada)

Membros superiores

Contração concêntrica	Alongamento
Para realizar a rotação superior da escápula: serrátil anterior **Para realizar a flexão e adução do braço:** parte clavicular do deltoide, peitoral maior **Para estender o cotovelo:** tríceps braquial	Romboides, parte ascendente do trapézio, latíssimo do dorso

Membros inferiores

Perna estendida		Perna flexionada	
Contração concêntrica	**Alongamento**	**Contração concêntrica**	**Alongamento**
Para manter a extensão do joelho: articular do joelho, vastos **Para realizar a adução e rotação medial:** pectíneo, adutores longo e curto	Posteriores da coxa, glúteos médio e mínimo (fibras posteriores), glúteo máximo, piriforme, adutor magno, sóleo, gastrocnêmio	**Para realizar a rotação lateral e abdução do quadril:** obturadores interno e externo, quadrado femoral, piriforme, gêmeos superior e inferior **Para realizar a rotação lateral e flexionar o quadril e o joelho:** sartório **Para flexionar o joelho:** posteriores da coxa	Adutores magno, longo e curto

Observações

Todos nós temos uma preferência por virar habitualmente para um dos lados ou usar determinado lado do corpo (i.e., a nossa lateralidade). Ninguém tem um corpo perfeitamente simétrico, e isso vale para os seus padrões de movimento. Em janu sirsasana, a lateralidade surge como uma diferença de percepção entre os lados direito e esquerdo do corpo: nos músculos das costas e do pescoço, ao redor das articulações SI, nas pernas, no alcance dos braços até tocar os pés. Diante disso, podemos afirmar que temos um lado fácil e outro difícil, ou um lado bom e outro ruim. Outra maneira de considerar essa questão seria perceber que cada lado tem seus desafios e seus pontos fortes e, além disso, reconhecer que podem se equilibrar sem serem simétricos.

A articulação SI no lado da perna flexionada e as vértebras da coluna vertebral desempenham, sem exceção, uma função quando você gira a coluna para que fique de frente para a perna estendida. Quando a articulação SI estiver menos móvel, a coluna terá que ser mais articulada; por outro lado, quando a coluna é menos móvel, a articulação SI terá que demonstrar maior mobilidade.

Em decorrência da posição assimétrica das pernas (em que um dos pés faz alavanca na outra perna) e da ação de tração exercida pelos braços, nessa postura (como também em outras posturas vinculadas em que as mãos envolvem uma parte do corpo e se apertam mutuamente) fica particularmente fácil o direcionamento de uma força considerável através das articulações. Um pouco de movimento em vários locais fornece maior amplitude de movimento sem exigir muito de uma única articulação. Para encontrar essa distribuição de movimento pelas suas articulações, é importante identificar aquelas que se movem com mais facilidade (e estimulá-las a se mover menos) e as que se movem com menos facilidade (e estimulá-las a se mover mais). É muito comum direcionar muita força para a articulação SI no janu sirsasana, especialmente se a rotação da sua coluna estiver limitada pelas ações na coluna ou no cíngulo do membro superior. Como alternativa, você pode direcionar uma grande quantidade de força para partes de sua coluna habitualmente móveis, se não for possível mobilizar as articulações SI.

A falta de mobilidade da articulação SI ou da articulação do quadril da perna flexionada pode causar um torque excessivamente intenso sobre a articulação do joelho dobrado; isso pode contribuir para a ocorrência de ruptura de menisco, frequentemente relatada ao realizar essa postura. A articulação do quadril executa uma combinação de abdução, rotação lateral e flexão no lado da perna flexionada; e, se o movimento não for possível na articulação do quadril, o uso dessa postura pode conduzir o fêmur para que siga o movimento da pelve, de tal modo que uma força excessiva seja direcionada para a articulação do joelho.

Respiração

A respiração pode ser útil durante a realização dessa postura. Concentrar-se na ação de expiração pode aumentar a flexão da pelve, ao passo que se concentrar na ação de inspiração pode ajudar a mobilizar a porção superior da coluna vertebral. Isso ocorre, sobretudo, se a expiração for iniciada nos músculos abdominais inferiores e a inspiração for direcionada para a caixa torácica.

O que ocorrerá se você tentar respirar seguindo o padrão de respiração oposto, só para criar um contraste? Tente expirar comprimindo o tórax e inspirar encolhendo a região do abdome. Perceba que efeito isso causa sobre o asana, em comparação com as primeiras sugestões.

PARIVRTTA JANU SIRSASANA

Postura da cabeça no joelho inversa

parivrtta = girar, virar, rolar; *janu* = joelho; *shiras* = tocar com
a cabeça

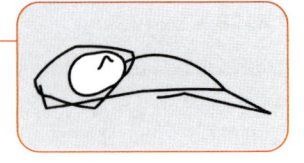

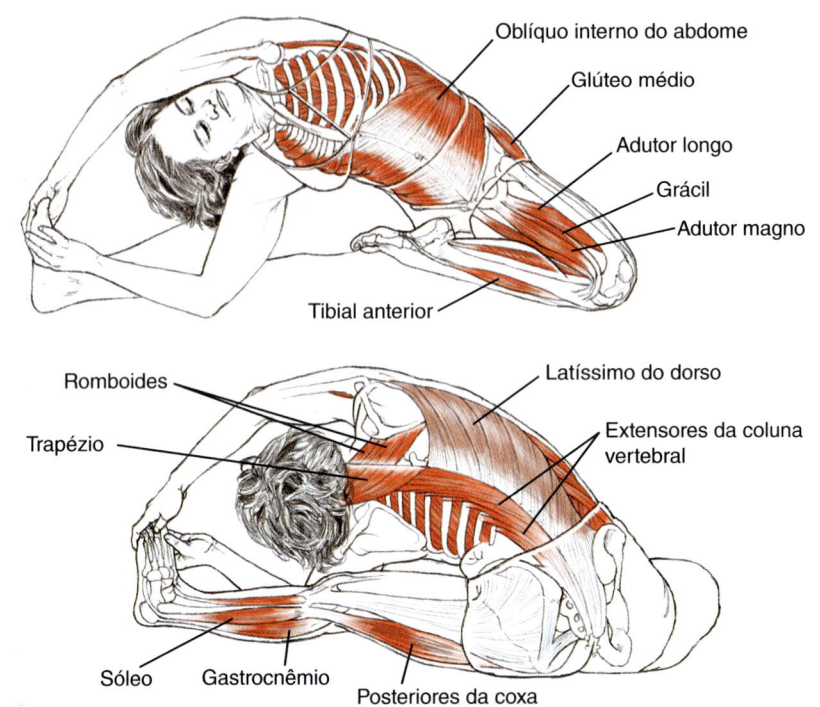

Ações articulares

Coluna vertebral	Membros superiores	Membros inferiores	
		Perna estendida	Perna flexionada
Flexão lateral, rotação para longe da perna estendida	Abdução, rotação superior e elevação da escápula; abdução do ombro; extensão do cotovelo; supinação do antebraço	Flexão e abdução do quadril, extensão do joelho, dorsiflexão do tornozelo	Flexão, rotação lateral e abdução do quadril; flexão do joelho; flexão plantar do tornozelo; supinação do pé

Ações musculares selecionadas

Coluna vertebral	
Contração concêntrica	Contração excêntrica
Para realizar a rotação lateral do tórax: oblíquo interno do abdome (lado da perna flexionada); oblíquo externo do abdome (lado da perna estendida) **Para realizar a rotação da cabeça em direção ao teto:** reto posterior da cabeça, oblíquo inferior da cabeça, longos da cabeça e do pescoço, esplênio da cabeça (lado da perna flexionada); esternocleidomastóideo, parte descendente do trapézio (lado da perna estendida)	**Para ajustar a inclinação lateral à força da gravidade:** quadrado do lombo, latíssimo do dorso, músculos espinais (lado da perna flexionada)

Membros superiores	
Contração concêntrica	Contração excêntrica
Para realizar a rotação superior, abdução e elevação da escápula: serrátil anterior **Para estender o cotovelo:** tríceps braquial, ancôneo	**Para estender o braço acima da cabeça sem cair com a gravidade:** manguito rotador, redondo maior, latíssimo do dorso

Membros inferiores			
Perna estendida		**Perna flexionada**	
Contração concêntrica	Alongamento	Contração concêntrica	Alongamento
Para manter a extensão do joelho: articular do joelho, vastos **Para realizar a adução e rotação medial:** pectíneo, adutores longo e curto	Posteriores da coxa, glúteos médio e mínimo (fibras posteriores), glúteo máximo, piriforme, adutor magno, sóleo, gastrocnêmio	**Para realizar a rotação lateral do quadril:** obturadores interno e externo, quadrado femoral, piriforme, gêmeos superior e inferior **Para realizar a rotação lateral e flexão do quadril e do joelho:** sartório **Para flexionar o joelho:** posteriores da coxa	Adutores magno, longo e curto

Observações

Embora a posição das pernas nessa postura seja a mesma do janu sirsasana (p. 183), a ação da coluna é diferente: em vez de rodar em direção à perna estendida, a rotação acontece de forma a se afastar dela, e a flexão da coluna aqui é lateral, e não para a frente.

Neste asana, pode ser um desafio manter a flexão lateral sem que ocorra um giro anterior, em direção à perna estendida. Isso ocorre por vários motivos. A tridimensionalidade da ação nas vértebras, a força da gravidade, os padrões habituais nos músculos da coluna vertebral ou o hábito de tracionar para baixo a escápula podem contribuir para um rolamento na direção da perna durante essa ação de flexão lateral.

A ação dos braços nessa postura – com levantamento acima da cabeça, juntamente com a flexão lateral da coluna – depende de muita mobilidade no cíngulo do membro superior e, além disso, pode revelar limitações nas articulações do ombro e escápula, que talvez não sejam evidenciadas em outros movimentos. Deve ocorrer alongamento de todos os músculos utilizados na tração inferior da escápula para que os braços fiquem acima da cabeça e a coluna se dobre lateralmente.

Nessa postura, quando os túberes isquiáticos permanecem no chão, a ação de inclinação lateral concentra-se na coluna. Se permitirmos que o túber isquiático da perna flexionada se eleve do chão, a ação de inclinação lateral se deslocará para mais adiante, até a articulação do quadril da perna estendida e o alongamento da região posterior dessa perna.

Respiração

Nessa posição, estruturalmente, o lado de cima do corpo está mais expandido, e a caixa torácica fica mais aberta; no entanto, a cúpula inferior do diafragma fica mais móvel e há maior complacência do tecido pulmonar inferior. Nessa posição, onde você sente compressão, e onde sente expansão? De que modo as mudanças na forma de respiração expandem o que se encontra comprimido e condensam o que está aberto?

MAHAMUDRA

O grande selo

maha = grande, poderoso, forte; *mudra* = selar, lacrar, fechar

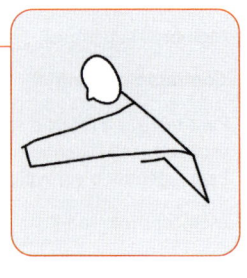

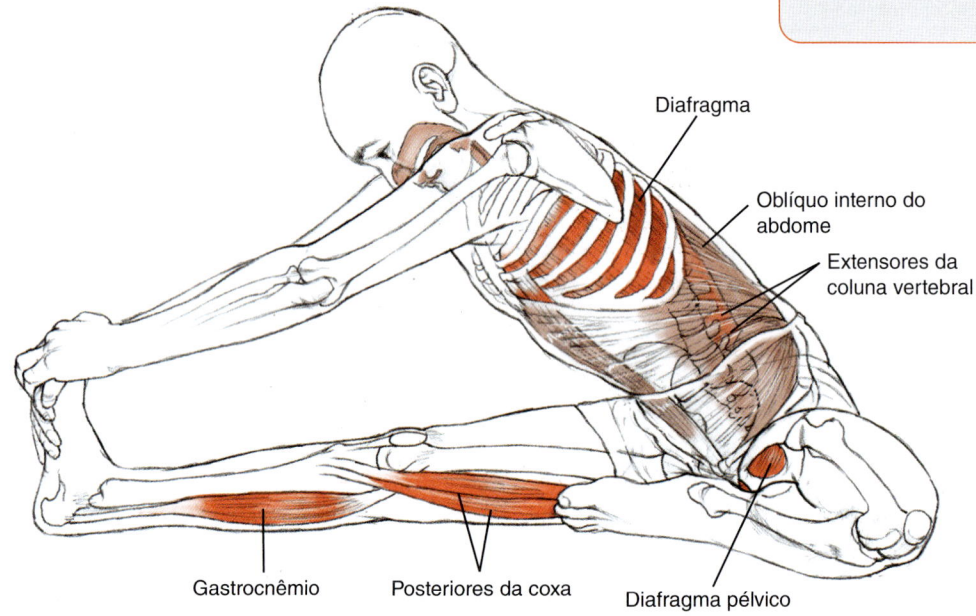

Diafragma

Oblíquo interno do abdome

Extensores da coluna vertebral

Gastrocnêmio

Posteriores da coxa

Diafragma pélvico

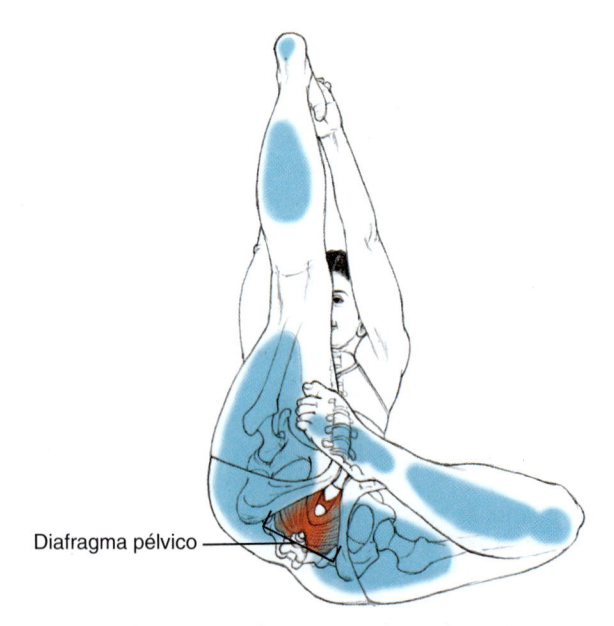

Diafragma pélvico

As áreas em azul mostram a base de apoio.

Ações articulares

Coluna vertebral	Membros superiores	Membros inferiores	
		Perna estendida	Perna flexionada
Extensão axial, rotação do tórax em direção à perna estendida	Abdução e rotação superior da escápula, flexão e adução do ombro, extensão do cotovelo	Nutação da articulação SI, flexão do quadril, extensão do joelho, dorsiflexão do tornozelo	Nutação da articulação SI; flexão, rotação lateral e abdução do quadril; flexão do joelho; flexão plantar do tornozelo; supinação do pé

Ações musculares selecionadas

Coluna vertebral	
Contração concêntrica	Contração excêntrica
Para realizar a rotação do tórax em direção à perna e distribuir a extensão axial: oblíquo interno do abdome (lado da perna estendida); oblíquo externo do abdome, rotadores, multífidos (lado da perna flexionada)	**Para equilibrar o peso da cabeça:** suboccipital posterior **Para facilitar a rotação e distribuir a extensão axial ao longo da coluna vertebral por meio do alongamento excêntrico:** oblíquo externo do abdome, rotadores, multífidos (lado da perna estendida), oblíquo interno do abdome (lado da perna flexionada)

Observações

A base do mahamudra é semelhante à do janu sirsasana (p. 183), com a qual se assemelha, e as ações dos braços e pernas são as mesmas. Entretanto, a principal ação da coluna nessa postura é uma forte extensão axial da coluna, em vez de flexão da coluna. Uma forma simplificada de pensar sobre essa postura é que ela combina uma inclinação para a frente (flexão das partes lombar e cervical da coluna vertebral), uma inclinação para trás (extensão da parte torácica da coluna) e uma torção (rotação da coluna e da pelve em direção à perna estendida).

Respiração

Se você tentar executar essa postura enquanto envolve os três bandhas, isso é considerado o teste máximo da flexibilidade da sua respiração, pois a ação gerada pelo mahamudra leva todos os movimentos respiratórios normais para fora da periferia das cavidades corporais. Isso ocorre porque o envolvimento dos bandhas nessa postura promove uma forte ação de estabilização no assoalho pélvico e músculos abdominais; as articulações costovertebrais ficam imobilizadas em decorrência da manutenção da caixa torácica em posição elevada, juntamente com uma torção torácica, e, além disso, o esterno é elevado em direção ao seu queixo. De modo geral, o corpo é forçado a encontrar outra forma não usual de respirar.

Quando todos os movimentos habituais, visíveis e externos da respiração tiverem se estabilizado, algo bem no centro do sistema pode mobilizá-los por uma nova via? Talvez essa via seja o que é comumente chamado, na literatura iogue, de susumna – o canal central.

UPAVISTHA KONASANA

Postura sentada em ângulo aberto

upavistha = sentado; *kona* = ângulo

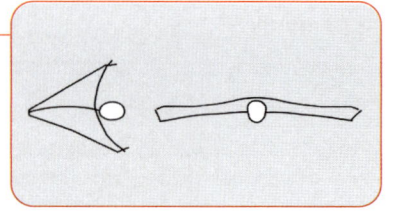

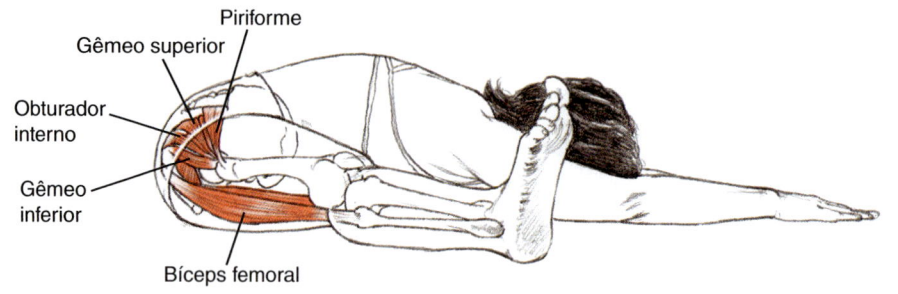

Piriforme
Gêmeo superior
Obturador interno
Gêmeo inferior
Bíceps femoral

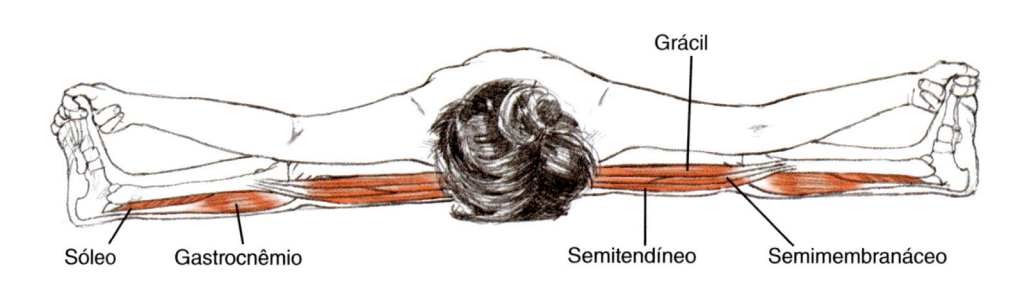

Grácil
Sóleo   Gastrocnêmio   Semitendíneo   Semimembranáceo

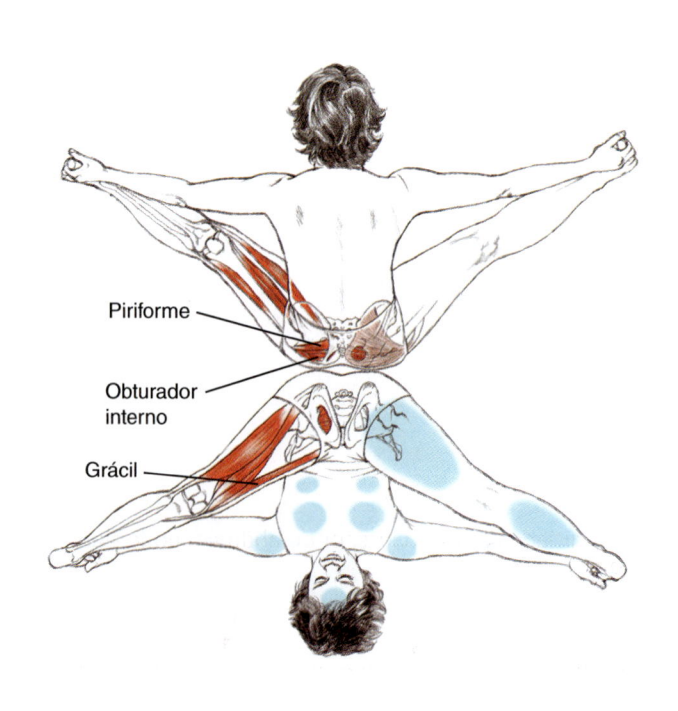

Piriforme
Obturador interno
Grácil

Ações articulares

Coluna vertebral	Membros inferiores
Flexão leve para realizar extensão axial	Nutação da articulação SI, abdução e flexão do quadril, extensão do joelho, dorsiflexão do tornozelo

Ações musculares selecionadas

Coluna vertebral	
Contração excêntrica	
Para distribuir a flexão ao longo da coluna vertebral: extensores da coluna	

Membros inferiores	
Contração excêntrica	**Também alongamento**
Para realizar a abdução da perna enquanto "dobra" o corpo para a frente na articulação do quadril: glúteos médio e mínimo, piriforme, gêmeos superior e inferior, obturador interno	Grácil
Para ajustar a inclinação para a frente: semitendíneo, semimembranáceo (posteriores da coxa mediais)	

Observações

Em muitas posturas de flexão para a frente, inclusive neste asana, você pode avançar com uma flexão da coluna. Mas, à medida que for ocorrendo mais movimento nas articulações do seu quadril, menos flexão acontecerá na coluna; e, à medida que a postura vai se aprofundando, a coluna se achata no chão e se move em direção à extensão axial. Assim, os músculos da coluna podem se mover durante o alongamento; em seguida, tais músculos poderão se envolver ativamente para ajudar a "achatar as costas".

Se os túberes isquiáticos (ossos de sentar) saírem do chão, a ação ficará mais concentrada nas articulações do quadril e na região posterior das pernas. Se os túberes isquiáticos permanecerem no chão, a ação será distribuída de forma mais equilibrada entre a coluna vertebral e, possivelmente, as articulações SI, pois a região superior do sacro se inclina para a frente, deixando os ilíacos para trás (nutação).

A posição inicial das pernas é algumas vezes descrita como rotação lateral, mas se os pés estiverem apontados para o teto não há rotação lateral nas articulações do quadril, e sim abdução das pernas na articulação do quadril e, em seguida, flexão com o movimento da coluna vertebral para a frente.

Caso as pernas se voltem para dentro com o movimento da coluna para a frente, poderá ficar evidenciado um padrão de retenção na parte lateral dos quadris; a retenção traciona as pernas juntamente com a flexão para a frente. Essa situação pode criar pressão na parte medial dos joelhos. Os movimentos de dobrar os joelhos ou avançar menos para a frente podem ajudar na distribuição da ação pelas pernas, pelve e coluna.

Respiração

A respiração pode auxiliar o alongamento gradual da coluna vertebral nessa postura? Verifique se a expiração, caso seja iniciada na região inferior do abdome, pode ajudar a ancorar os túberes isquiáticos e estabilizar a parte posterior das coxas no chão. Observe também se a inspiração, quando iniciada na região superior do tórax, pode ajudar a alongar a coluna vertebral. Em suma, o que você experimenta quando pensa em sua expiração oferecendo uma base para a metade inferior da sua postura, ao passo que a inspiração alonga a metade superior da sua postura?

BADDHA KONASANA

Postura limitadora em ângulo fechado

baddha = limitar; *kona* = ângulo

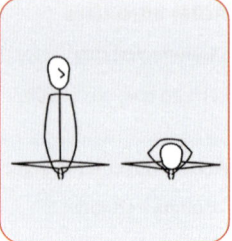

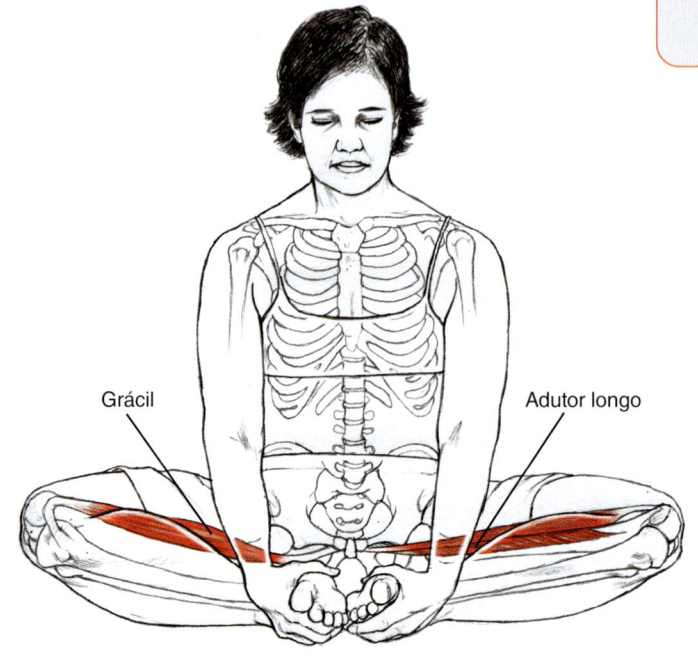

Grácil

Adutor longo

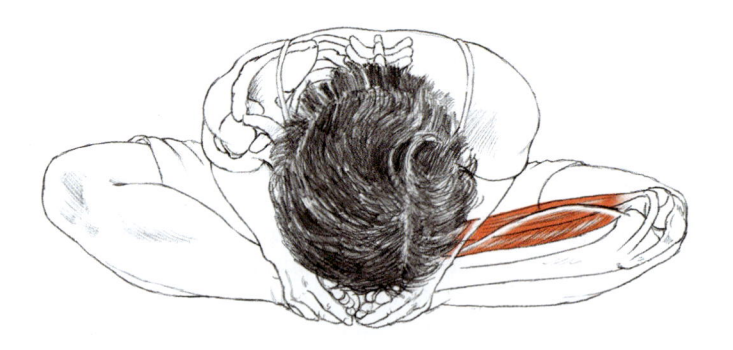

Ações articulares

Coluna vertebral	Membros inferiores
Flexão leve para realizar a extensão axial	Nutação da articulação SI; flexão, rotação lateral e adução do quadril; flexão do joelho; dorsiflexão do tornozelo; supinação do pé

Ações musculares selecionadas

Coluna vertebral	
Contração excêntrica	
Para distribuir a flexão ao longo da coluna vertebral: extensores da coluna	
Membros inferiores	
Contração excêntrica	Também alongamento
Para realizar a rotação lateral do quadril: obturadores interno e externo, quadrado femoral, piriforme, gêmeos superior e inferior	Adutores magno, longo e curto; grácil

Observações

Assim como no paschimottanasana (p. 180), se a preocupação principal for conseguir abaixar a cabeça até o chão, a ação será mais da coluna (flexão) que da pelve (articulações SI e do quadril). Se a intenção for fazer com que o seu umbigo toque o pé, a ação para a frente ficará mais concentrada nos quadris e pelve, e a coluna vertebral se movimentará para uma posição de extensão.

Dependendo da proximidade entre seus pés e a pelve, rotadores laterais diferentes se ativarão para ajudar as pernas a rodar lateralmente, e diferentes adutores serão alongados. Pode ser muito importante trabalhar com os pés a diferentes distâncias da pelve, para experimentar o alongamento de diferentes músculos.

O baddha konasana pode exigir muito dos joelhos. A supinação dos pés (solas dos pés em direção ao teto) leva a uma rotação da tíbia que, aliada a uma flexão do joelho, diminui a função de manutenção da integridade que os ligamentos dão aos joelhos. Se os quadris estiverem pouco móveis e as pernas forem forçadas para poder executar esta postura, o torque da parte inferior da perna pode se transferir demasiadamente para as articulações dos joelhos. Uma maneira de protegê-las é realizar a eversão dos pés (pressionar as bordas externas dos pés contra o chão). Essa ação ativa os músculos da parte lateral do tornozelo, os quais, por meio de conexões fasciais, podem estabilizar os ligamentos laterais dos joelhos e ajudar a impedir que girem demasiadamente.

Atenção: não há articulação chamada *abertura do quadril*

A *abertura do quadril* não é uma ação articular, embora muitos asanas (como o baddha konasana) sejam chamados de "abridores de quadril". Embora o termo *abertura do quadril* seja frequentemente usado na descrição de movimentos na articulação do quadril, na verdade não é uma ação articular específica. Tendo em vista que a articulação é tridimensional, quando há movimento na articulação do quadril (ou em qualquer articulação), sempre há uma parte que pode ser chamada de abertura e outra que pode ser chamada de fechamento. Por exemplo, durante a extensão do quadril, pode-se dizer que a frente da articulação está se abrindo e sua parte de trás está se fechando. Durante a flexão da articulação do quadril, a frente está se fechando e a parte de trás está se abrindo. Não existe movimento de abertura nessa articulação que não envolva o fechamento do outro lado, a menos que os ossos sejam diretamente tracionados em afastamento um do outro, o que provocaria a luxação da articulação!

Respiração

De que modo a sua respiração se movimenta quando você quer levar a cabeça até o chão com um arredondamento mais acentuado da coluna? Como essa ação se compara com o que você pretende quando sua intenção é levar o umbigo, e não a cabeça, em direção aos pés, mantendo a coluna mais reta e fazendo o avanço a partir da pelve? Alternativamente, onde tem início o movimento para assumir a postura quando você concentra a respiração na parte de trás dos pulmões, em comparação com a centralização da respiração no abdome?

VARIAÇÃO DO BADDHA KONASANA

SUPTA BADDHA KONASANA

Postura reclinada em ângulo fechado

supta = descanso, em posição de dormir; *baddha* = limitar; *kona* = ângulo

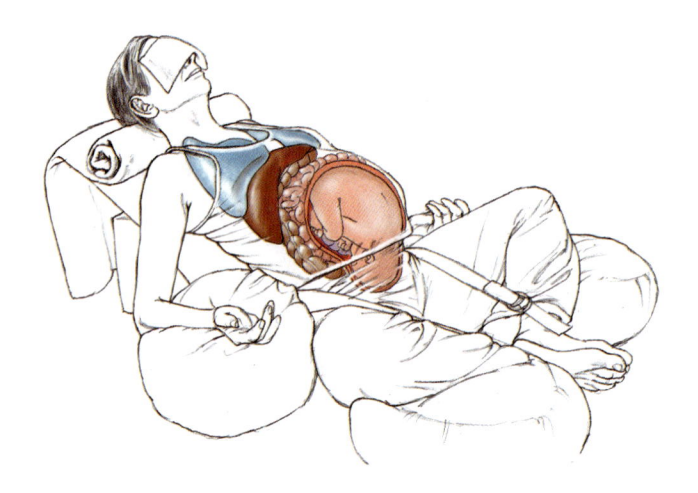

Observações

A variação possivelmente mais repousante do baddha konasana sustenta a coluna vertebral em alinhamento neutro ou gera uma levíssima extensão para poder abrir suavemente os canais de respiração. É uma posição restauradora bastante utilizada, e, com o uso de acessórios como rolos, almofadas, cobertores ou faixas, pode abrir um leque de possibilidades de modificação.

KURMASANA

Postura da tartaruga

kurma = tartaruga

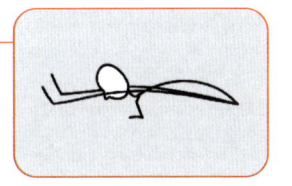

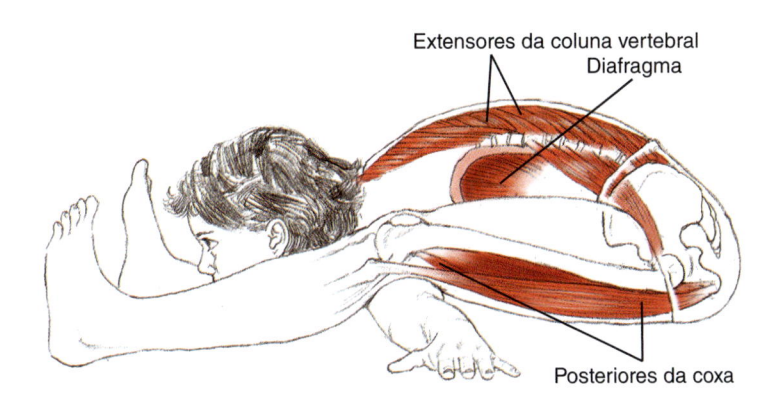

Extensores da coluna vertebral
Diafragma
Posteriores da coxa

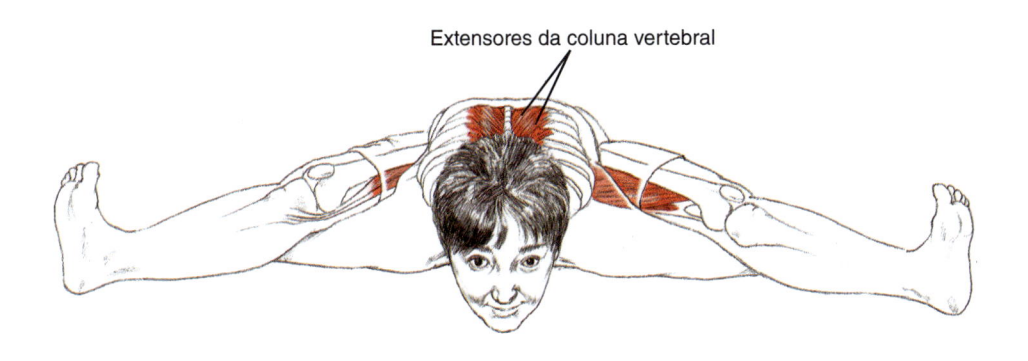

Extensores da coluna vertebral

Ações articulares

Coluna vertebral	Membros superiores	Membros inferiores
Extensão da parte cervical da coluna, flexão das partes torácica e lombar da coluna para realizar a extensão	Rotação inferior e abdução da escápula; abdução e rotação medial do ombro, extensão do cotovelo, pronação do antebraço	Nutação da articulação SI, flexão e abdução do quadril, extensão do joelho, dorsiflexão do tornozelo

Ações musculares selecionadas

Coluna vertebral	
Contração concêntrica	Contração excêntrica
Para estender a coluna vertebral contra a resistência imposta pela posição do braço e da perna: extensores da coluna	**Para resistir à hiperextensão da parte cervical da coluna vertebral:** flexores do pescoço

Membros superiores	
Contração concêntrica	Contração excêntrica
Para realizar a rotação medial e proteger a articulação do ombro: manguito rotador (especialmente o subescapular) **Para realizar a adução da escápula quando o braço estiver embaixo da perna:** romboide, trapézio **Para pressionar o braço contra a perna:** parte espinal do deltoide	**Para resistir à hiperextensão no cotovelo:** bíceps braquial

Membros inferiores	
Contração concêntrica	Contração excêntrica
Para estender o joelho sobre o braço: articular do joelho, vastos **Para realizar a adução e rotação medial da perna:** pectíneo, adutores longo e curto	**Para pressionar a perna contra o braço quando estiver ajustando a inclinação para a frente:** glúteos médio e mínimo, piriforme, gêmeos superior e inferior, obturador interno, posteriores da coxa

Observações

Para se preparar para essa postura, a coluna se flexiona, as escápulas são abduzidas, os quadris entram em flexão e abdução, e os joelhos se flexionam. Uma vez que os braços estejam posicionados sob as pernas, as ações que aprofundam a postura são o oposto das ações preparatórias: extensão da coluna vertebral, adução da escápula, extensão e adução dos quadris e extensão dos joelhos. Essa oposição de ações na coluna e nas escápulas significa que os músculos nas costas estão sendo convocados a se contrair de uma posição muito alongada (é uma das posições que mais dificultam a contração concêntrica de um músculo).

Pelo fato de os braços estarem "presos" sob as pernas, é possível que a ação seja forçada em pontos vulneráveis: a coluna pode se hiperflexionar nas regiões lombar e torácica, ou as partes posteriores das pernas podem se hipermobilizar em suas fixações nos túberes isquiáticos.

Respiração

O diafragma fica consideravelmente comprimido durante a realização dessa postura. Se você perceber essa situação, o que pode ajudar a restabelecer os espaços da respiração nas cavidades abdominal e torácica? De que forma a sua respiração afeta o modo de posicionar a coluna vertebral?

VARIAÇÃO DO KURMASANA

SUPTA KURMASANA

Postura da tartaruga reclinada

supta = reclinar; *kurma* = tartaruga

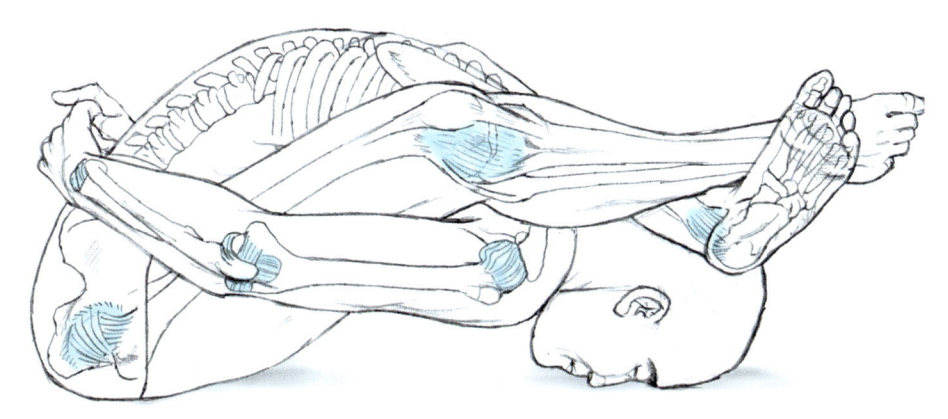

As cápsulas articulares estão pintadas de azul.

Observações

Essa postura pode ser muito intensa ou bem tranquila. Com braços e pernas presos, pouco esforço é necessário para manter a posição, se existir amplitude de movimento suficiente em todas as articulações do corpo necessárias para a sua realização. Caso a ação não seja distribuída por todas as articulações, essa postura poderá sobrecarregar a coluna vertebral, articulações SI, e, com os braços presos nessa posição, também a região anterior das articulações dos ombros. (O manguito rotador trabalha tanto para realizar a rotação medial do úmero como para proteger a articulação contra a protração.) Quanto mais livre a escápula estiver para deslizar sobre a caixa torácica, menos força será direcionada para as articulações glenoumerais e suas cápsulas.

As pernas presas atrás do crânio e da parte cervical da coluna vertebral causam certa tensão nessa área também, possivelmente com hiperalongamento da parte posterior do pescoço ou com sobrecarga dos músculos cervicais contra a pressão das pernas. Caso não haja mobilidade suficiente no restante da coluna vertebral, a parte cervical talvez tenha que ser hiperflexionada para que possa levar as pernas para a posição atrás da cabeça, e as pernas poderão, então, pressionar a cabeça para a frente, de uma maneira que pode ser prejudicial ao seu pescoço.

Respiração

Uma vez presos nessa postura limitante, os músculos abdominais têm muito que fazer? Talvez possam se soltar para a realização de respirações abdominais. Isso pode ser uma boa escolha, pois a ação torácica excessiva durante a flexão do tronco sob carga pode tensionar a porção superior da coluna já flexionada.

ARDHA MATSYENDRASANA

Meia postura do senhor dos peixes

ardha = metade; *matsya* = peixe; *indra* = governante, senhor

Sage Matsyendra foi um professor de ioga renomado
que, segundo a lenda, criou esta postura.

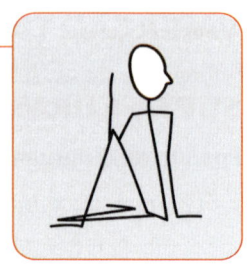

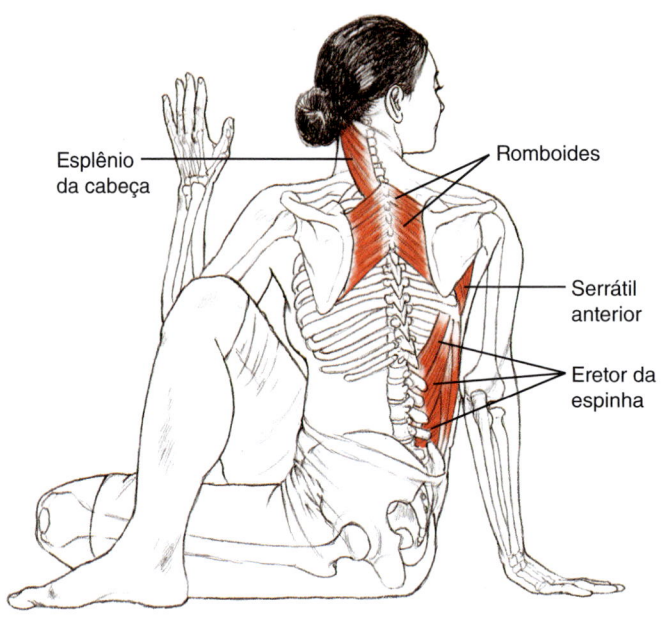

Esplênio da cabeça

Romboides

Serrátil anterior

Eretor da espinha

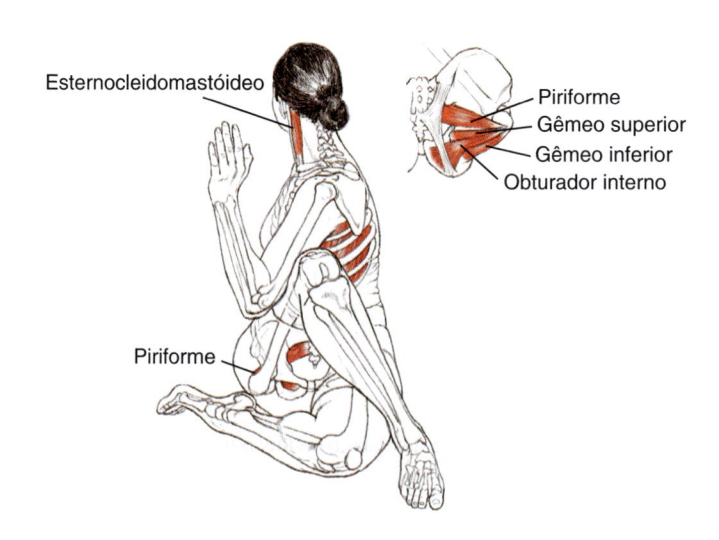

Esternocleidomastóideo

Piriforme
Gêmeo superior
Gêmeo inferior
Obturador interno

Piriforme

Ações articulares

Coluna vertebral	Membros superiores		Membros inferiores	
	Braço da frente (contralateral à perna de cima)	**Braço de trás**	**Perna de cima**	**Perna de baixo**
Rotação em direção à perna de cima	Abdução do ombro, flexão do cotovelo	Extensão do ombro, extensão do cotovelo, dorsiflexão do punho	Flexão e adução do quadril, flexão do joelho, pé apoiado no chão	Flexão, rotação lateral e adução do quadril; flexão do joelho; flexão plantar do tornozelo

Ações musculares selecionadas

Coluna vertebral

Contração concêntrica	Alongamento
Para manter a extensão contra a pressão do braço: extensores da coluna **Para realizar a rotação da coluna em direção à perna:** oblíquo interno do abdome, eretor da espinha, esplênio da cabeça (do lado da perna de cima), oblíquo externo do abdome, rotadores, multífidos (lado da perna de baixo) **Para virar a cabeça:** esternocleidomastóideo (lado da perna de baixo)	Oblíquo externo do abdome, rotadores, multífidos, esternocleido-mastóideo (lado da perna de cima); oblíquo interno do abdome, eretor da espinha, esplênio da cabeça, latíssimo do dorso (lado da perna de baixo)

Membros superiores

Braço da frente (contralateral à perna de cima)	Braço de trás
Contração concêntrica	Contração concêntrica
Para estabilizar a cabeça do úmero: manguito rotador **Para manter a escápula na caixa torácica e resistir à abdução dessa escápula:** romboides **Para estender o braço contra a perna:** parte espinal do deltoide **Para flexionar o cotovelo:** bíceps braquial	**Para estabilizar a cabeça do úmero:** manguito rotador **Para manter a escápula na caixa torácica e resistir à adução dessa escápula:** serrátil anterior **Para estender o ombro e o cotovelo:** tríceps braquial

Membros inferiores

Perna de cima		Perna de baixo	
Contração concêntrica	Alongamento	Contração concêntrica	Alongamento
Para realizar a flexão e adução da perna: adutores longo e curto, pectíneo	Piriforme; gêmeos superior e inferior; obturadores externo e interno; quadrado femoral; glúteos máximo, médio e mínimo	**Para realizar a rotação lateral do quadril:** obturadores interno e externo, quadrado femoral, piriforme, gêmeos superior e inferior **Para realizar a rotação lateral e flexão do quadril e do joelho:** sartório **Para flexionar o joelho:** posteriores da coxa **Para realizar a flexão e adução da perna:** adutores longo e curto	Glúteos médio e mínimo

Observações

A rotação é mais funcionalmente distribuída quando a coluna vertebral está em extensão neutra (todas as quatro curvas estão presentes). Neste asana, começar a partir de uma posição neutra da coluna pode ser um dos maiores desafios, pois as ações nas pernas podem levar a pelve a uma inclinação posterior, bem como a região lombar da coluna à flexão. Quando a porção inferior da coluna é levada à flexão pela pelve, a parte torácica da coluna pode se achatar em extensão, em um esforço para erguer-se verticalmente. Isso pode interromper a distribuição de rotação ao longo da coluna, pois a flexão na parte lombar da coluna pode promover a mobilização excessiva, ao passo que a extensão na região torácica inibe a rotação. Do ponto de vista muscular, todas as partes do tronco podem contribuir para essa torção – tanto nos lados direito e esquerdo da frente como nos lados direito e esquerdo das costas, em diferentes camadas de músculo.

A ação de torção dessa postura pode ocorrer principalmente no cíngulo do membro superior, em vez da coluna vertebral, enfatizando o movimento das escápulas e permitindo que entrem em adução (a de trás) e abdução (a da frente). Quando deseja discernir a ação da coluna vertebral, você deve realizar a rotação sem utilizar os braços; depois de ter verificado o que é possível em sua coluna, a alavancagem dos braços vem por último. (O uso excessivo dos braços pode impor muita força sobre partes vulneráveis da coluna, especialmente sobre T11 e T12 para algumas pessoas.) Outro fator que contribui para a intensidade da ação de torção da coluna dessa postura é o posicionamento das pernas, que limita bastante os movimentos rotacionais da pelve – na verdade, elas rodam a pelve em direção oposta à da rotação da coluna.

Respiração

O ardha matsyendrasana é uma ótima oportunidade para explorar a dinâmica básica da respiração, pois está relacionado aos princípios do brhmana e langhana, prana e apana, e sthira e sukha.

A parte inferior do corpo é a base estável da postura, e um padrão langhana (respiração abdominal) pode ajudar a aliviar a tensão sobre a região inferior do abdome, as articulações do quadril e o assoalho pélvico. Essa técnica de respiração coincide com a sua experiência do apana, que flui para baixo no organismo, em direção ao solo?

A parte superior do corpo é o aspecto móvel e sustentado da postura, e o brhmana (respiração torácica) pode ser realizado com a mera estabilização da parede abdominal assim que a inspiração é iniciada. Isso permitirá a transferência da ação do diafragma para a caixa torácica e para as articulações costovertebrais. Isso intensificará a liberação rotacional profunda na parte torácica da coluna? O uso dos músculos da região inferior do seu abdome para que a expiração seja empurrada para cima e para fora do corpo parece ter relação com o movimento para cima do apana, ou para o movimento para baixo da pelve?

GOMUKHASANA

Postura da cabeça de vaca

go = vaca; *mukha* = face, rosto

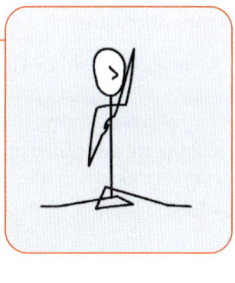

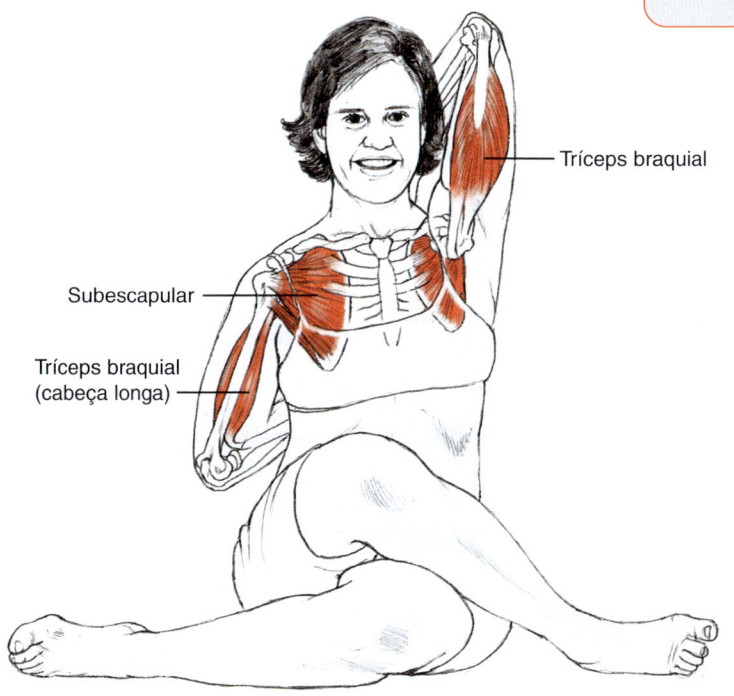

Tríceps braquial

Subescapular

Tríceps braquial
(cabeça longa)

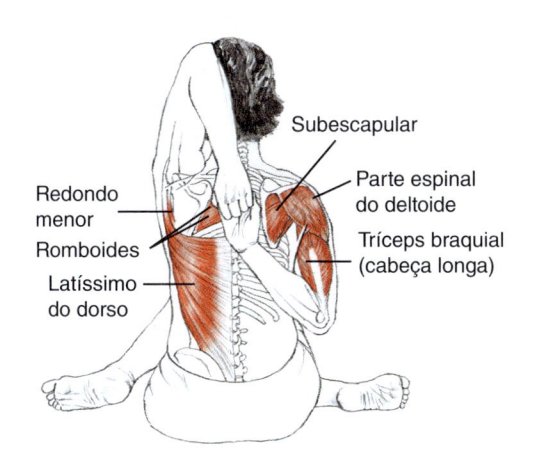

Subescapular

Redondo
menor

Parte espinal
do deltoide

Romboides

Tríceps braquial
(cabeça longa)

Latíssimo
do dorso

Ações articulares

Coluna vertebral	Membros superiores		Membros inferiores
	Braço de cima	**Braço de baixo**	
Coluna em posição neutra com leve extensão da parte torácica da coluna	Rotação superior, elevação e adução da escápula; rotação lateral e flexão do ombro; flexão do cotovelo; supinação do antebraço	Rotação inferior, adução e abaixamento da escápula; rotação medial e extensão do ombro; flexão do cotovelo; pronação do antebraço	Flexão, rotação lateral e adução do quadril; flexão do joelho

Ações musculares selecionadas

Coluna vertebral
Para calibrar as contrações concêntrica e excêntrica e manter o alinhamento neutro da coluna: extensores e flexores da coluna

Membros superiores			
Braço de cima		**Braço de baixo**	
Contração concêntrica	**Alongamento**	**Contração concêntrica**	**Alongamento**
Para realizar a rotação superior da escápula: serrátil anterior **Para realizar a adução da escápula:** romboides **Para realizar a rotação lateral do ombro:** infraespinal, redondo menor **Para flexionar o braço acima da cabeça:** parte clavicular do deltoide **Para realizar a pronação do antebraço:** pronador redondo	Tríceps braquial, latíssimo do dorso, redondo maior, peitoral menor	**Para realizar a rotação inferior e adução da escápula:** parte ascendente do trapézio, romboides **Para realizar a rotação medial do ombro:** subescapular **Para realizar a rotação medial e extensão do ombro:** redondo maior, latíssimo do dorso **Para estender o braço:** tríceps braquial (cabeça longa), parte espinal do deltoide **Para flexionar o cotovelo:** bíceps braquial **Para realizar a supinação do antebraço:** supinadores	Bíceps braquial (cabeça longa), peitoral maior, serrátil anterior, parte descendente do trapézio

Membros inferiores	
Contração concêntrica	**Alongamento**
Para realizar a rotação lateral do quadril: obturadores interno e externo, quadrado femoral, piriforme, gêmeos superior e inferior **Para realizar a rotação lateral e flexão do quadril e do joelho:** sartório **Para flexionar o joelho:** posteriores da coxa **Para realizar a flexão e adução da perna:** adutores longo e curto	Glúteos médio e mínimo

Observações

Certifique-se de que a escápula possa se mover livremente nessa postura, pois isso pode evitar que a posição do braço exerça muita pressão na própria articulação do ombro. Uma maneira de fazer isso é focar a rotação superior e inferior da escápula, antes de exercer pressão conjunta nas costas (adução). Se você tem um padrão de "puxar os ombros para trás", a adução das escápulas (mobilizando-as na direção da coluna vertebral) poderá inibir a rotação superior e inferior necessária. Caso não ocorra essa rotação da escápula, pode haver excessiva movimentação na articulação glenoumeral, o que causará danos à cápsula articular ou impactos nos tendões musculares.

Se as articulações do quadril não estiverem suficientemente móveis, um torque excessivo pode ser transmitido para as articulações dos joelhos, pelas mesmas razões de janu sirsasana (ver p. 183).

Respiração

Relaxar a parede abdominal e direcionar a respiração para a região inferior do abdome pode ajudar o assoalho pélvico e as articulações do quadril a se soltarem. Tente restringir a região inferior do abdome durante a primeira parte da inspiração e veja se isso direciona a respiração para a região torácica. Que efeito isso terá no que você está vivenciando nas estruturas dos ombros?

HANUMANASANA

Postura do macaco

hanumat = que tem mandíbulas grandes; um macaco-chefe

Hanuman era um chefe semidivino de um exército de macacos que serviam ao deus Rama. Conforme conta a epopeia hindu *Ramayana*, por meio da tradição oral, Hanuman atravessou com um único salto a distância entre o Sul da Índia e o Sri Lanka. Essa postura com as pernas abertas representa o seu famoso salto.

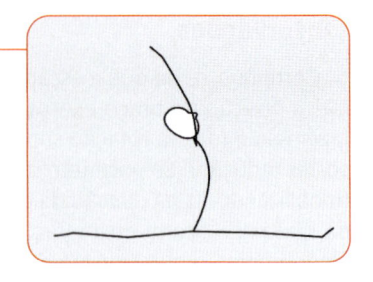

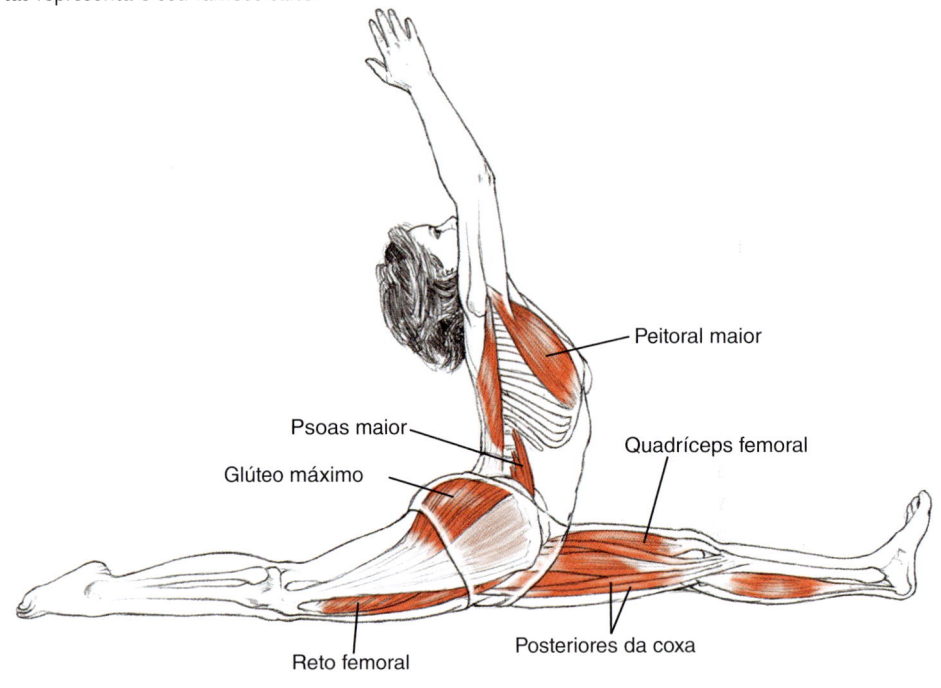

Peitoral maior

Psoas maior

Glúteo máximo

Quadríceps femoral

Reto femoral

Posteriores da coxa

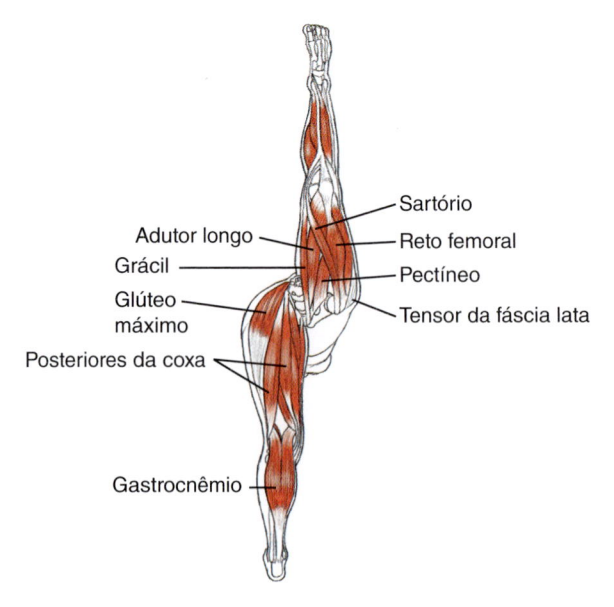

Sartório

Adutor longo

Reto femoral

Grácil

Pectíneo

Glúteo máximo

Tensor da fáscia lata

Posteriores da coxa

Gastrocnêmio

Ações articulares

Coluna vertebral	Membros superiores	Membros inferiores	
		Perna da frente	**Perna de trás**
Extensão	Rotação superior, abdução e elevação da escápula; flexão e adução do ombro; extensão do cotovelo Nutação da articulação SI; flexão, rotação medial e adução do quadril; extensão do joelho; dorsiflexão do tornozelo	Contranutação da articulação SI; extensão, rotação medial e adução do quadril; extensão do joelho; flexão plantar do tornozelo

Ações musculares selecionadas

Coluna vertebral	
Contração concêntrica	Contração excêntrica
Para estender a coluna: extensores da coluna	**Para permitir a extensão da coluna (inclinação para trás) sem cair com a força da gravidade:** psoas menor, músculos abdominais, longo do pescoço, verticais, músculos supra-hióideos e infra-hióideos

Membros superiores	
Contração concêntrica	Alongamento
Para realizar a abdução, rotação superior e elevação da escápula: serrátil anterior, parte descendente do trapézio **Para estabilizar, flexionar e aduzir a articulação do ombro:** manguito rotador, coracobraquial, peitoral maior (fibras superiores), parte clavicular do deltoide, bíceps braquial (cabeça curta)	Romboides, latíssimo do dorso, peitoral maior (fibras inferiores), peitoral menor

Membros inferiores		
Perna da frente		**Perna de trás**
Contração concêntrica	Contração excêntrica	Contração excêntrica
Para manter a extensão do joelho: articular do joelho, vastos **Para realizar a adução e rotação medial:** pectíneo, adutores longo e curto	**Para resistir à hipermobilização na região anterior da articulação do quadril e manter a rotação medial e a adução:** posteriores da coxa, glúteos médio e mínimo (fibras posteriores), glúteo máximo, piriforme, adutor magno, sóleo, gastrocnêmio	**Para resistir à hiperextensão do quadril enquanto mantém a adução e a rotação medial:** psoas maior, ilíaco, reto femoral, sartório, pectíneo, adutores longo e curto, grácil, tensor da fáscia lata

Observações

Nessa postura tão difícil, a ação de inclinação para a frente sobre a perna da frente e a hemi-pelve é contraposta pela ação de se inclinar para trás sobre a perna de trás e a hemipelve. A coluna vertebral pode então ser desafiada a buscar o equilíbrio entre essas duas ações opostas.

Em uma inclinação simétrica para a frente, como a paschimottanasana (p. 180), parte da ação de inclinar para a frente vem tanto da coluna como dos membros inferiores. Da mesma forma, em uma inclinação para trás, como a urdhva dhanurasana (p. 291), a ação de inclinar para trás vem dos membros inferiores e da coluna vertebral conjuntamente. No hanumanasana, entretanto, o fato de as duas pernas e as hemipelves realizarem ações opostas significa que as ações de inclinação para a frente e para trás estão direcionadas quase que totalmente para as pernas e articulações SI, tornando ambos os aspectos mais intensos.

Como, em geral, a amplitude de movimento na articulação do quadril é maior na flexão do que na extensão, o movimento da perna de trás costuma ter maior efeito na coluna vertebral nessa postura, e a extensão da coluna (em vez de flexioná-la sobre a perna da frente) geralmente demanda um esforço maior. Considerando que a ação de cada perna é restrita pela perna oposta, essa postura é um tanto limitadora; as forças não ficam dispersas no espaço tanto quanto ficam em áreas potencialmente vulneráveis.

A presença da gravidade significa que não é necessário contrair de forma concêntrica nenhum dos músculos para posicionar o corpo nessa postura. Em vez disso, o próprio peso do seu corpo intensifica a ação. Entretanto, para realizar essa postura de tal modo que ocorra a distribuição das forças para longe das áreas vulneráveis, não se deve simplesmente relaxar com a gravidade.

Se o hanumanasana for executado de maneira ativa, dando a devida atenção às ações excêntri-cas dos músculos em alongamento, a mobilização dessa postura poderá ser distribuída em diversas articulações. Um pequeno movimento em várias localizações pode distribuir a força de forma segura. Para isso, é necessário que você conheça suas próprias tendências quanto aos pontos em que você contrai e relaxa, para que possa estabilizar as áreas móveis e mobilizar as áreas fixas.

Uma última observação sobre manter as pernas em rotação neutra: embora a posição das per-nas seja neutra em termos de rotação medial e lateral, é necessário, na verdade, que haja rotação medial ativa para manter essa posição neutra, especialmente na perna de trás. (Conforme dito anteriormente, uma posição neutra na articulação não é sempre aquela que exige menos esforço muscular, dependendo das ações da gravidade e dos outros membros. A manutenção de uma posição neutra pode com frequência constituir uma ação muscular bastante intensa.)

Nessa postura, permitir que a perna de trás entre em rotação lateral pode tornar mais fácil che-gar mais perto do chão. Mas deixar a perna de trás virar para fora pode colocar uma pressão de torção sobre a parte lombar da coluna e sobre a articulação SI dessa perna, além do joelho dessa mesma perna. Também pressiona mais os adutores da perna de trás. Como resultado, a parte medial da perna fica hipermobilizada além de hiperalongada, enquanto a parte da frente da coxa não fica tão alongada quanto poderia. É necessário um tipo de disciplina diferente para resistir ao impulso de ir o mais para baixo possível e para usar apoios (blocos e cobertores) conforme necessário para manter a integridade da postura.

Respiração

Quando estiver respirando sem dificuldade, uma perspectiva interessante é que você saberá que está executando essa postura de forma mais efetiva. Até que todas as forças de flexão, extensão e rotação tenham sido equilibradas e a coluna possa se estender facilmente, a respiração tende a ser forçada e difícil. Tente experimentar com o uso de apoios, para que o trabalho possa ser feito de forma gradual, de modo a não alterar excessivamente o ritmo de sua respiração.

NAVASANA

Postura do barco

nava = barco

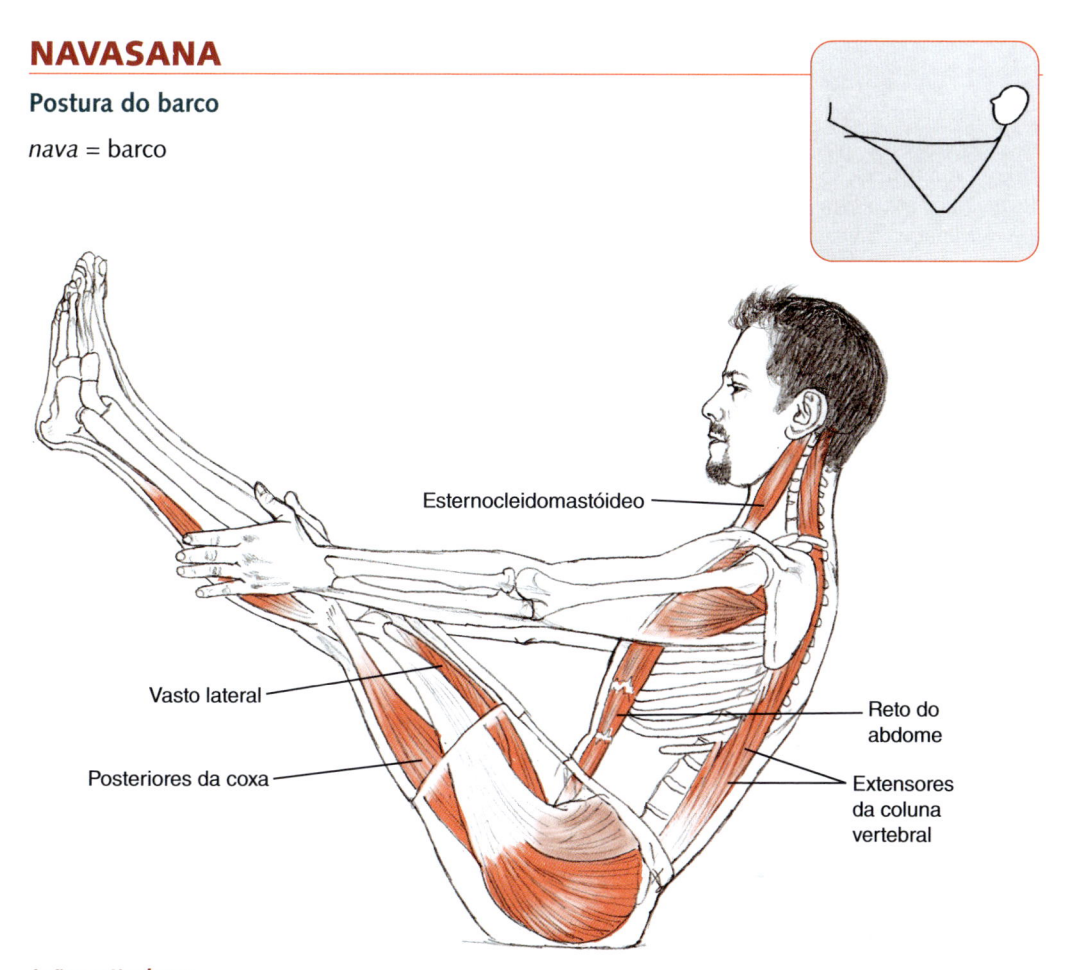

Esternocleidomastóideo

Vasto lateral

Posteriores da coxa

Reto do abdome

Extensores da coluna vertebral

Ações articulares

Coluna vertebral	Membros superiores	Membros inferiores
Coluna em posição neutra	Flexão do ombro	Flexão e adução do quadril, extensão do joelho

Ações musculares selecionadas

Coluna vertebral	
Contração concêntrica	**Contração excêntrica**
Para manter as curvaturas neutras da coluna: extensores da coluna	**Para manter a coluna em posição neutra contra a força da gravidade e resistir à hiperextensão da parte lombar da coluna:** psoas maior (fibras superiores), músculos abdominais

Membros superiores	
Contração concêntrica	
Para manter a escápula na caixa torácica: serrátil anterior, romboides **Para flexionar o ombro:** coracobraquial, parte clavicular do deltoide	**Para estender o cotovelo:** tríceps braquial, ancôneo

Membros inferiores	
Contração concêntrica	
Para flexionar o quadril: psoas maior, ilíaco, reto femoral **Para manter a extensão do joelho:** articular do joelho, vastos	**Para realizar a adução e rotação medial:** pectíneo, grácil, adutores longo e curto

Observações

Nessa postura, o desafio não é a postura em si, mas sim sua relação com a gravidade. Se a rotação fosse de 45 graus, seria somente o trabalho de se manter sentado verticalmente no dandasana (que certamente pode apresentar seus próprios desafios; ver p. 178).

Idealmente, o peso nessa postura fica distribuído entre os túberes isquiáticos e o cóccix. Todo o peso não deve ser sustentado sobre o sacro. Se o dandasana é um desafio por causa do encurtamento nas regiões posteriores das pernas, esse mesmo encurtamento torna um desafio a sustentação do navasana com as pernas esticadas. Nesse caso, uma boa opção seria flexionar os joelhos para que a coluna vertebral possa se manter neutra.

Esse asana em geral é descrito como o que trabalha os músculos abdominais. Isso é verdade; no entanto, os músculos abdominais não colocam o corpo nessa postura. Em vez disso, evitam que a parte superior do corpo caia para trás com a gravidade. A ação que mantém o corpo nessa posição é a flexão do quadril.

Assim como a flexão dos joelhos facilita a postura por encurtar o comprimento do braço de alavanca inferior, estender os braços acima da cabeça é mais difícil, por causa do alongamento do braço de alavanca superior.

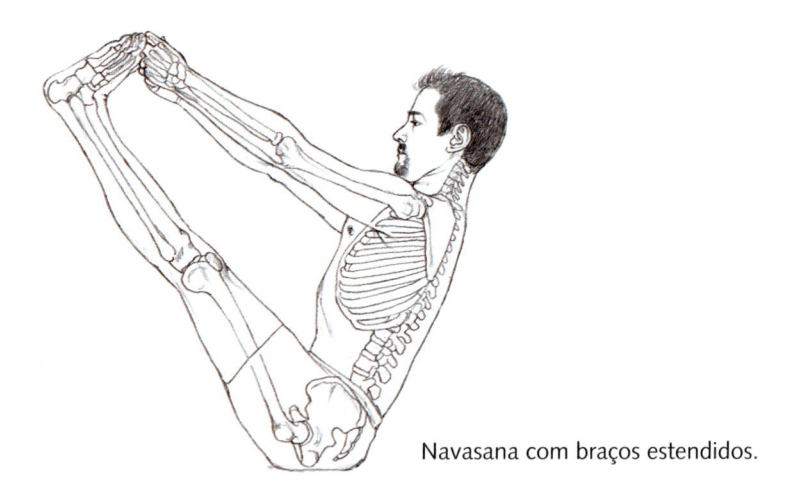

Navasana com braços estendidos.

Respiração

Para manter a estabilidade e o equilíbrio nessa postura, a respiração deve ser contida e compenetrada. Observe para onde a sua respiração é capaz (ou não) de se deslocar enquanto você estiver nessa postura. Como experiência, tente fazer o navasana enquanto faz respirações abdominais profundas. Isso afeta sua capacidade de manter esse formato?

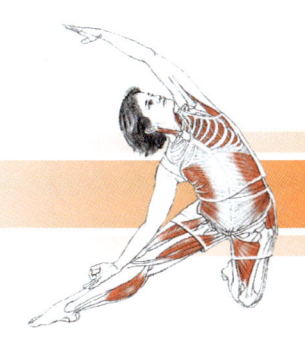

POSTURAS DE JOELHOS

Na posição ajoelhada, o peso do corpo recai sobre os joelhos, canelas e parte superior dos pés. Essa posição traz o centro de gravidade para mais perto do chão do que quando se está em pé, porém para mais distante do chão do que a posição sentada com os túberes isquiáticos diretamente no chão. Em termos de desenvolvimento, ajoelhar-se (tanto ajoelhar-sentar como ajoelhar-ficar em pé) são ações que constituem uma transição importante para os bebês que estão aprendendo a passar da posição sentada para em pé.

Historicamente, essa posição está associada a abaixar-se, no sentido de humildade ou culto. Isso provavelmente se deve ao fato de que, quando ajoelhada, a pessoa é mais vulnerável do que quando está em pé, especialmente se sua cabeça estiver curvada.

Ajoelhar-se também pode ser uma postura de alerta relaxado, associada com força e disposição, como se vê em vajrasana e virasana (p. 210). Nas artes marciais, o ato de ajoelhar-se é usado como posição preparatória que facilita levantar-se mais rápido do que na posição sentada de pernas cruzadas, de modo que, na prática do aikido, treina-se até mesmo para golpear a partir da posição ajoelhada.

Em asana, posturas ajoelhadas costumam ser utilizadas para ajudar a mobilizar as articulações do quadril. Quando a mobilidade dos pés e das pernas é tirada de sua base de apoio, a atenção pode ser centrada nas ações das articulações do quadril, das hemipelves e do assoalho pélvico. Ajoelhar-se também proporciona uma base estável e simétrica a partir da qual o seu centro de gravidade pode ser erguido, de modo que ocorrerá a extensão completa da coluna vertebral, o que é mais belamente expresso em posturas como ustrasana (p. 216) e eka pada rajakapotasana (p. 219).

VAJRASANA

Postura do raio

vajra = raio, diamante

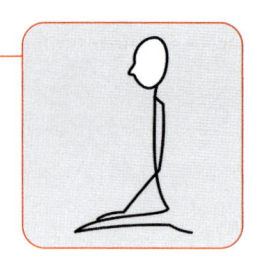

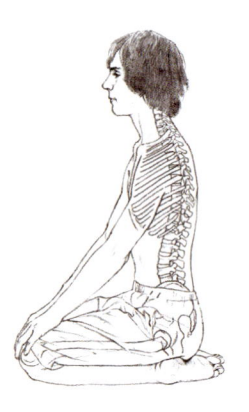
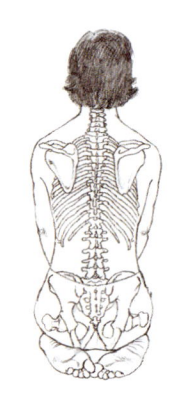
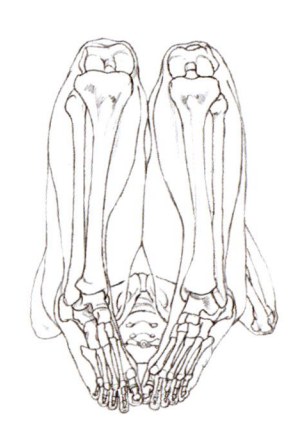

VIRASANA

Postura do herói

vira = homem, herói, chefe

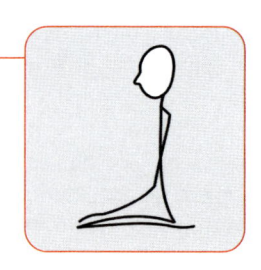

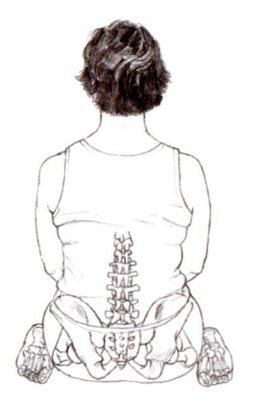
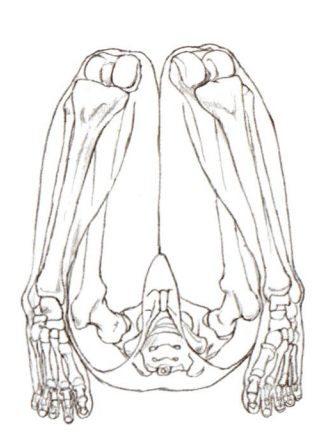

Ações articulares comuns (para as duas posturas anteriores)

Coluna vertebral	Membros inferiores
Extensão axial ou neutra	Flexão, rotação medial e adução do quadril; flexão do joelho; flexão plantar do tornozelo

Observações

Assim como em posturas sentadas como sukhasana (p. 174), siddhasana (p. 174) e padmasana (p. 175), o objetivo é a estabilidade e o conforto, ou sthira e sukha, as qualidades fundamentais de todos os asanas como descritos por Patañjali no *Yoga Sutra*. A simetria das posturas ajoelhadas, em que uma perna não está cruzada na frente da outra, proporciona menos distrações, em comparação com posturas em que ocorra cruzamento das pernas, o que gera uma ação assimétrica na pelve e nos quadris, que também pode ser percebida na coluna vertebral. Virasana e vajrasana são também posturas excelentes para sustentar a coluna e o crânio de modo a permitir que os sentidos se introjetem em pranayama e na meditação (como nas posturas sentadas a partir da p. 173).

Para algumas pessoas, essas posições ajoelhadas são mais fáceis sobre os quadris e joelhos do que sentar-se de pernas cruzadas, porque as articulações do quadril não precisam realizar rotação lateral ou abdução, como fazem em siddhasana ou sukhasana. Para outras pessoas, a pressão incidente em seus joelhos, canelas e pés faz com que as posturas ajoelhadas sejam muito mais desafiadoras do que sentar-se com as pernas cruzadas.

BALASANA

Postura da criança

bala = jovem, infantil, não totalmente crescido ou desenvolvido

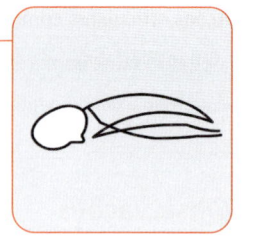

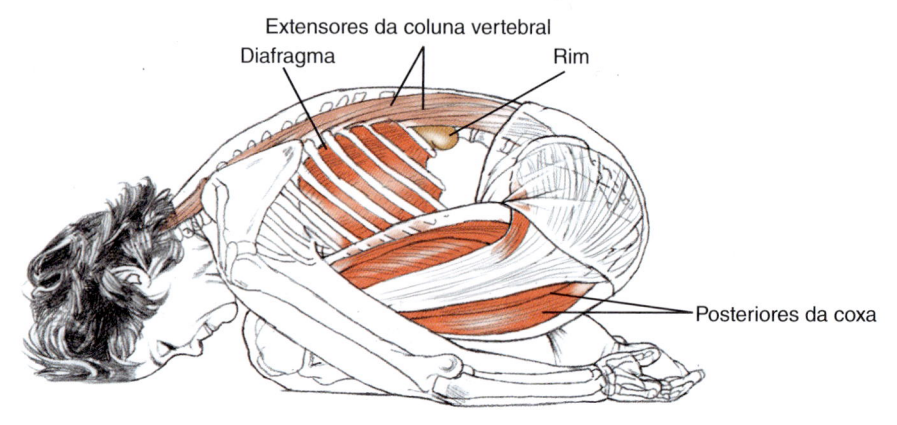

Diafragma

Extensores da coluna vertebral

Rim

Posteriores da coxa

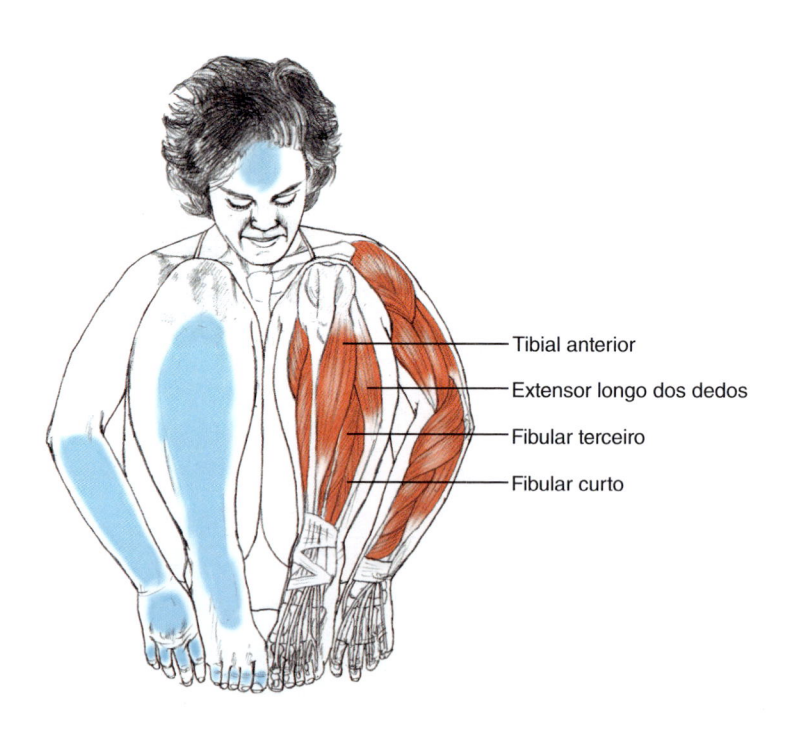

Tibial anterior

Extensor longo dos dedos

Fibular terceiro

Fibular curto

Ações articulares

Coluna vertebral	Membros inferiores
Flexão	Nutação da articulação sacroilíaca (SI), flexão e adução do quadril, flexão do joelho, flexão plantar do tornozelo

Observações

A gravidade pode fazer com que o seu corpo se aprofunde mais nessa posição, além de revelar locais em que habitualmente ocorre retenção.

Um dos possíveis objetivos dessa postura é trazer os túberes isquiáticos até seus calcanhares e a testa até o chão. Para isso, vários músculos têm de se alongar: a parte dorsal do tronco e nádegas, a frente das coxas e canelas, bem como a parte superior dos pés.

As variações incluem: o afastamento dos joelhos (que pode proporcionar uma extensão mais neutra da coluna vertebral e abrir espaço para a barriga e o tórax); a extensão dos braços acima da cabeça; segurar os calcanhares com as mãos; cruzar os braços sob a testa; e virar a cabeça para um lado.

Às vezes, há uma sensação de congestão na parte da frente das articulações do quadril. Isso pode ser causado pelo hábito de usar os músculos anteriores do quadril para puxar o corpo para baixo em direção às coxas, em vez de se permitir que a gravidade crie essa ação. (A sensação de congestão também pode ter origem na ausência de diferenciação miofascial nos flexores do quadril.)

Se os extensores dos dedos dos pés estiverem habitualmente contraídos (i.e., os dedos dos pés estão sempre erguidos), ou se houver falta de mobilidade nos ossos dos pés, também é possível sentir uma limitação na parte de cima dos pés. Além disso, a subutilização dos músculos intrínsecos dos pés pode resultar em cãibras nessa postura e em outras semelhantes (como virasana e vajrasana, p. 210).

Respiração

Embora este asana seja frequentemente usado como postura de descanso ou liberação, seus efeitos não são universalmente calmantes. Com os quadris totalmente flexionados e aduzidos e a parte da frente do tronco repousando sobre a superfície anterior das coxas, você consegue sintonizar a qualidade da respiração no abdome? O movimento da respiração está disponível na parte de trás da cintura e na caixa torácica? Você se torna mais seguro com relação à sua capacidade de permanecer vigilante quanto ao seu entorno? Observe se essa postura provoca em você uma sensação de ansiedade, por limitar seu alcance da visão. Nessa posição, o reposicionamento dos braços aumenta ou diminui sua capacidade de respirar?

SUPTA VIRASANA

Postura do herói reclinada

supta = reclinado, deitado para dormir; *vira* = homem corajoso ou eminente, herói, chefe

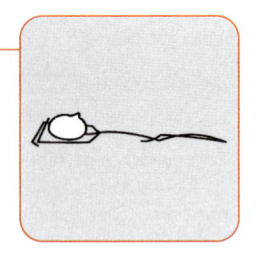

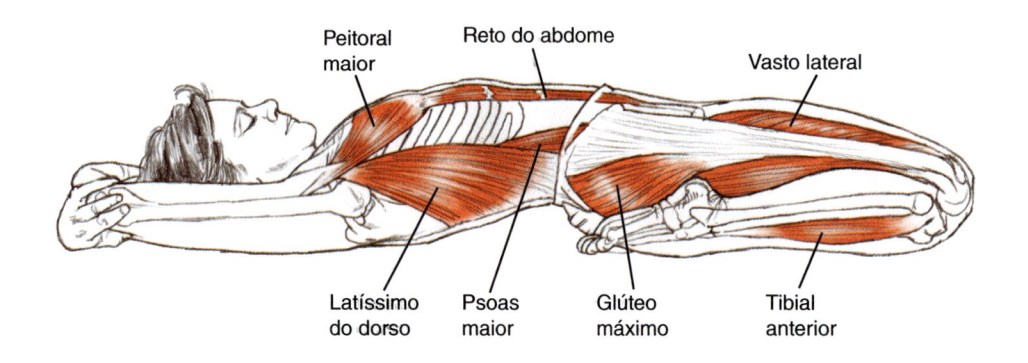

Peitoral maior · Reto do abdome · Vasto lateral · Latíssimo do dorso · Psoas maior · Glúteo máximo · Tibial anterior

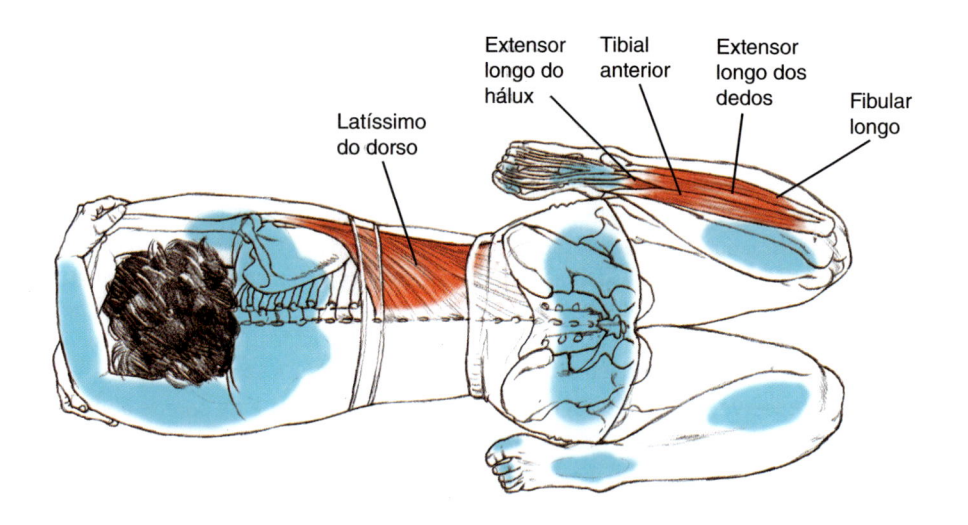

Extensor longo do hálux · Tibial anterior · Extensor longo dos dedos · Fibular longo · Latíssimo do dorso

Ações articulares

Coluna vertebral	Membros inferiores
Extensão axial	Contranutação da articulação sacroilíaca; extensão, rotação medial e adução do quadril; flexão e rotação medial do joelho; flexão plantar do tornozelo

Ações musculares selecionadas

Coluna vertebral	
Contração concêntrica	**Alongamento**
Para evitar a hipermobilização da parte lombar da coluna vertebral: psoas menor, músculos abdominais	Psoas maior
Membros inferiores	
Contração concêntrica	**Alongamento**
Para manter os joelhos juntos: grácil, adutor magno	Psoas maior, reto femoral, vastos, sartório, tibial anterior, extensor longo dos dedos, extensor longo do hálux

Observações

Existem muitas variações para a posição dos braços nessa postura: nas laterais, acima da cabeça e apoiados nos seus cotovelos. (Se os músculos dorsais superficiais não puderem alongar, posicionar os braços acima da cabeça poderá causar a hiperextensão da coluna vertebral, em virtude dos músculos situados entre a escápula e a coluna.)

Pessoas que habitualmente se sentam em cadeiras têm o hábito de conter os quadris, o que limita a extensão dessa articulação. Em geral, a extensão do quadril com as pernas em rotação medial constitui maior desafio em comparação com a extensão do quadril com as pernas em rotação lateral. No supta virasana, a rotação medial dos quadris fica fixada no lugar em decorrência do peso do corpo; assim, o movimento para trás que deve ocorrer nos quadris pode ser evidenciado como uma extensão da coluna (uma flexão das costas) em lugar da extensão do quadril.

Se essa postura for de alguma forma forçada na direção do chão e os flexores do quadril não conseguirem se alongar, a força pode ser transmitida tanto para a parte inferior das costas como para os joelhos. Em vez de se concentrar em alcançar o chão, o que acontecerá se você se concentrar em manter a postura de modo a permitir a máxima extensão do quadril para que as forças sejam distribuídas mais uniformemente pelo seu corpo? Manter os pés ativos para evitar a supinação é importante também para manter a integridade das articulações do joelho.

Essa pode ser uma excelente postura para aliviar dores ciáticas e lombares se for feita gradualmente e com atenção à rotação medial e à extensão dos quadris. Contudo, em algumas pessoas a postura pode exacerbar a dor lombar.

Respiração

Nessa posição, observe se o potencial para tensão no psoas maior e na parede abdominal cria pressão posterior ou anterior na cavidade abdominal. Observe se esse efeito pode ser ampliado ou diminuído, dependendo de como você usa os músculos abdominais para controlar a curvatura lombar. A sua respiração pode se adaptar a essa postura, com a liberação na direção da parte de trás da caixa torácica ou na base da pelve? Enfatizar os movimentos da respiração na pelve auxilia na liberação de tensão nos quadris e na região glútea?

USTRASANA

Postura do camelo

ustra = camelo

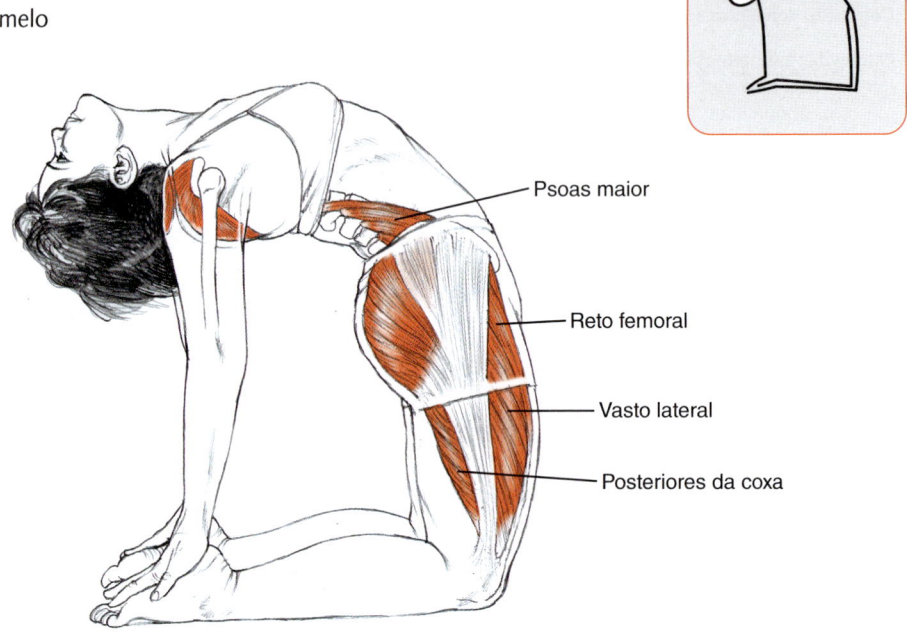

- Psoas maior
- Reto femoral
- Vasto lateral
- Posteriores da coxa

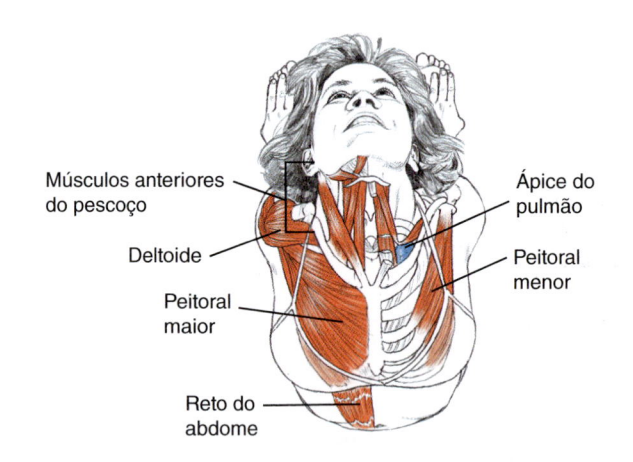

- Músculos anteriores do pescoço
- Deltoide
- Peitoral maior
- Reto do abdome
- Ápice do pulmão
- Peitoral menor

Ações articulares

Coluna vertebral	Membros superiores	Membros inferiores
Extensão	Adução e rotação inferior da escápula; extensão e adução do ombro; extensão do cotovelo	Contranutação da articulação SI; extensão e adução do quadril; flexão do joelho; flexão plantar do tornozelo

Ações musculares selecionadas

Coluna vertebral		
Contração concêntrica	**Contração excêntrica**	**Também alongamento**
Para estender a coluna (embora a maior parte da ação de extensão seja causada pela gravidade): extensores da coluna	**Para evitar a hipermobilização da parte lombar da coluna:** psoas menor, músculos abdominais **Para resistir à hiperextensão na parte cervical da coluna enquanto a cabeça se estende:** músculos anteriores do pescoço	Psoas maior

Membros superiores		
Contração concêntrica		**Alongamento**
Para aduzir, elevar e realizar a rotação inferior da escápula: romboides, levantador da escápula **Para estabilizar a articulação do ombro e evitar a protração da cabeça do úmero:** manguito rotador	**Para estender e aduzir a articulação do ombro:** tríceps braquial (cabeça longa), redondo maior, parte espinal do deltoide **Para estender o cotovelo:** tríceps braquial	Peitorais maior e menor, bíceps braquial, coracobraquial

Membros inferiores	
Contração concêntrica	**Contração excêntrica**
Para estender, aduzir e rodar medialmente o quadril: posteriores da coxa, adutor magno, glúteo máximo	**Para resistir à extensão do quadril e à flexão do joelho:** reto femoral **Para resistir à flexão do joelho:** articular do joelho, vastos

Observações

Teoricamente, a gravidade traciona o tronco nessa inclinação para trás, ao mesmo tempo que interrompe o movimento dos braços para trás e a ação excêntrica dos flexores da coluna vertebral na frente do corpo. Um dos potenciais desafios desse asana é distribuir o movimento de extensão por toda a coluna: em geral, as porções cervical e lombar da coluna se estendem com mais facilidade do que a porção torácica da coluna. Faz parte do processo aprender onde, em sua própria coluna, você deve buscar menos ou mais extensão.

Pode ser muito desafiador encontrar uma extensão de apoio da coluna na base do pescoço ou na região superior da parte torácica da coluna vertebral, que especialmente supere o peso da cabeça que se movimenta para trás – o que, para muitos de nós, pode causar desorientação, e até mesmo ser assustador. Na porção cervical da coluna, os músculos anteriores do pescoço dão sustentação à cabeça com atividade excêntrica; e, na porção lombar da coluna, os músculos na frente do abdome estão também excentricamente ativos. O aprendizado gradual de como descobrir uma sensação de atividade e alongamento na parte da frente do pescoço, tórax e abdome pode ajudar a tornar esse asana mais acessível.

Se as pernas rodam lateralmente (à medida que os joelhos se afastam e os pés se aproximam), as articulações SI podem ficar mais livres para se mover. Para algumas pessoas, isso aumenta a intensidade da inclinação para trás, e para outras pessoas aumenta muito o movimento nas articulações SI. (Manter a rotação medial das pernas ajudará a estabilizar a articulação SI, estimulando a parte frontal dessa articulação a se tornar mais congruente, o que enfatizará a extensão do quadril em vez do movimento no sacro.)

Ustrasana, assim como outras inclinações posteriores profundas, pode ser um movimento intenso para o sistema digestório, especialmente o esôfago; assim, é recomendável que um praticante com hérnia de hiato realize essa postura com cautela.

Atenção: as inclinações posteriores "abrem o coração"?

Ustrasana e outras inclinações posteriores são geralmente caracterizadas como "posturas que abrem o coração". Como o coração (assim como todos os nossos órgãos) é uma estrutura tridimensional, qualquer movimento na coluna pode abrir um lado do coração e fechar o outro. Por exemplo, embora a extensão da coluna possa expandir a parte anterior do coração, ela condensa a parte posterior; a flexão da coluna, por outro lado, condensa a parte anterior do coração e expande a posterior. (E a flexão lateral expande um lado ou outro do coração.)

O fato de que os principais vasos sanguíneos que fluem do – e para o – coração estão em sua superfície posterior pode suscitar questões acerca da importância das inclinações posteriores como *abridoras do coração*, e também pode nos levar a questionar se a expansão física do coração é de utilidade para todos (o que quer que se pretenda dizer com essa metáfora).

Respiração

Em ustrasana, você é capaz de sintonizar o que está sentindo na parede abdominal, que fica alongada nessa posição? Tendo em vista que a parte frontal das estruturas torácicas é mantida em uma posição de inspiração, verifique se sente dificuldade em respirar ainda mais profundamente nessas áreas enquanto estiver em ustrasana. Para onde mais a sua respiração pode se deslocar? Talvez seja possível fazer uma respiração tranquila e eficiente, em vez de uma respiração completa. É interessante observar a relação entre a camada mais profunda dos músculos cervicais anteriores e o movimento respiratório menos amplo, embora significativo, no ápice dos pulmões, que guardam relação com as duas costelas superiores e com os músculos escalenos internos. Lembre-se: você também tem pulmões nas suas axilas.

EKA PADA RAJAKAPOTASANA

Postura do pombo real com uma perna só

eka = um; *pada* = pé, perna; *raja* = rei, real; *kapota* = pombo

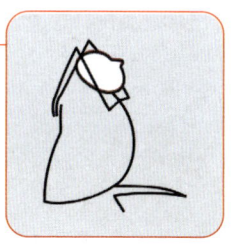

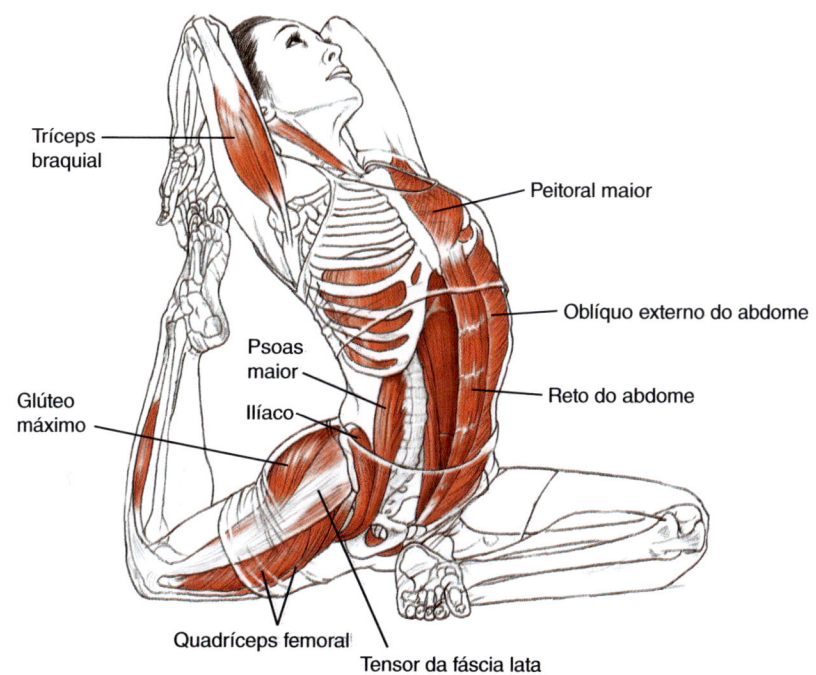

Tríceps braquial

Peitoral maior

Oblíquo externo do abdome

Psoas maior

Reto do abdome

Glúteo máximo

Ilíaco

Quadríceps femoral

Tensor da fáscia lata

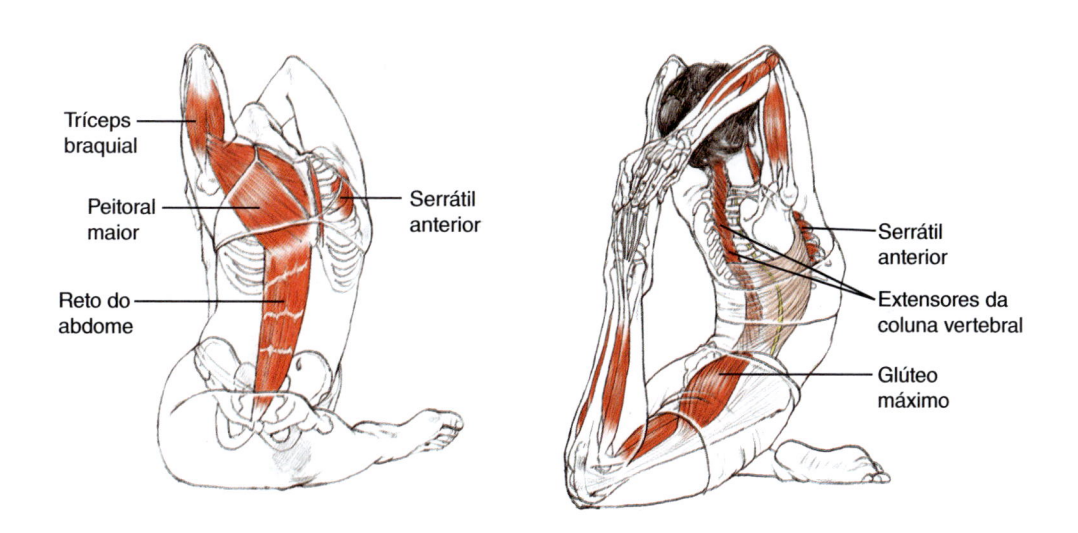

Tríceps braquial

Peitoral maior

Serrátil anterior

Reto do abdome

Serrátil anterior

Extensores da coluna vertebral

Glúteo máximo

Ações articulares

Coluna vertebral	Membros superiores	Membros inferiores	
		Perna da frente	**Perna de trás**
Extensão	Rotação superior, abdução e elevação da escápula; flexão, adução e rotação lateral do ombro; supinação do antebraço; flexão da mão e dos dedos	Nutação da articulação sacroilíaca; flexão e rotação lateral do quadril; flexão do joelho; flexão plantar do tornozelo; supinação do pé	Contranutação da articulação sacroilíaca; extensão, rotação medial e adução do quadril; flexão do joelho; flexão plantar do tornozelo

Ações musculares selecionadas

Coluna vertebral

Contração concêntrica		Contração excêntrica
Para estender a coluna: extensores da coluna	**Para neutralizar a torção a partir da posição da perna de trás:** oblíquo interno do abdome (lado da perna da frente); oblíquo externo do abdome (lado da perna de trás)	**Para evitar a hiperextensão na parte lombar da coluna:** psoas menor, músculos abdominais

Membros superiores

Contração concêntrica	
Para abduzir, rodar para cima e elevar a escápula: serrátil anterior, parte descendente do trapézio **Para estabilizar, flexionar e aduzir a articulação do ombro:** manguito rotador, peitoral maior (fibras superiores), parte clavicular do deltoide, bíceps braquial (cabeça curta)	**Para rodar o antebraço e segurar o pé:** supinador e flexores da mão e dos dedos

Membros inferiores

Perna da frente	Perna de trás	
Contração excêntrica	Contração concêntrica	Alongamento
Para resistir à flexão do quadril: posteriores da coxa, piriforme, obturador interno, gêmeos superior e inferior	**Para criar a extensão do quadril e a flexão do joelho:** posteriores da coxa **Para criar a extensão, rotação medial e adução do quadril:** adutor magno	Ilíaco, psoas maior, reto femoral

Observações

Como em todas as posturas, é possível uma grande variedade de experiências nesse asana, dependendo dos interesses, da força, do equilíbrio e da amplitude de movimento de cada pessoa. Essa postura é classificada como uma postura de joelhos porque é uma posição inicial em potencial, mas a base de apoio não está realmente nos joelhos. De maneira similar ao hanumanasana (p. 204), esse asana tem como base de apoio a superfície posterior da perna da frente e a superfície anterior da perna de trás.

Nesse asana, o peso do corpo pode aplicar uma pressão extra no joelho da frente, na fixação dos músculos posteriores da coxa da perna da frente ou na parte medial do quadril e da coxa da perna de trás. O uso (de forma excêntrica) do assoalho pélvico e da parte de trás das pernas e pelve pode ajudar na distribuição do peso decorrente da força da gravidade ao longo de toda a base da postura.

Mesmo que a perna da frente esteja em rotação lateral, essa postura ainda requer uma grande capacidade de extensão dos músculos de rotação lateral na parte lateral do quadril. Isso ocorre porque esses músculos são também extensores e abdutores do quadril, e as ações na perna da frente são a flexão e a adução do quadril – quanto mais aduzida estiver a perna da frente, maior será a ênfase dada a esses músculos.

Quando o joelho é mais estendido na perna da frente (em direção a 90 graus de flexão), a rotação no quadril fica muito intensificada. Essa ação pode impor mais pressão no joelho, especialmente se houver restrição na articulação do quadril, e o joelho se torna muito mais vulnerável a forças de torção quando em 90 graus. A ação nos pés e tornozelos pode ajudar a estabilizar e proteger o joelho.

Respiração

Muitas das mesmas perguntas feitas para ustrasana (ou para qualquer inclinação posterior profunda) também são relevantes para a postura do pombo, com ênfase extra em como a posição do braço acima da cabeça afeta sua respiração nos lobos superiores dos pulmões. Essa situação contrasta com o alcance dos braços para trás na postura do camelo.

VARIAÇÃO DE EKA PADA RAJAKAPOTASANA

Flexionada para a frente

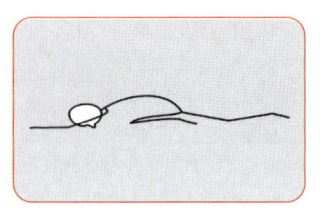

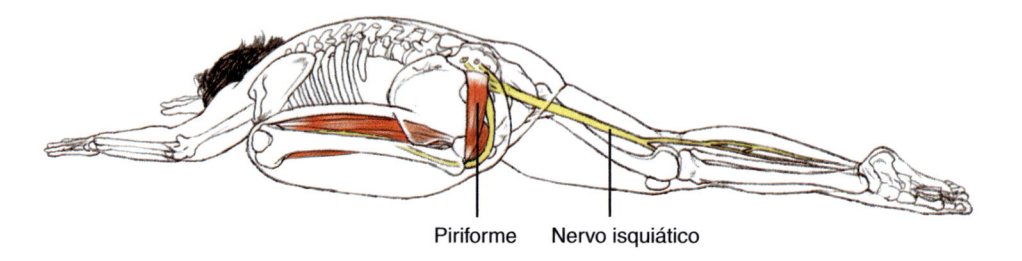

Piriforme   Nervo isquiático

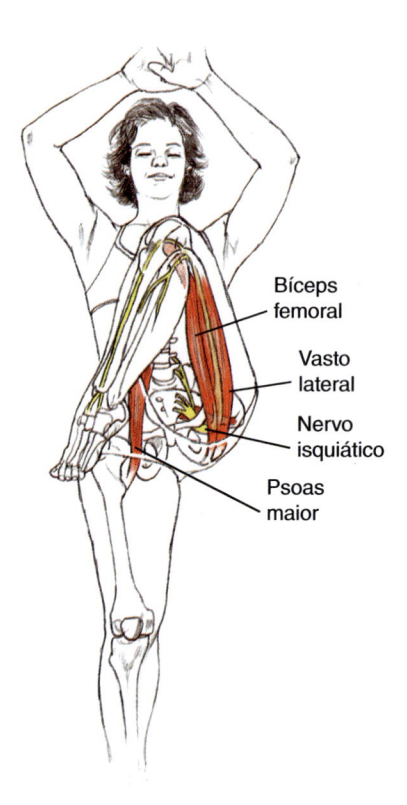

Bíceps
femoral

Vasto
lateral

Nervo
isquiático

Psoas
maior

Observações

Essa variação intensifica as ações na parte posterior da coxa e em outros extensores do quadril da perna da frente por causa da flexão do quadril mais profunda e do maior peso do corpo sobre essa perna. Ao mesmo tempo, a variação diminui as ações na parte de trás do quadril e na coluna vertebral.

Essa posição é usada com frequência para "alongar" o nervo isquiático. Quando há dor ciática, no entanto, não é necessariamente conveniente alongar o nervo isquiático. Na verdade, pode ser que a frequente realização desse asana ajude a aliviar a dor ciática, porém é mais provável que a mobilização dos quadris e da pelve, bem como os efeitos sobre todos os músculos da parte inferior do corpo, sejam os responsáveis.

As ilustrações a seguir mostram a interação do nervo isquiático com o músculo piriforme em várias posições:

1. Posição neutra do quadril (figura a).
2. Rotação lateral e abdução, que encurtam o piriforme (figura b).
3. Flexão do quadril, que começa a alongar o piriforme e outros rotadores laterais (figura c).
4. Flexão do quadril combinada com adução, que coloca o piriforme, assim como o nervo isquiático, em alongamento máximo (figura d).

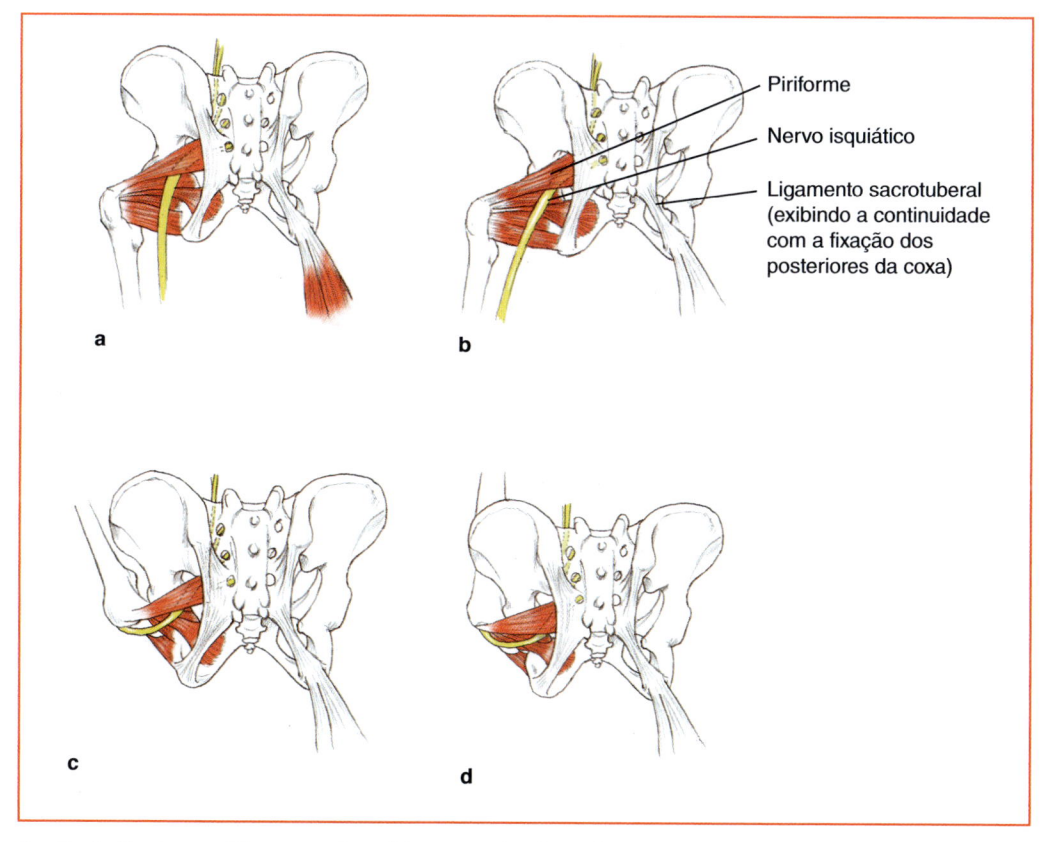

A articulação do quadril, o nervo isquiático e o músculo piriforme em quatro posições, conforme entram na variação da postura do pombo flexionada para a frente: *(a)* neutros; *(b)* rodados lateralmente e abduzidos; *(c)* rodados lateralmente, abduzidos e flexionados; *(d)* rodados lateralmente, flexionados e aduzidos.

PARIGHASANA

Postura da cancela

parigha = barra de ferro usada para trancar um portão

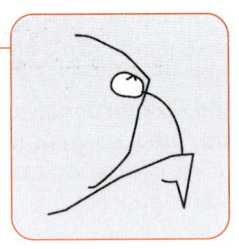

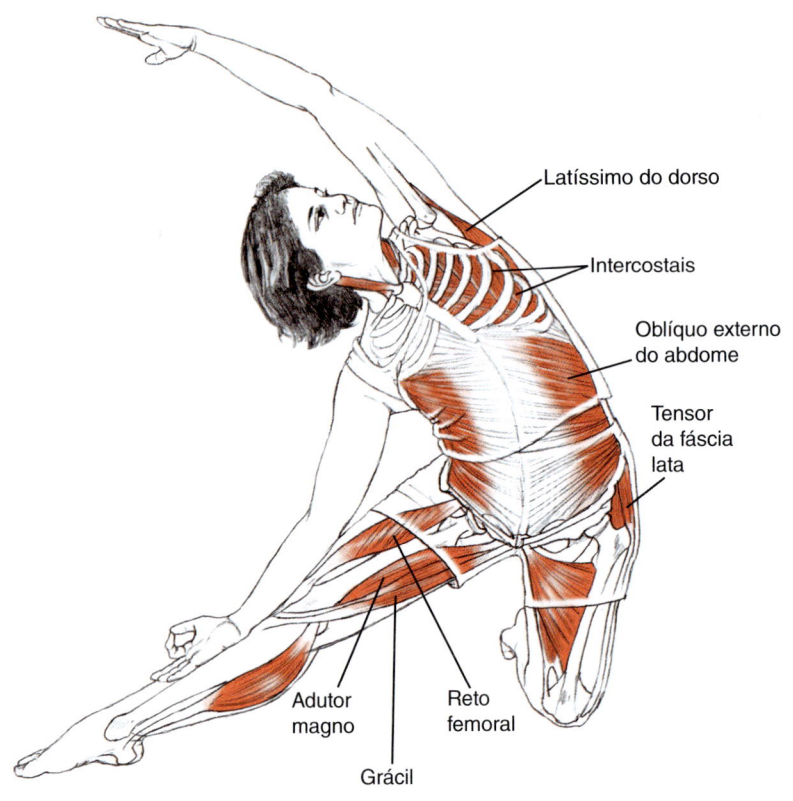

Latíssimo do dorso

Intercostais

Oblíquo externo do abdome

Tensor da fáscia lata

Adutor magno

Reto femoral

Grácil

Ações articulares

Coluna vertebral	Membros superiores		Membros inferiores	
	Braço de cima	**Braço de baixo**	**Perna ajoelhada**	**Perna estendida**
Flexão lateral, extensão e rotação cervical	Rotação superior e elevação da escápula, abdução do ombro, extensão do cotovelo	Abdução do ombro, supinação do antebraço	Extensão e adução do quadril, flexão do joelho, dorsiflexão do tornozelo	Flexão, rotação lateral e abdução do quadril; extensão do joelho; flexão plantar do tornozelo

Ações musculares selecionadas

Coluna vertebral	
Contração concêntrica	**Contração excêntrica**
Para orientar o tronco para a frente: oblíquo interno do abdome (lado da perna flexionada); oblíquo externo do abdome (lado da perna estendida)	**Para não cair com a gravidade:** oblíquo externo do abdome, quadrado do lombo (lado da perna flexionada)

Membros superiores	
Braço de cima	
Contração concêntrica	**Contração excêntrica**
Para rodar para cima, abduzir e elevar a escápula: serrátil anterior **Para estabilizar a articulação do ombro:** manguito rotador **Para estender o cotovelo:** tríceps braquial, ancôneo	**Para estender o braço acima da cabeça sem cair com a gravidade:** redondo maior, latíssimo do dorso

Membros inferiores				
Perna estendida		**Perna ajoelhada**		
Contração concêntrica	**Contração excêntrica**	**Contração concêntrica**	**Contração excêntrica**	**Também alongamento**
Para rodar e abduzir a perna: sartório, piriforme, gêmeos superior e inferior, obturador interno	**Para evitar desestabilizar-se sobre o quadril:** posteriores da coxa	**Para estender, aduzir e rodar medialmente o quadril:** posteriores da coxa, adutor magno, glúteo máximo	**Para resistir à extensão do quadril e à flexão do joelho:** reto femoral **Para resistir à flexão do joelho:** articular do joelho, vastos	Glúteos médio e mínimo, tensor da fáscia lata

Observações

Quando você flexiona lateralmente a coluna vertebral, também ocorre rotação nas articulações intervertebrais. Em combinação com a força da gravidade e a trajetória espiralada dos músculos do tronco, isso poderá criar uma tendência para a rotação do tronco (geralmente em direção à perna mais abaixo) ao praticar esse asana de inclinação lateral (ver também parivrtta janu sirsasana, p. 186). Uma forma de minimizar a rotação e determinar o grau máximo de flexão lateral consiste em se mobilizar gradualmente para a postura, verificando a flexão lateral disponível em cada parte da coluna (porções cervical, torácica e lombar); você deve observar onde a rotação, flexão e extensão também tendem a acontecer.

Se você tiver um padrão habitual de retenção nos músculos da parte de fora da articulação do quadril na perna de apoio, então pode ocorrer que esse quadril tente flexionar em vez de manter extensão e adução neutras. Quando há retenção habitual nos músculos das costas, o ato de levantar o braço acima da cabeça pode empurrar a caixa torácica para a frente (o que limitará o movimento nas costelas flutuantes e inibirá a respiração em geral), ou pode tracionar a escápula para baixo, mesmo com o braço erguido. Essa situação pode gerar um impacto nos músculos que cruzam a articulação do ombro.

Atenção: é possível fazer uma inclinação lateral pura?

Quando pedimos aos nossos alunos para fazer uma simples inclinação lateral (ou qualquer movimento plano ou bidimensional) como se estivessem entre dois painéis de vidro, o movimento não é absolutamente tão simples quanto a forma. É importante ter em mente que todo movimento é tridimensional e que, além disso, formas e movimentos simples podem envolver ajustes e acomodações complexas nas articulações, ligamentos e músculos da coluna e dos membros.

Sempre que você flexiona lateralmente a coluna (inclinação lateral), também ocorre rotação nas articulações intervertebrais. Graças aos ângulos das facetas articulares, a flexão lateral sempre virá acompanhada de um elemento de flexão ou extensão nessa única articulação, e a rotação axial também sempre acontece em virtude da compressão assimétrica dos discos e da tensão contralateral dos ligamentos da coluna.

É impossível fazer flexão lateral pura em uma única articulação intervertebral da coluna (entre duas vértebras). Ao fazer uma inclinação lateral simples, do tipo que também não tenha flexão ou extensão, na verdade você executa um conjunto complexo de ações nas muitas articulações intervertebrais, com o objetivo de equilibrar a flexão e a extensão que estão ocorrendo em toda a coluna vertebral.

Respiração

A respiração nessa postura altamente assimétrica (ou em qualquer outra postura similar) pode ser reveladora, porque o diafragma e suas relações orgânicas são também altamente assimétricos. Qual lado do diafragma parece se mover mais nessa postura: o lado superior, alongado, ou o inferior, comprimido? Nesse formato incomum, você percebe a sua respiração harmoniosamente distribuída, desde a frente até a parte de trás do corpo? A resposta a essas perguntas é a mesma para ambos os lados do seu corpo?

SIMHASANA

Postura do leão

simha = leão

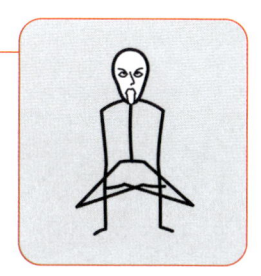

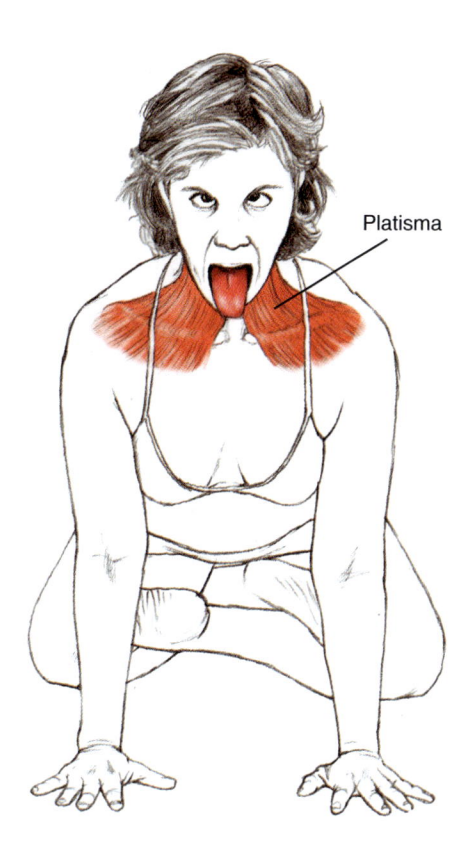

Platisma

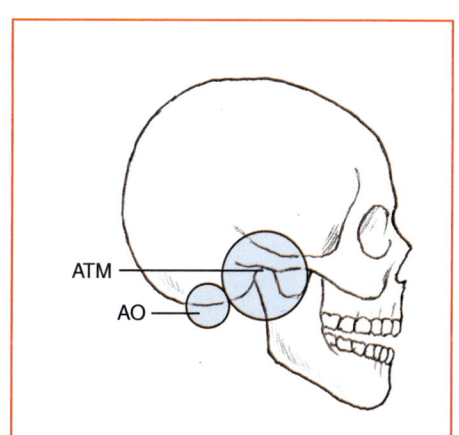

ATM
AO

A articulação temporomandibular (ATM) representa o centro de gravidade do crânio, enquanto a articulação atlantoccipital (AO) é sua base de apoio.

Ações articulares

Coluna vertebral
Flexão da articulação atlantoccipital, coluna em posição neutra, adução e elevação dos globos oculares

Observações

A ativação do alongamento da língua levanta o osso hioide; isso pode afetar os músculos hióideos, o esterno, o reto do abdome, o osso púbico, o assoalho pélvico e o sistema digestório.

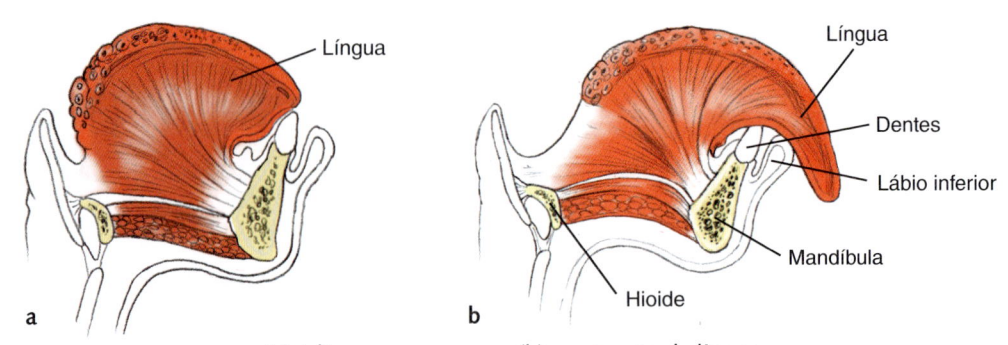

(a) A língua em repouso; (b) a extensão da língua.

A expiração forte (rugido de leão) utiliza os três diafragmas: torácico, pélvico e vocal. O músculo platisma também pode ser recrutado em simhasana. Os músculos retos superior e medial dos olhos se contraem para dirigir o olhar para baixo e para cima.

Simhasana pode estimular e liberar uma série de músculos muitas vezes negligenciados. A língua e a mandíbula podem ser pensadas como a parte da frente do pescoço, ao passo que a tensão cervical pode frequentemente estar relacionada com tensão habitual nessas estruturas. Ações conscientes para o envolvimento desses músculos aumentam a capacidade de relaxá-los durante os esforços inspiratórios.

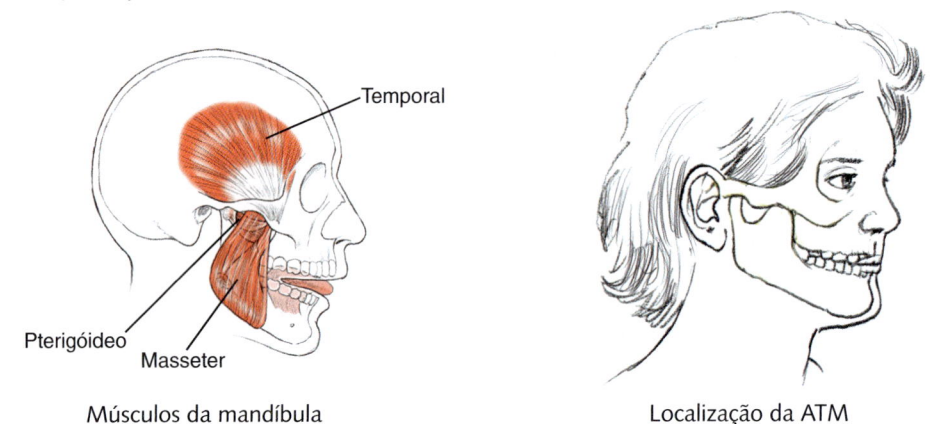

Músculos da mandíbula   Localização da ATM

Respiração

Em geral, essa postura é feita com uma forte expiração pela boca e, em seguida, a postura é liberada na inspiração seguinte. O que acontecerá se você mantiver a postura ao longo de várias respirações, de modo a fazer a inspiração pela boca com a mandíbula bem aberta e a língua esten-dida? Você consegue enrolar a língua para cima em direção ao palato mole com a mandíbula bem aberta? Essa ação afeta sua capacidade de manter as vias aéreas abertas para respirar?

Decúbito dorsal, ou supinação, significa deitar com o rosto para cima. É o oposto de decúbito ventral, ou pronação, que significa deitar com o rosto para baixo. Da mesma forma, supinação também significa virar a mão, o pé ou o membro para cima; enquanto pronação significa virá-los para baixo.

Ambas as palavras são originárias do latim: *supinus* significa "inclinar-se para trás"; e *pronus*, "inclinar-se para a frente". Curiosamente, esse é o inverso do movimento normal de cada posição. A partir da posição em decúbito dorsal, o envolvimento da parte frontal do corpo para gerar a flexão da coluna vertebral e dos membros é o que em geral move o corpo no espaço, ao passo que, em decúbito ventral, é a extensão da coluna vertebral ou dos membros.

Assim como o tadasana (p. 120) é uma postura em pé por excelência, o savasana (p. 230) é uma posição fundamentalmente em decúbito dorsal. Em savasana, a superfície posterior do seu corpo está quase completamente em contato com o apoio do chão. Não há para onde cair, assim os músculos posturais podem relaxar de sua "dança" constante contra a gravidade. Com isso, podem ser revelados outros padrões.

Savasana tem o mais baixo centro de gravidade possível e é um ponto de partida para todas as posturas em decúbito dorsal. É também a postura em que esses asanas geralmente terminam. Como é necessário muito pouco esforço para estabilizar o corpo enquanto ele está em decúbito dorsal, posturas a partir dessa posição são, por definição, principalmente langhana e tornam-se mais brhmana (p. 100) quando o centro de gravidade é elevado, mas, como já foi observado, as respostas individuais podem variar.

SAVASANA

Postura do cadáver

sava = cadáver

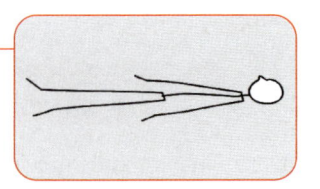

Esta postura também é referida como postura da morte, ou mrtasana. *Mrta* significa morte.

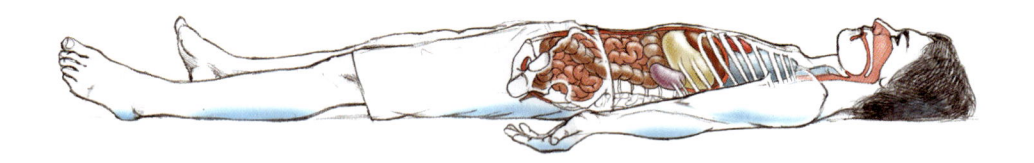

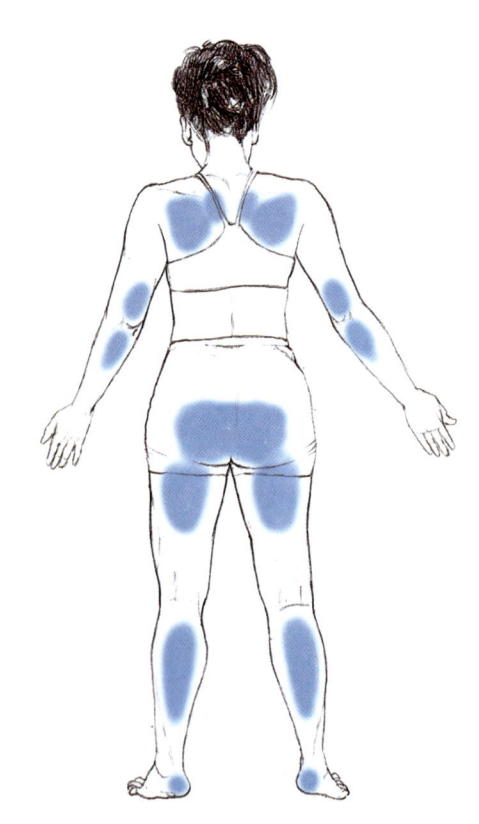

As áreas sombreadas em azul mostram as principais estruturas de sustentação do peso, incluindo a maioria das curvas primárias.

Observações

Savasana é considerado o asana mais fácil de executar, porém o mais difícil de dominar. Quaisquer que sejam as exigências dos outros asanas em relação ao seu equilíbrio, sua força ou sua flexibilidade, o desafio de manter a consciência sem esforço ou empenho revela, por outra via, padrões habituais de movimento e de pensamento.

Em savasana, as estruturas que estão em contato completo com o chão e que sustentam o peso exibem as curvas primárias do corpo (ver Fig. 5.30). Estas incluem as superfícies posteriores dos calcanhares, panturrilhas, coxas, nádegas, caixa torácica, parte torácica da coluna vertebral, escápulas e crânio. As estruturas que não estão em contato com o chão refletem as curvas secundárias do corpo, especificamente as depressões da parte de trás dos tornozelos, as articulações do joelho, a região lombar e a parte cervical da coluna vertebral. Os pontos de contato dos braços variam muito de pessoa para pessoa, e os braços podem ser dispostos em uma variedade de posições.

Simetria

Muitas vezes, em savasana, os membros são cuidadosamente dispostos de modo simétrico quando vistos de fora. Isso pode conflitar com o *feedback* cinestésico do corpo (propriocepção), porque o que *parece* simétrico nem sempre é o que se *sente* como simétrico. Podemos ajustar esse contraste entre experiência interior e exterior de diversas maneiras.

Pode ser proveitoso alinhar os membros o mais simetricamente possível e ver se você consegue receber o *feedback* cinestésico das sensações de assimetria sem necessidade de responder. Talvez seus proprioceptores possam até se adaptar a essas novas informações e redefinir sua percepção de neutralidade.

Outra opção valiosa é se organizar a partir de dentro e procurar o conforto interior e a tranquilidade, independentemente de quão assimétricos os seus membros estejam dispostos. Podemos encontrar o equilíbrio sem estarmos simétricos, o que é uma distinção valiosa para todos identificarem, já que nenhuma de nossas estruturas internas é simétrica e, mesmo assim, todas elas conseguem encontrar equilíbrio e harmonia. Como todos os corpos humanos são inerentemente assimétricos, é necessária certa resignação a esse fato para alcançar um estado profundo de integração física e emocional.

Respiração

A quietude física de savasana pode permitir que o corpo esteja completamente em repouso e seu metabolismo seja liberado das exigências de se opor à gravidade. Essa diminuição da demanda por oxigênio pode permitir que você respire de forma muito tranquila, mas é realmente isso que ocorre? Você está realmente sentindo o seu corpo tranquilo nessa postura, ou percebe todos os sutis movimentos que estão ocorrendo nessa postura? Sua mente experimenta quietude ou atividade? Você pode estar percebendo a sua respiração, mas não a está controlando?

Atenção: savasana é relaxante?

Por mais que os professores queiram que seus alunos experimentem um completo relaxamento nessa postura, frequentemente os alunos podem sentir o oposto. Muitos ficam agitados não apenas pela quietude intencional de seu corpo, mas também pela sugestão do professor – de que eles deveriam estar mergulhados em calma, relaxamento ou tranquilidade. Aqui, é melhor considerar a prática de savasana (e, nesse sentido, de todos os asanas) como uma investigação sobre o que realmente está sendo percebido, em vez de informar aos alunos o que eles deveriam estar sentindo.

APANASANA

Postura de apana, postura do vento descendente

apana = o ar vital que elimina os resíduos do organismo

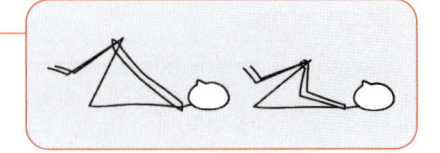

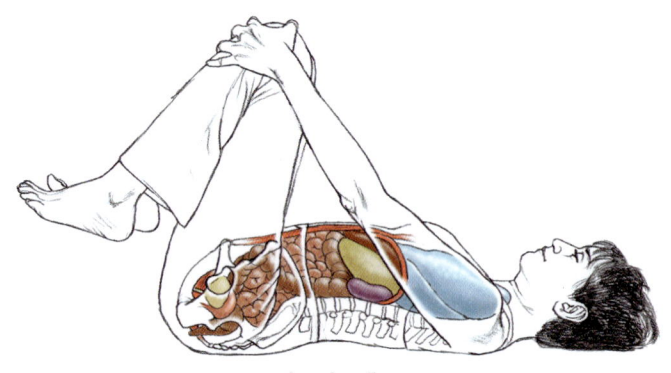

Inspiração

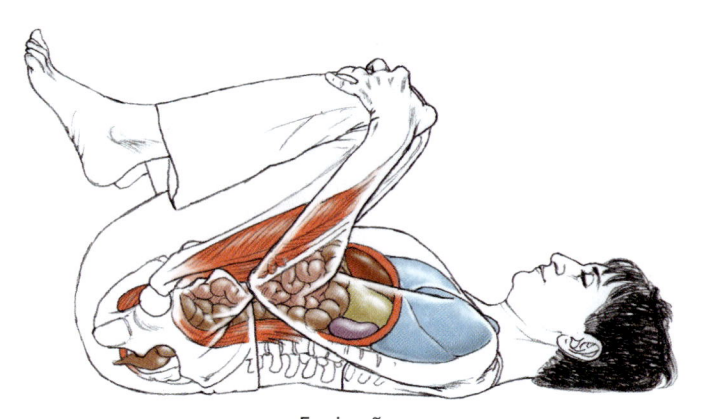

Expiração

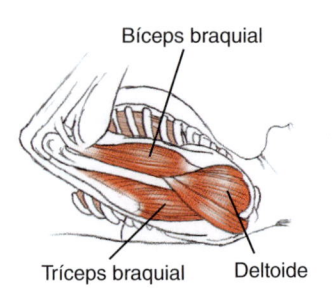

Bíceps braquial

Tríceps braquial   Deltoide

Observações

O apanasana é uma das principais ferramentas de ioga terapêutica, porque é uma prática simples e acessível que une diretamente a respiração ao movimento do corpo. Neste vinyasa (ou sequência de movimentos) simples, as mãos são posicionadas sobre os joelhos e, com a inspiração, as pernas se afastam do corpo. Com a expiração, as pernas se movem em direção ao corpo. Esse movimento pode ser criado de diversas maneiras: por um movimento suave da respiração, um movimento simples dos membros ou um movimento mais vigoroso da coluna vertebral. Cada variação oferece uma experiência diferente da relação entre sua respiração e seus movimentos.

Respiração

No apanasana os joelhos são atraídos para o corpo pelo uso ativo dos músculos abdominais e dos flexores do quadril sem a ajuda dos braços; ou, então, pelo uso dos braços para pressionar as coxas contra o abdome, deixando os músculos abdominais e os flexores do quadril passivos. Tente alternar entre essas duas possibilidades, e veja qual método funciona melhor para você, em termos da estimulação da liberação, para cima, do diafragma durante a expiração.

Em alguns casos, o desconforto lombar pode ser o resultado de padrões de retenção no diafragma. O apanasana pode ser uma maneira simples e eficaz de ajudar a parte inferior da coluna vertebral com a mobilização dos conteúdos do abdome, criando mais espaço diafragmático para os músculos abdominais produzirem suporte postural.

Juntos, dwi pada pitham (p. 236) e apanasana constituem um par de movimentos de contraposição que podem facilitar mudanças profundas e cura.

Atenção: apana acontece

Outro nome para apanasana é "postura de alívio do vento", sobretudo se for executada como variações de uma perna. Talvez valha a pena mencionar esse detalhe durante as instruções em grupo, para o caso de algum aluno realmente "aliviar seu vento"; isso os ajudará a perceber que tiveram sucesso, por terem concretizado o objetivo da prática, em vez de se sentirem envergonhados por soltar gases.

SETU BANDHASANA

Postura da ponte

setu = barragem, dique, ponte; *bandha* = bloqueio; *setubandha* = a formação de uma via ou ponte

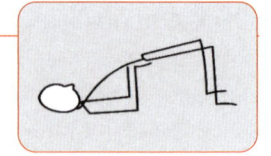

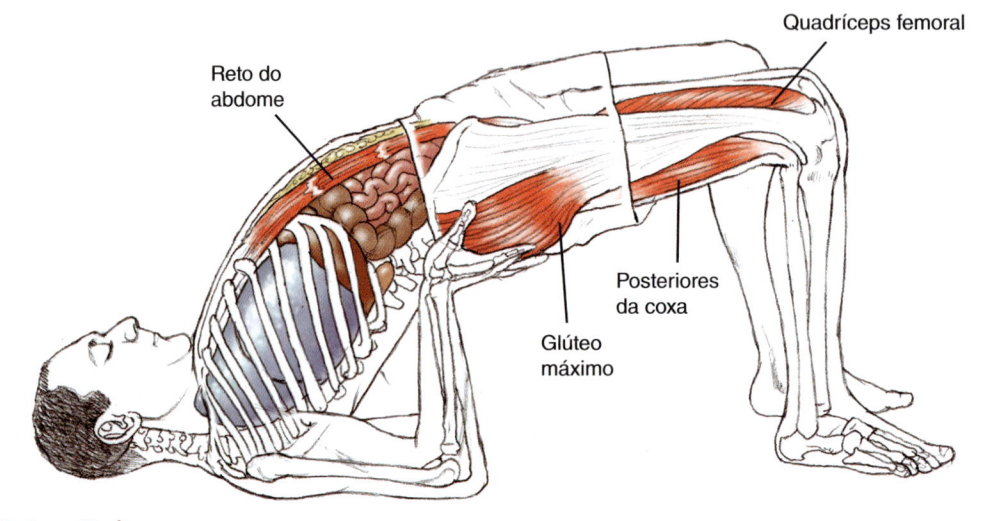

Reto do abdome

Quadríceps femoral

Posteriores da coxa

Glúteo máximo

Ações articulares

Coluna vertebral	Membros superiores	Membros inferiores
Flexão da parte cervical e da região superior da parte torácica da coluna, extensão da região inferior das partes torácica e lombar da coluna	Adução, rotação inferior e elevação da escápula; extensão e adução do ombro; flexão do cotovelo; supinação do antebraço; dorsiflexão do punho	Contranutação da articulação sacroilíaca (SI), extensão do quadril, extensão do joelho, dorsiflexão do tornozelo

Ações musculares selecionadas

Coluna vertebral	
Contração concêntrica	**Contração excêntrica**
Para estender a região inferior das partes torácica e lombar da coluna vertebral: extensores da coluna	**Para resistir à hiperextensão lombar:** psoas menor, músculos abdominais

Membros superiores	
Contração concêntrica	**Contração excêntrica**
Para aduzir, elevar e realizar a rotação inferior da escápula: romboides, levantador da escápula **Para estabilizar a articulação do ombro e evitar a protração da cabeça do úmero:** manguito rotador **Para estender e aduzir a articulação do ombro:** tríceps braquial (cabeça longa), redondo maior, parte espinal do deltoide **Para flexionar o cotovelo e realizar a supinação do antebraço:** bíceps braquial, braquial	**Para receber e sustentar o peso da pelve:** flexores do punho e da mão

Membros inferiores	
Contração concêntrica	Alongamento
Para estender o quadril: posteriores da coxa, glúteo máximo **Para estender, aduzir e rodar medialmente o quadril:** adutor magno, grácil **Para estender o joelho:** articular do joelho, vastos	Psoas maior, ilíaco

Observações

Essa postura exige extensão nas articulações do quadril e na parte inferior da coluna vertebral. Pode ser um desafio alcançar a extensão completa do quadril nessa postura sem também abduzir ou fazer a rotação lateral das articulações do quadril, o que afasta seus joelhos um do outro. Se você concluir que os músculos que combinam extensão, abdução e rotação lateral nas articulações do quadril demonstram mais atividade em comparação com os músculos que estendem, aduzem e fazem rotação medial, poderá manter sua pelve mais baixa e praticar a busca por um padrão muscular diferente nas pernas (em vez de juntar os joelhos depois de levantar o mais alto que puder). Embora a posição final dos joelhos seja efetivamente uma forma de flexão, a ação de entrar nessa postura é de extensão, porque se move da maior flexão para a menor.

A elevação e a adução das escápulas as movimentam em direção ao chão, o que eleva a caixa torácica, afastando-a do chão. Ao mesmo tempo, ocorre a rotação inferior das escápulas, de modo que os úmeros possam se deslocar, um em direção ao outro, por baixo do corpo. Essa combinação de rotação inferior, elevação e adução pode parecer contraditória, mas ela é possível e importante na criação da base para essa postura. Como parte dessa base, é fundamental que as escápulas não sejam abaixadas ou puxadas para baixo e para trás nessa postura, porque essa ação as afasta da parte cervical da coluna vertebral, deixando ao pescoço flexionado (em vez do seu cíngulo do membro superior) a tarefa de suportar o peso da parte superior do corpo.

A ação no cíngulo do membro superior e nos braços também é a base da salamba sarvangasana (p. 237) e da viparita karani (p. 242); a ação nos quadris e pernas é a mesma para a elevação em urdhva dhanurasana (p. 291).

Respiração

A posição da coluna vertebral na postura da ponte combina elementos de uma inclinação posterior com a flexão do pescoço para a frente. Os elementos ou regiões de respiração ficam limitados ou facilitados nessa postura? Uma respiração mais completa ou mais silenciosa o ajuda na manutenção da postura da ponte? Não importa onde estejam as suas mãos, você pode sentir o movimento da respiração abaixo delas?

VARIAÇÃO SETU BANDHASANA

DWI PADA PITHAM

Postura da mesa de dois pés

dwi = dois; *pada* = pés; *pitham* = banqueta, assento, cadeira, banco

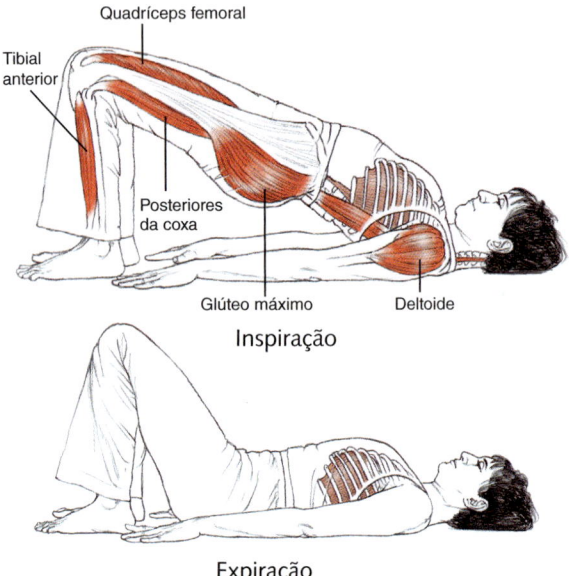

Inspiração

Expiração

Observações

Exceto pela posição do braço, as ações musculares, da coluna vertebral e das articulações dessa postura são quase idênticas às do setu bandhasana. A principal diferença entre setu bandhasana e dwi pada pitham é que este é um vinyasa, um movimento dinâmico coordenado com a inspiração e a expiração.

Essa prática simples, mas versátil, pode ser usada de inúmeras maneiras para liberar a tensão das estruturas da coluna vertebral e da respiração, bem como para ajudar a equilibrar a perna e as ações do quadril a fim de suportar posturas semelhantes, como setu bandhasana e urdhva dhanurasana (p. 291).

Respiração

Você pode recorrer a muitos padrões respiratórios ao levantar e abaixar a coluna nessa prática. Levantar sua coluna em uma inspiração e abaixar em uma expiração, ou vice-versa. Movimentar-se apenas na expiração ou apenas na inspiração. Se o seu objetivo principal é experimentar o máximo de articulação em sua coluna ao levantar e abaixar, qual é o padrão respiratório capaz de facilitar esse objetivo? Mas tenha em mente que sua resposta pode mudar de um dia para o outro.

Outro objetivo pode ser sentir a ativação dos três bandhas com o simples movimento de abaixamento da coluna vertebral em direção ao chão. Tente abaixar enquanto suspende a respiração no final de uma expiração (bahya kumbhaka). Isso ajuda a criar uma elevação do assoalho pélvico, enquanto o conteúdo do abdome se eleva em direção à zona de pressão reduzida no interior da cavidade torácica. Na inspiração subsequente você pode perceber uma forte liberação para baixo do assoalho pélvico e uma sensação de relaxamento perceptível nessa região muitas vezes tensa?

SALAMBA SARVANGASANA

Postura com apoio nos ombros

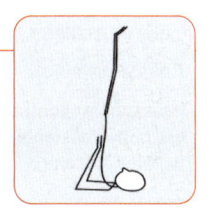

salamba = com apoio (sa = com; *alamba* = apoio); *sarva* = todos; *anga* = membro

O termo *salamba* distingue esta variação com sustentação nos ombros da versão sem sustentação (niralamba).

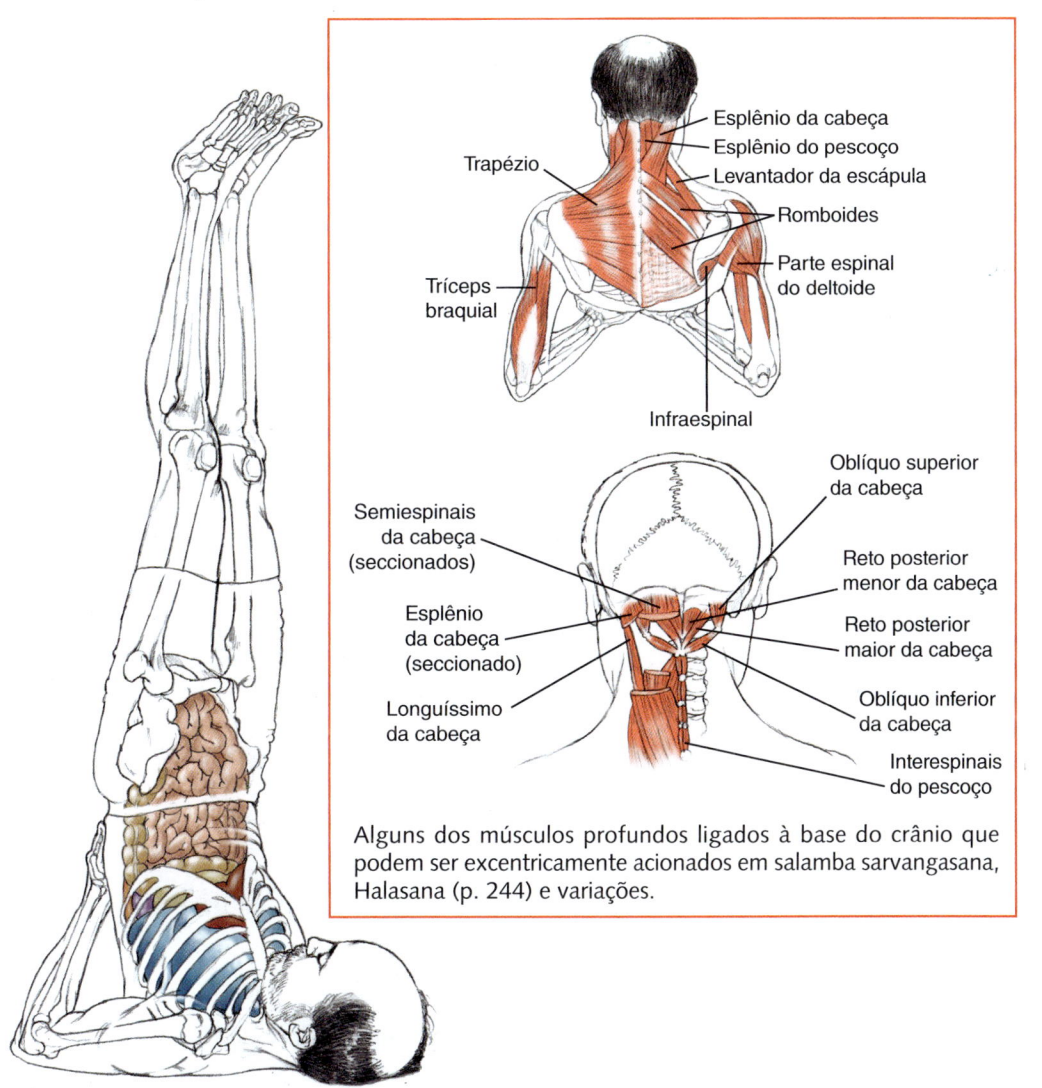

Alguns dos músculos profundos ligados à base do crânio que podem ser excentricamente acionados em salamba sarvangasana, Halasana (p. 244) e variações.

Ações articulares

Coluna vertebral	Membros superiores	Membros inferiores
Flexão da parte cervical e da região superior da parte torácica da coluna, extensão da parte lombar e da região inferior da parte torácica da coluna	Adução, rotação inferior e elevação da escápula; adução e extensão do ombro; flexão do cotovelo; supinação do antebraço; dorsiflexão do punho	Extensão e adução do quadril, extensão do joelho, dorsiflexão do tornozelo

Ações musculares selecionadas

Coluna vertebral	
Para calibrar contrações concêntricas e excêntricas para a sustentação da coluna: extensores e flexores da coluna	**Contração excêntrica**
	Para resistir à flexão pelo peso do corpo: extensores da parte cervical da coluna

Membros superiores	
Contração concêntrica	
Para aduzir, elevar e realizar a rotação inferior da escápula: romboides, levantador da escápula **Para estabilizar a articulação do ombro e evitar a protração da cabeça do úmero:** manguito rotador	**Para estender e aduzir a articulação do ombro:** tríceps braquial (cabeça longa), redondo maior, parte espinal do deltoide **Para flexionar o cotovelo e realizar a supinação do antebraço:** bíceps braquial, braquial **Para sustentar a caixa torácica:** flexores do punho e da mão

Membros inferiores	
Contração concêntrica	
Para impedir que a perna caia em direção ao rosto: posteriores da coxa, glúteo máximo **Para estender, aduzir e rodar medialmente o quadril:** adutor magno, grácil	**Para estender o joelho:** vastos

Observações

A base dessa postura, como em setu bandhasana (p. 234), é o cíngulo do membro superior (e não o pescoço). Para que seja realmente uma postura com sustentação nos ombros, os músculos que elevam, aduzem e realizam rotação inferior das escápulas devem ser fortes o suficiente para mantê-las na posição apesar de o peso de todo o corpo repousar sobre elas. Ao se preparar para essa postura, é essencial que as escápulas consigam elevação, além das demais ações. Se as escápulas estiverem abaixadas, a parte cervical da coluna recebe o peso do corpo inteiro em posição de flexão, o que a torna mais vulnerável a lesões, em decorrência do grande estresse sobre as articulações.

Entrar na postura a partir de halasana (p. 244) exige mais dos extensores da coluna vertebral, especialmente da parte torácica, porque eles estão em posição estendida antes de se contrair. Ao entrar a partir de setu bandhasana, os mais exigidos são os extensores das articulações do ombro e os flexores da coluna vertebral.

Do ponto de vista dos músculos da coluna vertebral e do abdome, estar nessa postura é menos exigente do que entrar nela. No entanto, mantê-la é um desafio maior para os músculos da escápula, porque suportam a carga estática do corpo.

Respiração

Você consegue perceber a relação entre mobilidade e estabilidade do cíngulo do membro superior e a relativa liberdade da respiração nessa posição? Essa postura depende de considerável quantidade de flexibilidade e força em toda a região do ombro. Você percebe uma relação entre a integridade do cíngulo do membro superior e a tendência de seu peso a se deslocar para baixo até o tórax e acrescentar resistência aos movimentos do diafragma? Não importa o local onde estejam as suas mãos: você pode sentir o movimento da respiração abaixo delas?

Como ocorre com qualquer inversão, um ponto de enfoque possível consiste em manter a base da caixa torácica aberta, permitindo que o diafragma e as vísceras abdominais se movam efetivamente em direção à cabeça. Qual é o efeito que essa movimentação em direção à cabeça tem em sua respiração?

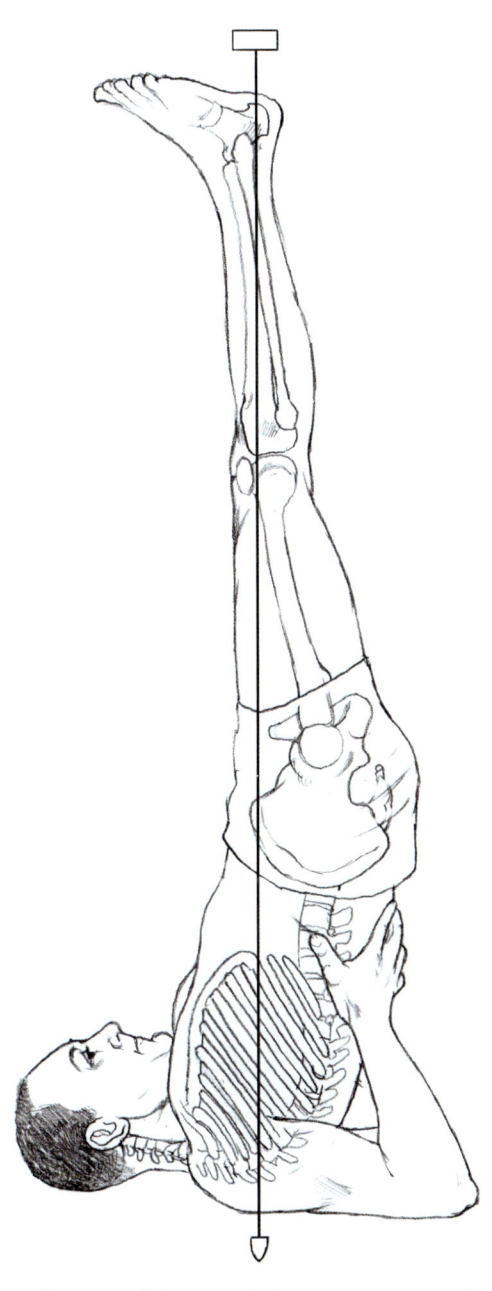

Linha central de gravidade que passa através da base de apoio.

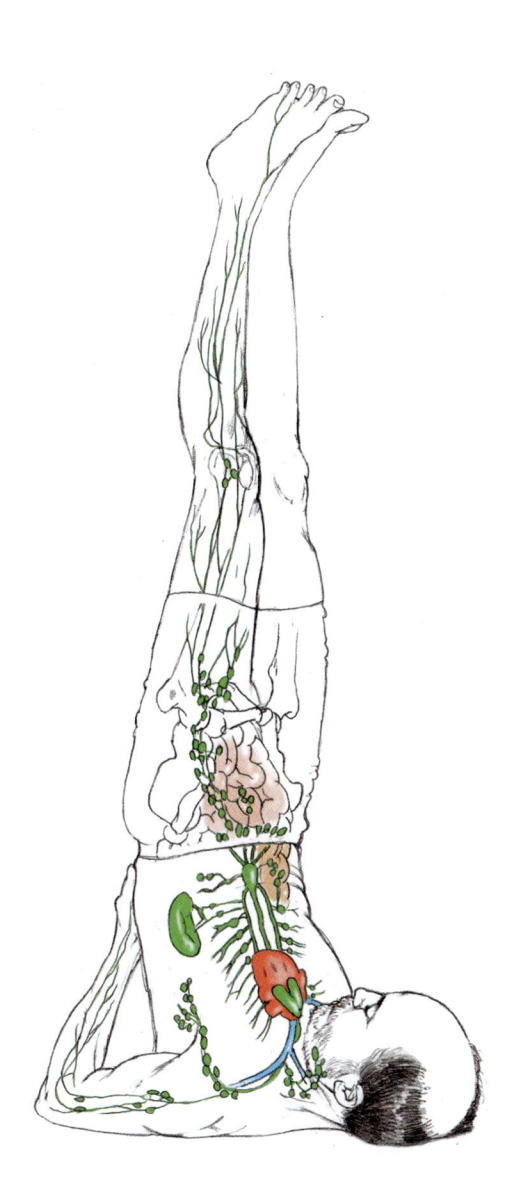

Drenagem linfática na posição de sustentação nos ombros.

NIRALAMBA SARVANGASANA

Postura sem apoio nos ombros (e braços)

niralamba = sem apoio, independente, autossustentado; *sarva* = todos; *anga* = membro

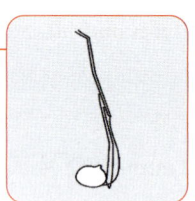

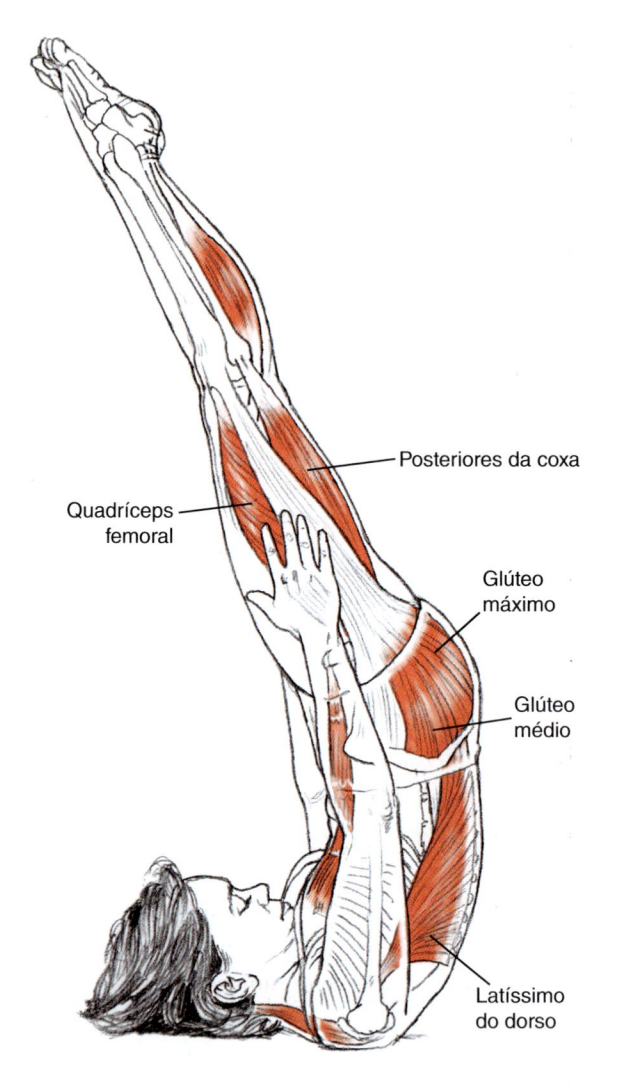

Posteriores da coxa

Quadríceps femoral

Glúteo máximo

Glúteo médio

Latíssimo do dorso

Ações articulares

Coluna vertebral	Membros superiores	Membros inferiores
Flexão da parte cervical e da região superior da parte torácica da coluna, extensão da região inferior da parte torácica e da parte lombar da coluna	Adução, rotação superior e elevação da escápula; adução do ombro; extensão do cotovelo; pronação do antebraço	Extensão e adução do quadril, extensão do joelho, flexão plantar do tornozelo

Ações musculares selecionadas

Coluna vertebral	
Para calibrar as contrações concêntricas e excêntricas para a sustentação da coluna: extensores e flexores da coluna	**Contração excêntrica**
	Para resistir à flexão pelo peso do corpo: extensores da parte cervical da coluna

Membros superiores	
Contração concêntrica	
Para aduzir, elevar e realizar a rotação superior da escápula: trapézio, levantador da escápula **Para realizar a rotação superior da escápula:** serrátil anterior **Para flexionar e aduzir o ombro contra a força da gravidade:** redondo menor, coracobraquial	**Para estabilizar a articulação do ombro e evitar a protração da cabeça do úmero:** manguito rotador **Para aduzir o ombro e estender o cotovelo:** tríceps braquial

Membros inferiores	
Contração concêntrica	
Para impedir que a perna caia em direção ao rosto: posteriores da coxa, glúteo máximo	**Para estender, aduzir e rodar medialmente o quadril:** adutor magno, grácil **Para estender o joelho:** vastos

Observações

Nessa postura, as escápulas estão elevadas, aduzidas e com uma leve rotação superior; sem a ação de alavanca dos braços, os músculos que movem as escápulas na caixa torácica têm que trabalhar intensamente. A adução, a elevação e a rotação superior realizadas simultaneamente podem parecer ações contraditórias; contudo, isso é realmente possível e, na verdade, necessário nessa posição para proteger o pescoço. Se as escápulas não forem mantidas em adução, o peso do corpo recairá sobre a coluna vertebral; se as escápulas não realizarem rotação superior, os braços terão dificuldades em ficar ao lado do corpo. (As escápulas são posicionadas em rotação neutra no momento em que se estendem em direção aos joelhos, mas a ação que assim as posiciona é uma rotação superior, conforme vêm da rotação inferior de niralamba sarvangasana.)

Os músculos que flexionam as partes torácica e lombar superior da coluna vertebral estão fortemente envolvidos nessa postura para manter a flexão da coluna na parte torácica. Sem o apoio dos braços, ocorre uma flexão lombar para levar as pernas mais para cima da cabeça e contrabalançar a força da gravidade. Resistir a essa tendência de flexão lombar faz com que os extensores da coluna vertebral trabalhem muito mais excentricamente contra a tendência do peso do corpo de rolar para baixo em direção ao chão.

Nesse ato de equilíbrio entre os flexores e extensores da coluna vertebral, aparecem desequilíbrios normalmente imperceptíveis, porque os braços não estão disponíveis para alavancar a simetria. Quando esses desequilíbrios aparecem, tornam essa postura muito mais difícil de equilibrar.

Respiração

Em niralamba sarvangasana, a ação intensa nos grupos flexores e extensores do tronco pode criar uma resistência considerável à mudança do modo de respiração. O que acontece com sua estabilidade se você tentar respirar muito profundamente nessa difícil postura de equilíbrio? O que você percebe se se esforçar na busca de eficiência da ação da respiração – determinando a quantidade mínima de esforço necessária para manter a posição –, ao mesmo tempo que permite movimentos de respiração limitados a fim de fornecer somente a energia suficiente para manter a postura?

VIPARITA KARANI

Postura invertida

viparita = virado, revertido, invertido; *karani* = fazer, realizar, agir

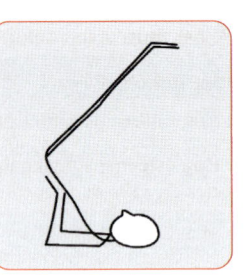

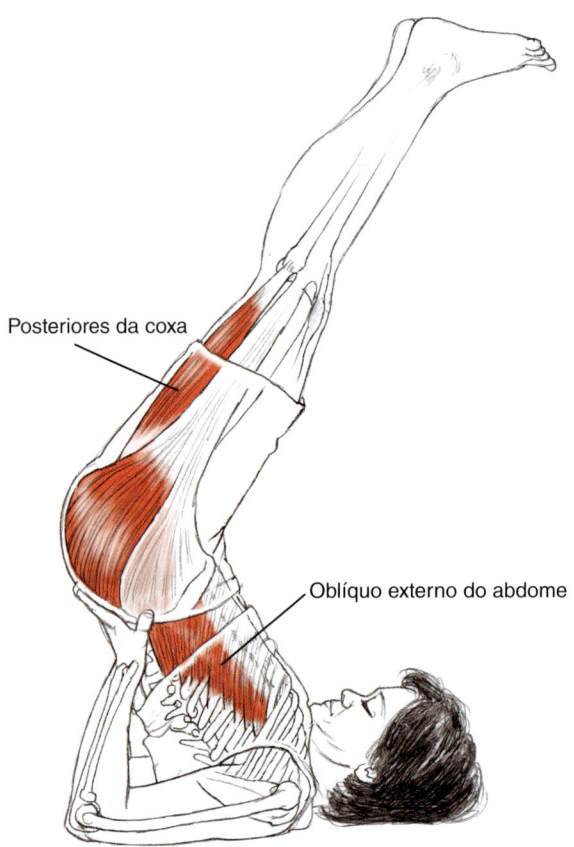

Posteriores da coxa

Oblíquo externo do abdome

Ações articulares

Coluna vertebral	Membros superiores	Membros inferiores
Flexão da parte cervical e da região superior da parte torácica da coluna, extensão da parte lombar e da região inferior da parte torácica da coluna	Adução, elevação e rotação inferior da escápula; extensão e adução do ombro; flexão do cotovelo; supinação do antebraço; dorsiflexão do punho	Flexão e adução do quadril, extensão do joelho, dorsiflexão do tornozelo

Ações musculares selecionadas

Coluna vertebral	
Contração concêntrica	**Contração excêntrica**
Para estender a região inferior da parte torácica da coluna: extensores da coluna	**Para resistir à hiperextensão lombar e a contrabalançar a perna:** psoas maior e menor, músculos abdominais

Membros superiores	
Contração concêntrica	**Contração excêntrica**
Para aduzir, elevar e realizar a rotação inferior da escápula: romboides, levantador da escápula **Para estabilizar a articulação do ombro e evitar a protração da cabeça do úmero:** manguito rotador **Para estender e aduzir a articulação do ombro:** tríceps braquial (cabeça longa), redondo maior, parte espinal do deltoide **Para flexionar o cotovelo e realizar a supinação do antebraço:** bíceps braquial, braquial	**Para receber e sustentar o peso da pelve:** flexores do punho e da mão

Membros inferiores	
Contração concêntrica	**Contração excêntrica**
Para estender o joelho: vastos	**Para impedir que a perna caia em direção ao rosto:** posteriores da coxa, glúteo máximo **Para estender, aduzir e rodar medialmente o quadril:** adutor magno, grácil

Observações

Em viparita karani, os músculos abdominais estão ativos em contração excêntrica. Se eles não tiverem capacidade de modular seu alongamento, o peso da pelve pode cair sobre as mãos ou os punhos. Praticar a capacidade de entrar e sair dessa postura pode ajudar com outras ações que exigem controle abdominal excêntrico, como descer as pernas em urdhva dhanurasana (p. 291) a partir do apoio da cabeça ou das mãos, controlar vrksasana (p. 135), curvar-se para trás ao realizar urdhva dhanurasana a partir de tadasana (p. 120) e assim por diante.

As proporções do corpo e as diferenças individuais na distribuição do peso entre as partes superior e inferior do corpo afetam significativamente a prática dessa postura. Pessoas com maior proporção de peso na parte inferior do corpo podem ter mais dificuldade para controlar o movimento, em comparação com pessoas que se apresentam com mais peso na parte superior do corpo.

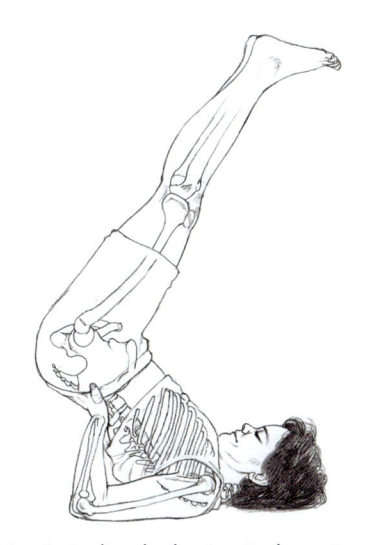

Versão inclinada de viparita karani.

Respiração

Também aqui se aplicam as investigações sobre os demais asanas invertidos. Tente experimentar quais são as versões com sustentação dessa postura usando uma almofada, um cobertor dobrado ou a parede. Todos esses podem ser elementos básicos valiosos da prática da ioga restaurativa.

HALASANA

Postura do arado

hala = arado

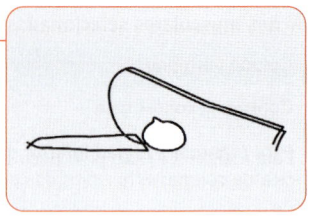

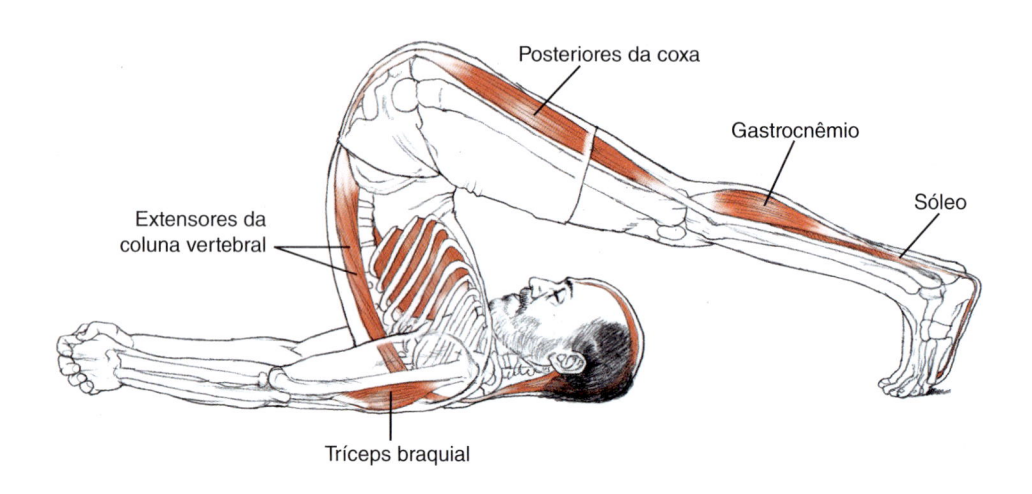

Posteriores da coxa

Gastrocnêmio

Sóleo

Extensores da
coluna vertebral

Tríceps braquial

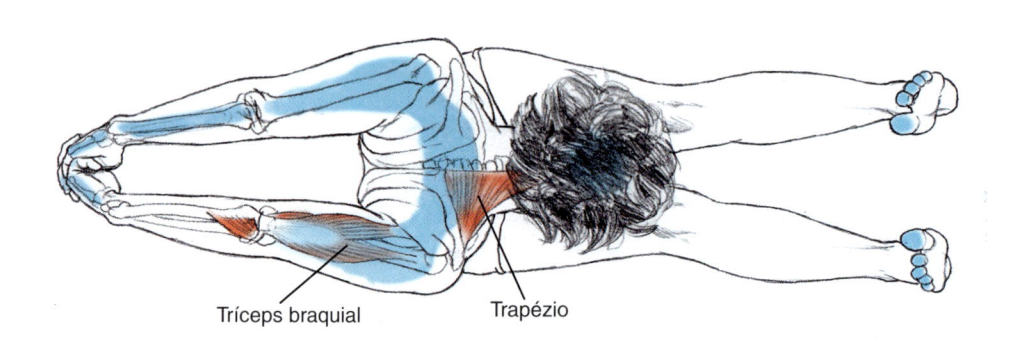

Tríceps braquial

Trapézio

Ações articulares

Coluna vertebral	Membros superiores	Membros inferiores
Flexão	Adução, elevação e rotação inferior da escápula; extensão e adução do ombro; extensão do cotovelo; pronação do antebraço; extensão do punho; e flexão dos dedos e da mão	Nutação da articulação sacroilíaca, flexão e adução do quadril, extensão do joelho, dorsiflexão do tornozelo, extensão dos dedos do pé

Ações musculares selecionadas

Coluna vertebral		
Contração excêntrica		
Para resistir à flexão pelo peso corporal: extensores da coluna		
Membros superiores		
Contração concêntrica		
Para aduzir, elevar e realizar a rotação inferior da escápula: romboides, levantador da escápula **Para estabilizar a articulação do ombro e evitar a protração da cabeça do úmero:** manguito rotador	**Para estender e aduzir a articulação do ombro:** tríceps braquial (cabeça longa), redondo maior, parte espinal do deltoide **Para estender o cotovelo:** tríceps braquial **Para juntar as mãos:** flexores da mão e dos dedos	
Membros inferiores		
Contração concêntrica	**Contração excêntrica**	**Também alongamento**
Para estender o joelho: vastos **Para realizar a dorsiflexão do tornozelo e dobrar os dedos:** tibial anterior, extensores dos dedos	**Para manter o alinhamento das pernas:** posteriores da coxa, adutor magno, grácil	Gastrocnêmio, sóleo

Observações

Essa postura tem muitas variações: coluna mais ou menos estendida, braços estendidos acima da cabeça ou mãos nas costas, como em salamba sarvangasana (p. 237). Algumas dessas variações colocam mais pressão na coluna vertebral do que outras. Por exemplo, quando os braços estão acima da cabeça e as mãos agarram os dedos dos pés, as escápulas realizam a rotação superior e se afastam da coluna vertebral, fazendo o peso recair sobre a parte superior da coluna. Essa variação pode depender de muito movimento das partes torácica e cervical da coluna vertebral; potencialmente, há uma pressão intensa exercida pelo peso das pernas e uma ação de empurrar dos pés; se as partes posteriores das pernas e da pelve não estiverem livres para mobilização, também haverá pressão decorrente da maior flexão da coluna, necessária em decorrência de limitações na flexão dos quadris.

Como essa postura pode produzir flexão muito intensa da coluna vertebral, especialmente da região cervical, é mais importante manter a integridade das escápulas e das partes cervical e torácica da coluna, em vez de colocar as pernas no chão. Sustente as pernas, se necessário, para manter a base dessa postura.

Respiração

Halasana pode apresentar um interessante desafio para sua respiração. Uma coisa é ter amplitude de movimento e flexibilidade para entrar na postura; outra bastante diferente é ter o diafragma e os órgãos livres o bastante para permanecer nela e respirar confortavelmente.

Você nota semelhanças e diferenças em sua respiração entre salamba sarvangasana e halasana? No halasana, a adição de flexão à inversão do seu quadril gera uma sensação maior (ou menor) de pressão intra-abdominal? Isso afeta a liberdade dos seus movimentos respiratórios? Você consegue sentir os movimentos da respiração na parte superior dos pulmões, nas costas e até nas axilas?

KARNAPIDASANA

Postura da orelha no joelho

karna = orelha; *pidana* = aperto, pressão

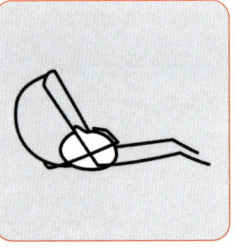

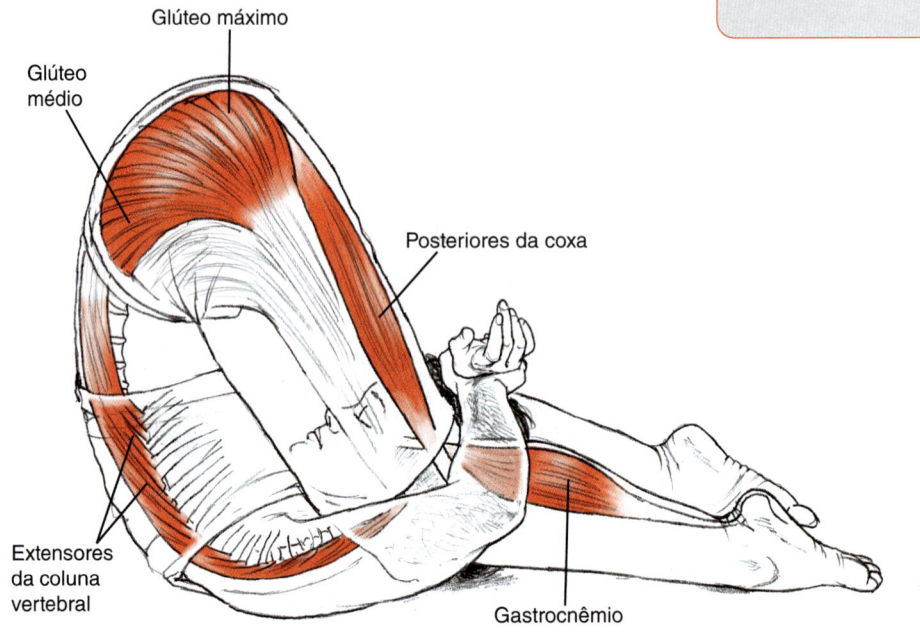

Glúteo máximo

Glúteo médio

Posteriores da coxa

Extensores da coluna vertebral

Gastrocnêmio

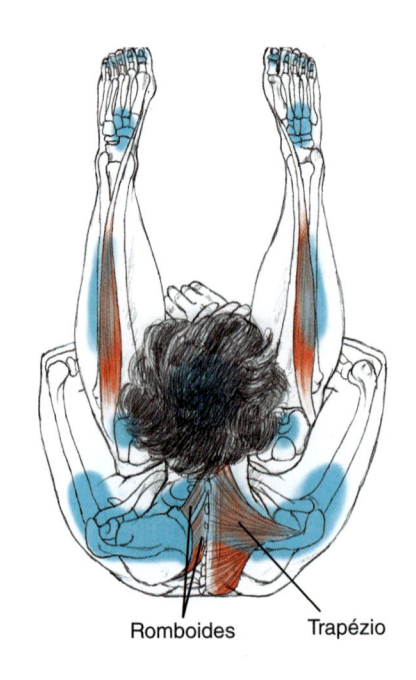

Romboides

Trapézio

Ações articulares

Coluna vertebral	Membros superiores	Membros inferiores
Flexão	Abdução e rotação superior da escápula, flexão do ombro, flexão do cotovelo, flexão da mão e dos dedos	Nutação da articulação sacroilíaca, flexão do quadril, flexão do joelho, flexão plantar do tornozelo

Ações musculares selecionadas

Coluna vertebral	
Alongamento	
Extensores da coluna	
Membros superiores	
Contração concêntrica	**Alongamento**
Para flexionar o cotovelo: bíceps braquial **Para juntar as mãos:** flexores da mão e dos dedos	Romboides, trapézio
Membros inferiores	
Alongamento	
Glúteo máximo	

Observações

Ao se movimentar para entrar nessa postura, os braços se movem para cima da cabeça e as escápulas se afastam da coluna. A sustentação do peso se desloca das escápulas para os processos espinhosos da parte torácica da coluna.

Se os extensores da coluna puderem, sem exceção, participar no alongamento, essa flexão profunda pode ser distribuída ao longo de toda a coluna vertebral, em vez de uma excessiva articulação das partes torácica e cervical da coluna. (O peso das pernas e da pelve pode direcionar a pressão para os músculos potencialmente vulneráveis do pescoço e para a parte superior das costas.)

Esse asana pode se contrapor à ação do ombro em sarvangasana (p. 237 e 240), porque a extensão da coluna e a adução da escápula da postura sobre os ombros é invertida, de modo que os músculos que estavam ativos estão agora em alongamento.

Respiração

Assim como na comparação entre sarvangasana e halasana, aqui é possível comparar o desafio da obtenção de uma respiração livre entre halasana e karnapidasana? Em que local a sua respiração pode lhe parecer limitada e para onde ela pode se deslocar, nessa posição invertida e dobrada? É possível uma mudança de forma na parte de trás do seu corpo? Você pode mover o diafragma pélvico com a respiração?

JATHARA PARIVRTTI

Postura de torção do ventre

jathara = estômago, barriga, abdome, intestinos, o interior de algo;
parivrtti = girar, rolar

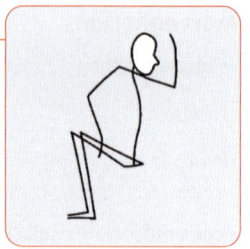

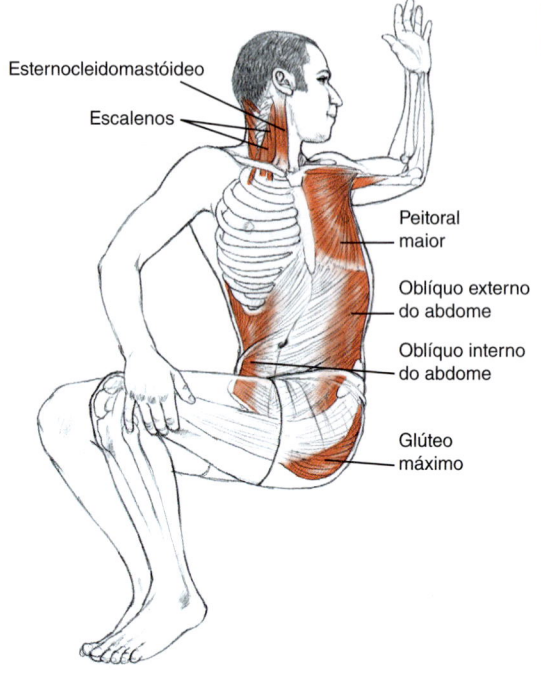

Esternocleidomastóideo

Escalenos

Peitoral maior

Oblíquo externo do abdome

Oblíquo interno do abdome

Glúteo máximo

Ações articulares

Coluna vertebral	Membros superiores		Membros inferiores
	Braço oposto à perna	**Braço segurando a perna**	
Rotação	Adução da escápula, abdução e rotação lateral do ombro, flexão do cotovelo	Abdução da escápula, abdução e rotação medial do ombro, flexão do cotovelo	Flexão do quadril, flexão do joelho

Ações musculares selecionadas

Coluna vertebral
Alongamento
Oblíquo externo do abdome, intercostais, transversoespinais (lado da perna de cima), oblíquo interno do abdome, intercostais, músculos oblíquos do eretor da espinha (lado da perna de baixo)
Membros superiores
Alongamento
Peitorais maior e menor, coracobraquial, latíssimo do dorso (braço oposto à perna)
Membros inferiores
Alongamento
Glúteos máximo, médio e mínimo; piriforme; gêmeos superior e inferior; obturador interno (perna de cima)

Observações

Para assegurar que essa torção seja distribuída uniformemente por toda a coluna vertebral, é importante manter a coluna em posição neutra. Com frequência, a manutenção da curvatura lombar constitui um desafio nessa postura, pois a flexão do quadril muitas vezes se transforma em flexão lombar. Embora a flexão na porção lombar da coluna vertebral possa permitir mais rotação, também permite, potencialmente, o uso de pressão excessiva nas vértebras e discos lombares, em vez de promover a distribuição pelas vértebras torácicas.

A gravidade também traciona ainda mais o peso das pernas para a torção. Isso ajuda a intensificar a torção, mas também poderá resultar em uma aplicação de força excessiva.

Respiração

Você pode deixar que seu corpo se abandone à força da gravidade, para que ele seja suportado pelo chão? Os músculos respiratórios e posturais ficam livres para se mover em jathara parivrtti? Você consegue direcionar sua respiração de vários modos a fim de obter efeitos específicos? Por exemplo, aproximar os movimentos de respiração para o abdome libera o tônus na parede abdominal e no assoalho pélvico? O que você percebe se tentar o padrão oposto de conter a parede abdominal durante a inspiração? Você pode direcionar a ação do diafragma para as estruturas torácicas, mobilizando as articulações costovertebrais? Foi sugerido um efeito semelhante nas torções em posição sentada (ver a discussão de ardha matsyendrasana na p. 200).

VARIAÇÃO JATHARA PARIVRTTI

Com as pernas estendidas

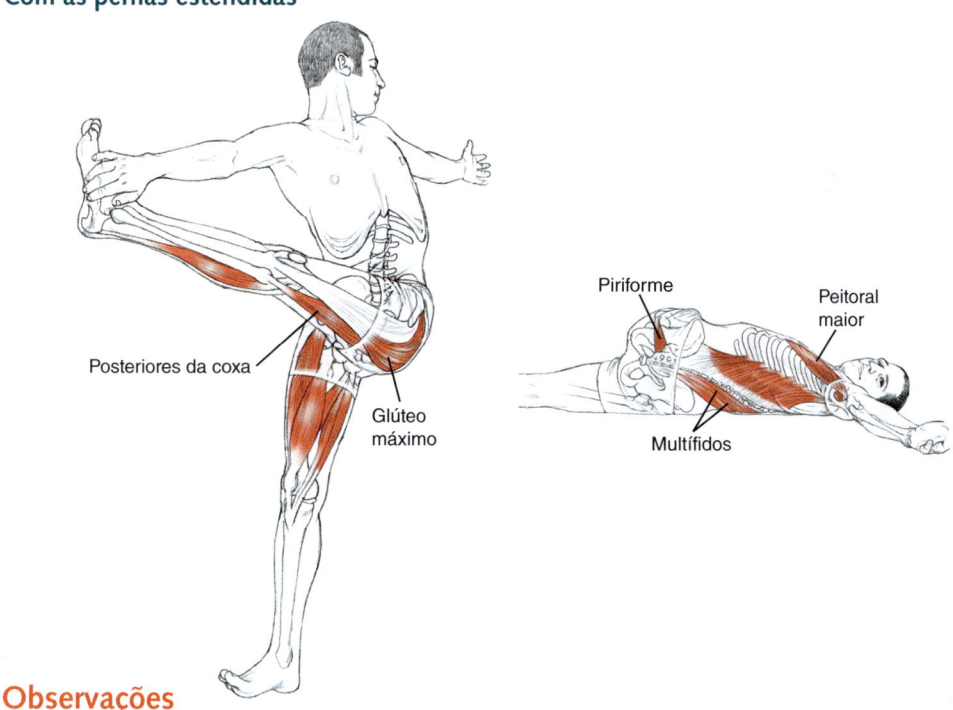

Posteriores da coxa

Glúteo máximo

Piriforme

Peitoral maior

Multífidos

Observações

Quando as pernas estão estendidas, uma quantidade maior de força é direcionada para a coluna vertebral. Se a parte de trás das pernas tiver dificuldade em se estender, esse movimento também poderá tracionar em flexão a porção lombar da coluna.

MATSYASANA

Postura do peixe

matsya = peixe

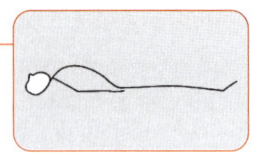

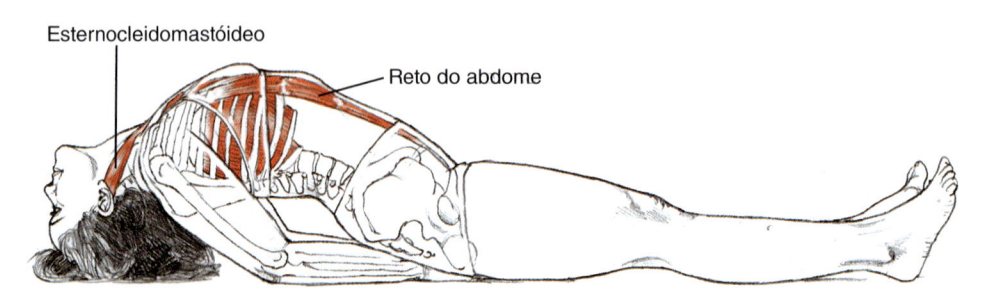

Esternocleidomastóideo

Reto do abdome

Ações articulares

Coluna vertebral	Membros superiores	Membros inferiores
Extensão	Adução e rotação inferior da escápula, extensão e adução do ombro, flexão do cotovelo, pronação do antebraço	Flexão e adução do quadril, extensão do joelho

Ações musculares selecionadas

Coluna vertebral	
Contração concêntrica	**Contração excêntrica**
Para levantar a coluna do chão em extensão: extensores da coluna **Para estender a coluna (e flexionar o quadril):** psoas maior	**Para resistir à hiperextensão das partes cervical e lombar da coluna:** músculos anteriores do pescoço, psoas menor, músculos abdominais

Membros superiores	
Contração concêntrica	**Alongamento**
Para estabilizar a articulação do ombro: manguito rotador **Para rodar medialmente, estender e aduzir o braço no ombro:** latíssimo do dorso **Para estender a articulação do ombro e pressionar a mão no chão:** tríceps braquial **Para aduzir a escápula:** trapézio, romboides **Para virar a mão para o chão:** pronadores quadrado e redondo	Coracobraquial, peitorais maior e menor

Membros inferiores	
Contração concêntrica	
Para flexionar o quadril (e estender a coluna vertebral): psoas maior, ilíaco **Para manter a perna no chão:** posteriores da coxa	**Para flexionar o quadril e estender o joelho:** quadríceps femoral

Observações

Essa postura pode ser realizada concentrando-se na mobilização dos extensores da coluna vertebral ou no apoio dos cotovelos. Se for usado o apoio dos cotovelos, haverá menos trabalho nos músculos do tronco e, talvez, mais facilidade na respiração e maior expansão.

Se a postura for realizada com o foco sobre os músculos que estendem a coluna, o pescoço será mais bem protegido com os braços erguidos do chão. Variações também podem ser feitas com blocos sob a coluna vertebral e com os pés em baddha konasana (p. 192) ou em padmasana (p. 175).

Essa postura costuma ser usada como contraponto imediato ao salamba sarvangasana (p. 237), porque inverte a posição da parte cervical da coluna, de flexão extrema para extensão extrema. Uma abordagem mais dinâmica ao equilíbrio da ação de salamba sarvangasana seria gradualmente inverter o movimento do pescoço com vinyasas simples e conduzindo até bhujangasana (p. 256).

Respiração

Matsyasana é uma inclinação reclinada para trás; assim, tanto acalmar como energizar a respiração são possibilidades a serem exploradas. Na postura do peixe, a frente do seu peito é expandida, mas não ao máximo, como no urdhva dhanurasana com apoio nos braços (p. 291). Como resultado, há ainda espaço para mobilidade da ação respiratória, a fim de mobilizar as costelas, abrindo caminho para a mudança da forma torácica. Nessa postura, o que você percebe se projetar a respiração para o peito? E o que você percebe se projetar o movimento da respiração para a região abdominal? E de volta para o corpo? Algum desses padrões de respiração resulta em um efeito mais calmante ou energizante?

VARIAÇÃO DE MATSYASANA

Com braços e pernas erguidos

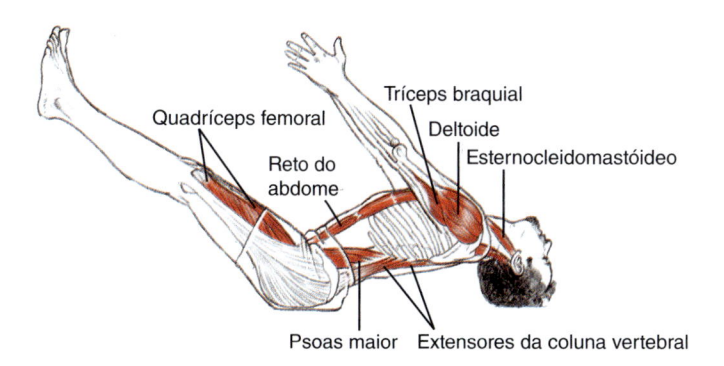

Tríceps braquial
Quadríceps femoral
Deltoide
Reto do abdome
Esternocleidomastóideo
Psoas maior   Extensores da coluna vertebral

Observações

Quando erguidas do chão, as pernas sofrem um grande aumento da atividade, especialmente nos flexores do quadril.

ANANTASANA

Postura de Vishnu reclinado no sofá

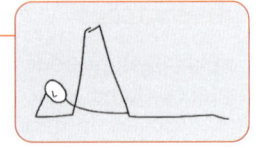

ananta = infinito, eterno (*anta* = fim; *an* = sem)

Ananta também é o nome da serpente mítica sobre a
qual o deus Vishnu se reclina como em um sofá.

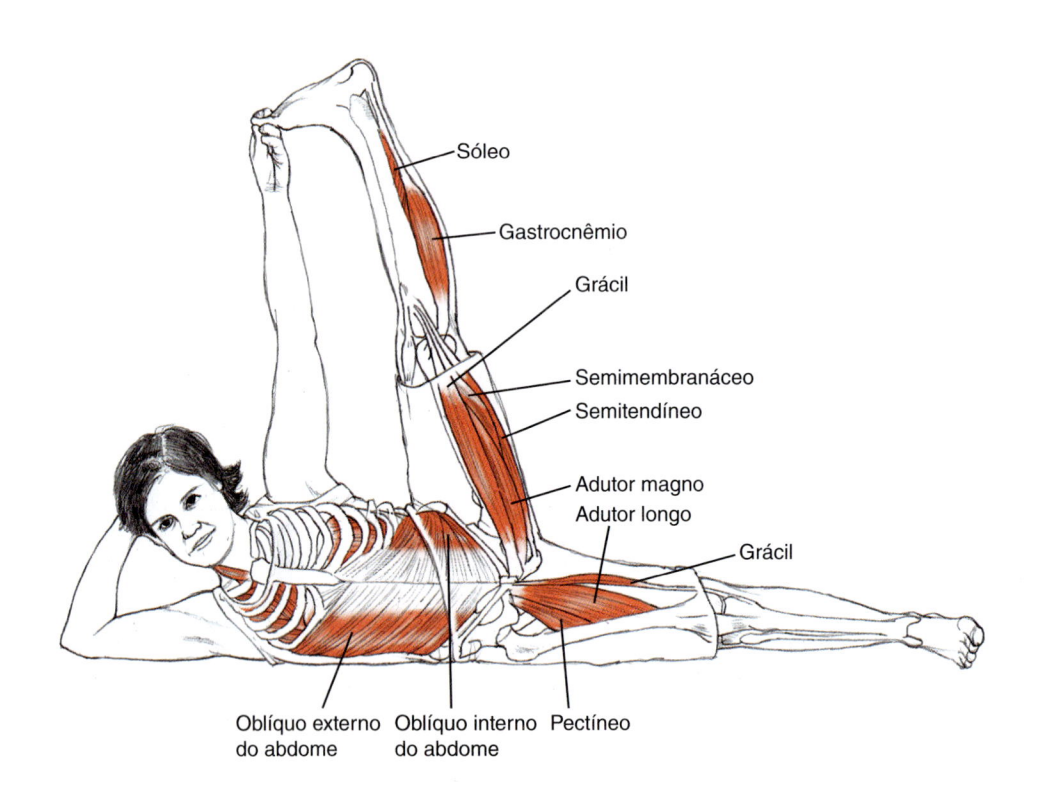

Sóleo

Gastrocnêmio

Grácil

Semimembranáceo
Semitendíneo

Adutor magno
Adutor longo

Grácil

Oblíquo externo   Oblíquo interno   Pectíneo
do abdome   do abdome

Ações articulares

Coluna vertebral	Membros superiores		Membros inferiores	
	Braço de cima	Braço de baixo	Perna de cima	Perna de baixo
Flexão lateral	Abdução do ombro, extensão do cotovelo	Elevação e rotação superior da escápula, flexão do ombro, flexão do cotovelo	Flexão, abdução e rotação lateral do quadril; extensão do joelho	Extensão neutra do quadril, extensão do joelho

Ações musculares selecionadas

Coluna vertebral		
Contração concêntrica	Contração excêntrica	Alongamento
Para criar inclinação lateral: extensores da coluna, oblíquos interno e externo do abdome, quadrado do lombo (parte de cima)	**Para estabilizar as curvaturas da coluna:** extensores da coluna, oblíquos interno e externo do abdome (parte de baixo)	Quadrado do lombo (parte de baixo)

Membros inferiores		
Perna de cima		**Perna de baixo**
Contração concêntrica	Alongamento	Contração concêntrica
Para rodar lateralmente e abduzir: glúteos médio e mínimo (fibras posteriores), piriforme, obturador interno, gêmeos superior e inferior **Para flexionar o quadril:** psoas maior, ilíaco **Para flexionar o quadril e estender o joelho:** quadríceps femoral	Posteriores da coxa, adutor magno, gastrocnêmio, sóleo	**Para resistir à flexão do quadril:** posteriores da coxa **Para pressionar a perna de baixo no chão para obter estabilidade:** glúteos médio e mínimo

Observações

Na variação em que sua perna é erguida, a pelve e a parte inferior do corpo giram para trás. O desafio é encontrar o movimento de equilíbrio por meio dos abdutores e dos rotadores laterais da articulação do quadril em vez da rotação da coluna vertebral.

Respiração

Anantasana é uma das poucas posturas deitadas de lado. Na posição de decúbito lateral, a gravidade pode mover cranialmente (na direção da cabeça) a cúpula do diafragma mais próxima do chão, enquanto a outra cúpula se desloca caudalmente (em direção ao cóccix). Isso se deve, principalmente, ao efeito da gravidade sobre os órgãos abdominais, que são puxados em direção ao chão, levando junto o diafragma. Além disso, o pulmão mais próximo do chão (o pulmão dependente) fica mais apoiado e seu tecido pode se tornar mais complacente, o que significa que o órgão está sob menos tensão mecânica e pode responder com mais facilidade à ação do diafragma. Nessa postura você pode sintonizar seus movimentos respiratórios, para que possa perceber esses efeitos?

Sintonizar conscientemente essa assimetria com seu mecanismo respiratório pode ser útil para quebrar hábitos respiratórios profundamente arraigados. Por exemplo, essa postura pode ser benéfica se você estiver tentando alterar o hábito de dormir sobre apenas um lado do corpo.

Decúbito ventral significa deitar de bruços. Essa é uma posição (em teoria) que os bebês são capazes de manter ao nascerem, mas que para os adultos é muitas vezes desconfortável. Às vezes o desconforto é resultado do movimento limitado no pescoço e na parte superior das costas, o que torna difícil virar a cabeça para o lado. Essa posição pode também ser desconfortável porque o movimento do abdome é inibido pelo peso do corpo e a parte de posterior deste tem de ser mais móvel para que você respire confortavelmente.

Para algumas pessoas, essa posição tem uma conotação ainda maior de submissão do que o ajoelhamento, tornando-as bastante vulneráveis. (Em muitas tradições religiosas, o ato de dispor toda a superfície frontal do corpo no chão é considerado uma prostração completa.) Para outras, essa posição parece mais segura do que estar em decúbito dorsal, porque a vulnerável parte anterior do corpo e os órgãos estão mais protegidos.

Em decúbito ventral, os movimentos mais disponíveis são a extensão da coluna vertebral e dos membros, que usam a musculatura posterior do corpo. Por esse motivo, muitos exercícios de fortalecimento das costas começam nessa posição. Embora o centro de gravidade nessa posição esteja perto do chão, posturas que se desenvolvem a partir dela são bastante trabalhosas por causa da energia necessária para erguer o corpo do chão.

BHUJANGASANA

Postura da cobra

bhujanga = serpente (*bhuja* = braço, ombro; *anga* = membro)

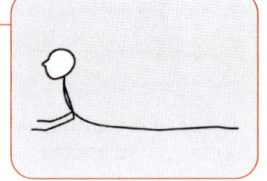

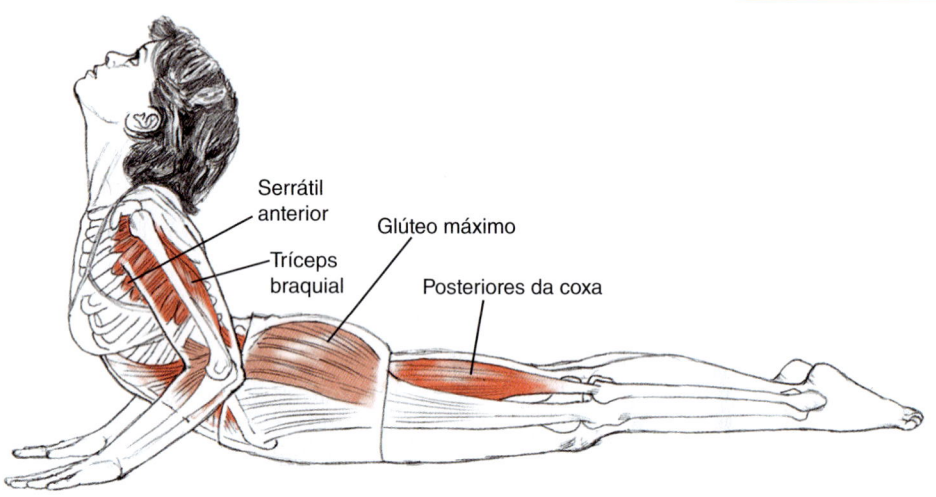

Serrátil anterior

Glúteo máximo

Tríceps braquial

Posteriores da coxa

Ações articulares

Coluna vertebral	Membros superiores	Membros inferiores
Extensão	Extensão do cotovelo, pronação do antebraço	Contranutação da articulação sacroilíaca (SI), extensão e adução do quadril, extensão do joelho, flexão plantar do tornozelo

Ações musculares selecionadas

Coluna vertebral	
Contração concêntrica	**Contração excêntrica**
Para estender a coluna: extensores da coluna **Para estender a parte torácica da coluna vertebral em combinação com alguns dos extensores da coluna, os quais ela sobrepõe:** serrátil posterior superior	**Para evitar hipermobilização da parte lombar da coluna vertebral:** psoas menor, músculos abdominais

Membros superiores	
Contração concêntrica	
Para estabilizar a escápula na caixa torácica e transmitir a pressão do braço à clavícula: serrátil anterior **Para estabilizar a articulação do ombro:** manguito rotador	**Para estender o cotovelo:** tríceps braquial **Para realizar a pronação do antebraço:** pronadores quadrado e redondo

Membros inferiores	
Contração concêntrica	
Para estender, aduzir e rodar medialmente o quadril: posteriores da coxa, adutor magno **Para estender o joelho:** vastos	**Para realizar a flexão plantar do tornozelo:** sóleo

Observações

Localizar os músculos intrínsecos mais profundos do dorso para realizar a ação de extensão da coluna nessa postura, em vez de usar os músculos mais superficiais do dorso, que também conectam as escápulas e as costelas, poderia permitir um movimento mais livre das costelas durante a respiração.

Nessa postura, o impulso dos braços pode ajudar a levantar a coluna, sobretudo se os músculos que conectam a escápula às costelas forem convocados para impedir o deslizamento das escápulas para cima. A mobilidade nos ossos dos antebraços pode ajudar a equilibrar as forças que se deslocam das mãos através dos pulsos, cotovelos e ombros. Embora as pernas não estejam necessariamente suportando peso na postura da cobra, ainda estarão ativas no apoio à extensão da coluna.

Atenção: uma posição neutra da cabeça não protege o seu pescoço

Nas posturas em decúbito ventral com inclinação posterior (e em outras), é possível que você ouça a instrução de manter a cabeça em uma posição neutra, com o objetivo de proteger o seu pescoço de lesões. Se você estiver lesionado no pescoço (ou em qualquer outra articulação), a boa prática consiste em evitar o movimento que provoca a dor (embora em certos casos isso não seja verdade).

Mas, se você não estiver lesionado no pescoço, evitar determinado movimento não trará maior segurança para o seu pescoço. As vértebras cervicais podem ser flexionadas e estendidas, bem como rodadas e flexionadas lateralmente para os dois lados. E você também pode combinar com segurança movimentos como flexão e flexão lateral, ou extensão e rotação, se persistir em uma amplitude de movimento que fique sob seu controle. Se você contar com mais posições nas quais possa equilibrar o espaço articular, isso protegerá qualquer articulação (ou grupo de articulações, no caso do seu pescoço) contra lesões, mais do que escolher uma posição considerada segura.

Respiração

Embora a instrução-padrão seja inspirar enquanto se entra em uma inclinação para trás, pode ser muito benéfico entrar nessa postura básica durante a expiração. Embora possa parecer que a frente da caixa torácica está se expandindo durante a inspiração, ao avançar para assumir essa postura você se sentirá mais à vontade com a coluna vertebral e a parte de trás dos pulmões com a liberação de uma expiração. Experimente essas duas maneiras e veja o que percebe. A respiração escolhida por você para entrar em uma postura pode ter um profundo efeito em sua experiência, enquanto permanecer na forma escolhida e continuar respirando.

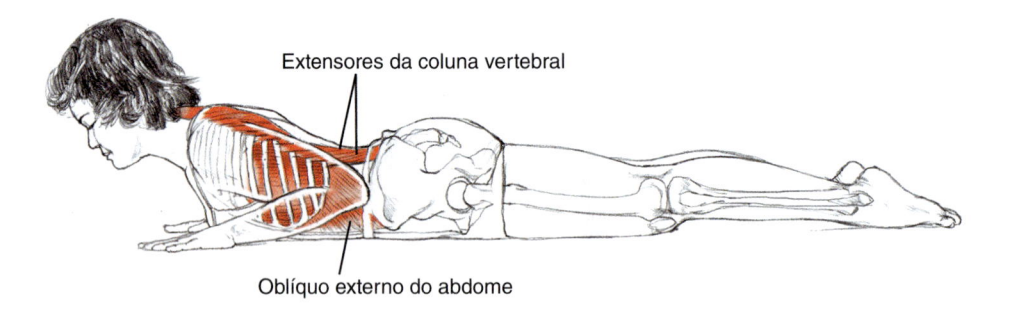

Extensores da coluna vertebral

Oblíquo externo do abdome

VARIAÇÃO DE BHUJANGASANA

Com os joelhos flexionados

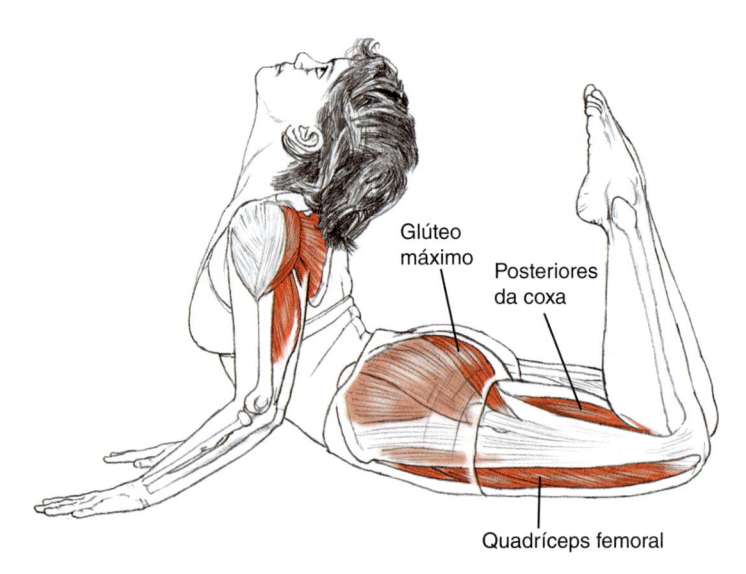

Glúteo máximo

Posteriores da coxa

Quadríceps femoral

Observações

Manter as pernas aduzidas e paralelas pode ser mais fácil quando os joelhos estão estendidos do que quando os joelhos estão flexionados. Quando os joelhos estão flexionados e os quadris estão estendidos nessa posição, ocorrerá encurtamento de toda a parte posterior das pernas, ao mesmo tempo que haverá alongamento da parte anterior das pernas, tanto sobre as articulações do quadril como do joelho.

DHANURASANA

Postura do arco

dhanu = arco

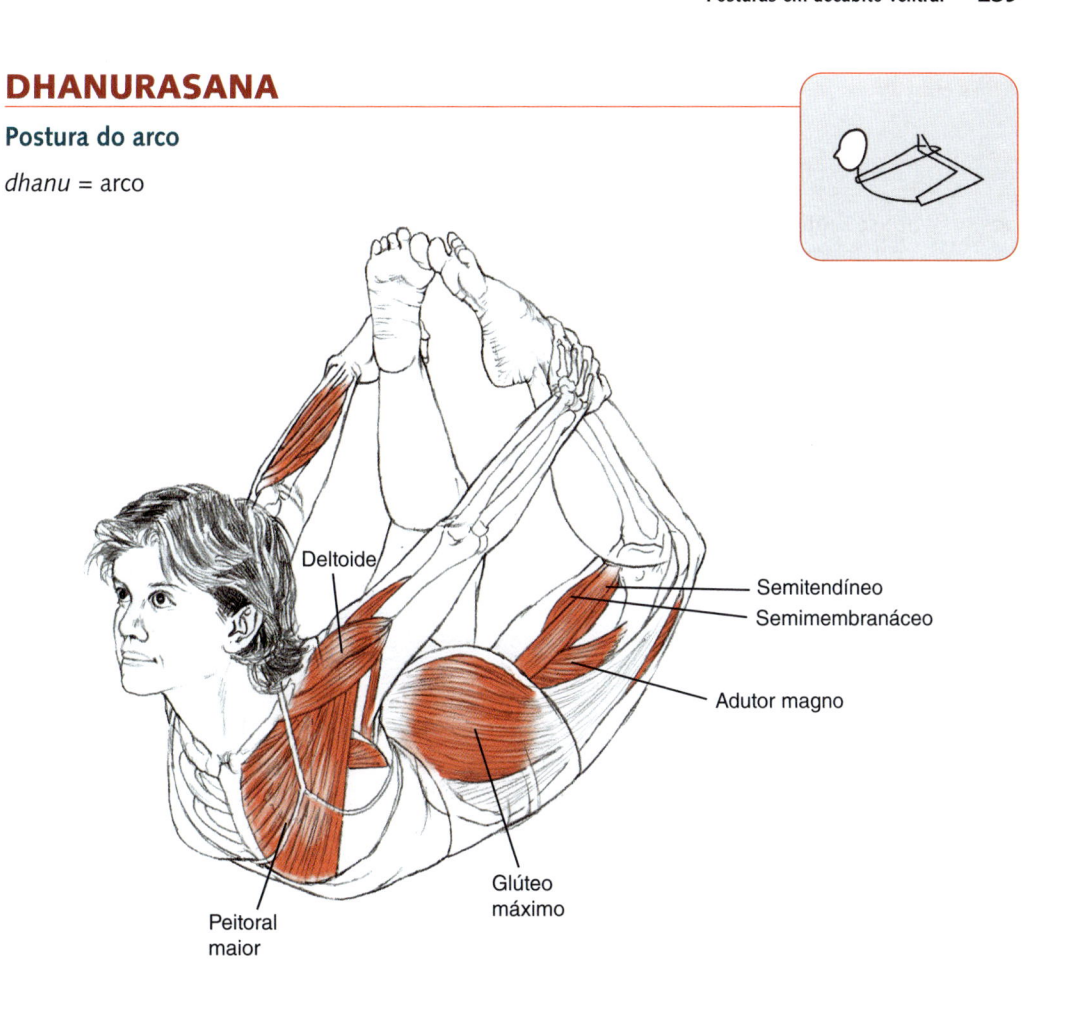

Deltoide

Semitendíneo

Semimembranáceo

Adutor magno

Peitoral maior

Glúteo máximo

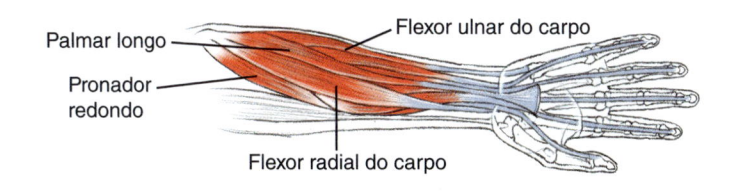

Palmar longo

Flexor ulnar do carpo

Pronador redondo

Flexor radial do carpo

Ações articulares

Coluna vertebral	Membros superiores	Membros inferiores
Extensão	Adução da escápula; adução, rotação medial e extensão do ombro; extensão do cotovelo; pronação do antebraço; flexão da mão e dos dedos	Contranutação da articulação sacroilíaca, extensão e adução do quadril, flexão do joelho, flexão plantar do tornozelo

Ações musculares selecionadas

Coluna vertebral	
Contração concêntrica	**Contração excêntrica**
Para estender a coluna: extensores da coluna	**Para evitar hipermobilização da parte lombar da coluna vertebral:** psoas menor, músculos abdominais

Membros superiores		
Contração concêntrica		**Contração excêntrica**
Para aduzir a escápula: romboides **Para estabilizar a articulação do ombro:** manguito rotador	**Para estender o ombro:** parte espinal do deltoide, redondo maior, tríceps braquial **Para realizar a pronação do antebraço:** pronadores quadrado e redondo	**Para resistir à tração do braço na escápula:** peitorais maior e menor, cora-cobraquial, parte clavicular do deltoide

Membros inferiores	
Contração concêntrica	
Para estender, aduzir e rodar medialmente o quadril e flexionar o joelho: posteriores da coxa, adutor magno, glúteo máximo	**Para realizar a flexão plantar do tornozelo:** sóleo

Observações

Essa postura pode ser explorada de diversas maneiras, enfatizando ações diferentes: aprofundar a ação na coluna vertebral, aumentar a extensão do quadril ou usar a extensão do joelho para aprofundar a extensão da coluna e do quadril, por exemplo. O equilíbrio do movimento nos quadris e joelhos será afetado de acordo com a região que for mais ativada: a parte de trás das pernas (para estender os quadris) ou a frente das pernas (para estender os joelhos).

Por ser uma postura vinculada, com as mãos segurando os tornozelos, é possível aplicar muita força sobre as articulações. Os joelhos e a parte da frente das articulações do ombro podem estar particularmente vulneráveis. A disposição das pernas nos quadris e a ativação dos pés podem ajudar a manter a integridade dos joelhos, e a mobilização das escápulas pode ajudar a equilibrar o espaço articular nos ombros.

Respiração

É uma prática comum balançar para trás e para a frente nessa postura, empurrando a barriga no chão a cada inspiração. Também é interessante tentar minimizar esse balanço, orientando a inspiração para que se afaste da região abdominal. Há benefícios a serem explorados tanto no movimento como na imobilidade. Qual é a sua experiência?

SALABHASANA

Postura do gafanhoto

salabha = gafanhoto

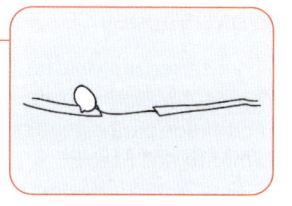

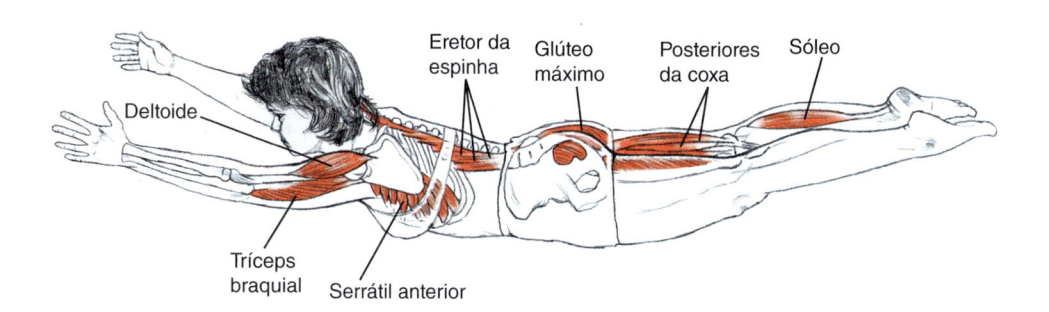

Ações articulares

Coluna vertebral	Membros superiores	Membros inferiores
Extensão	Rotação superior, elevação e abdução da escápula; flexão do ombro; extensão do cotovelo	Contranutação da articulação sacroilíaca, extensão e adução do quadril, extensão do joelho, flexão plantar do tornozelo

Ações musculares selecionadas

Coluna vertebral
Contração concêntrica
Para estender a coluna: extensores da coluna

Membros superiores	
Contração concêntrica	
Para rodar para cima e elevar a escápula: serrátil anterior **Para estabilizar a articulação do ombro:** manguito rotador **Para flexionar o ombro:** parte clavicular do deltoide, bíceps braquial (cabeça longa)	**Para estender o cotovelo:** tríceps braquial **Para realizar a pronação do antebraço:** pronadores quadrado e redondo

Membros inferiores	
Contração concêntrica	
Para estender, aduzir e rodar medialmente o quadril: posteriores da coxa, adutor magno, glúteo máximo	**Para estender o joelho:** vastos **Para realizar a flexão plantar do tornozelo:** sóleo

Observações

Pode ser um desafio levantar os braços a partir de uma posição de decúbito ventral com a coluna em extensão. Se os músculos situados em torno das escápulas e braços forem também recrutados para estender a coluna vertebral, eles poderão atrapalhar, inadvertidamente, o levantamento dos braços.

Essa posição das pernas requer uma complexa interação entre adutores, rotadores mediais e extensores do quadril. Muitas das ações musculares que levantam e apoiam o corpo nessa posição criam outras ações que devem ser neutralizadas por músculos sinergistas ou opositores. Prioridades ou pontos de enfoque diferentes gerarão experiências diversas (como ocorre em todos os asanas), dependendo do seu ponto de partida e de seus padrões e hábitos preexistentes.

Respiração

Balançar ou não balançar? Nessa variação, você sente como se todo o peso do corpo fosse colocado sobre o abdome? Enquanto mantém a postura por várias respirações, o seu corpo balança para a frente e para trás com a ação do diafragma? Como ocorre na postura do arco, um desafio interessante é evitar o balanço, permitindo que o chão empurre o abdome relaxado, em vez de o abdome empurrar contra a resistência do chão.

VIPARITA SALABHASANA

Postura completa do gafanhoto

viparita = revertido, invertido; *salabha* = gafanhoto

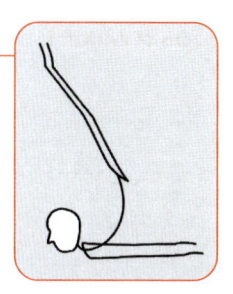

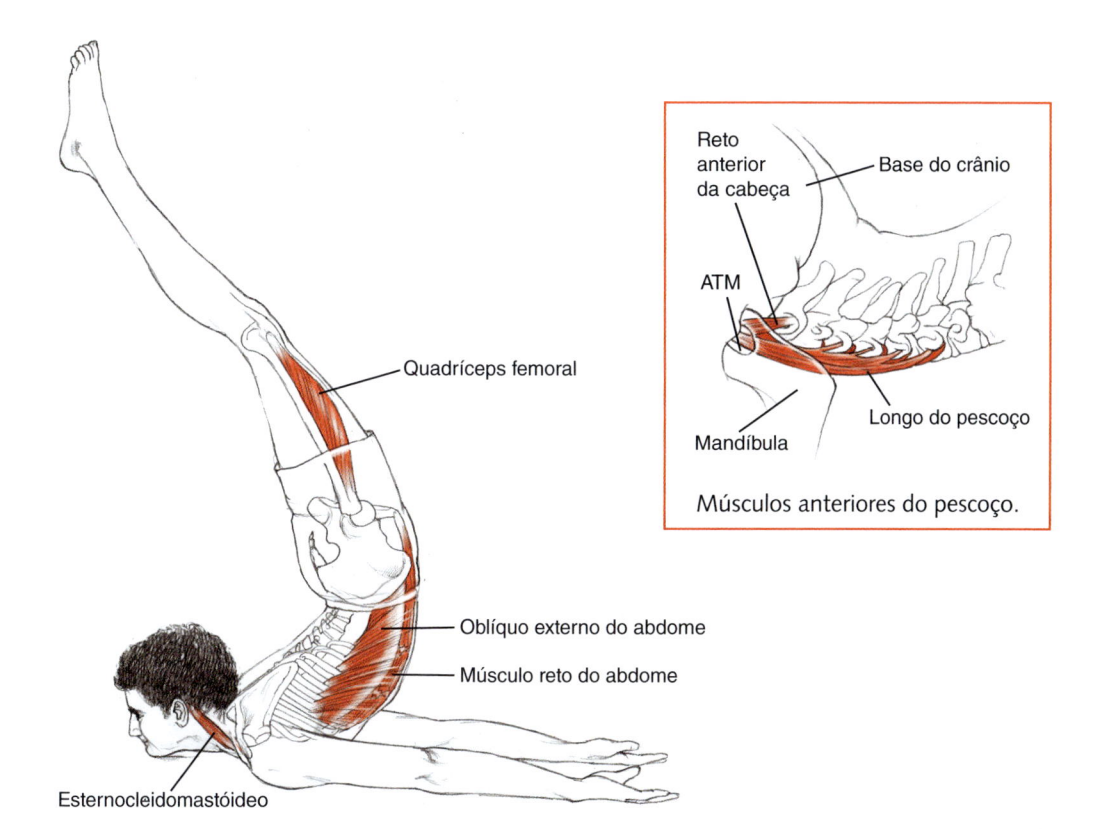

Quadríceps femoral

Reto anterior da cabeça

Base do crânio

ATM

Longo do pescoço

Mandíbula

Músculos anteriores do pescoço.

Oblíquo externo do abdome

Músculo reto do abdome

Esternocleidomastóideo

Ações articulares

Coluna vertebral	Membros superiores	Membros inferiores
Extensão	Rotação inferior, elevação e abdução da escápula; rotação medial, flexão e adução do ombro; extensão do cotovelo	Contranutação da articulação sacroilíaca, extensão e adução do quadril, extensão do joelho, flexão plantar do tornozelo

Ações musculares selecionadas

Coluna vertebral	
Contração excêntrica	
Para evitar que a pelve e a perna caiam no solo: músculos abdominais, psoas menor	**Para evitar a hipermobilização da parte cervical da coluna vertebral:** músculos anteriores do pescoço
Membros superiores	
Contração concêntrica	
Para estabilizar a articulação do ombro: manguito rotador **Para abduzir a escápula:** serrátil anterior	**Para flexionar o ombro e levantar o peso corporal:** peitoral maior, parte clavicular do deltoide, bíceps braquial, coracobraquial
Membros inferiores	
Contração excêntrica	
Para evitar que a perna caia atrás da cabeça: psoas maior, vastos	

Observações

O que é preciso para entrar nessa postura é quase completamente o oposto do que é preciso para permanecer nela. Levantar o peso do corpo em extensão vertebral requer uma ação significativa dos braços e dos extensores da coluna vertebral. Uma vez ultrapassada a vertical, a gravidade puxa o peso do corpo para uma posição em extensão, de modo que os flexores do tronco devem se engajar para evitar a hiperextensão. Com base no equilíbrio de força e flexibilidade dos grupos musculares extensores e flexores, algumas pessoas podem conseguir entrar na postura completa do gafanhoto, mas não sustentá-la, ao passo que outras podem não chegar a essa postura sozinhas, mas podem se manter, desde que auxiliadas.

Respiração

Tal como ocorre com muitas inclinações posteriores, vale a pena tentar expirar enquanto você levanta o corpo na postura do gafanhoto. O procedimento pode trazer melhores resultados para você, porque a liberação da contração do diafragma pode criar mais espaço entre a base da caixa torácica e a frente da coluna, que se afastam uma da outra nessa postura.

Se você puder permanecer nessa postura por várias respirações, pode perceber como ela afeta sua respiração, de modo a ter sua parede abdominal engajada e estendida? De que modo a ação de empurrar os braços no chão afeta sua respiração? Ter o pescoço em uma extensão de apoio do peso aumenta a resistência das suas vias aéreas? Na postura completa do gafanhoto a sua respiração se parece com outras posturas invertidas? É possível utilizar a respiração para sair dessa postura de maneira controlada e suave, em vez de simplesmente "cair" dela?

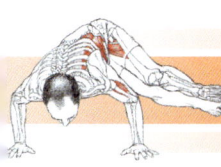
Apesar de suas semelhanças óbvias, os membros superiores e inferiores do corpo humano evoluíram para executar funções diferentes. As estruturas do pé, joelho, quadril e pelve são voltadas para suas funções de apoio e locomoção, enquanto as estruturas com grande mobilidade da mão, cotovelo e cíngulo do membro superior (ou cintura escapular) evoluíram para alcançar e segurar.

Quando se comparam as estruturas proporcionais da mão e do pé, vê-se uma relação inversa entre estruturas de sustentação e estruturas articulares. No pé, os pesados e densos ossos tarsais abrangem metade do comprimento da estrutura. Somando a isso a função de sustentação dos metatarsais, pode-se dizer que 4/5 da estrutura do pé são dedicados à sustentação do peso. As estruturas nas falanges do pé (dedos) contribuem apenas com 1/5 de seu comprimento total.

Essas proporções são invertidas na mão, em que a metade do comprimento é composta pelos altamente móveis ossos das falanges (dedos). Os metacarpais da mão também são muito móveis (em comparação com os metatarsais), enquanto os ossos carpais menos imóveis (ossos do punho) constituem apenas um quinto do comprimento total da mão.

Quando você usa os membros superiores em posturas de sustentação de peso, precisa levar em consideração o fato de que eles estão em desvantagem estrutural e tomar bastante cuidado extra, de modo que muita força não seja direcionada para as articulações, que podem, facilmente, sofrer hipermobilidade. Embora a sustentação do peso possa não estar tão facilmente organizada em suas mãos como está em seus pés, dedicar algum tempo para aprender a organizar o apoio com as mãos e os membros superiores pode ser uma recuperação maravilhosa das maneiras como as pessoas utilizam habitualmente as mãos, braços, ombros e a parte superior das costas quando estão sentadas à mesa de trabalho e usando computadores.

ADHO MUKHA SVANASANA

Postura do cachorro olhando para baixo

adho = para baixo; *mukha* = face; *shvana* = cão

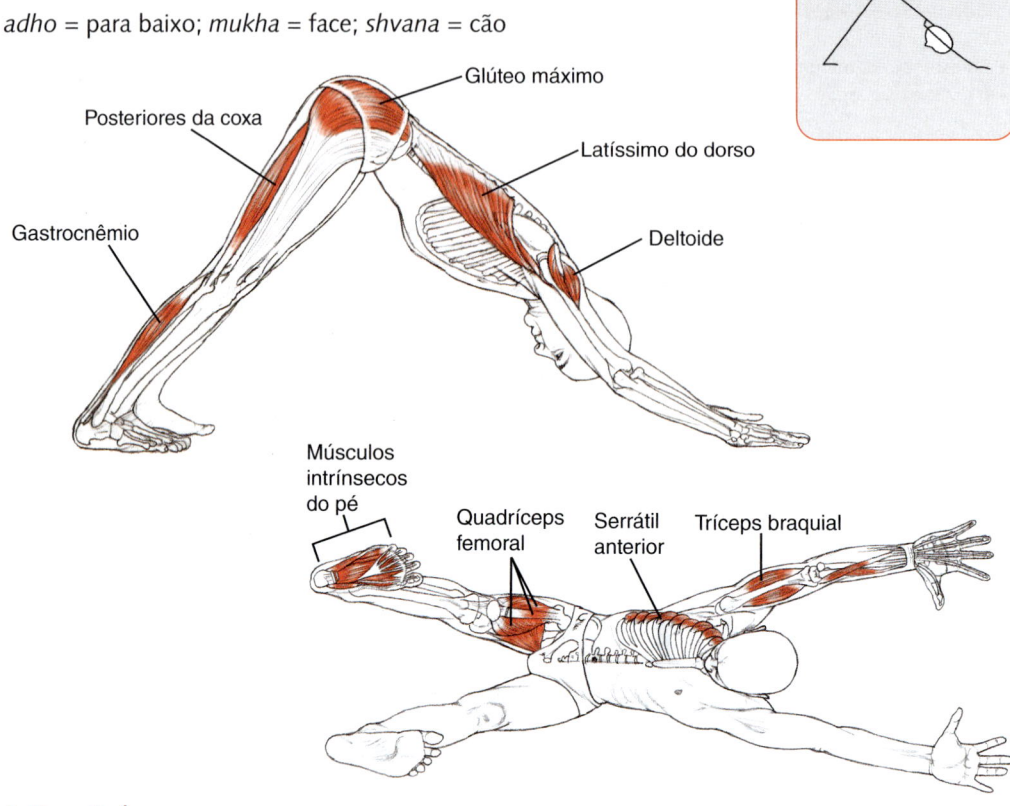

Ações articulares

Coluna vertebral	Membros superiores	Membros inferiores
Coluna em posição neutra	Elevação e rotação superior da escápula, flexão do ombro, extensão do cotovelo, pronação do antebraço, dorsiflexão do punho	Nutação da articulação sacroilíaca (SI), flexão do quadril, extensão do joelho, dorsiflexão do tornozelo

Ações musculares selecionadas

Coluna vertebral

Para calibrar as contrações concêntricas e excêntricas a fim de manter o alinhamento neutro da coluna: extensores e flexores da coluna

Membros superiores

Contração concêntrica

Para realizar a rotação superior e abdução da escápula na caixa torácica: serrátil anterior **Para estabilizar a articulação do ombro:** manguito rotador **Para flexionar o ombro:** deltoide, bíceps braquial (cabeça longa)	**Para estender o cotovelo:** tríceps braquial **Para realizar a pronação do antebraço:** pronadores quadrado e redondo **Para manter a integridade da mão:** músculos intrínsecos do punho e da mão

Membros inferiores	
Contração concêntrica	Contração excêntrica
Para rodar medialmente, aduzir e mover o fêmur de volta no acetábulo: adutor magno **Para estender o joelho:** articular do joelho, vastos **Para manter os arcos do pé sem inibir a dorsiflexão do tornozelo:** músculos intrínsecos do pé	**Para evitar a hiperarticulação do quadril:** posteriores da coxa

Observações

Existem muitas abordagens para trabalhar com essa postura (adho mukha svanasana) e também muitas ideias sobre como isso deve ser feito corretamente, além de muitas declarações sobre seus benefícios. Como ocorre com qualquer asana (ver Cap. 7), não é possível afirmar qual benefício este asana terá para determinada pessoa. Certamente, podemos descrever os possíveis efeitos da postura, mas dependerá de cada pessoa se haverá benefício ou não.

Adho mukha svanasana, por exemplo, qualifica-se como uma inversão porque a cabeça do praticante se encontra em um nível mais baixo que seu coração e, portanto, afeta a frequência cardíaca e a pressão arterial. A qualidade desse efeito dependerá da resiliência do sistema cardiovascular; em seguida a um aumento inicial, a frequência cardíaca e a pressão arterial podem permanecer altas ou retornar a níveis mais baixos. Essa resposta depende de diversas circunstâncias na vida do praticante: idade, condicionamento físico, medicamentos de que faz uso etc. Se a experiência vivenciada for repousante, estimulante, calmante ou agitada, isso dependerá das experiências e associações passadas do praticante.

Este asana envolve ambos os braços e pernas para dar apoio à coluna vertebral. A consistência no caminho do peso através do cíngulo do membro superior (cintura escapular) é particularmente importante, porque os braços estão em um nível acima da cabeça e suportam peso, e essa pode ser uma combinação desconhecida de atividades para você. (Ver quadro *Atenção* a seguir.)

Com frequência, o latíssimo do dorso é recrutado para ajudar a "puxar os ombros para baixo" e também para auxiliar na ação dos braços. Mas esse músculo, na verdade, roda medialmente, estende os braços (abaixando-os de sua posição acima da cabeça) e promove a depressão das escápulas (afastando-as dos braços). Essas ações podem causar impacto no acrômio em seu ombro.

A ação intrínseca nas mãos, para descobrir e manter espiralados os caminhos do peso (como os caminhos em seus pés), é importante para a integração de todo o braço e também para juntar os pés na sustentação do peso do corpo. Se a rotação entre o rádio e a sua ulna estiver limitada nos antebraços, talvez você acabe mobilizando excessivamente os cotovelos ou pulsos.

Os caminhos dos membros superiores e inferiores em relação à coluna vertebral estão angulados com a força da gravidade (em vez de estarem perpendiculares ao chão). Essa situação poderá necessitar de padrões musculares diferentes dos que se referem à posição perpendicular ao chão; com isso, você poderá perceber seus padrões e hábitos comuns.

Respiração

Do ponto de vista da respiração, você pode experimentar essa postura como uma inversão? De que modo a sua respiração avança naturalmente para essa postura? Considerando que, nas inversões, a gravidade tende a mover o diafragma no sentido cranial (em direção à cabeça), tente aprofundar a ação de expirar dos músculos abdominais. É possível para você manter a parte inferior do abdome envolvida ao iniciar a inspiração (manter mula bandha)? Isso pode incentivar as estruturas torácicas a se mobilizar, o que pode ser muito difícil em uma postura com apoio nos braços.

Atenção: não puxe para baixo as escápulas

Em posturas nas quais os membros superiores estão suportando peso, uma preocupação comum se refere a como estabilizar as articulações dos ombros, para que não sejam lesionadas. Por essa razão, frequentemente, os alunos de ioga são instruídos a "puxar as escápulas para baixo nas costas", uma medida para a proteção dos ombros. A posição da escápula com relação à caixa torácica não determina necessariamente a integridade da articulação do ombro; assim, a manutenção de uma posição fixa da escápula não significa segurança para as articulações do ombro. Tendo em vista o modo como as articulações do ombro e o cíngulo do membro superior funcionam, essa orientação de "puxar para baixo" pode resultar em uma hipermobilização das articulações do ombro.

Aqui está a explicação para essas ocorrências. No cíngulo do membro superior existem quatro articulações: articulação glenoumeral (úmero e escápula), articulação acromioclavicular (escápula e clavícula), articulação esternoclavicular (clavícula e esterno) e articulação escapulotorácica (escápula e costelas). Tecnicamente, a articulação do ombro é a articulação glenoumeral. Somente nessa articulação, a amplitude de movimento alcança cerca de 90 graus para a frente e para os lados, e menos para trás. Se você quiser erguer seus braços em mais de 90 graus para a frente ou para o lado (acima da altura dos ombros), é preciso que as escápulas também se movimentem na caixa torácica – esse é o movimento na articulação escapulotorácica. A mobilização das escápulas em relação à caixa torácica permite que as articulações do ombro (articulações glenoumerais) se movimentem pelo espaço, além de aumentar em muito a amplitude de movimento dos braços.

Quando você levanta os braços acima da cabeça, mas puxa os ombros para baixo ao longo das costas, está tracionando os ossos que compõem a articulação glenoumeral em direções opostas, afastando os ossos do úmero da escápula. Esse movimento de separação não ajuda no equilíbrio do espaço articular da articulação glenoumeral nem facilita a descoberta de um caminho nítido para o peso através dos ossos (ver p. 13).

URDHVA MUKHA SVANASANA

Postura do cachorro olhando para cima

urdhva = subir ou inclinar para cima, levantado, elevado; *mukha* = face; *shvana* = cão

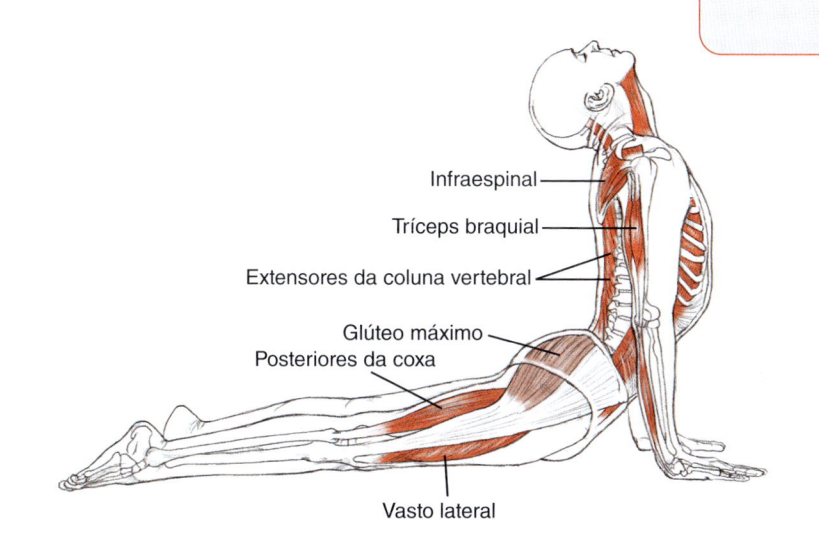

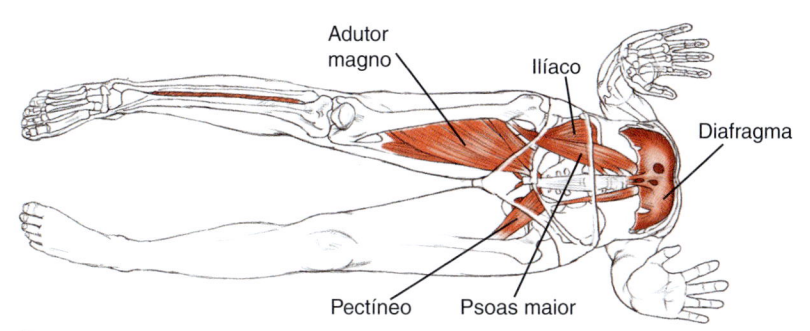

Ações articulares

Coluna vertebral	Membros superiores	Membros inferiores
Extensão	Extensão e adução do ombro, extensão do cotovelo, pronação do antebraço	Contranutação da articulação sacroilíaca (SI), adução e extensão do quadril, extensão do joelho, flexão plantar do tornozelo

Ações musculares selecionadas

Coluna vertebral	
Contração concêntrica	**Contração excêntrica**
Para estender a coluna, especialmente a curvatura torácica: extensores da coluna	**Para evitar a hipermobilização da parte lombar da coluna:** psoas menor, músculos abdominais **Para resistir à hiperextensão da parte cervical da coluna conforme a cabeça se estende:** músculos anteriores do pescoço

Membros superiores	
Contração concêntrica	
Para estabilizar a escápula na caixa torácica e trans-mitir a pressão do braço à clavícula: serrátil anterior **Para estabilizar a articulação do ombro:** manguito rotador	**Para estender o ombro:** parte espinal do deltoide **Para estender o ombro e o cotovelo:** tríceps braquial **Para realizar a pronação do antebraço:** pronadores quadrado e redondo
Membros inferiores	
Contração concêntrica	
Para estender, aduzir e rodar medialmente o quadril: posteriores da coxa, adutor magno **Para estender o joelho:** articular do joelho, vastos	**Para realizar a flexão plantar do tornozelo:** sóleo

Observações

Uma forma de abordar essa postura consiste em tentar distribuir a extensão da coluna ao longo de toda a coluna vertebral. Para a maioria das pessoas, isso significa tentar minimizar a extensão nas regiões lombar e cervical da coluna vertebral, enquanto é enfatizada a extensão na região torácica. Para os músculos do tronco, isso se traduz em trabalho concêntrico para os extensores da parte torácica da coluna vertebral e em trabalho excêntrico para os flexores nas partes cervical e lombar.

Os músculos que tracionam as escápulas para baixo nas costas não ajudam nessa postura, porque podem fixar as escápulas na caixa torácica e inibir a extensão da parte torácica da coluna. Eles também produzem rotação medial do úmero e depressão e rotação inferior da escápula, ao contrário do que deve acontecer para que ocorra a extensão total da parte torácica da coluna.

Dependendo de como as escápulas estão se movendo e de como você está entrando nessa postura, poderá ter utilidade a rotação medial ou lateral dos ossos da região superior do braço. Os músculos intrínsecos de cada mão ajudam a distribuir a pressão por toda a mão a fim de proteger a sua base e diminuir a pressão em cada punho.

A sequência de chaturanga, cachorro olhando pra cima, cachorro olhando pra baixo – nessa ordem – tornou-se difundida no sequenciamento de aula de vinyasa. Curiosamente, o inverso desse movimento (cachorro olhando pra baixo, cachorro olhando pra cima, chaturanga) raras vezes é praticado em sequências de aula.

Respiração

Como contraponto ao adho mukha svanasana (p. 266), que muitas vezes é feito durante a expiração, com frequência essa postura está relacionada com a ação da inspiração. O que acontecerá se você inverter essa ordem? Se mantiver essa postura por várias respirações, o que você perceberá na frente e atrás do seu corpo durante a inspiração e durante a expiração?

ADHO MUKHA VRKSASANA

Postura da árvore olhando para baixo

adho = para baixo; *mukha* = face; *vrksa* = árvore

Glúteo
máximo

Psoas
maior

Reto do
abdome

Extensores
da coluna
vertebral

Tríceps
braquial

Pronadores

Oblíquo
interno do
abdome

Oblíquo
externo do
abdome

Tríceps
braquial

Flexor
radial do
carpo

Glúteo
máximo

Latíssimo do dorso

Extensores
da coluna
vertebral

Trapézio

Deltoide

Ações articulares

Coluna vertebral	Membros superiores	Membros inferiores
Extensão da parte cervical da coluna, ligeira extensão das partes torácica e lombar da coluna	Rotação superior e abdução da escápula, flexão do ombro, extensão do cotovelo, pronação do antebraço, dorsiflexão do punho	Extensão neutra e adução do quadril, extensão do joelho, dorsiflexão do tornozelo

Ações musculares selecionadas

Coluna vertebral	
Para calibrar as contrações concêntricas e excêntricas a fim de manter o alinhamento neutro da coluna: extensores e flexores da coluna	
Membros superiores	
Contração concêntrica	
Para realizar a rotação superior e abdução da escápula na caixa torácica: serrátil anterior **Para estabilizar a articulação do ombro:** manguito rotador **Para flexionar o ombro:** deltoide, bíceps braquial (cabeça longa)	**Para estender o cotovelo:** tríceps braquial **Para realizar a pronação do antebraço:** pronadores quadrado e redondo **Para manter a integridade da mão:** músculos intrínsecos do punho e da mão
Membros inferiores	
Contração concêntrica	**Contração excêntrica**
Para estender, aduzir e rodar medialmente a perna para a posição neutra: posteriores da coxa, adutor magno, glúteo máximo	**Para resistir à queda da perna:** psoas maior, ilíaco

Observações

Essa postura requer que as mãos e os membros superiores suportem todo o peso corporal enquanto você se equilibra de cabeça para baixo. Como em adho mukha svanasana, o movimento do cíngulo do membro superior (rotação superior e abdução) para se manter em relação aos ossos superiores do braço ajuda a ter os braços acima da cabeça e também a suportar o peso.

Também do mesmo modo como ocorre em adho mukha svanasana, nessa postura a coluna pode estar em extensão, extensão axial ou neutra. Diferentes formas de realizar esse asana podem ser desafiadoras ou fáceis para você, dependendo de suas experiências prévias e hábitos de movimento.

Embora seja muito difícil manter a integridade das mãos com todo o peso do corpo equilibrando-se sobre elas, a atividade intrínseca nas mãos é um apoio importante para os punhos e para os nervos que atravessam os túneis do carpo. É importante encontrar apoio nos músculos intrínsecos profundos, de modo que a postura se torne estável e fluida, o que pode ajudar a sua capacidade de respirar.

Respiração

Essa pode ser uma das posturas mais difíceis para respirar de maneira eficaz por causa dos desafios do equilíbrio, da inversão e das fortes ações da parte superior do corpo. Você tende a, instintivamente, prender a respiração? Se for o caso, é em parte por medo ou pela necessidade de estabilizar os muitos movimentos da coluna vertebral, para que seja criado um único centro de gravidade? Se você pode manter o equilíbrio por mais do que alguns segundos, como a sua respiração pode ser integrada à postura de uma forma que não perturbe o equilíbrio ou as ações de estabilização?

CHATURANGA DANDASANA

Postura do bastão sobre quatro membros

chatur = quatro; *anga* = membro; *danda* = bastão, vara

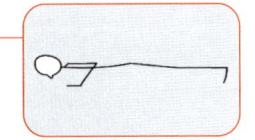

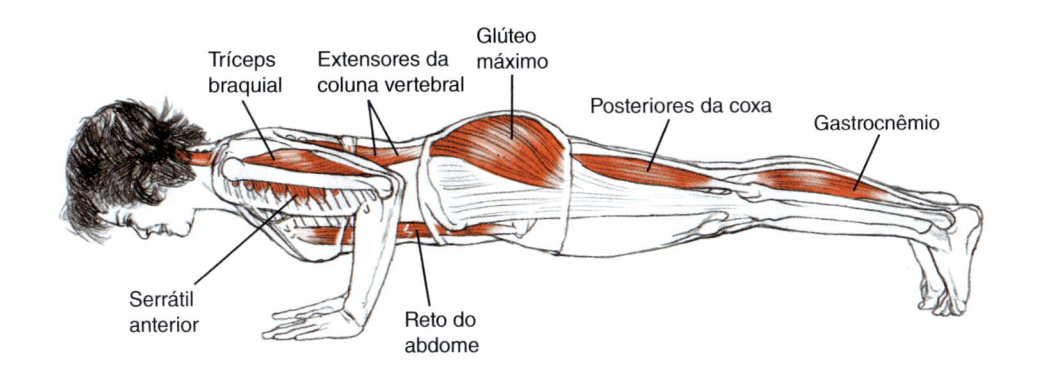

Tríceps braquial · Extensores da coluna vertebral · Glúteo máximo · Posteriores da coxa · Gastrocnêmio · Serrátil anterior · Reto do abdome

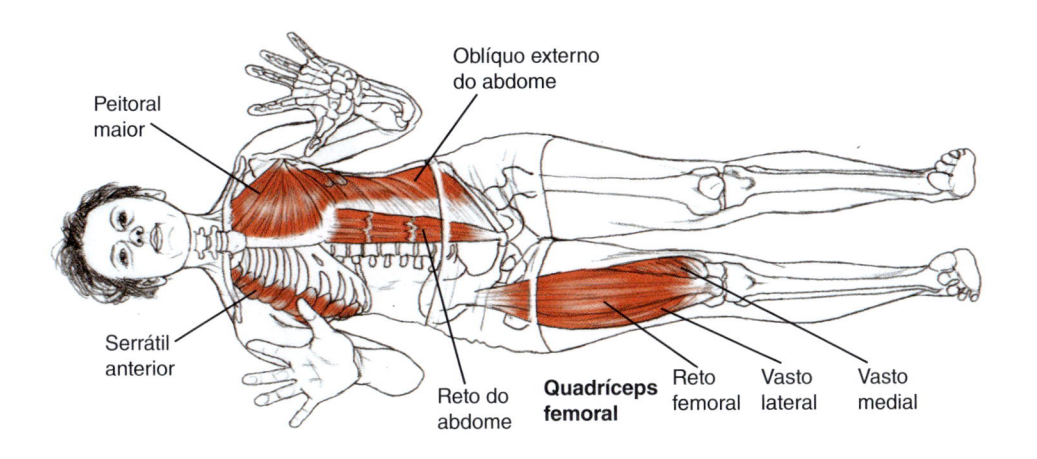

Peitoral maior · Oblíquo externo do abdome · Serrátil anterior · Reto do abdome · **Quadríceps femoral** · Reto femoral · Vasto lateral · Vasto medial

Ações articulares

Coluna vertebral	Membros superiores	Membros inferiores
Coluna em posição neutra	Abdução da escápula, flexão do cotovelo, pronação do antebraço, dorsiflexão do punho	Extensão neutra e adução do quadril, extensão do joelho, dorsiflexão do tornozelo

Ações musculares selecionadas

Coluna vertebral	
Para calibrar contrações concêntricas e excêntricas a fim de manter o alinhamento neutro da coluna: extensores e flexores da coluna	
Membros superiores	
Contração concêntrica	Contração excêntrica
Para prevenir a escápula alada: serrátil anterior **Para estabilizar e proteger a articulação do ombro:** manguito rotador, deltoide **Para realizar a pronação do antebraço:** pronadores quadrado e redondo **Para manter a integridade da mão:** músculos intrínsecos do punho e da mão	**Para resistir à extensão do ombro criada pela força da gravidade:** peitorais maior e menor, coracobraquial **Para estender o cotovelo:** tríceps braquial
Membros inferiores	
Contração concêntrica	
Para manter a extensão neutra e adução do quadril: posteriores da coxa, adutor magno, glúteo máximo **Para aduzir o quadril:** grácil	**Para estender o joelho:** articular do joelho, vastos **Para criar a dorsiflexão:** tibial anterior **Para suportar o peso da perna na ponta dos pés:** músculos intrínsecos e extrínsecos do pé

Observações

Um dos desafios dessa postura é manter a coluna vertebral em suas curvaturas neutras e, ao mesmo tempo, paralela ao chão. À medida que a gravidade tenta tracionar em extensão os quadris e a porção lombar da coluna, fica fácil compensar e flexionar a coluna, flexionar os quadris ou arredondar os ombros para a frente.

Dependendo dos hábitos e padrões existentes, talvez você precise se concentrar em manter os quadris em extensão neutra (sem flexionar nem cair em direção ao chão), mantendo as escápulas conectadas às clavículas e à caixa torácica (sem protração, retração ou alamento escapular excessivos), ou em se mover apenas até onde sentir, na flexão do cotovelo, que poderá manter a integridade da conexão entre os membros e a coluna.

Respiração

Manter essa posição em relação à gravidade aciona praticamente todos os músculos respiratórios, bem como os braços e o cíngulo do membro superior (cintura escapular). Você pode sentir esse grau de esforço muscular produzindo um forte efeito estabilizador sobre os movimentos do diafragma? Como você pode fazer o esforço muscular ser tão eficiente quanto possível? É possível manter tanto o alinhamento como a respiração suave por períodos cada vez mais longos? Nesse asana, a vocalização é uma forma interessante de desafiar e explorar a respiração e a integridade postural.

BAKASANA

Postura do corvo, postura do grou

baka = corvo, grou, garça

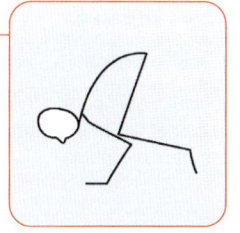

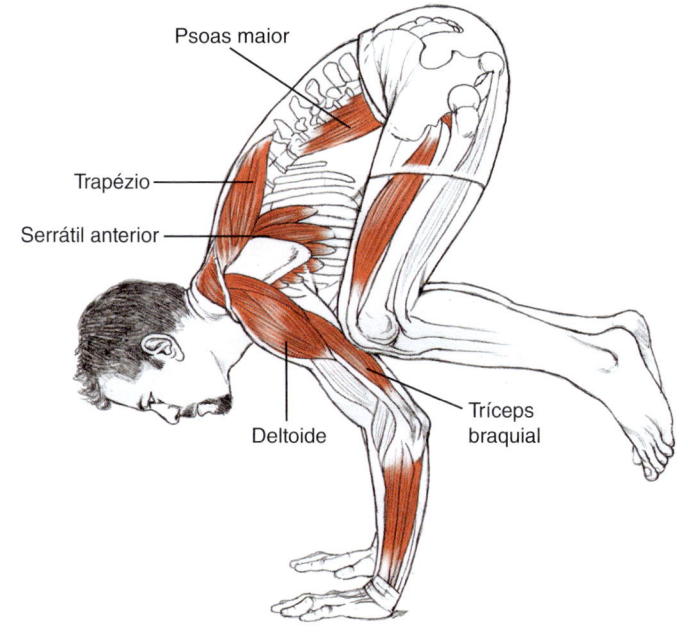

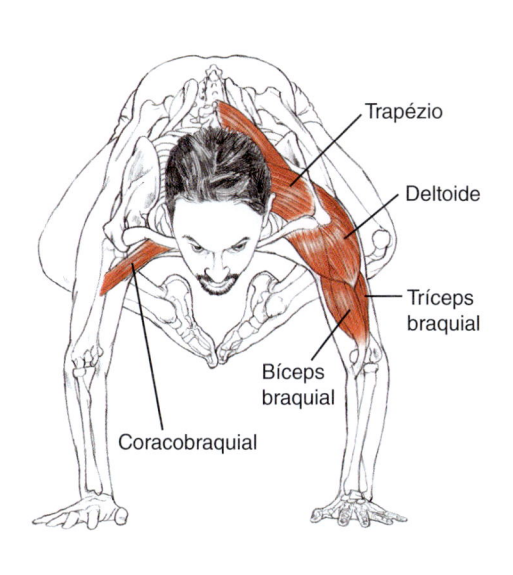

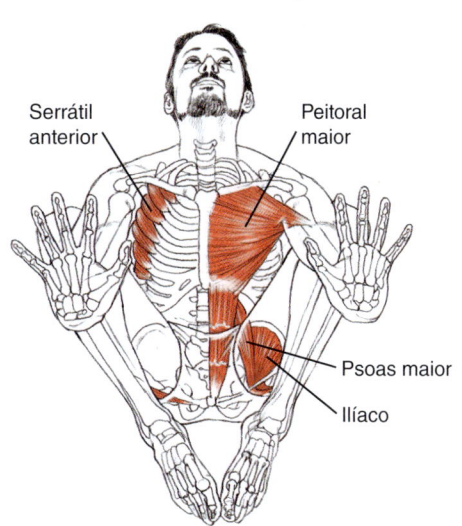

Ações articulares

Coluna vertebral	Membros superiores	Membros inferiores
Extensão da parte cervical da coluna, flexão das partes torácica e lombar da coluna	Abdução da escápula, flexão e adução do ombro, flexão do cotovelo em direção à extensão, pronação do antebraço, dorsiflexão do punho	Nutação da articulação sacroilíaca (SI), flexão e adução do quadril, flexão do joelho

Ações musculares selecionadas

Coluna vertebral	
Contração concêntrica	
Para estender a parte cervical da coluna vertebral: reto posterior da cabeça, oblíquo superior da cabeça	**Para criar uma flexão profunda na parte lombar da coluna vertebral:** psoas maior (fibras superiores), psoas menor, músculos abdominais, assoalho pélvico

Membros superiores	
Contração concêntrica	
Para realizar a abdução da escápula: serrátil anterior, peitorais maior e menor, coracobraquial **Para estabilizar e proteger a articulação do ombro:** manguito rotador, deltoide **Para estender o cotovelo:** tríceps braquial	**Para realizar a pronação do antebraço:** pronadores quadrado e redondo **Para manter a integridade da mão:** músculos intrínsecos do punho e da mão

Membros inferiores	
Contração concêntrica	
Para flexionar o quadril: psoas maior, ilíaco **Para aduzir e flexionar o quadril:** pectíneo, adutores longo e curto	**Para flexionar o joelho:** posteriores da coxa (região inferior)

Observações

As posturas de aves (corvo, águia, galo, pavão) possuem as seguintes ações articulares comuns: flexão da parte torácica da coluna vertebral, abdução das escápulas e extensão da parte cervical da coluna. Essas ações requerem precisão, força e articulação para alcançar a extensão da porção cervical da coluna sem envolver os músculos que interferem na ação das escápulas e braços. Embora os joelhos inicialmente se estendam ao entrar nessa posição, a ação final das pernas é a adução, para abraçar os joelhos com as laterais da parte superior dos braços ou os ombros.

Respiração

Como a região torácica é mantida em flexão, você pode perceber os movimentos de respiração na frente da caixa torácica sendo minimizados nessa postura? O movimento na região inferior do abdome é também um pouco estabilizado pela ação dos músculos abdominais profundos e do flexor do quadril? Onde a sua respiração está relativamente livre para se mover?

PARSVA BAKASANA

Postura do corvo de lado, postura do grou de lado

parsva = lado; *baka* = corvo, grou, garça

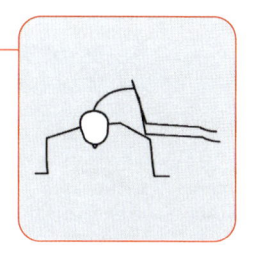

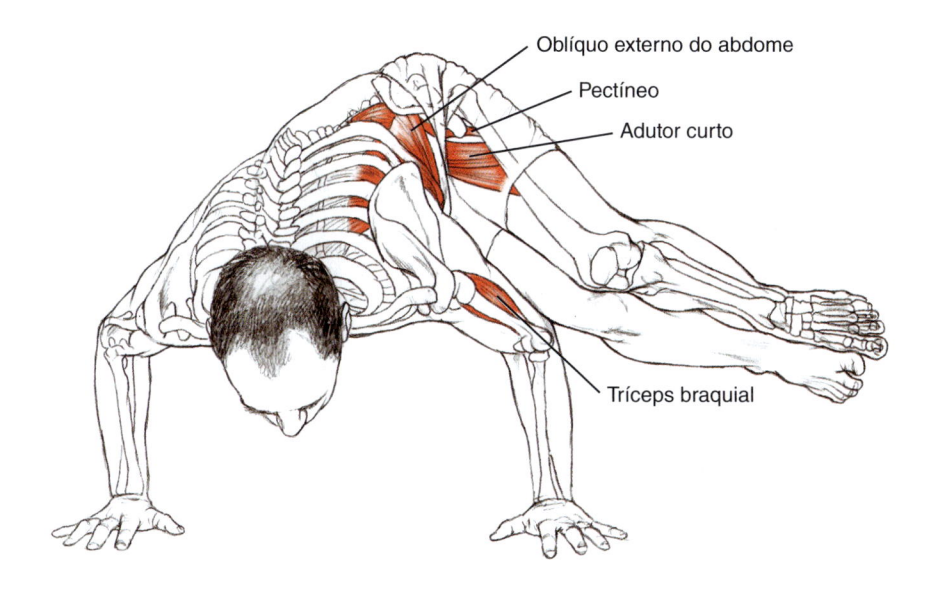

Oblíquo externo do abdome

Pectíneo

Adutor curto

Tríceps braquial

Ações articulares

Coluna vertebral	Membros superiores	Membros inferiores
Extensão da parte cervical da coluna, rotação	Abdução da escápula, flexão e adução do ombro, flexão do cotovelo em direção à extensão, pronação do antebraço, dorsiflexão do punho	Flexão e adução do quadril, flexão do joelho

Ações musculares selecionadas

Coluna vertebral	
Contração concêntrica	
Para estender a parte cervical da coluna vertebral: reto posterior da cabeça, oblíquo superior da cabeça	**Para realizar a rotação da coluna:** oblíquo interno do abdome, eretor da espinha (parte inferior); oblíquo externo do abdome, multífidos, rotadores (parte superior)
Membros superiores	
Contração concêntrica	
Para realizar a abdução da escápula: serrátil anterior, peitorais maior e menor, coracobraquial **Para estabilizar e proteger a articulação do ombro:** manguito rotador, deltoide **Para estender o cotovelo:** tríceps braquial	**Para realizar a pronação do antebraço:** pronadores quadrado e redondo **Para manter a integridade da mão:** músculos intrínsecos do punho e da mão
Membros inferiores	
Contração concêntrica	
Para flexionar o quadril: psoas maior, ilíaco	**Para aduzir e flexionar o quadril:** pectíneo, adutores longo e curto

Observações

Nessa postura de rotação, a coluna vertebral é mais estendida do que em bakasana (p. 275). Se os joelhos são afastados nessa posição, a rotação pode estar acontecendo mais nas articulações do quadril do que na coluna vertebral.

Respiração

A respiração nessa postura é semelhante à de bakasana? O que mais você percebe por causa da torção da coluna vertebral?

ASTAVAKRASANA

Postura de oito ângulos

ashta = oito; *vakra* = torto, curvado, dobrado

Astavakra era um grande sábio cuja mãe frequentava aulas de canto védico durante a gravidez. Enquanto estava no ventre, ele estremeceu com os oito erros de pronúncia de seu pai nas orações védicas e, assim, nasceu com oito curvas em seu corpo.

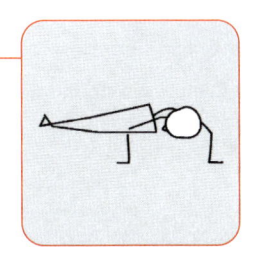

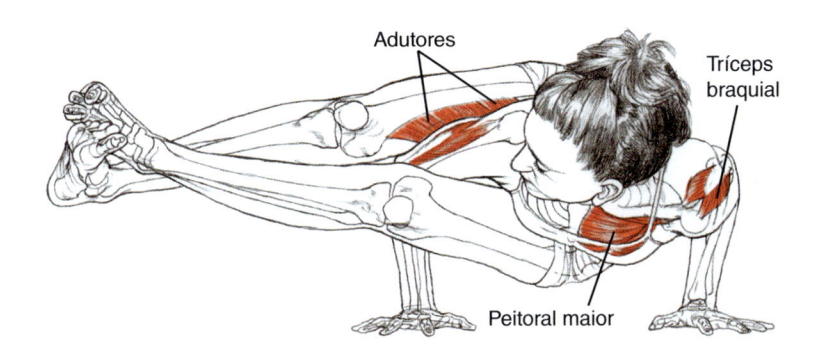

Adutores

Tríceps braquial

Peitoral maior

Ações articulares

Coluna vertebral	Membros superiores	Membros inferiores
Extensão da parte cervical da coluna, rotação	Abdução da escápula, flexão e adução do ombro, flexão do cotovelo em direção à extensão, pronação do antebraço, dorsiflexão do punho	Flexão e adução do quadril, extensão do joelho, dorsiflexão do tornozelo, eversão do pé

Ações musculares

Coluna vertebral	
Contração concêntrica	
Para estender a parte cervical da coluna vertebral: reto posterior da cabeça, oblíquo superior da cabeça	**Para realizar a rotação da coluna:** oblíquo interno do abdome, eretor da espinha (parte inferior); oblíquo externo do abdome, multífidos, rotadores (parte superior)

Membros superiores	
Contração concêntrica	
Para realizar a abdução da escápula: serrátil anterior, peitorais maior e menor, coracobraquial **Para estabilizar e proteger a articulação do ombro:** manguito rotador, deltoide	**Para estender o cotovelo:** tríceps braquial **Para realizar a pronação do antebraço:** pronadores quadrado e redondo **Para manter a integridade da mão:** músculos intrínsecos do punho e da mão

Membros inferiores	
Contração concêntrica	
Para flexionar o quadril: psoas maior, ilíaco **Para aduzir e flexionar o quadril:** pectíneo, adutores longo e curto **Para estender o joelho:** articular do joelho, vastos	**Para realizar a dorsiflexão do tornozelo:** tibial anterior **Para realizar a eversão do pé:** fibulares

Observações

Essa postura requer praticamente a mesma ação da coluna vertebral de parsva bakasana (p. 277); sua coluna pode estar um pouco mais estendida (para a neutralidade) em astavakrasana, o que permite uma distribuição mais uniforme da rotação por toda a coluna vertebral.

Em astavakrasana, a união dos pés mantém as pernas simétricas. Essa simetria das pernas e das articulações do quadril significa que a rotação tem de acontecer mais na coluna vertebral e menos nas articulações do quadril. Com o envolvimento do braço pelas pernas, há necessidade de menos torção do que em parsva bakasana, porque a perna de baixo não tem de se mover para a parte superior do braço, mas fica debaixo dele.

Como em ardha matsyendrasana (p. 198), se a coluna não realizar a rotação até onde for preciso para essa postura, pode acontecer de a torção ocorrer mais nas escápulas sobre a caixa torácica. Além disso, o envolvimento das pernas em torno do braço cria um ponto de articulação razoavelmente estável. O desafio dessa postura é mais uma questão de equilíbrio e flexibilidade do que de força.

Respiração

Compare parsva bakasana, em que o peso do corpo é erguido e suportado sobre a parte superior dos braços, com astavakrasana, que requer a suspensão do peso da parte inferior do corpo com o apoio dos braços. Qual postura facilita a respiração? Qual requer mais ou menos gasto de energia? Qual oferece mais liberdade de movimento para o diafragma? Há mudança na sua experiência ao fazer isso de um lado ou de outro?

MAYURASANA

Postura do pavão

mayura = pavão

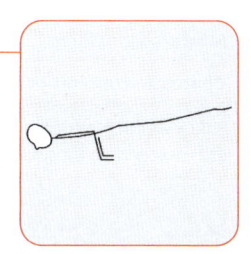

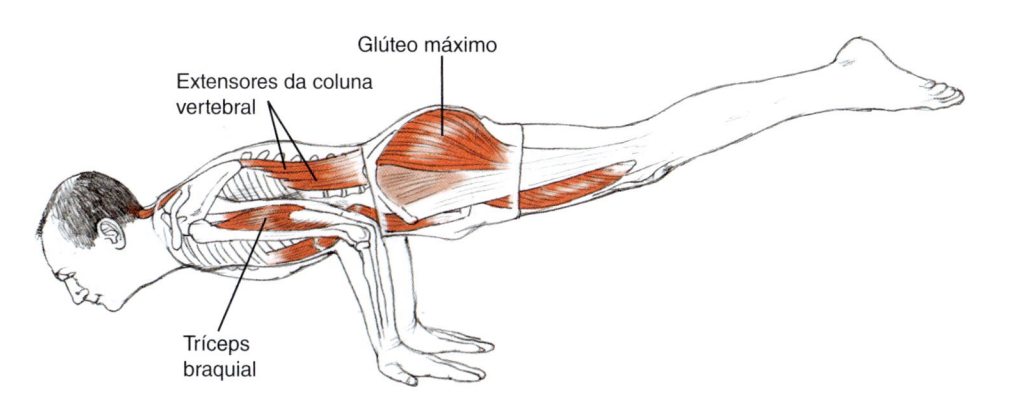

Glúteo máximo

Extensores da coluna vertebral

Tríceps braquial

Ações articulares

Coluna vertebral	Membros superiores	Membros inferiores
Extensão das partes cervical e lombar da coluna, flexão da parte torácica da coluna	Abdução da escápula, adução do ombro, flexão do cotovelo, supinação do antebraço, dorsiflexão do punho	Extensão e adução do quadril, extensão do joelho, flexão plantar do tornozelo

Ações musculares selecionadas

Coluna vertebral	
Contração concêntrica	
Para estender a parte cervical da coluna vertebral: músculo reto posterior da cabeça, oblíquo superior da cabeça **Para flexionar a região inferior da parte torácica da coluna vertebral:** psoas maior (fibras superiores)	**Para estender a parte lombar da coluna:** extensores da coluna (fibras inferiores)

Membros superiores	
Contração concêntrica	**Contração excêntrica**
Para realizar a abdução da escápula: serrátil anterior, peitorais maior e menor, coracobraquial **Para estabilizar e proteger a articulação do ombro:** manguito rotador, deltoide **Para estabilizar o cotovelo:** bíceps braquial, braquial **Para realizar a supinação do antebraço:** supinador **Para manter a integridade da mão:** músculos intrínsecos do punho e da mão	**Para estabilizar o cotovelo:** tríceps braquial

Membros inferiores	
Contração concêntrica	
Para estender, aduzir e rodar medialmente o quadril: posteriores da coxa, adutor magno, glúteo máximo	**Para estender o joelho:** articular do joelho, vastos **Para realizar a flexão plantar do tornozelo:** sóleo

Observações

Assim como em outras posturas de aves (águia, corvo, galo), mayurasana envolve flexão da parte torácica da coluna vertebral, abdução das escápulas e extensão da parte cervical da coluna vertebral. Na maioria das posturas de equilíbrio nos braços, os antebraços ficam em pronação, mas nessa postura eles estão supinados. Isso muda a ação nos cotovelos e pode mobilizar diferentes músculos.

Uma variação de mayurasana com as pernas em padmasana (lótus) geralmente é mais fácil de realizar porque a alavanca das pernas é encurtada pelo fato de estarem flexionadas para dentro.

Respiração

Em mayurasana, os músculos abdominais se ativam para resistir à pressão dos cotovelos nas vísceras. Os órgãos abdominais são fortemente comprimidos pela frente e por trás, bem como por cima e por baixo, pelos diafragmas respiratório e pélvico. Se você mantiver essa postura durante muito tempo, onde haverá espaço para a sua respiração? Considerando a quantidade de energia muscular gasta para manter essa postura e a quantidade mínima de respiração que ela permite, não é de admirar que ela raramente seja mantida por mais de algumas poucas respirações.

PINCHA MAYURASANA

Postura da cauda do pavão

pincha = pena de cauda; *mayura* = pavão

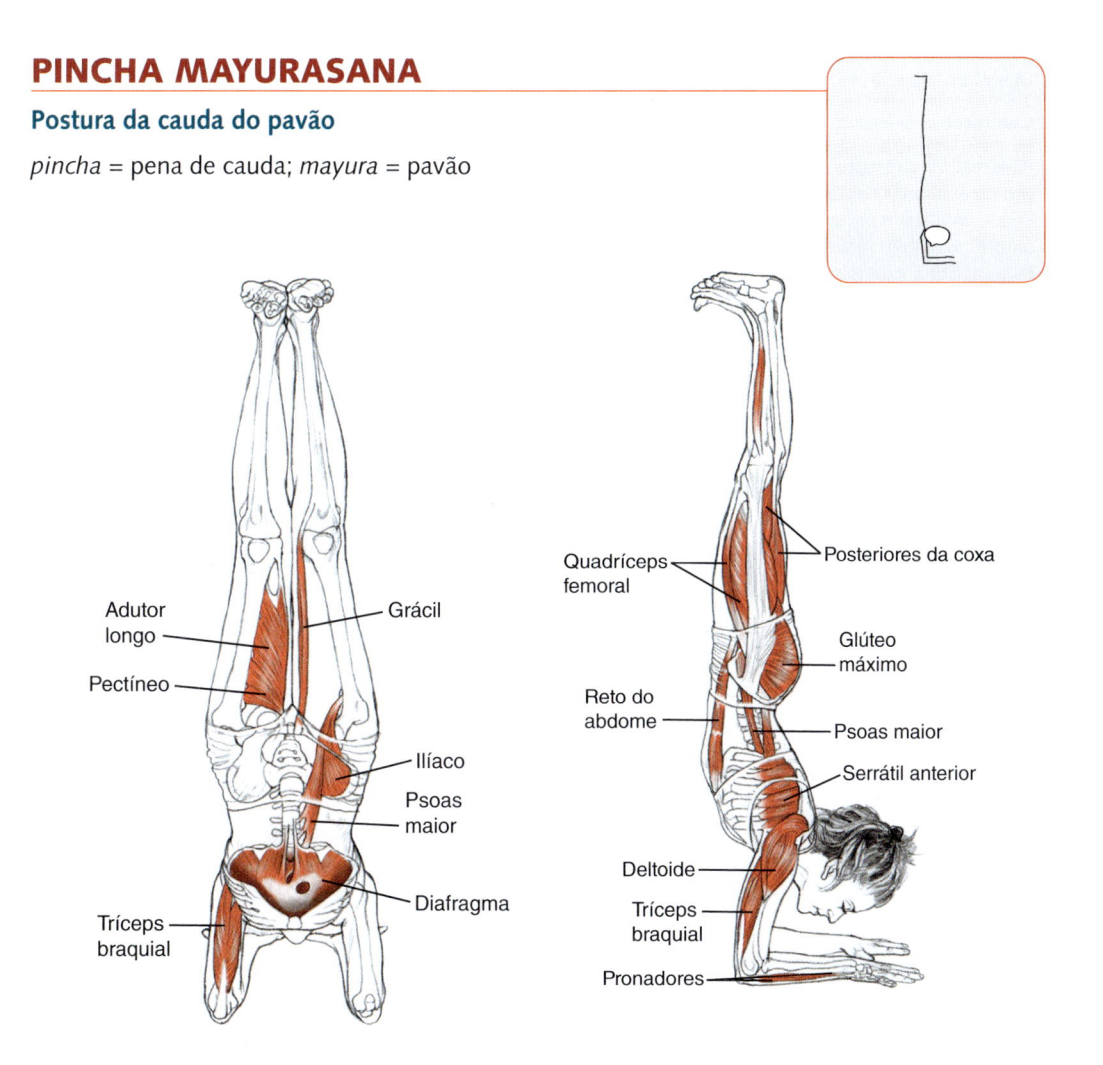

Ações articulares

Coluna vertebral	Membros superiores	Membros inferiores
Extensão	Rotação superior, elevação e abdução da escápula; flexão e adução do ombro; flexão do cotovelo; pronação do antebraço	Extensão neutra e adução do quadril, extensão do joelho, dorsiflexão do tornozelo

Ações musculares selecionadas

Coluna vertebral	
Contração concêntrica	**Contração excêntrica**
Para erguer a cabeça do chão: reto posterior da cabeça, oblíquo superior da cabeça **Para manter a extensão da coluna e evitar cair em flexão:** extensores da coluna	**Para não cair em extensão:** psoas maior (fibras superiores), psoas menor, músculos abdominais

Membros superiores	
Contração concêntrica	Contração excêntrica
Para realizar a rotação superior, abdução e elevação da escápula: serrátil anterior **Para estabilizar e proteger a articulação do ombro:** manguito rotador, deltoide **Para resistir à extensão do ombro:** parte clavicular do deltoide **Para flexionar e aduzir o ombro:** bíceps braquial, parte clavicular do deltoide **Para realizar a pronação do antebraço:** pronadores quadrado e redondo **Para manter a integridade da mão:** músculos intrínsecos do punho e da mão	**Para resistir à flexão do cotovelo e à queda sobre o rosto:** tríceps braquial
Membros inferiores	
Contração concêntrica	Contração excêntrica
Para manter neutra a extensão e a adução do quadril: posteriores da coxa, adutor magno, glúteo máximo **Para aduzir o quadril:** grácil **Para estender o joelho:** articular do joelho, vastos **Para criar a dorsiflexão:** tibial anterior	**Para impedir a perna de cair para trás:** psoas maior

Observações

Nesse asana, se você encontrar uma conexão clara nas articulações dos ombros, as escápulas ficam livres para se mover sobre a caixa torácica, o que permite mais liberdade na parte torácica da coluna vertebral para se estender e na caixa torácica para os movimentos de respiração. A mobilidade da parte torácica da coluna pode ser útil, pois, assim como em urdhva mukha svanasana (p. 269), quanto mais extensão disponível na parte torácica, menos as partes lombar e cervical têm de trabalhar.

Se os padrões habituais de tensão nos antebraços (nos supinadores ou nas membranas interósseas entre o rádio e a ulna) restringem a pronação completa, os cotovelos podem se abrir ou as mãos podem se juntar. Esse problema é muitas vezes interpretado como retesamento nos ombros ou fraqueza nos punhos, mas, em vez disso, tem a ver com a mobilidade no antebraço.

Os padrões de restrição nos músculos das costas (como o latíssimo do dorso) também podem fazer que os cotovelos se aproximem por rotação medial dos úmeros. Isso pode ser sentido como retesamento nos ombros, mas pode, na verdade, ser tratado por meio de inclinação lateral e de outras ações que liberam as laterais e as costas.

Respiração

A base de apoio dessa postura é formada pelos antebraços, pela caixa torácica e pela parte torácica da coluna vertebral, estruturas que devem estar bastante estáveis para manter o equilíbrio. A respiração torácica excessiva pode interferir na manutenção da postura com apoio nos antebraços? Por outro lado, considerando que o peso das pernas e da pelve, assim como a curvatura da parte lombar da coluna vertebral, precisam ser estabilizados pelos músculos abdominais, o excesso de movimento abdominal é contraproducente? O que você perceberá se se concentrar em um padrão de respiração que se desloque de modo uniforme e suave por todo o corpo?

SALAMBA SIRSASANA

Postura invertida sobre a cabeça

sa = com; *alamba* = aquilo em que se repousa ou apoia, suporte;
sirsa = cabeça

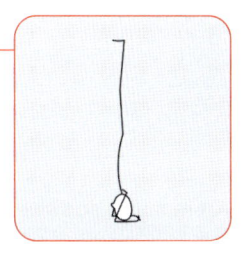

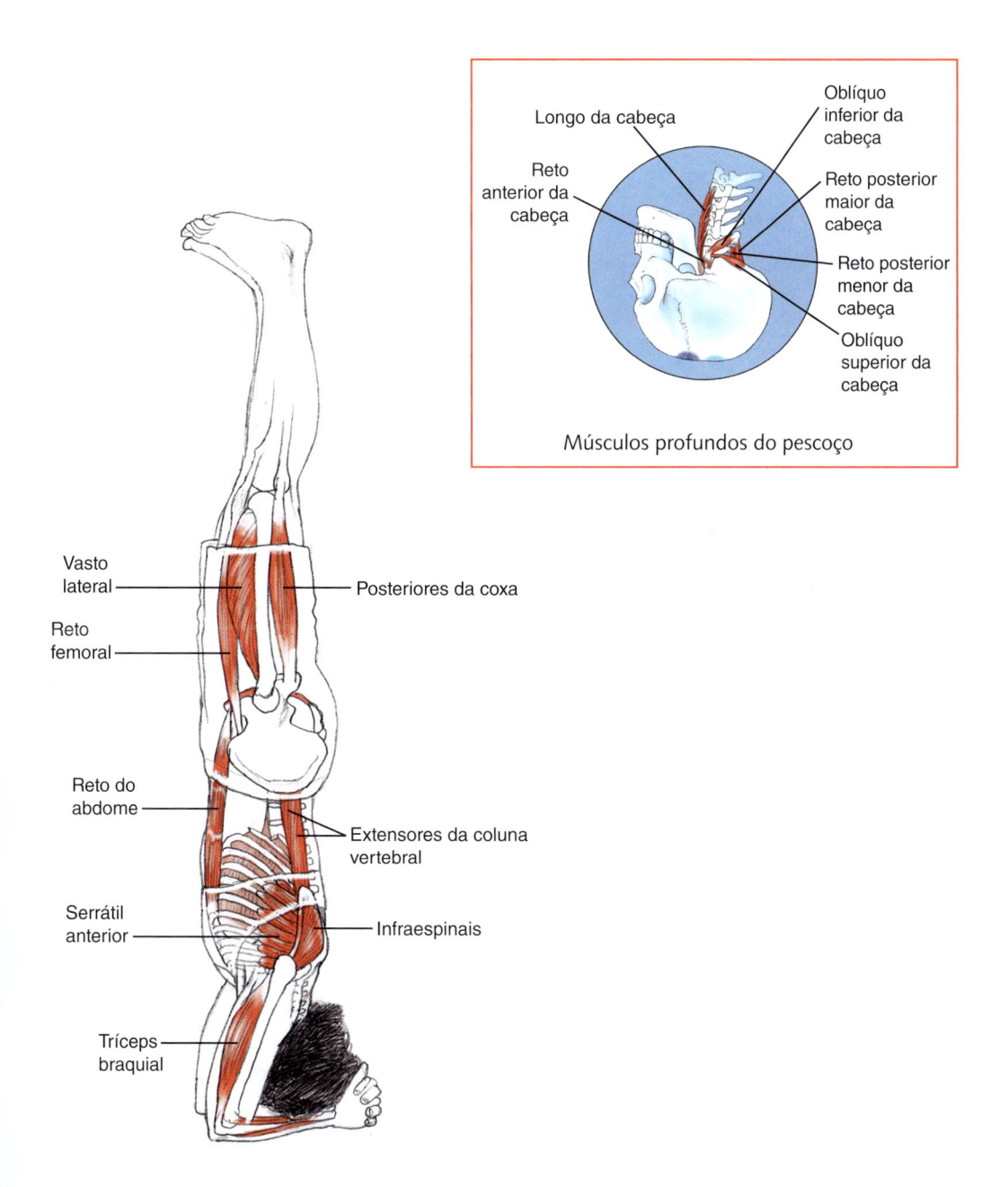

Longo da cabeça

Oblíquo inferior da cabeça

Reto anterior da cabeça

Reto posterior maior da cabeça

Reto posterior menor da cabeça

Oblíquo superior da cabeça

Músculos profundos do pescoço

Vasto lateral

Posteriores da coxa

Reto femoral

Reto do abdome

Extensores da coluna vertebral

Serrátil anterior

Infraespinais

Tríceps braquial

Ações articulares

Coluna vertebral	Membros superiores	Membros inferiores
Coluna em posição neutra	Rotação superior da escápula; flexão e adução do ombro; flexão do cotovelo; flexão do antebraço, mãos e dedos em posição neutra	Adução e extensão neutra do quadril, extensão do joelho, dorsiflexão do tornozelo

Ações musculares selecionadas

Coluna vertebral	
Para calibrar as contrações concêntrica e excêntrica a fim de manter o alinhamento neutro da coluna: extensores e flexores da coluna	**Para equilibrar e estabilizar as articulações atlantoaxial e atlantoccipital:** reto anterior da cabeça, retos posteriores maior e menor da cabeça, oblíquos superior e inferior da cabeça, longos da cabeça e do pescoço

Membros superiores	
Contração concêntrica	**Contração excêntrica**
Para realizar a rotação superior da escápula: serrátil anterior **Para estabilizar e proteger a articulação do ombro:** manguito rotador, deltoide **Para manter a integridade da mão:** músculos intrínsecos do punho e da mão	**Para resistir à flexão do cotovelo:** tríceps braquial

Membros inferiores	
Contração concêntrica	**Contração excêntrica**
Para manter neutra a extensão e a adução do quadril: posteriores da coxa, adutor magno, glúteo máximo **Para aduzir o quadril:** grácil **Para estender o joelho:** articular do joelho, vastos **Para criar a dorsiflexão:** tibial anterior	**Para evitar que a perna caia para trás:** psoas maior

Observações

Muitas coisas são ditas sobre o modo de aplicar o peso no crânio, para uma postura de apoio na cabeça. Para alguns, o posicionamento ideal do peso sobre o crânio é no bregma – a junção das suturas coronal e sagital, onde o osso frontal se encontra com os dois ossos parietais. Isso leva a uma posição final ligeiramente mais arqueada, que pode envolver mais os músculos posteriores do corpo do que os anteriores, tornando o equilíbrio mais fácil. Deslocar o peso mais em direção ao topo da cabeça leva a uma posição mais neutra da coluna e a mais ação entre as partes da frente e de trás do corpo.

Muitas pessoas têm assimetrias e rotações leves na coluna, o que às vezes se torna mais aparente nessa postura. Observe as mudanças de rotação e outras assimetrias na ilustração (de um dos autores) em salamba sirsasana.

Pode ser um desafio para algumas pessoas encontrar a extensão completa do quadril nessa postura. Se os músculos abdominais não fizerem parte de como você encontra apoio nessa postura, os quadris podem se flexionar para manter o equilíbrio e também o trabalho da postura pode ser mais focado nos músculos de trás.

Costuma-se dizer que essa postura (e outras inversões) aumenta o fluxo de oxigênio para o cérebro, porque a tração exercida pela gravidade aumenta o fluxo sanguíneo para a cabeça. Isso não é verdade; o sistema circulatório tem mecanismos que controlam a quantidade de sangue em cada região do organismo, independentemente da orientação quanto à gravidade. (Mudanças locais na pressão sanguínea foram observadas pela inversão ou compressão de grandes vasos sanguíneos em função da posição do corpo, mas isso não está relacionado com o movimento do volume sanguíneo nem, portanto, com o fornecimento de oxigênio.) Dito isso, inversões oferecem uma oportunidade para o aumento do retorno venoso a partir da parte inferior do corpo, assim como a possibilidade de melhorar a drenagem da linfa.

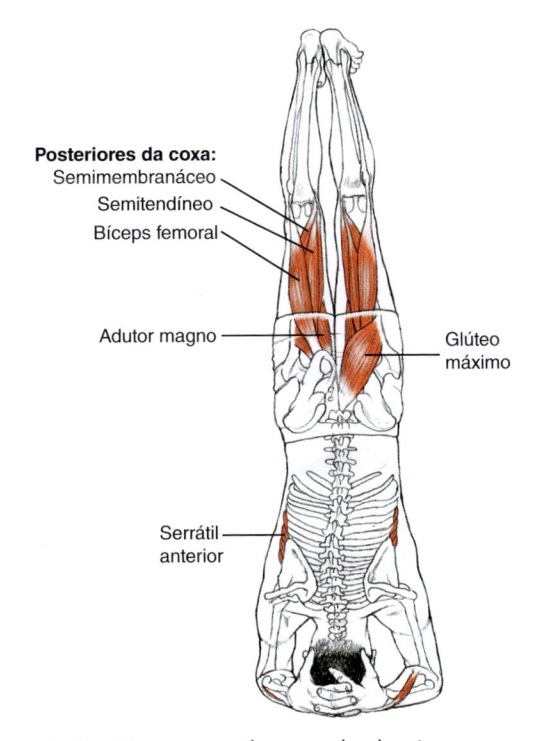

Assimetrias exageradas em salamba sirsasana

Mesmo se você der preferência à versão de bregma dessa postura e entrar em salamba sirsasana com as pernas estendidas (e com a intenção de terminar em uma posição mais arqueada), praticar a inclinação da perna para entrar nessa postura pode ajudá-lo a desenvolver mais força, coordenação e adaptabilidade na postura. Um desafio é saber se você consegue erguer o peso das pernas sem saltar e manter a postura conhecida como acunchanasana (postura invertida sobre a cabeça com as pernas flexionadas) por várias respirações.

Respiração

Quando o apoio para salamba sirsasana é derivado da musculatura intrínseca mais profunda da coluna vertebral, bem como de ações coordenadas dos músculos das suas pernas, tronco e cíngulo do membro superior, as forças do peso do corpo são mais facilmente neutralizadas na gravidade. Com o

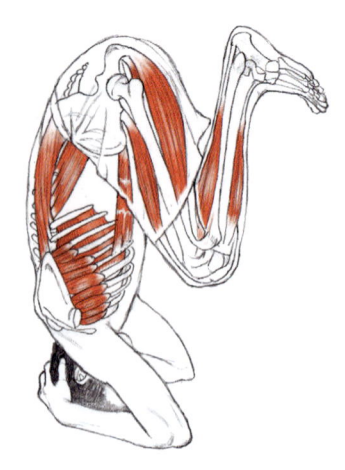

Acunchanasana

esforço muscular de permanecer na postura minimizado, você sente que a respiração é calma e eficiente? A postura invertida enfatiza certas ações do diafragma? Você pode sentir que o diafragma atua de forma diferente nos seus órgãos internos durante a inversão? De que modo isso afeta o movimento desses órgãos?

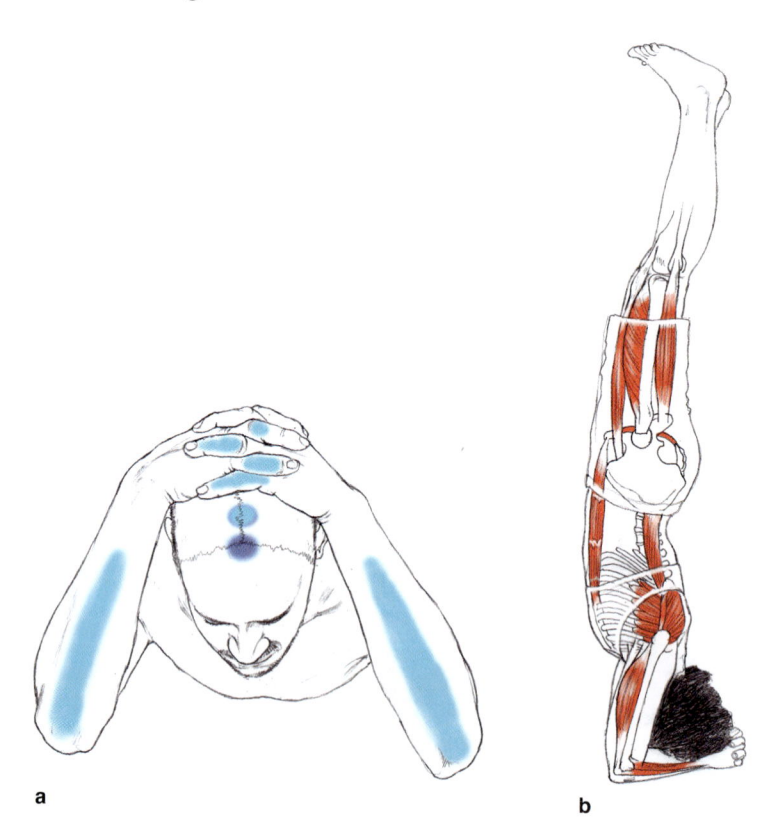

a

b

Apoiar o peso sobre o bregma – ponto azul mais escuro na figura *a* – resulta na posição ligeiramente mais arqueada da figura *b*. Apoiar o peso perto do topo – ponto azul mais claro na figura *a* – leva a uma posição mais neutra da coluna vertebral.

VRSCHIKASANA

Postura do escorpião

vrschana = escorpião

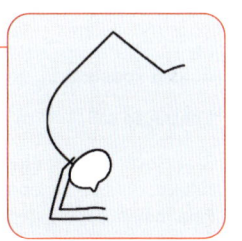

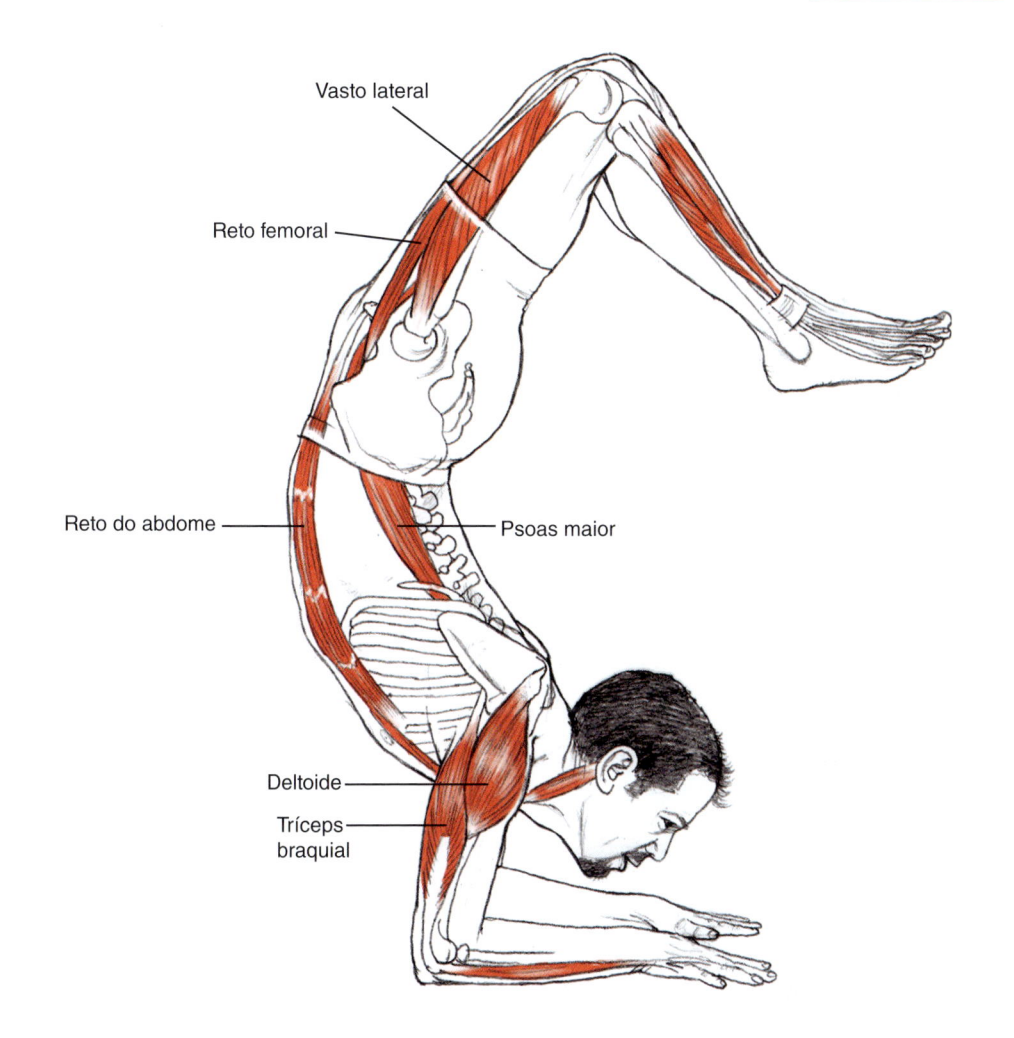

Vasto lateral

Reto femoral

Reto do abdome

Psoas maior

Deltoide

Tríceps braquial

Ações articulares

Coluna vertebral	Membros superiores	Membros inferiores
Extensão	Rotação superior, adução e elevação da escápula; flexão e adução do ombro; flexão do cotovelo; pronação do antebraço	Extensão e adução do quadril, flexão do joelho, flexão plantar do tornozelo

Ações musculares selecionadas

Coluna vertebral	
Contração concêntrica	**Contração excêntrica**
Para elevar a cabeça longe do chão: reto posterior da cabeça, oblíquo superior da cabeça **Para maximizar a extensão da coluna:** extensores da coluna	**Para não cair em extensão:** psoas maior (fibras superiores), psoas menor, músculos abdominais

Membros superiores	
Contração concêntrica	**Contração excêntrica**
Para estabilizar e proteger a articulação do ombro: manguito rotador, deltoide **Para resistir à extensão e à adução do ombro:** bíceps braquial, parte clavicular do deltoide **Para realizar a pronação do antebraço:** pronadores quadrado e redondo **Para manter a integridade da mão:** músculos intrínsecos do punho e da mão	**Para estabilizar a escápula enquanto realiza a adução:** serrátil anterior **Para resistir à flexão do cotovelo e à queda sobre o rosto:** tríceps braquial

Membros inferiores	
Contração concêntrica	
Para estender, aduzir e rodar medialmente o quadril, e flexionar o joelho: posteriores da coxa, adutor magno, glúteo máximo	**Para aduzir o quadril e flexionar o joelho:** grácil

Observações

Pincha mayurasana (p. 283) é por vezes considerado uma preparação para vrschikasana. Vrschikasana pode ser uma postura mais fácil de equilibrar por causa de seu baixo centro de gravidade. Para se mover de pincha mayurasana para a inclinação mais profunda para trás de vrschikasana, as escápulas precisam deslizar juntas sobre as costas, o que abaixa a caixa torácica em direção ao solo e ajuda a criar mais mobilidade na parte torácica da coluna vertebral. A cabeça pode, então, levantar, e a parte torácica da coluna se estender ainda mais. Isso também muda o ponto pivô de equilíbrio de entre os ombros para mais perto do osso sacro, mais além na coluna vertebral. O levantamento da cabeça é importante para mudar o ponto de equilíbrio; caso contrário, as pernas podem desequilibrar a postura, fazendo o corpo cair para trás.

Enquanto os joelhos flexionam e os pés se movem em direção à cabeça, os posteriores da coxa estão em seu menor comprimento de trabalho. Por isso, muitas vezes apresentam cãibra durante a tentativa de realizar essa ação da perna de extensão do quadril em combinação com a flexão do joelho. Se você pretende se concentrar em ser capaz de sair dessa postura e reencontrar a relativa neutralidade de pincha mayurasana, é uma boa ideia praticá-la em uma extensão menor, entrar e sair da postura de maneira controlada.

URDHVA DHANURASANA

Postura do arco para cima, postura da roda

urdhva = para cima; *dhanu* = arco

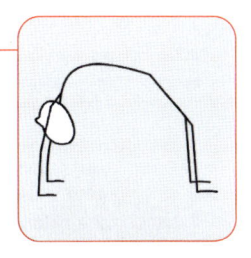

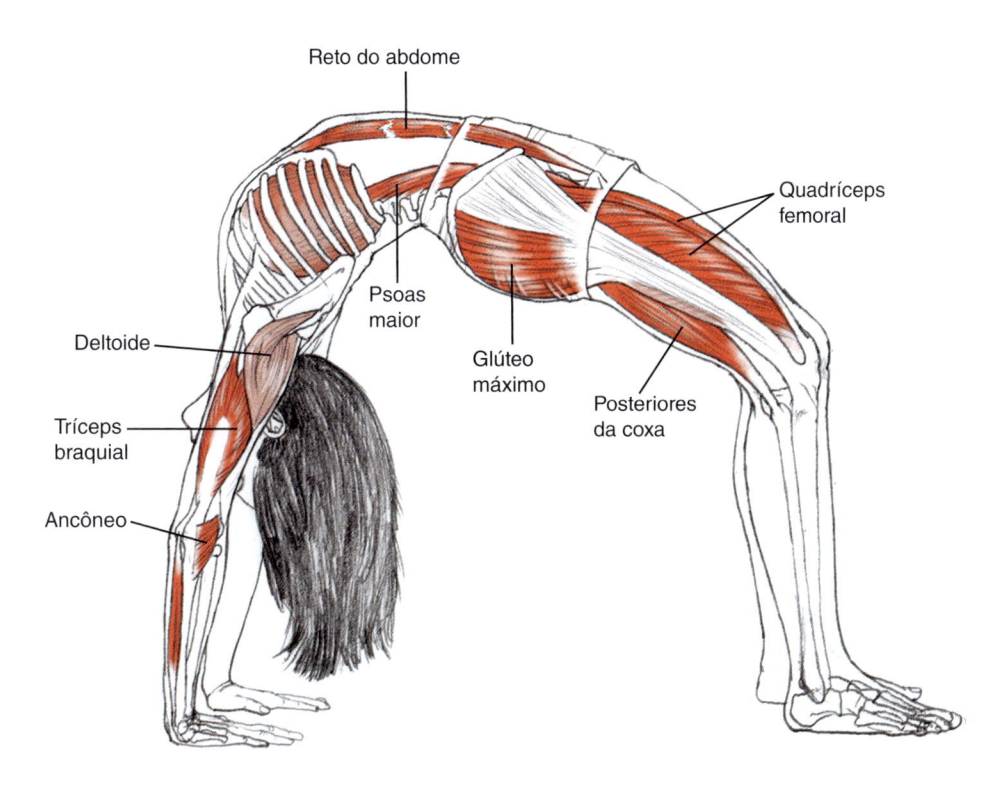

Reto do abdome

Quadríceps femoral

Psoas maior

Deltoide

Glúteo máximo

Tríceps braquial

Posteriores da coxa

Ancôneo

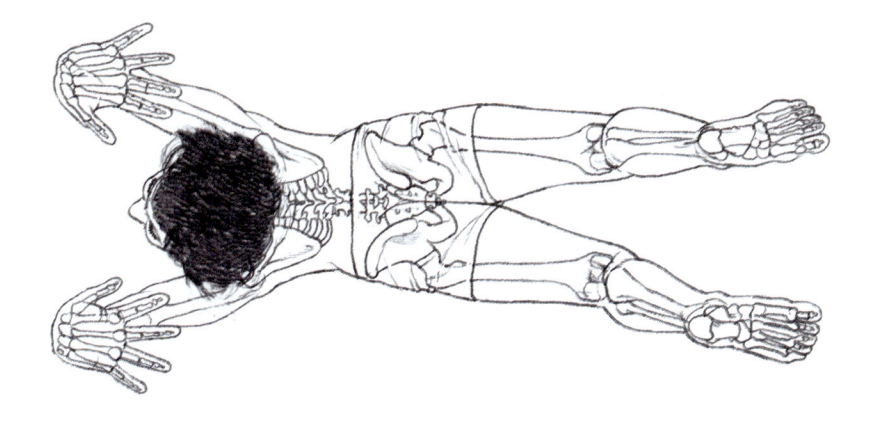

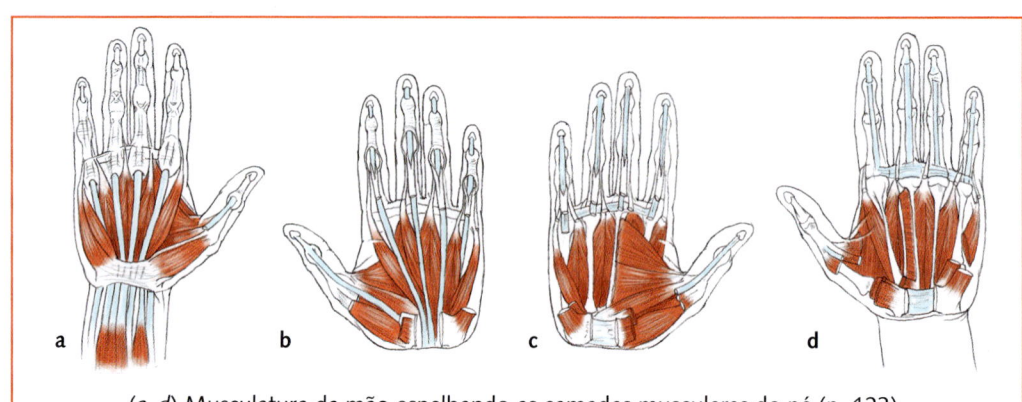

(*a-d*) Musculatura da mão espelhando as camadas musculares do pé (p. 123).

Ações articulares

Coluna vertebral	Membros superiores	Membros inferiores
Extensão	Rotação superior e elevação da escápula, flexão do ombro, extensão do cotovelo, pronação do antebraço, dorsiflexão do punho, extensão da mão e dos dedos	Extensão e adução do quadril, flexão do joelho, flexão plantar do tornozelo

Ações musculares selecionadas

Coluna vertebral	
Contração concêntrica	**Contração excêntrica**
Para maximizar a extensão da coluna: extensores da coluna	**Para evitar a hiperextensão da parte lombar da coluna vertebral:** psoas menor, abdominais

Membros superiores	
Contração concêntrica	
Para realizar a rotação superior e elevação da escápula: serrátil anterior **Para estabilizar e proteger a articulação do ombro:** manguito rotador, deltoide **Para flexionar o ombro:** bíceps braquial, parte clavicular do deltoide	**Para estender o cotovelo:** tríceps braquial **Para realizar a pronação do antebraço:** pronadores quadrado e redondo **Para manter a integridade da mão:** músculos intrínsecos do punho e da mão

Membros inferiores	
Contração concêntrica	
Para estender o quadril: posteriores da coxa, glúteo máximo **Para estender, aduzir e rodar medialmente o quadril:** adutor magno, grácil	**Para estender o joelho:** articular do joelho, vastos

Observações

Para algumas pessoas, entrar em urdhva dhanurasana é mais difícil do que permanecer na postura. Quando se usam as pernas para impelir o peso do corpo em direção aos braços na tentativa de se levantar, essa ação pode tornar ainda mais difícil levantar a parte superior do corpo do chão. Concentrar-se na elevação da pelve por meio da extensão do quadril e puxar o peso do corpo para as pernas pode impor menos trabalho aos membros superiores.

São diversos os músculos que ajudam na extensão dos quadris; em sua maioria são também adutores ou abdutores. Os extensores do quadril que também são adutores e rotadores mediais (como o adutor magno) ajudam mais do que os extensores do quadril que também são abdutores e rotadores laterais (como o glúteo máximo), que separam os joelhos. Evitar que as pernas girem e se afastem lateralmente pode ajudar a encontrar o caminho da força desde as pernas até a coluna vertebral, através das articulações sacroilíacas.

Nessa postura, os braços devem mover-se livremente acima da cabeça, o que é realizado por uma combinação de mobilidade nas escápulas e um caminho nítido do peso nas articulações dos ombros. Os quadris também precisam ser capazes de se estender. Se o cíngulo do membro superior e os quadris não possuem a necessária amplitude, você precisará de um movimento excessivo na parte lombar da coluna vertebral.

Respiração

O que você percebe se tentar fazer respirações profundas e completas em urdhva dhanurasana? Nessa posição há muito pouco que se possa fazer para expandir mais a frente de seu corpo na tentativa de inspirar. O que você observa quando se concentra na expiração ou tenta uma respiração calma e relaxada? Qualquer que seja o padrão respiratório tentado, quanto mais eficiente for a ação muscular nessa postura, menos oxigênio será necessário para manter o esforço.

VASISTHASANA

Postura da prancha lateral, postura do sábio Vasistha

vasistha = sábio; excelentíssimo, melhor, mais rico

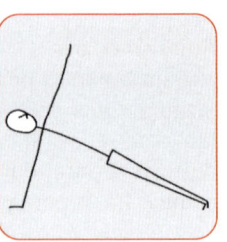

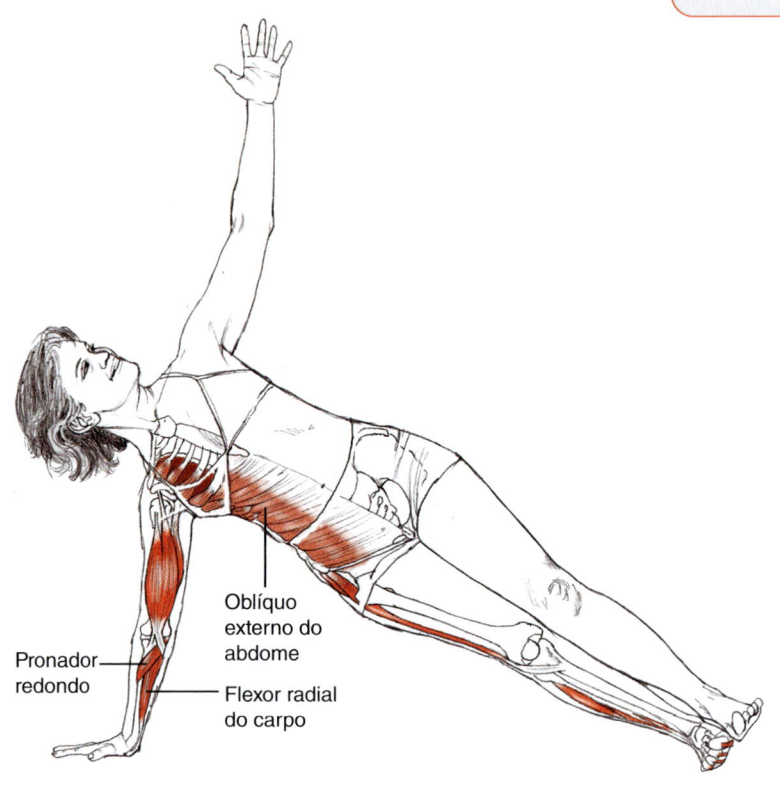

Oblíquo externo do abdome

Pronador redondo

Flexor radial do carpo

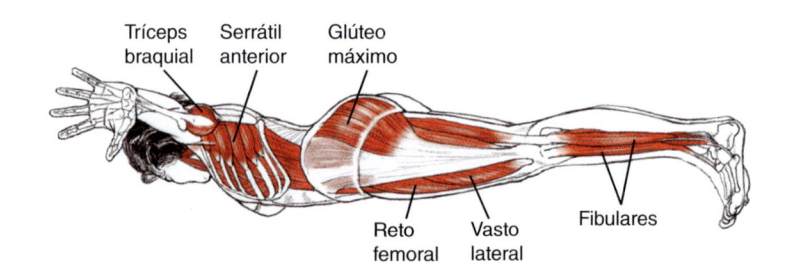

Tríceps braquial

Serrátil anterior

Glúteo máximo

Reto femoral

Vasto lateral

Fibulares

Ações articulares

Coluna vertebral	Membros superiores			Membros inferiores
		Braço de baixo	**Braço de cima**	
Coluna em posição neutra	Escápula em posição neutra, abdução do ombro, extensão do cotovelo	Pronação do antebraço, dorsiflexão do punho	Antebraço e punho em posição neutra	Extensão neutra e adução do quadril, extensão do joelho, dorsiflexão do tornozelo

Ações musculares selecionadas

Coluna vertebral		
Contrações concêntricas e excêntricas alternadas	**Contração concêntrica**	**Contração excêntrica**
Para manter o alinhamento neutro da coluna: extensores e flexores da coluna	**Para resistir à torção do quadril de cima para a frente:** oblíquo externo do abdome (lado superior); oblíquo interno do abdome (lado inferior) **Para virar a cabeça para cima:** esplênio da cabeça (lado superior); esternocleidomastóideo (lado inferior) **Para impedir o quadril de cair no chão:** quadrado do lombo (lado inferior)	**Para impedir o quadril de cair para trás:** oblíquo interno do abdome (lado superior); oblíquo externo do abdome (lado inferior)

Membros superiores	
Contração concêntrica	
Para manter a posição da escápula na caixa torácica: serrátil anterior **Para estabilizar e proteger a articulação do ombro:** manguito rotador **Para realizar a abdução do ombro:** deltoide	**Para estender o cotovelo:** tríceps braquial **Para realizar a pronação do antebraço:** pronadores quadrado e redondo **Para manter a integridade da mão:** músculos intrínsecos do punho e da mão

Membros inferiores	
Contração concêntrica	
Para manter neutra a extensão e a adução do quadril: posteriores da coxa, adutor magno, glúteo máximo **Para estender o joelho:** articular do joelho, vastos	**Para criar a dorsiflexão:** tibial anterior **Para realizar a eversão do pé:** músculos intrínsecos e extrínsecos do pé

Observações

Como no asana chaturanga e nas posições com apoio na mão, o desafio significativo dessa postura não é a flexibilidade, mas sim a manutenção do alinhamento neutro da coluna vertebral e das pernas e as posições simples dos braços contra a ação da gravidade. A relação assimétrica com a gravidade implica que os músculos têm de trabalhar de forma assimétrica para criar um alinhamento simétrico do corpo – essencialmente, tadasana (p. 120) virado de lado.

Nessa postura, a gravidade puxa o corpo para fora de tadasana de muitas maneiras: a coluna vertebral pode se torcer, os quadris podem cair para a frente ou os ombros para trás (ou vice--versa), a escápula e a perna de baixo podem aduzir, ou a sua pelve pode cair ao chão. É fácil compensar demais pela elevação excessiva dos quadris ou pela flexão lateral da coluna vertebral em qualquer direção, seja cedendo à gravidade ou resistindo muito a ela.

A postura da prancha lateral é simples, mas não é fácil.

Respiração

Do ponto de vista da respiração, você pode notar semelhanças entre essa postura e niralamba sarvangasana (p. 240)? Ambas são posturas de equilíbrio difícil que dependem de muita ação estabilizadora das musculaturas abdominal e torácica. A prancha lateral parece ser um pouco mais fácil porque os braços podem ser utilizados para o apoio e o equilíbrio? A respiração profunda pode ter o efeito de desestabilizar a postura?

CHATUS PADA PITHAM

Postura da mesa de quatro pés

chatur = quatro; *pada* = pé; *pitham* = banco, assento, cadeira

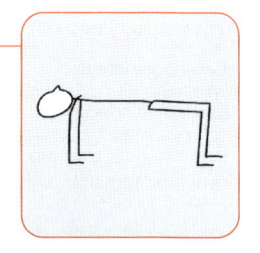

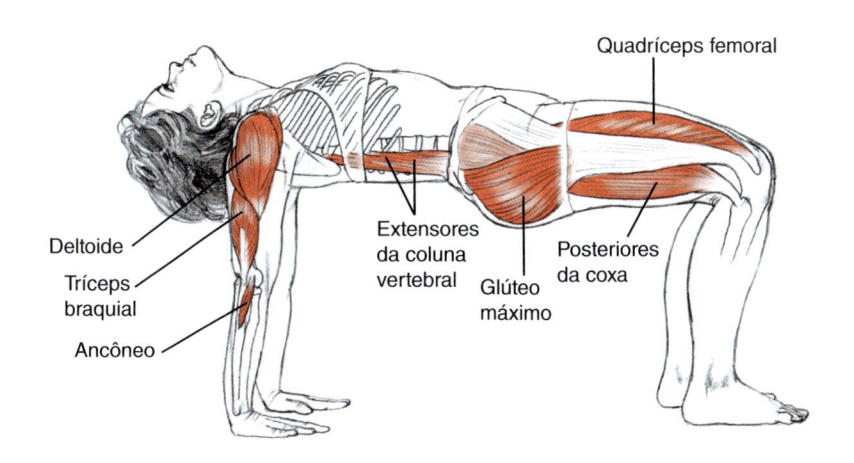

Quadríceps femoral

Deltoide

Tríceps braquial

Ancôneo

Extensores da coluna vertebral

Glúteo máximo

Posteriores da coxa

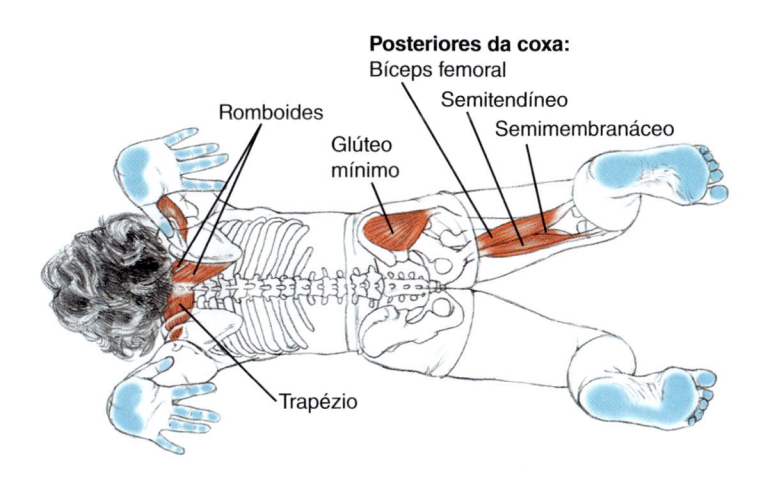

Posteriores da coxa:
Bíceps femoral
Semitendíneo
Semimembranáceo

Romboides

Glúteo mínimo

Trapézio

Ações articulares

Coluna vertebral	Membros superiores	Membros inferiores
Extensão da parte cervical da coluna, ligeira extensão das partes torácica e lombar da coluna	Elevação e adução da escápula; extensão do ombro; extensão do cotovelo; dorsiflexão do punho	Contranutação da articulação sacroilíaca (SI), extensão e adução do quadril, flexão do joelho, dorsiflexão do tornozelo

Ações musculares selecionadas

Coluna vertebral	
Contração concêntrica	Contração excêntrica
Para estender a coluna, especialmente a curvatura torácica: extensores da coluna	**Para resistir à hiperextensão das partes cervical e lombar da coluna vertebral:** músculos anteriores do pescoço, psoas menor, músculos abdominais

Membros superiores	
Contração concêntrica	
Para aduzir e elevar a escápula: romboides, levantador da escápula **Para estabilizar a articulação do ombro e evitar a protração da cabeça do úmero:** manguito rotador **Para estender e aduzir a articulação do ombro:** tríceps braquial (cabeça longa), redondo maior, parte espinal do deltoide	**Para estender o cotovelo:** tríceps braquial **Para realizar a pronação do antebraço:** pronadores quadrado e redondo **Para manter a integridade da mão:** músculos intrínsecos do punho e da mão

Membros inferiores	
Contração concêntrica	
Para estender o quadril: posteriores da coxa, glúteo máximo **Para estender, aduzir e rodar medialmente o quadril:** adutor magno, grácil	**Para estender o joelho:** articular do joelho, vastos

Observações

Tanto nessa postura como em purvottanasana (p. 300), pode ser um desafio para os músculos da parte de trás das suas pernas encontrar a extensão do quadril enquanto você se afasta do chão. Como em urdhva dhanurasana, a combinação de extensão, adução e rotação medial dos quadris nas pernas pode ajudar a afastar a pressão para longe sacro e da região lombar.

Essa postura (assim como purvottanasana) depende também de extensão nas articulações do ombro e de mobilização das escápulas para sustentar essa extensão. Em geral, a maioria das pessoas está menos familiarizada com a sustentação de peso com os braços em extensão e pode revelar padrões habituais de sustentação na frente das articulações dos ombros e na parte superior do tórax.

Respiração

Ao contrário de urdhva dhanurasana (p. 291), chatus pada pitham não é uma extensão extrema da coluna vertebral capaz de restringir o movimento da parte de trás da cavidade torácica. No entanto, a extensão dos braços nas articulações dos ombros inibe o movimento da parte da frente da cavidade torácica, particularmente se houver tensão habitual na frente do tórax? O que você observa se estimular a respiração a se mover mais para dentro do abdome? A combinação da ação de elevação na parte de trás do corpo e de relaxamento na frente torna-se uma oportunidade interessante para experimentar mover a respiração em torno das regiões abdominal e torácica. Alguns padrões de respiração têm mais efeito sobre a estabilidade da postura? Outros padrões podem auxiliar na abertura da parte superior da caixa torácica?

Atenção: você não pode "usar os posteriores da coxa" para levantar a pelve

Em suas aulas, você pode ouvir uma instrução do tipo "use os posteriores da coxa para levantar a pelve" ou "use seus quadríceps para levantar a patela". Embora seja verdade que esses músculos específicos participem na geração dessas ações em particular, tais instruções são problemáticas.

Do ponto de vista muscular, sempre haverá mais de um músculo envolvido em determinado movimento; além disso, pessoas diferentes utilizam músculos diferentes e níveis igualmente diferentes de envolvimento nos mesmos músculos para a geração do mesmo movimento. Da perspectiva do nosso sistema nervoso, não é possível mobilizar os posteriores da coxa acionando os nervos motores específicos para esses músculos. O que podemos fazer é planejar para que seja criada a sensação que associamos ao "disparo dos posteriores da coxa" e deixar que os nervos motores e músculos criem para nós essa sensação. Em tal situação poderá ou não haver envolvimento dos músculos posteriores da coxa (ou pode haver envolvimento de outros músculos, além dos posteriores da coxa), dependendo da sensação que estamos usando como modelo. Esse tipo de instrução dá uma ideia equivocada sobre o grau possível de controle direto na execução dos padrões de movimento.

Certamente podemos executar determinada ação de tal forma que haja envolvimento dos posteriores da coxa (ou psoas, ou quadríceps, ou qualquer outro músculo popularmente citado), mas isso acontece de acordo com o modo como organizamos todo o padrão de movimento – e não porque podemos comandar nosso sistema nervoso para que "dispare" determinado músculo. Seria mais preciso, honesto e inclusivo simplesmente descrever ou demonstrar o movimento em suas instruções de ensino, e deixar que o corpo de cada pessoa encontre sua própria maneira de fazê-lo.

PURVOTTANASANA

Postura da prancha para cima
purva = frente, leste; *ut* = intenso; *tan* = estender, esticar

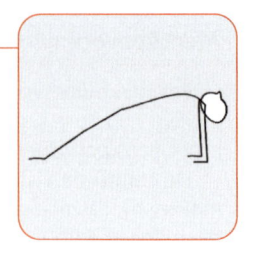

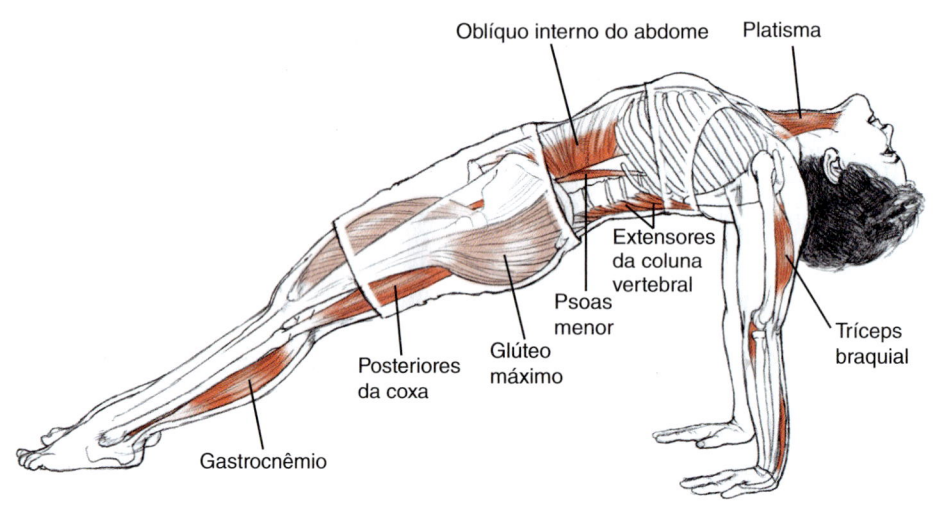

Oblíquo interno do abdome · Platisma · Extensores da coluna vertebral · Psoas menor · Tríceps braquial · Glúteo máximo · Posteriores da coxa · Gastrocnêmio

Ações articulares

Coluna vertebral	Membros superiores	Membros inferiores
Extensão	Rotação inferior, elevação e adução da escápula; extensão do ombro; extensão do cotovelo; dorsiflexão do punho	Contranutação da articulação sacroilíaca, extensão e adução do quadril, extensão do joelho, flexão plantar do tornozelo

Ações musculares selecionadas

Coluna vertebral	
Contração concêntrica	**Contração excêntrica**
Para estender a coluna, especialmente a curvatura torácica: extensores da coluna	**Para resistir à hiperextensão das partes cervical e lombar da coluna vertebral:** músculos anteriores do pescoço, psoas menor, músculos abdominais

Membros superiores	
Contração concêntrica	
Para aduzir, elevar e realizar a rotação inferior da escápula: romboides, levantador da escápula **Para estabilizar a articulação do ombro e evitar a protração da cabeça do úmero:** manguito rotador **Para estender e aduzir a articulação do ombro:** tríceps braquial (cabeça longa), redondo maior, parte espinal do deltoide	**Para estender o cotovelo:** tríceps braquial **Para realizar a pronação do antebraço:** pronadores quadrado e redondo **Para manter a integridade da mão:** músculos intrínsecos do punho e da mão

Membros inferiores	
Contração concêntrica	
Para estender, aduzir e rodar medialmente o quadril: posteriores da coxa, adutor magno, glúteo máximo	**Para estender o joelho:** articular do joelho, vastos **Para realizar a flexão plantar do tornozelo:** sóleo

Observações

Nessa postura, há o desafio de chegar a um equilíbrio entre a extensão da porção lombar da coluna e a extensão das articulações do quadril. Realizar a extensão dos joelhos e quadris, de forma simultânea, nessa relação com a gravidade resultará em trabalho excessivo para os músculos da parte de trás das pernas, e, às vezes, a extensão dos quadris está comprometida em obter a extensão dos joelhos. Por essa razão, chatus pada pitham (p. 297) é uma excelente preparação para purvottanasana. As ações necessárias nas escápulas, nas articulações do ombro e na parte superior das costas são muito semelhantes às de salamba sarvangasana (p. 237), embora em uma relação diferente com a gravidade e sem a flexão cervical do pescoço, que leva a cabeça à frente.

Respiração

Como em chatus pada pitham, observe se a extensão dos braços nas articulações do ombro em purvottanasana restringe a respiração na parte da frente da cavidade torácica. Se você estimular a respiração a se mover mais para o abdome, isso pode comprometer a ação necessária para manter a extensão do quadril e dos joelhos?

REFERÊNCIAS BIBLIOGRÁFICAS

Boden, S.D., D.O. Davis, T.S. Dina, N.J. Patronas, and S.W. Wiesel. 1990. Abnormal magnetic resonance scans of the lumbar spine in asymptomatic subjects: A prospective investigation. *J Bone Joint Surg Am* 72(3): 403-408.

Boos, N., R. Rieder, V. Schade, K.F. Spratt, N. Semmer, and M. Aebi. 1995. 1995 Volvo Award in clinical sciences. The diagnostic accuracy of magnetic resonance imaging, work perception, and psychosocial factors in identifying symptomatic disc herniations. *Spine* 20(24): 2613-2625.

Boos, N., N. Semmer, A. Elfering, V. Schade, I. Gal, M. Zanetti, R. Kissling, N. Buchegger, J. Hodler, and C.J. Main. 2000. Natural history of individuals with asymptomatic disc abnormalities in magnetic resonance imaging: Predictors of low back pain-related medical consultation and work incapacity. *Spine* 25(12): 1484-1492.

Borenstein, D.G., J.W. O'Mara Jr., S.D. Boden, W.C. Lauerman, A. Jacobson, C. Platenberg, D. Schellinger, and S.W. Wiesel. 2001. The value of magnetic resonance imaging of the lumbar spine to predict low-back pain in asymptomatic subjects: A seven-year follow-up study. *J Bone Joint Surg Am* 83(9): 1306-1311.

Desikachar, T.K.V. 1995. *The Heart of Yoga, Revised Edition* Inner Traditions, Simon and Schuster and personal notes of Leslie Kaminoff, 1988-2009.

Gaskin, D.J., and P. Richard. 2011. Appendix C: The economic costs of pain in the United States. In *Relieving Pain in America: A Blueprint for Transforming Prevention, Care, Education, and Research* by the Institute of Medicine (US) Committee on Advancing Pain Research, Care, and Education. Washington (DC): National Academies Press (US).

Geiss, A., K. Larsson, B. Rydevik, I. Takahashi, and K. Olmarker. 2007. Autoimmune properties of nucleus pulposus: An experimental study in pigs. *Spine* 32(2): 168-173.

Gerritsen, R.J.S., and G.P.H. Band. 2018. Breath of life: The respiratory vagal stimulation model of contemplative activity. *Front Hum Neurosci* 12: 397. doi:10.3389/fnhum.2018.00397.

Gertzbein, S.D., M. Tile, A. Gross, and R. Falk. 1975. Autoimmunity in degenerative disc disease of the lumbar spine. *Orthop Clin North Am* 6(1): 67-73.

Goel, A. 2019. Is the term degenerative "spinal canal stenosis" a misnomer? *J Craniovertebr Junction Spine* 10(2): 75-76. doi:10.4103/jcvjs.JCVJS_43_19.

Jarvik, J.J., W. Hollingworth, P. Heagerty, D.R. Haynor, and R.A. Deyo. 2001. The longitudinal assessment of imaging and disability of the back (LAIDBack) study: Baseline data. *Spine* 26(10): 1158-1166.

Jensen, M.C., M.N. Brant-Zawadzki, N. Obuchowski, M.T. Modic, D. Malkasian, and J.S. Ross. 1994. Magnetic resonance imaging of the lumbar spine in people without back pain. *N Engl J Med* 331(2): 69-73.

Kapandji, A.I. 2008. *Physiology of the Joints, Volume 3: The Vertebral Column, Pelvic Girdle and Head*, 6th ed. New York: Churchill Livingstone.

Krishnamacharya, T. *Yoga Makaranda*. Translated by L. Ranganatha and N. Ranganatha. 2006. https://yogastudies.org/wp-content/uploads/Yoga_Makaranda.pdf.

Laban, R. 1966. *The Language of Movement: A Guidebook to Choreutics*. Great Britain: Macdonald and Evans.

Lundberg, J.O., G. Settergren, S. Gelinder, J.M. Lundberg, K. Alving, and E. Weitzberg. 1996. Inhalation of nasally derived nitric oxide modulates pulmonary function in humans. *Acta Physiol Scand* 158(4): 343-347. doi:10.1046/j.1365-201X.1996.557321000.x.

Mallinson, J., Singleton M., 2017. *Roots of Yoga* Penguin Classics

Marshall, L.L., E.R. Trethewie, and C.C. Curtain. 1977. Chemical radiculitis: A clinical, physiological, and immunological study. *Clin Orthop Relat Res* 129: 61-67.

Patañjali's Yoga Sutras. 1987. An Introduction, Translation, and Commentary by T.K.V. Desikachar. Affiliated East-West Press P. Ltd.

Pontarotti, P. 2016. *Evolutionary Biology: Convergent Evolution, Evolution of Complex Traits*. Springer. p. 74. ISBN 978-3-319-41324-2.

Powell, M.C., M. Wilson, P. Szypryt, E.M. Symonds, and B.S. Worthington. 1986. Prevalence of lumbar disc degeneration observed by magnetic resonance in symptomless women. *Lancet* 2(8520): 1366-1367.

Rashbaum, I.G., and J.E. Sarno. 2003. Psychosomatic concepts in chronic pain. *Arch Phys Med Rehabil* 84(3 Suppl 1): S76-80.

Sarno, J.E. 1977. Psychosomatic backache. *J Fam Pract* 5(3): 353-357.

Vyasa. Bhagavad Gita: The Song of God. Translated by Swami Mukundananda Jagadguru Kripaluji Yog 2013.

Weber, H. 1982. 1982 Volvo Award in Clinical Science. Lumbar disc herniation: A controlled, prospective study with ten years of observation. *Spine* 8: 131-140.

Weishaupt, D., M. Zanetti, J. Hodler, and N. Boos. 1998. MR imaging of the lumbar spine: Prevalence of intervertebral disc extrusion and sequestration, nerve root compression, end plate abnormalities, and osteoarthritis of the facet joints in asymptomatic volunteers. *Radiology* 209(3): 661-666.

Wiesel, S.W., N. Tsourmas, H.L. Feffer, C.M. Citrin, and N. Patronas. 1984. A study of computer-associated tomography: I. The incidence of positive CAT scans in an asymptomatic group of patients. *Spine* 9(6): 549-551.

Wood, K.B., T.A. Garvey, C. Gundry, and K.B. Heithoff. 1995. Magnetic resonance imaging of the thoracic spine. Evaluation of asymptomatic individuals. *J Bone Joint Surg Am* 77(11): 1631-1638.

Wrangham, R. 2009. *Catching Fire: How Cooking Made Us Human*. Basic Books.

BIBLIOGRAFIA E OUTRAS FONTES

BIBLIOGRAFIA

Estas são as referências utilizadas nos Capítulos 2-4 e na análise da asana:

Adler SS, Beckers D, Buck M. *PNF – Facilitação neuromuscular proprioceptiva*. 2.ed. Barueri: Manole; 2003.

Clemente CD. *Anatomy: a regional atlas of the human body*. 4.ed. Philadelphia, PA: Lippincott Williams & Wilkins; 1997.

Gorman D. *The body moveable*. 4.ed. Guelph, Ontario: Ampersand; 1995.

Gray H, Standring S, Ellis H, Berkovitz BKB. *Gray's anatomy: the anatomical basis of clinical practice*. 40.ed. Edinburgh, New York: Elsevier Churchill Livingstone; 2008.

Kapit W, Elson LM. *The anatomy coloring book*. 2.ed. New York: HarperCollins College; 1993.

Kendall FP, McCreary EK, Provance PG. *Músculos: provas e funções*. 5.ed. Barueri: Manole; 2007.

Keynes R, Aidley D, Huang CL-H. *Nerve and Muscle*. 4.ed. New York: Cambridge University Press; 2011.

Myers T. *Trilhos anatômicos: meridianos miofasciais para terapeutas*. Barueri: Manole; 2003.

Netter FH. *Atlas of human anatomy*. 2.ed. East Hanover, NJ: Novartis; 1997.

Platzer W. *Color atlas and textbook of human anatomy, Volume 1: Locomotor System*. 5.ed. New York: Thieme; 2004.

OUTRAS FONTES

Site *Yoga Anatomy*, de Leslie Kaminoff. O *site* do autor contém informações biográficas e para contato, calendário internacional de ensino, informações para formação on-line e para reservas, além de seu *blog eSutra* e de outros projetos escritos: www.yogaanatomy.org.

Site *Movement Practices*, de Amy Matthews. O *site* da autora contém informações biográficas e para contato, calendário de ensino on-line e presencial e informações de treinamento on-line: www. movementpractices.com.

The Breathing Project, Inc. Organização sem fins lucrativos, liderada por Leslie Kaminoff e Amy Matthews, que oferece estudos avançados para educadores do movimento e cursos terapêuticos para o público, Nova York, NY: www.breathingproject.org.

Krishnamacharya Yoga Mandiram. A ioga de T. Krishnamacharya e seus ensinamentos, fundada por T.K.V. Desikachar, Chennai, Índia: www.kym.org.

School for Body-Mind Centering de Bonnie Bainbridge Cohen. Anatomia incorporada, reeducação do movimento baseada no desenvolvimento e repadronização interativa, El Sobrante, CA: www. bodymindcentering.com.

Somanautics Human Dissection Intensives/série de DVDs, de Gil Hedley. *Workshops* e cursos ministrados internacionalmente: www. gilhedley.com.

Para grafias convencionais de pronúncia em sânscrito, *Yoga Journal's* online resource: www.yogajournal.com/poses.

Para traduções acadêmicas dos termos sânscritos, *The Cologne Digital Sanskrit Lexicon*: www.sanskrit-lexicon.uni-koeln.de.

ÍNDICE DE ASANAS

EM SÂNSCRITO

Posturas em pé

Posturas sentadas

Posturas em decúbito ventral

Posturas com apoio nos braços

EM PORTUGUÊS

Posturas em pé

Posturas sentadas

Posturas em decúbito ventral

Posturas com apoio nos braços

ÍNDICE DAS ARTICULAÇÕES

ÍNDICE DOS MÚSCULOS

Nota: Asterisco (*) indica apenas arte ou referência textual.

Músculo	Número da página
Adutores (adutor longo, adutor breve, adutor magno, grácil e pectíneo)	135-136
	144-147
	149-150
	168-169
	192-193
	204-206
	224-225
	252-253
Assoalho pélvico	165*
	170-171
	189*
	276*
Bíceps braquial	28-29*
	232*
	275*
Complexo iliopsoas (psoas maior, psoas menor e ilíaco)	131-133
	135-136
	141-142
	219-222
	269-270
	275-276
	283-284
Deltoide	201-202
	232*
	237-238
	259-260
	275-276
	283-284

Músculo	Número da página
Posteriores da coxa/isquiotibiais (bíceps femoral, semitendíneo e semimembranáceo)	129-130
	132-134
	141-142
	144-147
	168-169
	180-181
	183-184
	204-206
	207*
	220-223
	256-258
	259-260
	285-287
	297-299
Latíssimo do dorso	147*
	155-156
	162*
	201-202
	214-215
	266-268
	269-272
Levantador da escápula	237-238
Manguito rotador (subescapular, supraespinal, infraespinal e redondo menor)	138-139
	167
	266*
Oblíquos interno e externo do abdome	91-96
	153-154
	186-187
	248
	252-253
	294-295

Músculo	Número da página
Peitorais maior e menor	141-142
	144*
	148-150
	216-217
	248-249
	259-260
	273-274
	275-276
Quadríceps femoral (reto femoral, vasto lateral, vasto intermédio e vasto medial)	152*
	234-236
	273-274
	291-293
	297-299
Romboides (maior e menor)	155-157
	167*
	198-200
	201-202
	237-238
	297-298
Rotadores externos (piriforme, gêmeo superior, gêmeo inferior, obturador interno, obturador externo e quadrado femoral)	137*
	170-171
	190-191
	193*
	198-200
	219-220
Serrátil anterior	256-257
	273-274
	275-276
	294-295
Sóleo	127-128
	130
	135*
	165-166
	244-245
	252-253
	261

Músculo	Número da página
Tensor da fáscia lata	135-136
	138-140
	148*
	158*
	204-205
	224-225
Trapézio	186
	244*
	275-276
	297*
Tríceps braquial	201-202
	219*
	232*
	244-245
	256-257
	275-276
	283-284